Orit Kaidar-Person / Icro Meattini / Philip Poortmans

Breast Cancer Radiation Therapy

A Practical Guide for Technical Applications

乳腺癌放射治疗

技术应用实践指南

〔以〕奥里特·凯达尔-佩尔松

主　编　〔意〕伊克罗·米特尼

〔比〕菲利普·波特曼斯

主　审　陆嘉德

主　译　谭志博　张　哲

天 津 出 版 传 媒 集 团

天津科技翻译出版有限公司

著作权合同登记号：图字：02-2023-240

图书在版编目（CIP）数据

乳腺癌放射治疗：技术应用实践指南 /（以）奥里
特·凯达尔-佩尔松，（意）伊克罗·米特尼，（比）菲利
普·波特曼斯主编；谭志博，张哲主译. -- 天津：天
津科技翻译出版有限公司, 2025. 1. -- ISBN 978-7
-5433-4553-9

Ⅰ. R816.91

中国国家版本馆 CIP 数据核字第 2024BA0440 号

First published in English under the title
Breast Cancer Radiation Therapy: A Practical Guide for Technical Applications
edited by Orit Kaidar-Person, Icro Meattini and Philip Poortmans
Copyright © Orit Kaidar-Person, Icro Meattini and Philip Poortmans, 2022
This edition has been translated and published under licence from
Springer Nature Switzerland AG.

授权单位：Springer-Verlag GmbH.
出　　版：天津科技翻译出版有限公司
出 版 人：方　艳
地　　址：天津市和平区西康路 35 号
邮政编码：300192
电　　话：(022)87894896
传　　真：(022)87893237
网　　址：www.tsttpc.com
印　　刷：雅迪云印（天津）科技有限公司
发　　行：全国新华书店
版本记录：889mm×1194mm　16 开本　23.5 印张　450 千字
　　　　　2025 年 1 月第 1 版　2025 年 1 月第 1 次印刷
　　　　　定价：258.00 元

译校者名单

主　审　陆嘉德

主　译　谭志博　张　哲

副主译　陈　敏　杨梦祺　王　颖　农巧红
　　　　　刘晓岭　赵玉洁　郭灵玲　吴　炟

译校者（按姓氏汉语拼音排序）

陈　敏　崔军威　邓　媛　邓爱诗　郭灵玲
胡　蓉　靳　枫　雷　玲　李　欣　李　新
李大明　刘晓岭　卢琳琳　卢诗敏　农巧红
彭　峰　彭照明　孙荷静　谭志博　童刚领
王　瑾　王　颖　吴　炟　谢植超　杨梦祺
杨鹏飞　杨斯苒　杨子健　于　硕　余少康
张　定　张　蕾　张　哲　张晓敏　张志洵
赵玉洁　周凤睿

插画绘制者（按姓氏汉语拼音排序）

摆琪珹　陈若瑜　崔依依　段文迪　郭灵玲
胡靳涵　胡炫亦　李佩宸　李芊语　李雯淇
彭沐娴　彭雨晗　咸朗宁　咸馨文　邵佳玥
孙其琛　杨昊昱　杨彦辰

编者名单

Toral Gathani
Cancer Epidemiology Unit, Nuffield Department of
Population Health, University of Oxford, Oxford, UK

David Dodwell
Nuffield Department of Population Health, University
of Oxford, Oxford, UK

Riccardo Alberto Audisio
Institute of Clinical Sciences, Sahlgrenska University
Hospital, G teborg, Sweden

Philip Poortmans
Faculty of Medicine and Health Sciences, University
of Antwerp, Antwerp, Belgium
Department of Radiation Oncology, Iridium Netwerk,
Antwerp, Belgium

Gabriel Hortobagyi
Department of Radiation Oncology, Iridium Netwerk,
Antwerp, TX, Belgium

Sandra Turner
Western Sydney Radiation Oncology Network,
Westmead Hospital, Westmead, NSW, Australia

Zvi Symon
Chair Radiation Oncology, Sheba Medical Center, Tel
Hashomer, Ramat Gan, Israel

Jesper Grau Eriksen
Department of Experimental Clinical Oncology,
Aarhus University Hospital, Aarhus N, Denmark
Department of Oncology, Research 2, Aarhus
University Hospital, Aarhus N, Denmark

Lorenza Marotti
European Society of Breast Cancer Specialists
(EUSOMA), Florence, Italy

Isabel Teresa Rubio
Breast Surgical Oncology, Clinica Universidad
de Navarra, Madrid, Spain

Luigi Cataliotti
Breast Centres Certification, Florence, Italy

Simon Oberst
The Organisation of European Cancer Institutes
(OECI, Brussels), The Cancer Research UK
Cambridge Center, Cambridge, UK

Lawrence B. Marks
Department of Radiation Oncology, and Lineberger
Comprehensive Cancer Center, University of North
Carolina, Chapel Hill, NC, USA

Shekinah N. C. Elmore
Department of Radiation Oncology, University of
North Carolina, Chapel Hill, NC, USA

Abraham Kuten
Israel Cancer Association, Department of Oncology,
Rambam Campus, Technion University,
Haifa, Israel

Maria-Joao Cardoso
Breast Unit, Champalimaud Clinical Center,
Champalimaud Foundation, Lisbon, Portugal
Nova Medical School Lisbon, Lisbon, Portugal

Oreste Gentilini
Breast Surgery Unit, San Raffaele University and
Research Hospital, Milan, Italy

Thorsten Kuehn
Interdisciplinary Breast Center, Klinikum Esslingen,
Esslingen, Germany

Trine Tramm
Department of Pathology, Aarhus University
Hospital, Aarhus N, Denmark

Farid Moinfar
Department of Pathology, Ordensklinikum,
Barmherzige Schwestern, Linz, Austria

Kristina Lng
Unilabs Mammoraphy Unit/Skane University
Hopsital, Malm , Sweden
Division of Diagnostic Radiology,
Departement of Translational Medicine,
Lund University, Malm , Sweden

Miri Sklair Levy
Breast Imaging Center, Department of Diagnostic
Imaging, Meirav Breast Center, Chaim Sheba
Medical Center, Ramat Gan, Israel
Tel Aviv University, Tel Aviv, Israel

Jana Jaal
Hematology and Oncology Clinic, Tartu University
Hospital, Tartu, Estonia

Orit Kaidar-Person
Radiation Oncology Unit, Sheba Medical Center,
Ramat Gan, Israel
Sackler School of Medicine, Tel-Aviv University,
Tel-Aviv, Israel
GROW-School for Oncology and Developmental
Biology (Maastro), Maastricht University,
Maastricht, The Netherlands

Petra Steyerova
Breast Cancer Screening and Diagnostic Centre,
Department of Radiology, First Faculty of Medicine,
Charles University and General University Hospital,
Prague, Czech Republic

David Kachlik
Department of Anatomy, Second Faculty
of Medicine, Charles University,
Prague, Czech Republic

Marissa C. van Maaren
Department of Research and Development,
Netherlands Comprehensive Cancer Organisation
(IKNL), Utrecht, The Netherlands
Department of Health Technology and Services
Research, Faculty of Behavioural, Management
and Social Sciences, Technical Medical Centre,
University of Twente, Enschede, The Netherlands

Nina Bijker
Department of Radiation Oncology,
Amsterdam University Medical Center,
Amsterdam, The Netherlands

Filipe Cidade de Moura
Escola Superior de Tecnologia da Saúde de Lisboa,
Instituto Politécnico de Lisboa, Lisboa, Portugal

Mirjam Mast
Haaglanden Medical Center,
Leidschendam, The Netherlands

Navita Somaiah
Translational Breast Radiobiology, Institute of Cancer
Research, The Royal Marsden NHS Foundation
Trust, Sutton, UK

John R. Yarnold
Division of Radiotherapy and Imaging, The Institute
of Cancer Research, The Royal Marsden NHS
Foundation Trust, Sutton, UK

Adrian Murray Brunt
David Weatherall Building, School of Medicine,
University of Keele, Keele, Staffordshire, UK

Timothy Whelan
Department of Oncology, McMaster University and
the Juravinski Cancer Centre, Hamilton, ON, Canada

Maoz Ben-Ayun
Radiation Department, Sheba Tel Hashomer,
Ramat Gan, Israel

Icro Meattini
Department of Experimental and Clinical Biomedical
Sciences "M. Serio", University of Florence,
Florence, Italy
Radiation Oncology Unit, Oncology Department,
Azienda Ospedaliero-Universitaria Careggi,
Florence, Italy
Tamar Katzman

Radiation Oncology, Sheba Medical Center,
Ramat Gan, Israel

Lise Bech Jellesmark Thorsen
Department of Experimental Clinical Oncology,
Aarhus University Hospital, Aarhus, Denmark

Birgitte Vrou Offersen
Department of Experimental Clinical Oncology,
Aarhus University Hospital, Aarhus, Denmark

Pierfrancesco Franco
Department of Translational Medicine,
University of Eastern Piedmont, Novara, Italy

Jean-Philippe Pignol
Dalhousie University, Halifax, NS, Canada

Hannah M. Dahn
Dalhousie University, Halifax, NS, Canada

Henrik D. Nissen
Department of Oncology, Vejle Hospital,
Vejle, Denmark

Sandra Hol
Instituut Verbeeten, Tilburg, The Netherlands

Isabelle Mollaert
Iridium Netwerk; Faculty of Medicine and Health
Sciences, Antwerp University, Antwerp, Belgium

Livia Marrazzo
Medical Physics Unit, Careggi University Hospital,
Florence, Italy

Marianne Camille Aznar
Manchester Cancer Research Center, University of
Manchester, Manchester, UK

Dirk Verellen
Iridium Netwerk; Faculty of Medicine and Health
Sciences, Antwerp University, Antwerp, Belgium
Kim Cao
Institut Curie, Paris, France

Ilanit Dromi Shahadi
Sheba Medical Center, Ramat Gan, Israel

Merel Kimman
Department of Clinical Epidemiology and Medical
Technology Assessment, Care and Public Health
Research Institute (CAPHRI), Maastricht University
Medical Center, Maastricht, The Netherlands

Marjan van Hezewijk
Radiotherapiegroep, Arnhem, The Netherlands

Liesbeth J. Boersma
Department of Radiation Oncology (Maastro),
GROW-School for Oncology and Reproduction,
Maastricht University Medical Center, Maastricht,
The Netherlands

Carlotta Becherini
Department of Radiation Oncology, A.O.U. Careggi,

University of Florence, Florence, Italy

Lorenzo Livi
Department of Radiation Oncology, A.O.U. Careggi,
University of Florence, Florence, Italy
Department of Experimental and Clinical Biomedical
Sciences "Mario Serio", University of Florence,
Florence, Italy

Alice Ho
Department of Radiation Oncology, Harvard Medical
School, Massachusetts General Hospital,
Boston, MA, USA

Nicola Rocco
G.Re.T.A. Group for Reconstructive and Therapeutic
Advancements, Naples, Italy
Breast Surgery Unit, University of Naples "Federico
II", Naples, Italy

Naama Hermann
Department of Surgery B, Sheba Medical Center,
Ramat Gan, Israel
Sackler Faculty of Medicine, Tel Aviv University,
Tel Aviv, Israel

Marco Bernini
Breast Surgery, Breast Unit, Oncology Department,
Careggi University Hospital, Florence, Italy

Melanie Machiels
Iridium Kankernetwerk and University of Antwerp,
Faculty of Medicine and Health Sciences,
Wilrijk-Antwerp, Belgium

Indrani S. Bhattacharya
Addenbrooke's Hospital, Cambridge University
Hospitals NHS Foundation Trust, Cambridge, UK

Charlotte E. Coles
Department of Oncology, University of Cambridge,
Cambridge, UK

Anna M. Kirby
Royal Marsden NHS Foundation Trust and Institute
of Cancer Research, Sutton, UK

Sara Lightowlers
Department of Oncology, University of Cambridge,
Cambridge, UK

Yazid Belkacemi
Department of Radiation Oncology and Henri
Mondor Breast Center, INSERM Unit 955, Team 21,
IMRB, University of Paris-Est (UPEC),
Creteil, France

Vratislav Strnad
Department of Radiation Oncology, University
Hospital Erlangen, Erlangen, Germany

Gerd Fastner
Department of Radiotherapy and Radio-Oncology,
Paracelsus Medical University Hospital Salzburg,
Salzburg, Austria

Douglas Zippel
Meirav Breast Health Center and the Department of
Surgery C, Chaim Sheba Medical Center,
Tel Hashomer, Israel

Vered Noy
Meirav Breast Health Center and the Department of
Surgery C, Chaim Sheba Medical Center,
Tel Hashomer, Israel

Shira L. Galper
Department of Radiation Oncology, Sheba Medical
Center, Ramat Gan, Israel

Galia Jacobson
Department of Radiation Oncology, Sheba Medical
Center, Ramat Gan, Israel

Angel Montero
Department of Radiation Oncology, HM Hospitales,
Madrid, Spain

Giulio Francolini
Radiation Oncology Unit, Oncology Department,
Azienda Ospedaliero-Universitaria Careggi, Florence,
Italy

Sileida Oliveros
Oxford University Hospitals, Oxford, UK

Elisabetta Bonzano
PhD School in Experimental Medicine, University of
Pavia, Pavia, Italy
Department of Radiation Oncology, IRCCS San
Matteo Polyclinic Foundation, Pavia, Italy

Isacco Desideri
Department of Experimental and Clinical Biomedical
Sciences Mario Serio, University of Florence,
Florence, Italy
Radiation Oncology Unit, Oncology Department,
Azienda Ospedaliero Universitaria Careggi,
Florence, Italy

Theodora Karnakis
Instituto do Cancer do Estado de S o Paulo- ICESP
& Hospital Sírio-Libanês, S o Paulo, Brazil

Etienne Brain
Department of Medical Oncology, Institut Curie,
Saint-Cloud, France

Einav Gal-Yam
Breast Cancer Institute, Institute of Oncology,
Sheba Medical Center, Ramat-Gan, Israel

Rinat Bernstein-Molho
Breast Cancer Unit, Oncology Institute, Chaim Sheba
Medical Center, Tel-Hashomer, Israel
Sackler School of Medicine, Tel-Aviv University,
Tel-Aviv, Israel

Bella Kaufman
Breast Cancer Unit, Oncology Institute, Chaim Sheba

Medical Center, Tel-Hashomer, Israel
Sackler School of Medicine, Tel-Aviv University,
Tel-Aviv, Israel

Lynda Wyld
University of Sheffield, Sheffield, UK
Doncaster and Bassetlaw Teaching Hospitals NHS
Foundation Trust, Doncaster, UK

Elzbieta Senkus
Breast Unit, University Clinical Center, Department
of Oncology & Radiotherapy, Medical University of
Gdańsk, Gdańsk, Poland

Shani Paluch-Shimon
Breast Oncology, Sharett Institute of Oncology,
Hadassah University Hospital, Jerusalem, Israel

Cynthia Aristei
Radiation Oncology Section, Department of
Medicine and Surgery, University of Perugia and
Perugia General Hospital, Perugia, Italy
Laura Torres Royo
Department of Radiation Oncology, Universitat
Rovira I Virgili, Institut d'Investigació Sanitària Pere
Virgili, Hospital Universitari de Sant Joan,
Reus, Spain

Meritxell Arenas Prat
Department of Radiation Oncology, Universitat
Rovira I Virgili, Institut d'Investigació Sanitària Pere
Virgili, Hospital Universitari de Sant Joan,
Reus, Spain

Sabine Oldenborg
Department of Radiation Oncology, Amsterdam
UMC, Amsterdam, The Netherlands

Jean-Michel Hannoun-Levi
Radiation Therapy Department, Antoine-Lacassagne
Cancer Center, Nice, France

Ivica Ratosa
Division of Radiotherapy, Institute of Oncology
Ljubljana, Ljubljana, Slovenia
Faculty of Medicine, University of Ljubljana,
Ljubljana, Slovenia

Luca Visani
Radiotherapy Unit, Oncology Department Azienda
Ospedaliero-Universitaria Careggi, University of
Florence, Florence, Italy

Gustavo Nader Marta
Department of Radiation Oncology, Hospital
Sírio-Libanês, Sao Paulo, Brazil

Wellington F. P. Neves- Junior
Department of Radiation Oncology, Hospital
Sírio-Libanês, Sao Paulo, Brazil

Núria Jornet
Núria Jornet Hospital de la Santa Creu i Sant Pau,
Barcelona, Spain

Angelo Filippo Monti
ASST GOM Niguarda, Milan, Italy

Maria Grazia Brambilla
ASST GOM Niguarda, Milan, Italy

Enrico Clementel
EORTC Headquarters, Brussels, Belgium

Coreen Corning
EORTC Headquarters, Brussels, Belgium

中文版序言

　　由 Orit Kaidar-Person 等学者主编的 *Breast Cancer Radiation Therapy: A Practical Guide for Technical Applications* 一书，展现了科学性、先进性、实用性的特点。原著将有力的循证医学证据与编者们丰富的临床经验相结合，对乳腺癌放射治疗知识进行了深入浅出的讲解，既高屋建瓴地涵盖了临床放射治疗质控体系建设与管理等方面的内容，又细致入微地详述了放射治疗设计与实施的每一个环节。全书对乳腺癌放射治疗领域当前的诸多临床难点与争议话题逐一进行探讨，对于促进读者学习并展开深入思辨大有裨益。

　　我非常欣喜地看到此书中文译著的出版发行，这无疑将有助于乳腺癌放射治疗领域的研究和实践成果进行广泛的交流与共享。此中文译著的每一章节不仅准确无误地传递了原文的专业知识，而且语言流畅自然，符合中文的表达习惯，让读者能够轻松、无障碍地获取书中的宝贵信息，翻译质量堪称精良。此译著的出版，也是译者们的学术热忱、专业精神和严谨态度的具体体现。

　　我相信，这本译著必将成为乳腺癌领域众多专业工作者的良师益友，为同道们在乳腺癌放射治疗领域的探索之旅铺设坚实的理论基石和提供切实可行的实践指南。愿更多的医者能从此书中汲取智慧的养分，为攻克乳腺癌这一顽疾贡献自己的力量，为患者托起更多的希望与福祉。

上海交通大学医学院附属瑞金医院

中文版前言

　　阅读一本好书，如受良师教诲，如与益友交谈。偶然间浏览此书原版时，发现书中内容竟如此贴合临床，不仅对乳腺癌放射治疗的全流程知识和相关学科内容进行了详细而全面的介绍，而且专门针对乳腺癌放射治疗领域的临床难点和争议话题进行了直接且深入的讨论。书中的新进展、新论点对于临床工作颇有借鉴和启发价值。细读之后合上此书，又有些不忍释手。因而一个念头逐渐萌发：将此部深入浅出的著作译为中文，以便将其推荐给更多的相关领域的专家学者、研究生，甚至是患者。

　　幸运的是，这一想法一经提出，就得到了诸位同道兼好友的鼎力支持。他们满怀热忱、毫不犹豫地加入译者队伍中，在繁忙的临床和科研工作之余，以自己深厚的专业功底、丰富的临床经验和卓越的翻译能力，严谨、细致而又高效地推进翻译工作。志同而气合，面对较重的翻译任务，大家齐心协力、相互探讨、愉快交流。由衷感谢所有译者！正是译者们的共同努力，这本译著才乘众人之智，得以成型，并最终呈现在您的面前。

　　此外，中文版还特地邀请译者的家人或译者本人将乳腺癌相关的趣味知识设计为插画，置于每个部分的首页。这一做法得到了原著作者、原著和译著出版社的大力支持。或许，这些插画将使沉浸在专业知识中的您获得片刻轻松；也或许，这能微不足道地促进家人对译者繁忙工作的理解。

　　此书对于从事乳腺放射治疗的临床医师、物理师、技师、相关专业的医疗工作者和研究生而言，极具参考价值。对于日益增多的知识型患者而言，部分章节也颇有裨益。

　　最后，尽管我们在翻译过程中力求忠于原著，但译著中难免存在错误或疏漏之处，还请您不吝指正！由衷感谢您的理解与包容！

前　言

　　《乳腺癌放射治疗:技术应用实践指南》是一本专门为您打造的书籍。与本书的经典标题的寓意相反,这是一本不走寻常路的教科书,由几个部分组成,每一部分都由在相应专业领域具有深厚造诣的专家撰写。

　　通过这种方式,这本书的撰写专家们都是完全基于他们目前感兴趣的专题而写作,编辑随后将各个部分和章节像交响乐一样组合在一起。此书主要致力于帮助我们的患者,通过将循证医学证据、临床经验及具有丰富临床经验的专家学者们的专业知识相结合,达到改善乳腺癌诊疗水准的目的。

　　乳腺癌的放射治疗从基于照射野的二维时代迅速发展到基于靶区的三维时代,并逐渐发展了更为复杂的调强放射治疗和基于容积的调强放射治疗技术。然而,各中心目前的工作仍然主要聚焦于"靶区",在"射野"方面,包括如何提高射野的适形性等,仍处于思考和推想的阶段,尚未采取其他(正确的)行动。

　　多年来,我们参加了几个教育项目,将基于靶区的计划运用于乳腺癌放射治疗中。在这种治疗模式中,依据解剖和临床病理风险确定靶区。大部分工作都是与欧洲放射治疗与肿瘤学会(ES-TRO)乳腺癌课程团队合作完成的。总之,我们的宗旨是放射治疗计划应基于这样的理念,即首先基于靶区,然后根据患者和肿瘤的相关危险因素进行个体化调整,还要针对靶区和危及器官进行剂量目标及限制的调整。因此,我们不应该再像以前传统的基于模拟机的乳腺癌放射治疗计划那样,仅着眼于乳腺或淋巴结"照射野",这种做法在以往也用于大多数需要放射治疗的病变,现在应该被尽快叫停。

　　本书也对现代的和新的全身疗法带来的影响及其与放射治疗的协同作用进行了评估,临床肿瘤专家对此做出了重要贡献。

　　现在,文献越来越多,几乎很难甚至不可能追踪所有学术进展,这也为当代乳腺放射治疗的错误概念或者误解的出现打开了大门。由于涉及大量的患者,需要对新的技术和创新的放射治疗计划进行仔细的评估和监管,对其疗效的评价需要持续到治疗后多年(例如,心脏毒性、美容效果、基于容积的调强放射治疗中的低剂量区)。虽然有大量全新的文献,但内容比较分散,也很难将它们汇编以覆盖乳腺放射治疗的全貌。因为这些文献往往只涉及放射肿瘤学领域中的多学科团队之一,如医师、物理师、剂量师、放射治疗师、放射生物学家等,这也使信息变得分散而不是协调。

　　最后,我们非常高兴有许多数据来自临床研究,其中几项还是由本书的共同作者主持的。这些临床研究使我们可以逐步根据患者的个体化情况量身定制放射治疗的靶区、剂量和技术。

　　这本特别的书是编辑和作者们多年的友谊和专业合作的结晶。我们尝试着将乳腺癌放射肿瘤学的要素以便捷实用的形式聚集在一起,在教材与讲义之间、文本与图表之间架起一座桥梁。

　　本书的作者均是根据其知识、经验及专业选择的,部分作者始终都在从事放射肿瘤学的教学工作,并在一些改变乳腺癌放射治疗临床实践的临床研究中做出了重大贡献,其他作者也是业内未来的领军人物。

　　乳腺癌多学科领域中如此众多的备受尊敬的同道参编此书,使我们深感荣幸和骄傲。我们也要感谢那些虽未参编此书,但也为患者康复做出努力的专家同道!

　　希望您喜欢这本书,就像我们享受编撰它的过程一样。

Orit Kaidar-Person

Icro Meattini

Philip Poortmans

(王颖 译　谭志博 校)

致　谢

感谢我的家人给予的支持。感谢那些不相信我的人,因为你们让我努力进步。感激那些支持和相信我的人,他们中的许多人也是本书的合作者,是他们给了我力量和知识。特别感谢以色列癌症协会对我们亲爱的患者的无尽支持。

Orit Kaidar-Person

我真的感到非常荣幸,能有机会与乳腺癌领域的两位最受尊敬的专家合作,他们是我的挚友、导师和伟大的灵感来源。感谢我的女儿 Alice 和我的妻子 Livia 给予我无尽的支持,使我生活的方方面面都得以顺利进行。感谢我的患者,他们是我学术生涯的重要组成部分,给予了我源源不断的灵感和激励,不断提高我的专业能力和人际交往能力。

Icro Meattini

非常荣幸能和这么多有才华的年轻同事一起工作,如 Orit 和 Icro,还有许多参与本书编撰工作的人。我们一起推动多学科诊疗模式的改进,从而为每一名患者提供优化的治疗方案。对我们"乳腺癌专家"来说,未来是光明的,对我们的患者来说,未来更加美好!

Philip Poortmans

献　词

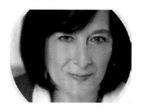

　　谨以此书纪念我们的挚友和同事 Bella Kaufman 教授(1956—2021 年)。

　　我们很荣幸,Bella 能作为我们的大师、导师,以及朋友和榜样,她总是以利他的角度及最大的善意对待所有人。Bella 是一位充满激情的临床医师和研究者,也是许多年轻的肿瘤学家的导师以及她的同事们的好友。她将最高水平的专业精神与强烈的同情心和人道主义结合在一起。一个残酷的讽刺事实是,她罹患了自己所精通的疾病,但这丝毫没有阻止她继续投身于自己所钟爱的乳腺肿瘤学事业。她以极大的勇气和优雅与她的乳腺癌共存——她的离去对于我们每个人都是一个痛苦的警示,提醒我们肩负着对于治愈乳腺癌孜孜以求的责任。

　　深切哀悼她的辞世。

Shani Paluch-Shimon & Einav Nili Gal-Yam

共同交流探讨
提升专业能力

▪■ 智能阅读向导为您严选以下专属服务 ■▪

 加入【读者社群】　与书友分享阅读心得，交流探讨专业知识与经验。

 领取【推荐书单】　推荐专业好书，助您精进专业知识。

操作步骤指南

微信扫码直接使用资源，无需额外下载任何软件。如需重复使用可再扫码，或将需要多次使用的资源、工具、服务等添加到微信"收藏"功能。

扫码添加
智能阅读向导

目 录

第 1 部分

简 介

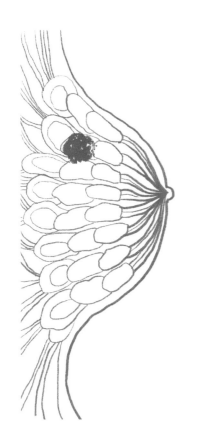

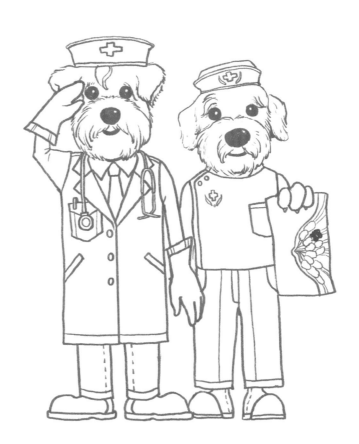

人类朋友、嗅诊专家。模特:雪纳瑞父子豆豆(2020 年 7 月 13 日出生)与皮蛋(2021 年 10 月 30 日出生)。

(绘画者:杨彦辰 男 12 岁)

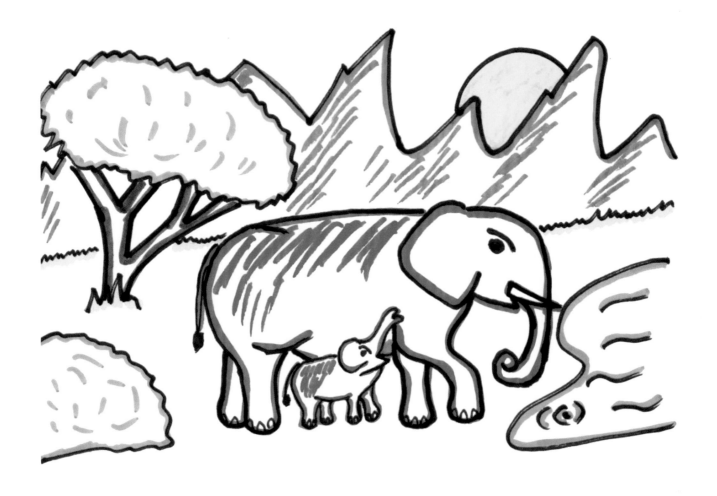

非洲大草原上，大象妈妈正在哺育小象。

（绘画者：李雯淇　女　3 岁）

第 1 章

流行病学

Toral Gathani，David Dodwell

1.1 背景

乳腺癌约占全球女性癌症发病率的 1/4，癌症相关死亡率的 1/7，是一项重大的公共卫生挑战。2020年，有 225 万新发乳腺癌病例和 68.5 万乳腺癌相关死亡病例。预计到 2040 年，新发乳腺癌患者数将增加到320 万，相关死亡超过 100 万。尽管乳腺癌一直被认为是一种"西方疾病"，但值得注意的是，在 2018 年约50% 的新发病例和近 70% 的乳腺癌相关死亡病例发生在世界欠发达地区[1]。

乳腺癌发病率与人类的发展高度相关。人类发展指数（HDI）是一个涵盖健康（预期寿命）、教育（受教育年限）和生活水平（人均国民总收入）的综合指标，也是一个比单独使用收入水平更公平的比较国家/地区差异的指标[2]。乳腺癌的死亡率也与发达程度相关，资源越差的地区往往预后也越差[3]。在发达国家，主要通过早期筛查和诊断以及综合性抗肿瘤治疗等手段使乳腺癌生存率显著提高[4]。在资源欠发达地区，预后相对差的原因有许多方面，主要是对肿瘤的认知、就诊拖延和治疗水平差异等[5]。

乳腺癌全球年龄标准化年发病率为 47.8/100 000，但可从高 HDI 国家的 75.6/100 000 到低 HDI 国家的36.1/100 000。尽管在更发达国家乳腺癌的发病率更高，但该疾病的净负荷基本与欠发达国家相当甚至略低，因为后者有更大的人口基数。超过 80% 的世界人口生活在欠发达地区，随着这些国家的发展、预期寿命增加、生育模式和生活方式的改变，乳腺癌发病率也将大幅增加。

年龄是乳腺癌最重要的危险因素。在英国，80%的乳腺癌发生在 50 岁以上的女性，1/3 发生于 70 岁以上的女性。在最年长的女性中观察到最高的年龄特异性风险[6]。相比之下，在较贫穷的国家，只有 50% 的乳腺癌发生在 50 岁以上的女性，很大程度上是由于这些国家的年轻人口比例较高[7]。全球女性从出生开始的预期寿命相差近 20 年，欧洲平均 81 岁，非洲平均 63 岁[8]，这也是乳腺癌在世界欠发达地区发病率较低的一部分原因。然而，与发展相关的预期寿命的增加也将明显增高全球乳腺癌预期发病率的增加。

其他与乳腺癌发生相关的重要危险因素可分为生育和非生育等方面。大量证据表明了激素，尤其是内源性和外源性雌激素在乳腺癌发展中的作用。乳腺癌风险的增加与月经初潮提前和绝经延迟有关，但其影响程度不同。女性月经初潮后生育期延长 1 年带来的相关额外风险的增加大于绝经期延长 1 年带来的相关额外风险的增加[9]。生育可以降低患乳腺癌的风险，足月妊娠的次数越多，保护作用就越强。无论是自然流产还是人工流产，对乳腺癌风险都没有影响[10]。每进行一次足月妊娠，患乳腺癌的风险就会降低 7%。总体上，已生育的女性患乳腺癌的风险比未分娩的女性低 30%。与未进行母乳喂养的女性相比，进行母乳喂养的女性患乳腺癌的风险也会降低，而且存在剂量依赖效应，即每进行母乳喂养 12 个月，乳腺癌风险就会降低 4%[11]。在育龄期使用外源性激素，例如避孕药，与患乳腺癌的风险增加略微相关[12]，在非生育期使用激素替代疗法也是如此[13]。

与乳腺癌发生有关的非生育因素包括饮酒和肥胖,而且应将它们视为可改变的风险。每天摄入 2~3 单位乙醇(酒精)的女性患乳腺癌的风险会增加[14,15]。绝经后肥胖与乳腺癌风险增加有关,可能与循环血液中雌激素水平增加有关[16]。而身高较高的女性患乳腺癌的风险也会增加[17]。几乎没有证据表明素食具有乳腺癌防护作用[18,19]。

在西方国家,高达 5% 的乳腺癌可能是该疾病遗传易感性的结果,如 BRCA1 和 BRCA2 基因突变。存在 4 例及以上乳腺癌患者的家族大多具有高危等位基因突变,而且占家族性乳腺癌患病风险的 20%~25%,但仅占所有乳腺癌的 5%[20]。有乳腺癌阳性家族史的女性患乳腺癌的相对风险增加两倍;然而,这些女性中的大多数人终身都不会患上乳腺癌,而且患病者也大多是在 50 岁以后才发生乳腺癌[21]。

1.2　总结

乳腺癌的流行病学较为复杂,了解不同国家的乳腺癌流行病学差异,将有助于我们制订有效的乳腺癌医疗和防控政策。这些政策在不同的资源环境中都是有用的,并与当地人口的需求相关,最终转化为更好的疾病防控结果。

（王颖 译　杨斯苒 校）

参考文献

1. Globocan. Cancer Today. 2020. https://gco.iarc.fr/today/home. Accessed Mar 2022.
2. United Nations Development Programme. Human development reports. 2020. http://hdr.undp.org/en/content/humandevelopment-index-hdi. Accessed Mar 2022.
3. Ferlay J, Ervik M, Lam F, Colombet M, Mery L, Piñeros M, et al. Global cancer observatory: cancer today. Lyon: International Agency for Research on Cancer; 2018. https://gco.iarc.fr/today. Accessed Mar 2022.
4. Beral V, Peto R. UK cancer survival statistics. BMJ. 2010;341:c4112.
5. Anderson BO, Cazap E, El Saghir NS, Yip C, Khaled H, Otero I, et al. Optimisation of breast cancer management in low-resource and middle-resource countries: executive summary of the Breast Health Global Initiative consensus, 2010. Lancet Oncol. 2011;12:387–98.
6. Cancer Research UK. Breast cancer statistics. 2020 https://www.cancerresearchuk.org/health-professional/cancer-statistics/statistics-by-cancer-type/breast-cancer. Accessed Mar 2022.
7. Gupta S. Breast cancer in India: a continuing challenge. Indian J Cancer. 2010;47(1):1–2.
8. World Health Organisation. The global health observatory. 2020. https://www.who.int/data/gho/data/indicators/indicator-details/GHO/lifeexpectancy-at-birth-(years). Accessed Mar 2022.
9. Collaborative Group on Hormonal Factors in Breast Cancer. Menarche, menopause and breast cancer risk: individual participant meta-analysis including 118964 women with breast cancer from 117 epidemiological studies. Lancet Oncol. 2012;13:1141–51.
10. Beral V, Bull D, Doll R, Peto R, Reeves G, Collaborative Group on Hormonal Factors in Breast Cancer. Breast cancer and abortion: collaborative reanalysis of data from 53 epidemiological studies, including 83000 women with breast cancer from 16 countries. Lancet. 2004;363(9414):1007–16.
11. Collaborative Group on Hormonal Factors in Breast Cancer. Breast cancer and breastfeeding: collaborative reanalysis of individual data from 47 epidemiological studies in 30 countries, including 50302 women with breast cancer and 96973 women without the disease. Lancet. 2002;360(9328):187–95.
12. Collaborative Group on Hormonal Factors in Breast Cancer. Breast cancer and hormonal contraceptives: collaborative reanalysis of individual data on 53 297 women with breast cancer and 100 239 women without breast cancer from 54 epidemiological studies. Lancet. 1996;347(9017):1713–27.
13. Collaborative Group on Hormonal Factors in Breast Cancer. Type and timing of menopausal hormone therapy and breast cancer risk: individual participant meta-analysis of the worldwide epidemiological evidence. Lancet. 2019;394(10204):1159–68.
14. Collaborative Group on Hormonal Factors in Breast Cancer. Alcohol, tobacco and breast cancer—collaborative reanalysis of individual data from 53 epidemiological studies, including 58,515 women with breast cancer and 95,067 women without the disease. Br J Cancer. 2002;87(11):1234–45.
15. Allen NE, Beral V, Casabonne D, Kan SW, Reeves GK, Brown A, et al. Moderate alcohol intake and cancer incidence in women. J Natl Cancer Inst. 2009;101(5):296–305.
16. Key T. Endogenous oestrogens and breast cancer risk in premenopausal and postmenopausal women. Steroids. 2011;76(8):812–5.
17. Green J, Cairns BJ, Cassabonne D, Wright FL, Reeves G, Beral V. Height and cancer incidence in the Million Women Study: prospective cohort, and meta-analysis of prospective studies for height and total cancer risk. Lancet Oncol. 2011;12(8):785–94.
18. Gathani T, Barnes I, Ali R, Arumugham R, Chacko R, Digumarti R, et al. Lifelong vegetarianism and breast cancer risk: a large multicentre case control study in India. BMC Womens Health. 2017;17(1):6.
19. Key T, Appleby P, Rosell M. Health effects of vegetarian and vegan diets. Proc Nutr Soc. 2006;65:35–41.
20. Key T, Verkasalo P, Banks E. Epidemiology of breast cancer. Lancet Oncol. 2001;2:133–40.
21. Collaborative Group on Hormonal Factors in Breast Cancer. Familial breast cancer: collaborative reanalysis of individual data from 52 epidemiological studies including 58,209 women with breast cancer and 101,986 women without the disease. Lancet. 2001;358(9291):1389–99.

第 2 章

综合管理

Riccardo Alberto Audisio, Philip Poortmans, Gabriel Hortobagyi

2.1 背景

近几十年来, 在乳腺癌的概念方法和临床管理方面均取得了巨大进步。这些进步的取得, 大多是基于假说驱动的研究, 这些研究在各期别疾病诊断和治疗的各个方面均不断取得成果。同时, 原发灶和区域淋巴结三维成像技术的改进, 也促进了手术和放射治疗的发展。保乳手术(BCS)已在很大程度上取代了全乳房切除; 同时, 对大多数患者而言, 前哨淋巴结活检也已取代了腋窝淋巴结清扫。技术的进步在确保病变区域接受最有效放射治疗的同时, 也最大限度地减少了周围正常组织的受照剂量。许多设计严谨且结果可靠的临床研究已经证实了手术和放射治疗在乳腺癌治疗中的独自作用和协同作用; 同时, 全身治疗作为乳腺癌综合治疗中最年轻的学科, 也取得了重要进展。靶向内分泌治疗和化学治疗是目前乳腺癌治疗的重要手段, 既可用于转移性疾病, 也可作为辅助治疗, 以进一步改善预后。近来, 新的靶向药物的运用彻底改变了几种乳腺癌亚型的治疗方法。

在 20 世纪前 70 年的大部分时间, 根治性乳房切除是治疗非转移性乳腺癌的唯一方法。对怀疑乳房有异常的患者首先由外科医师进行检查和评估, 在完成评估后进行切取活检或切除活检, 随后通常在确诊后的几小时内即接受根治性乳房切除。整个过程没有其他专科的参与, 只有在手术失败, 或者外科医师担心仅通过手术难以控制肿瘤发展时, 才会将患者转诊给其他专科医师。至 20 世纪中叶, 一些勇于创新的放射

肿瘤科医师提出了局限性手术切除联合放射治疗的治疗方案, 引起了巨大争议。直到 20 世纪 60 年代, 这两个学科被强制结合起来, 才使得有关最佳组合方案和治疗顺序的联合决策的讨论日益增多。在 20 世纪 70 年代, 全身治疗的兴起使得原发性乳腺癌的诊疗转变为多学科序贯会诊的模式。随后, 先进的癌症中心开设了多学科门诊, 所有相关的诊断和治疗专家汇聚于此, 共同讨论治疗的最佳组合和顺序。良好的互动碰撞出更优秀的治疗计划, 并最终带来了更好的长期获益。在这里, 治疗专家(乳腺外科医师、放射肿瘤科医师、肿瘤内科医师)与诊断团队(影像学专家和病理学专家)之间可以进行直接沟通和互动讨论。通过这种方式, 患者在治疗前就能接受所有专家的评估, 因而可以为多学科团队提供完整和准确的信息。同样重要的是, 多学科团队会与患者及其家属沟通讨论结果、解释目前的可选方案、提出建议, 并最终执行患者选择的方案。这是多么巨大的变化! 患者从活检的麻醉中醒来时却不知道是否已接受了全乳房切除的场景不复存在。诊断、分期和治疗以一种系统的方式完成, 这有助于做出更好的决策并提高疗效。整个过程并非一蹴而就, 需要所有团队成员相互配合。由此, 也发展出众多基于假设的多学科临床研究, 以解决临床争议。

正如欧洲乳腺癌专家协会(EUSOMA)近期更新发布的, 并受作为优质癌症照护基本要求(ERQCC)分支的欧洲癌症组织, 以及欧洲肿瘤内科学会(ESMO)所赞同的"专科乳腺中心的要求"中所描述的那样, 所有恶性乳腺疾病的患者, 都有权力在具备以下条件的

组织和机构中接受治疗[1]：

- 患者应该在乳腺中心进行治疗，接受包括遗传学和预防、诊断、原发肿瘤治疗、晚期疾病治疗、支持性和姑息性治疗、社会心理护理和随访在内的全流程服务。

- 多学科诊疗小组（MDT）由乳腺中心的专职乳腺癌专家组成，并应确保团队在整个乳腺癌的高质量诊疗过程中能获取所需要的所有设备。

- 在对乳腺癌的管理过程中，需要掌握最新的文献知识；获取指南、方案、建议和最低标准；明确当地政策和可用资源；并定期进行包括乳腺数据审查和正式的内部回顾会议在内的质量控制。

- 所有初诊患者及需要改变诊疗计划的患者均需要通过乳腺多学科会议（MDM）进行讨论，MDT 的核心成员将对诊断和治疗中的每一个环节进行评估并给出治疗计划。

- 必要时，在多学科会议期间将邀请其他相关专家，共同讨论并参与到乳腺癌的诊断和治疗中。包括：肿瘤心理学家、老年肿瘤学家、肿瘤药剂学家、核医学科医师、物理治疗师、整形外科医师、放射介入科医师、自我形象专家、姑息治疗专家、临床遗传学家和预防专家。

- 乳腺中心的规模必须达到每年有能力处理至少 150 例初诊早期乳腺癌病例和至少 50 例转移性乳腺癌病例[2]。这一最低数量对于确保团队中各成员的专业知识和控制成本效益是很有必要的[3]。此外，高质量的数据表明，乳腺癌患者的生存与乳腺中心每年治疗的病例数相关[4]。因此，对于 MDT 核心成员的最低工作量，应给予明确的建议。

- 遵照结构化指南获得"乳腺中心认证"的进程正在快速推进中[5]。

最后，乳腺中心的工作必须以患者为中心[6]。必须对如下重要因素进行排序和整合，包括：患者的目标与期望；患者的健康状况、虚弱程度、预期寿命和认知能力；患者对治疗的依从性；患者的社会和家庭状况；以及居住地、获得医疗资源和护工的便利性等与后勤保障相关的因素。鉴于此，应当对大量的实时数据进行收集并分析，并将患者报告的结局纳入其中——从而获得足够的证据，让不甚合理的治疗方案荡然消失，同时将卓越却鲜为人知的治疗方案推而广之。

（卢琳琳 译　谭志博 校）

参考文献

1. Biganzoli L, Cardoso F, Beishon M, Cameron D, Cataliotti L, Coles CE, et al. The requirements of a specialist breast centre. Breast. 2020;51:65–84.
2. Biganzoli L, Marotti L, Hart CD, Cataliotti L, Cutuli B, Kühn T, et al. Quality indicators in breast cancer care: an update from the EUSOMA working group. Eur J Cancer. 2017;86:59–81.
3. Grilli R, Minozzi S, Tinazzi A, Labianca R, Sheldon TA, Liberati A. Do specialists do it better? The impact of specialization on the processes and outcomes of care for cancer patients. Ann Oncol. 1998;9:365–74.
4. Roohan PJ, Bickell NA, Baptiste MS, Therriault GD, Ferrara EP, Siu AL. Hospital volume differences and five-year survival from breast cancer. Am J Public Health. 1998;88:454–7.
5. https://www.breastcentrescertification.com/
6. Fayanju OM, Mayo TL, Spinks TE, Lee S, Barcenas CH, Smith BD, et al. Value-based breast cancer care: a multidisciplinary approach for defining patient-centered outcomes. Ann Surg Oncol. 2016;23:2385–90.

第 2 部分

质量管理

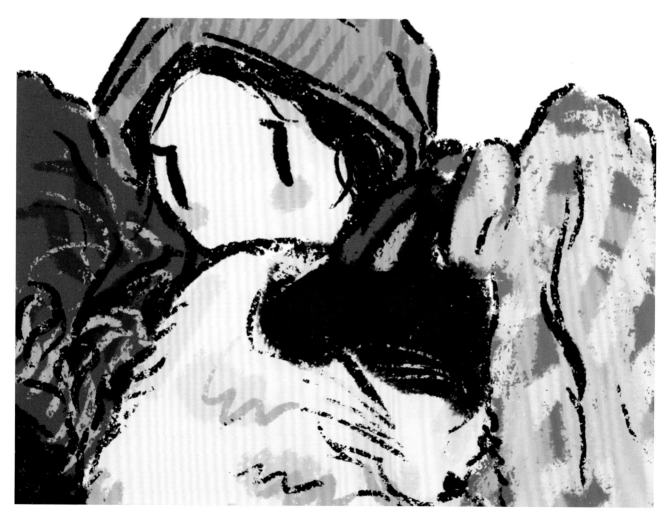

Cats are always by your side. 模特：雌性美国短毛猫妞妞（2020 年 8 月 27 日出生）。

愿每一步的治疗都充满希望,每一天都有家人温暖随行!

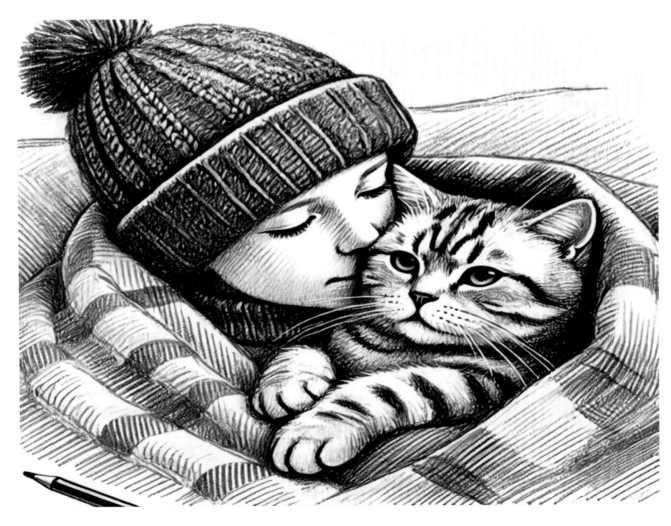

愿每一步的治疗都充满希望,每一天都有家人温暖随行!

(绘画者:杨昊昱　男　9岁)

第 3 章

教育与培训

Sandra Turner, Zvi Symon, Jesper Grau Eriksen

3.1 引言

卫生专业的教育和培训与患者的预后以及医疗体系的质量和安全之间有密切的联系[1-3]。因此，对所有的放射肿瘤学专业人员进行高质量的循证教育，对于优化癌症患者的诊疗至关重要，尤其是对那些正在接受放射治疗的患者。

3.2 理论背景

以获得明确的能力(或学习成果)为导向的课程是对有效的卫生专业培训的一致要求[4,5]，需要有组织的培训项目对这些课程进行支持，以提供全方位的培训机会、进行合理的监督并对能力提升进行评估。加拿大医学教育专业指导委员会(CanMEDS)的课程体系提供了类似的课程[6]，其中就包含了放射肿瘤学的培训[7,8]。现代化课程体系旨在加强卫生专业人员在其核心专长之外的多重跨界角色，例如，医师的医学专业知识、医学物理师的物理知识和技术等(图3.1)。

举例来说，表3.1展示了放射肿瘤医师进行乳腺癌治疗培训中需要掌握的一些技能，以及CanMEDS体系中的医学专家和其他固有角色之间的关系。

所有的卫生专业人士都需要认识到，持续的继续教育对于保持专业性和与时俱进是非常重要的。由于肿瘤放射治疗领域的进展是迅速而持续的，终身学习在该领域至关重要。

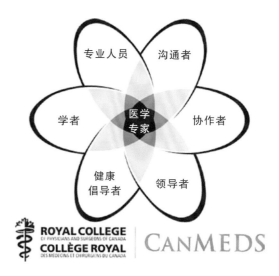

图 3.1 加拿大医学教育专业指导委员会(CanMEDS)的标志展示了医学专家的多重角色。(Copyright © 2015 The Royal College of Physicians and Surgeons of Canada. http://www.royalcollege.ca/rcsite/canmeds/canmeds-framework-e. Reproduced with permission)

3.3 肿瘤基础学科

所有肿瘤放射治疗专业人员都需要接受肿瘤基础学科教育，这是安全地制订放射治疗计划和实施放射治疗的基础。肿瘤放射治疗专业团队中的不同成员需要掌握不同水平的专业知识，包括肿瘤放射生物学、肿瘤放射物理学、肿瘤解剖学、图像处理技术和病理学。

表 3.1   放射肿瘤医师应具备的能力和加拿大医学教育专业指导委员会(CanMEDS)所对应的角色

能力	CanMEDS 的角色
为新患者制订乳腺放射治疗计划	医学专家、沟通者
在乳腺癌多学科会诊中汇报患者情况并积极参与讨论	医学专家、协作者、健康倡导者、学者
在乳腺放射治疗中勾画靶区和危及器官/结构	医学专家
招募乳腺癌患者参与临床研究并签署知情同意书	医学专家、沟通者、学者
处理乳腺癌治疗后与形体改变相关的社会心理、性和文化相关的问题	医学专家、沟通者、专业人员
参与质量提升项目(如在您所在的中心简化乳腺放射治疗预约流程)	协作者、领导者

3.4 培训机构/部门的核心要求

　　培训机构的资质应当由官方机构根据国内/国际的标准授权。无论是独立运营还是与区域内其他机构合作,培训机构必须具有满足承担相应工作量和业务范围的能力,以对专业人员进行最先进的乳腺肿瘤放射治疗培训。如果一个独立机构无法满足这样的最低要求,那么需要多个培训机构提供满足该要求的协作方案。

　　为了将基于工作场所的培训标准化,并保证学员达到最低能力要求,培训项目应以国内或国际(或两者兼有)认证的核心课程为基础。培训部门必须提供更便利的理论学习课程,以保证学员掌握所需要的知识。关于乳腺癌治疗的临床/技术技能的国际课程能提高当地乳腺肿瘤放射治疗课程的价值[9]。

　　必要的人力资源对于高质量的教育至关重要。需要足够的师资力量(放射肿瘤医师、放射物理师和放射治疗师)为学员提供连续性的培训和充分的监督。我们建议学员多向在教学内容方面有不同见解的放射肿瘤/临床肿瘤医师学习。此外,我们建议培训教师也应该持续接受监督管理以及教学方式方面的培训,以保持较高的教学水平[9]。

3.5 基于工作场所的临床与技术教学要求

　　为了接受更全面的培训,肿瘤放射治疗学员应接诊足够的病例组合和足够的乳腺癌患者数量,以全方位地认识乳腺癌这种疾病。因此,学员必须有机会接触到各种分期的癌症患者,从最初诊断到随访结束,甚至临终关怀。很重要的一点是,学员需要在所有的实际操作中有亲自动手实践的机会,才能胜任在未来作为专业人员所进行的独立工作。这些技能范围很广,比如,主持乳腺癌多学科团队会诊,掌握与患者的复杂沟通,熟知急性、慢性并发症的表现和处理,乳腺癌放射治疗的计划制订和靶区勾画的技巧。更理想的情况是,培训机构积极参与乳腺癌的研究,学员可以在获取科研数据和研读科学文献方面接受实践挑战[9]。

3.6 学习效果评价

　　尽管总结性评价(如正式考试)有益于督促学习,但在现代基于工作场所的教育体系中,仅依赖总结性评价是不可取的。与课程要求的能力(知识储备、技能、态度)同步进行的形成性评价更为重要,其可以定期、重复性地给予学员反馈。同时,形成性评价可以帮助判断学员是否可以在他们的日常工作中被委以重任。里程碑计划和置信职业行为(EPA)开发了这类评价的有效工具,例如,一位学员是否已具备更加独立的工作能力或是否需要掌握更高级别的技巧[10]?表 3.2 展示了乳腺癌患者放射治疗过程中的 EPA 案例。

　　形成性评价可以通过多种方式实施,比如导师直接观察学员在工作期间的操作过程,并记录结构性反馈意见、检查学习记录手册,以及应用多途径的反馈渠道。这些评价手段能非常可靠地测试操作技能和其他能力。在培训过程中全程常规应用这样的评价手段会更有效。基于工作场所的形成性评价和总结性评价是相辅相成的,合理应用可以相互补充[11]。

表 3.2　示例:乳腺癌管理中的置信职业行为(EPA)

里程碑计划:学员可以独立评估乳腺癌患者的放射治疗计划

置信职业行为(EPA):独立评估放射治疗计划

导师观察学员的操作行为,记录结构化评分表,与学员讨论
以下(不限于)问题后评估:

- 放射治疗指征、剂量和分割方式
- 既往放射治疗史或禁忌证
- 体位是否能满足靶区放射治疗的要求?
- 评估靶区(TV)和危及器官(OAR)的勾画;OAR 数量是否
  足够?
- 评估剂量梯度、同质性和剂量分布
- 评估是否达到限制条件——对比中等剂量与最大剂量,
  应用剂量–体积直方图(DVH)
- 讨论 TV 覆盖和 OAR 受照范围之间的平衡
- 如果需要做出妥协——说明原因、部位以及可能的后果

3.7　高效的教学方式

在对任何团队的成员进行教学过程中需要面对的两个主要挑战,一是初学者所欠缺的知识和技巧,还有就是一些有经验的学员因被误导而持有的固有理念。基于团队的教学方式很有价值,它可以让学员们更清晰地认识到,如果操作不规范,某些步骤会导致出现一系列意识不到的错误,并且造成严重后果。例如,一位近期接受了乳房和腋窝手术的患者,躺在冰冷的模具里,在做模拟定位 CT 时表现出肩关节区域的僵直性疼痛,而缺乏同情心的医务人员没有意识到这个问题,做了一个不可重复的摆位,如果后续没有得到纠正,会造成靶区的剂量不足,或者正常组织受到不必要的额外照射。

以下有效措施可以促进学员不断提高。

- **同行对比**。例如,不同的放射治疗师/放射技师如何安抚焦虑的患者[12],不同的放射肿瘤医师如何勾画 TV,不同的剂量师如何处理热点区域,导师可在这些场景中进行讨论和教学。

- **混合式学习**。以 TV 勾画研讨会为代表,应用计算机辅助学习(例如练习、测验和视频),结合现场互动或模拟学习,是一种引人入胜的学习方式。国内和国际的学会,如美国放射肿瘤学会(ASTRO)、欧洲放射治疗与肿瘤学会(ESTRO)、国际原子能机构(I-AEA)举办的 TV 勾画和放射治疗计划研习班和进修

课程。与其他中心的专业人员进行交流并学习他们如何面对相同的挑战,是非常有帮助的。例如,ESTRO 的解剖与 TV 勾画会员(FALCON)项目,是一个针对 TV 定义和勾画的线上多功能教育平台。FALCON 项目会对不同的疾病部位和 OAR 的勾画举办研习班。该研习班面向所有希望提升自己 TV 勾画技术和更新知识的放射肿瘤专业人员和学员开放。在 FALCON 师资队伍的监督下,研习班为参与者提供直接的反馈和不同 TV 勾画方案的对比。

- **模拟训练**。人非圣贤,孰能无过。但模拟的乳腺癌放射治疗环境允许学员安全地犯错。放射治疗模拟教学平台(VERT)(www.vertual.co.uk)[13]就是一个主要用于放射治疗师技术培训的高水平放射治疗模拟系统。另一个放射肿瘤专业人员模拟训练的例子,是通过情景扮演的方式提升沟通技巧。记录音频或视频、事后解说和提出建设性的反馈意见是模拟训练的核心组成部分。与现有的有经验的医疗模拟培训机构和 IAEA 的"培训师培训"项目合作,有利于建立量身定制的模拟培训项目[14]。

- **基于错误的学习**。识别常见错误并从中吸取经验教训是有效的学习手段,并且无须复杂的设备就能轻松实施。如果对构成整个治疗过程的必要核心知识点完全不了解,或者理解不透彻,往往会无法识别和纠正其中的错误。例如,在图 3.2 中,识别和纠正错误的必备知识包括对等剂量图、热点、不同分离程度的剂量曲线的影响,不同光子能量的深度剂量曲线,楔形板和分段的应用或"野中野"概念的理解。

3.8　总结

总而言之,随着在乳腺癌和其他部位肿瘤治疗中的应用,有大量的循证技术和工具可用于有效学习放射肿瘤学。这些方法不仅对这一领域的初学者有价值,也应作为我们所有专业人士终身学习的一部分。确保知识和技能与时俱进,以及不断挑战"老办法",是放射肿瘤专业人员(不论资历高低)以及培训机构和治疗部门的责任。在我们快速发展的学科中,这些目标再重要不过了。最后,遵从基于已知证据的高质量教学计划应构成所有放射肿瘤学专业培训的基础,而不应被视为额外的可选项。因此,最优的教育是使乳腺癌放射治疗患者获得最优的治疗的基础。

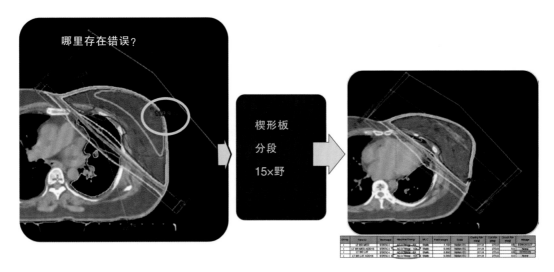

图 3.2 展示基于错误学习的总结图表。导师备注：要求学员回顾计划并找出错误。注意高热点区(119.9%)。讨论热点区产生的原因，包括剂量曲线分离度大和仅使用 6MV 光束。讨论如何使用更高能量的光子、楔形板和(或)分段(野中野)来修正计划。讨论修正后的计划。

（杨子健 译　陈敏 校）

参考文献

1. Asch D, et al. Evaluating obstetrical residency programs using patient outcomes. JAMA. 2009;302:1277–83.
2. Kerfoot B, et al. Durable improvements in prostate cancer screening from online spaced education. Am J Prev Med. 2010;39(5):472–8.
3. Barker J. Error reduction through team leadership: what surgeons can learn from the airline industry. Clin Neurosurg. 2007;54:195.
4. Iobst WF, Sherbino J, Cate OT, Richardson DL, Dath D, Swing SR, Harris P, Mungroo R, Holmboe ES, Frank JR. Competency-based medical education in postgraduate medical education. Med Teach. 2010;32(8):651–6. https://doi.org/10.3109/0142159X.2010.500709. PMID: 20662576.
5. Rosenblatt E, Prajogi G, Barton M, Fidarova E, Eriksen J, Hafty B, et al. Need for competency-based radiation oncology in developing countries. Creat Educ. 2017;8:66–80.
6. Frank J, Snell L, Sherbono J. CanMEDS 2015 physician competency framework. Ottawa: Royal College of Physicians and Surgeons of Canada; 2015.
7. Benstead K, Lara PC, Andreopoulos D, Bibault JE, Dix A, Eller YG, Franco P, Guiliani M, Jaal J, Juretic A, Kozma E, Lumsden G, Maddalo M, Magrini S, Mjaaland I, Pfeffer R, de Sousa de Sa Pinto OMT, Spalek M, Vozenin MC, Verfaillie C, Van Egten V, Eriksen JG. Recommended ESTRO core curriculum for radiation oncology/radiotherapy 4th edition. Radiother Oncol. 2019;141:1–4. https://doi.org/10.1016/j.radonc.2019.08.013. Epub 2019 Sep 5. PMID: 31495514
8. Turner S, Seel M, Berry M. Radiation Oncology Training Program Curriculum developments in Australia and New Zealand: design, implementation and evaluation—what next? J Med Imaging Radiat Oncol. 2015;59:728–35.
9. Eriksen JG, Beavis AW, Coffey MA, Leer JW, Magrini SM, Benstead K, Boelling T, Hjälm-Eriksson M, Kantor G, Maciejewski B, Mezeckis M, Oliveira A, Thirion P, Vitek P, Olsen DR, Eudaldo T, Enghardt W, François P, Garibaldi C, Heijmen B, Josipovic M, Major T, Nikoletopoulos S, Rijnders A, Waligorski M, Wasilewska-Radwanska M, Mullaney L, Boejen A, Vaandering A, Vandevelde G, Verfaillie C, Pötter R. The updated ESTRO core curricula 2011 for clinicians, medical physicists and RTTs in radiotherapy/radiation oncology. Radiother Oncol. 2012;103(1):103–8. https://doi.org/10.1016/j.radonc.2012.02.007. Epub 2012 Mar 21. PMID: 22444243.
10. Dewey CM, Jonker G, Ten Cate O, Turner TL. Entrustable professional activities (EPAs) for teachers in medical education: has the time come? Med Teach. 2017;39(8):894–6. https://doi.org/10.1080/0142159X.2016.1270447. Epub 2016 Dec 27. PMID: 28027689.
11. Hawkins RE, Welcher CM, Holmboe ES, Kirk LM, Norcini JJ, Simons KB, Skochelak SE. Implementation of competency-based medical education: are we addressing the concerns and challenges? Med Educ. 2015;49(11):1086–102. https://doi.org/10.1111/medu.12831. PMID: 26494062.
12. Riess H, Kraft-Todd G. E.M.P.A.T.H.Y.: a tool to enhance nonverbal communication between clinicians and their patients. Acad Med. 2014;89(8):1108–12. https://doi.org/10.1097/ACM.0000000000000287. PMID: 24826853.
13. Leong A, Herst P, Kane P. VERT, a virtual clinical environment, enhances understanding of radiation therapy planning concepts. J Med Radiat Sci. 2018;65(2):97–105. https://doi.org/10.1002/jmrs.272. Epub 2018 Mar 8. PMID: 29516649; PMCID: PMC5986053.
14. Katzman T, Symon Z, Shelly E, Luxenburg O. Case report: a novel model for educating radiation therapists in small countries: case study of the "Train the Trainer" initiative in Israel. Tech Innov Patient Support Radiat Oncol. 2018;8:10–2. https://doi.org/10.1016/j.tipsro.2018.09.004. Epub 2018. PMID: 32095582; PMCID: PMC703379.

第 4 章

卓越乳腺中心的国际化标准

Lorenza Marotti, Isabel Teresa Rubio, Luigi Cataliotti

4.1 背景

1998 年,在佛罗伦萨举行的第一届欧洲乳腺癌会议(EBCC)[1]中的宣言引起了国家和欧洲层面的医疗卫生专业人员、宣传人员和机构的注意,认为迫切需要在整个欧洲各地设立专门的乳腺癌诊疗机构。因此,欧洲乳腺癌专科学会(EUSOMA)做出承诺并迎接挑战,明确对这种专门的乳腺癌诊疗机构的要求[2],这些内容在 2000 年第一次发表。

过去的 20 年里,欧洲已经做了大量工作以实现均质化的乳腺癌诊疗质量这一艰巨目标,但还是不够[3]。正如 2016 年 EBCC 宣言所强调的那样,2006 年欧洲议会决议设置的 2016 年为最后期限的目标还没有实现[4]:在欧洲仍有太多患者未能接受乳腺专科或如今称之为乳腺中心的诊疗。

在过去的 20 年里,自意见书第一次公布后,EUSOMA 定期更新要求,以保证这些建议始终与乳腺癌治疗进展保持一致。

此文件已成为乳腺中心执行的一项里程碑,不仅仅是为了医疗卫生专业人员,也是为了医院的管理及地方、国家乃至国际当局。

在 2020 年,EUSOMA 发布了最近一次更新,这是与作为癌症诊疗项目质量一部分的欧洲癌症组织(ECCO)以及欧洲肿瘤内科学会(ESMO)共同合作并受其认可的完全修订的文件[5]。

"乳腺专科中心的要求"对乳腺癌治疗必须考虑的不同方面给出了建议,对如何从以下方面构建乳腺中心提出了具体要求:

- 转移及早期病例数量。
- 核心和扩展团队。
- 多学科方法。
- 必须提供的服务和设备。
- 从诊断到随访,包括晚期疾病、姑息治疗和临终关怀的患者路径。
- 研究和教育。
- 数据收集和质量控制。

本规范通过多学科方法将乳腺癌诊疗的各个方面联系起来,是建立有凝聚力的团队和保证患者综合诊疗的基础。

一项纳入 13 722 例女性的比较干预性队列的回顾性研究表明,在引入多学科治疗后,干预组的乳腺癌死亡率比非干预组降低 18%[6]。另一项比较是否对患者进行多学科干预的全国性队列研究显示,多学科干预组患者的生存率显著提高[7]。

专业知识和敬业精神是给予患者最佳诊疗的另一个重要因素,因为它能确保医疗专业人员受到足够的培训,在培训期间获得并保持每年所需的专业技能,有足够时间致力于所有其他相关活动从而成长为一名专家,譬如,参加多学科和审查会议,开展门诊、研究、科研工作,参与课程和会议。在文献中,关于专家级别的衡量证据部分是基于乳腺癌手术的。一项研究发现,较高级别的医院和较大规模的外科医师队伍预示着较低的保乳术后的二次手术概率[8]。一项关于乳腺癌手术量与结果关系的系统综述重点指出:较大的手术量与生存率提高有关[9]。

在延续性护理和多学科方法的理念中,初次诊疗在乳腺癌诊疗架构中也发挥着重要的作用[10]。

卓越是品质的彰显。只有通过对过程和结果的严格质量控制,一个团队才能证明他们能为乳腺癌患者提供高质量和卓越的医疗服务。

因此,EUSOMA 制订了一套乳腺癌诊疗的质量指标[11],每个乳腺中心必须进行监测以确保他们为患者提供高质量的服务。

为了做到这一点,乳腺中心在同一数据库中通过路径收集每位患者从诊断到随访及晚期疾病的数据是很重要的。

与 EUSOMA 和(或)任何其他转诊协会设定的目标标准进行比较的数据分析,为乳腺中心团队提供了关于患者诊疗的最新水平。

EUSOMA 创建了一个符合欧洲隐私条例的数据中心,包括在欧洲乳腺中心接受治疗的患者的数据,这些乳腺中心根据 EUSOMA 的要求接受认证流程,并希望参与这项行业规范标准化活动(图 4.1)。数据中心对质量指标的符合情况进行分析,并为每个乳腺中心发布一份数据报告,详细说明每个质量指标的表现,用于认证过程中的内部审查和质量指标评估。

这是一个重要的工具,可用于卫生专业人员讨论并寻找解决方案,以提高标准,并竭尽所能提高其工作质量,从而使患者受益。

但内部审查只代表着综合质量控制的一部分。

为了提高诊疗质量,乳腺中心需要依据并遵守国家乃至国际层面制订的标准,并且通过外部审查评估其对这些标准的遵守情况也很重要。

用外界的眼光看,通过一个制订的质控方案,如认证程序或认证有助于强调所有可以改进或需要干预的问题,并确保乳腺中心在寻找解决方案、采取行动并保持与制订的标准一致等方面给出正式承诺。

欧洲有数个国家质量控制项目,即认证程序、鉴定或同行评议项目,例如德国癌症协会志愿认证系统[12]、由美国外科学院[13]运营的乳腺中心国家认证项目(NAPBC)、荷兰 NABON 乳腺癌审查项目[14]。

欧洲委员会还制订了一项关于乳腺癌的倡议(ECIBC),以制订新版筛查和诊断指南及质量保证计划,为欧洲的乳腺中心制订一套质量和安全要求[15]。

一项经认证的计划,欧洲志愿认证程序“乳腺中心认证”(图 4.2),已根据 EUSOMA 的要求和质量指标而制订[16]。

4.2　总结

现在距离 EUSOMA 发布初版专业乳腺中心准则已过去 20 余年,但我们仍需做出更多的努力来确保乳腺癌患者在欧洲具有同等的机会进入乳腺中心接

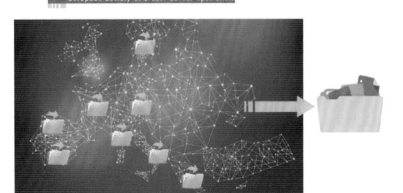

图 4.1　EUSOMA 对欧洲乳腺癌专科学会数据中心认证的要求。

乳腺中心认证

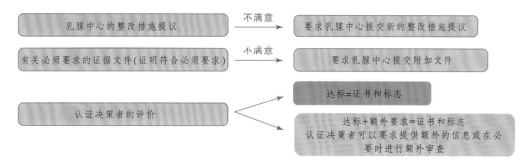

图 4.2 基于 EUSOMA 要求和质量指标的"乳腺中心认证"。

受诊疗,无论他们居住于哪个国家。这只有通过医疗卫生专业人员、决策者和患者代言人的共同行动才能实现。另一个挑战是,只有我们共同努力、群策群力,才能做到使整个社会受益,因为女性在家庭、工作和社会背景中发挥着关键作用。

(王颖 译 杨斯苒 校)

参考文献

1. Cataliotti L, Costa A, Daly PA, et al. Florence statement on breast cancer, 1998 forging the way ahead for more research on and better care in breast cancer. Eur J Cancer. 1999;35:14–5.
2. Blamey RW, et al. The requirements of a specialist breast unit. Eur J Cancer. 2000;36:2288–93.
3. Cardoso F, Cataliotti L, Costa A, et al. European breast cancer conference manifesto on breast Centre/breast units. Eur J Cancer. 2017;72:244–50.
4. European Parliament resolution on breast cancer in the enlarged European Union B6-0528/2006.
5. Biganzoli L, Cardoso F, Beishon M, et al. The requirements of a specialist breast Centre. The Breast. 2020;51:65–84.
6. Kesson EM, Allardice GM, George WD, et al. Effects of multidisciplinary team working on breast cancer survival: retrospective, comparative, interventional cohort study of 13,722 women. BMJ. 2012;433 https://doi.org/10.1136/bmj.e2718.
7. Kung P-T, et al. Effects of multidisciplinary care on survival of breast cancer: results from a national cohort study. Eur J Cancer. 2014;50(Suppl 4):e69. https://doi.org/10.1016/j.ejca.2014.03.257.
8. de Camargo Cancela M, Comber H, Sharp L. Hospital and surgeon caseload are associated with risk of re-operation following breast-conserving surgery. Breast Canc Res Treat. 2013;140:535–44.
9. Gooiker GA, van Gijn W, Post PN, et al. A systematic review and meta-analysis of the volume-outcome relationship in the surgical treatment of breast cancer. Are breast cancer patients better off with a high volume provider? Eur J Surg Oncol. 2010;36(suppl1):S27–35.
10. Banks I, Weller D, Ungan M, et al. ECCO essential requirements for quality cancer care: primary care. Crit Rev Oncol Hematol. 2019;142:187–99.
11. Biganzoli L, Marotti L, Hart CD, et al. Quality indicators in breast cancer care: an update from the EUSOMA working group. Eur J Cancer. 2017;86:59–81.
12. https://www.krebsgesellschaft.de/gcs/german-cancer-society/certification.html
13. https://www.facs.org/quality-programs/napbc
14. https://www.dica.nl/nbca
15. https://ecibc.jrc.ec.europa.eu
16. www.breastcentrescertification.com

第 **5** 章

组织架构的质量保证：认证与授权

Simon Oberst

5.1 背景

无论多么优秀的单个乳腺放射治疗团队，还是多么优秀的乳腺 MDT 团队，同样重要的是要看到其在整个癌症机构或网络中的定位及如何利用机构和更广阔的环境所提供的资源、质控系统及综合研究。

这一讨论由于乳腺 MDT 运转的国家有不同的卫生系统而变得复杂，这些系统或促进或维持。

1. 符合研究要求的癌症专科医院（例如，法国和意大利）；

2. 基于综合大学医院和大学的中心（例如，英国、荷兰和北欧国家）；

3. 混合型医疗卫生经济体系，除了那些规模较大的肿瘤中心的乳腺专科外，私人或保险资助的乳腺癌专科机构也能蓬勃发展（例如，德国和瑞士）。

另一个挑战是，必须充分利用分子医学的优势和知识，这些知识已用于指导放射治疗。而不可避免的是，这在更大的机构，如独立的综合癌症中心，或综合性大学医院的癌症中心将更为可行[1]。这些机构往往具备对来自多家诊断机构或乳腺 MDT 讨论后的特定患者进行分子分析和解读的资源及多学科优势[2]，同时也拥有更丰富的基础研究及转化研究的机会[3]。

这个新的挑战增加了乳腺 MDT 机构环境的重要性。尽管由于乳腺癌的高发病率和流行率，乳腺 MDT 通常是癌症中心内最大的团队，但它仍然依赖于充分利用组织范围内的资源、质量体系和科学知识。例如，乳腺 MDT 如何与以下方面相互配合：组织病理学检测；影像学服务；护理及护士培训；运营管理譬如等待时间、门诊患者预约、放射治疗和系统治疗实施科室、患者随访/病案管理师；电子病历、数据管理和分析；以及支持治疗、心理治疗和姑息治疗。

因此，在癌症领域，对组织架构的质量保证有其重要的地位，这是对乳腺癌放射治疗具体实践要求的补充，并利用机构的质量体系来保障乳腺癌患者获得尽可能好的结果和治疗体验。事实上，越来越多的证据表明，在综合性团队的背景中接受治疗的患者结果更好（不仅仅与数量/质量相关[4,5]）。每个临床团队都知道，他们是在一个资源和操作上有赖于更广泛流程的框架内运作。中心的这些管理和质量保证过程需要在机构层面上进行压力测试。机构质量保证过程的例子包括：记录可疑的非预期的严重不良反应（SUSAR）程序；监测患者路径中关键点的等待时间；记录临床决策与批准的临床指南之间的偏差；检查关键机器的校准和功能；以及全面的维修合同。贯穿整个中心跨领域的流程应包括患者参与和授权。

任何独立的质量保证认证过程基本上都需要 4 个步骤：

1. 基于证据的定性（标准）和定量（指标）的一套标准或要求；

2. 由中心进行的自我评估过程；

3. 具有审计师或同行评审员和独立评审委员会

组成的外部独立程序；

4. 一个商定的改进行动计划，以纠正任何不完全符合标准的程序或结构。

许多国际癌症认证系统在癌症诊疗中使用这种方法，并致力于通过机构的形式进行认证。一个值得注意的例子是美国外科学院（ACS）肿瘤学组[6]已经成立了几十年，刚开始时以外科为重点，但自 20 世纪 70 年代以来，它更为广泛地包括了所有形式的诊断、治疗和随访，尤其是聚焦于 MDT 的中心地位（简称"癌症委员会"）。尽管这个认证计划的覆盖范围很广（估计覆盖了美国所有确诊癌症患者的 70%），但实际上，与外科手术无关的标准却十分笼统。此外，仅有的参考文献也只涉及临床研究所需的患者比例（为 2%~6%，儿科癌症除外）。缺乏与放射肿瘤学相关的专门标准，但每个提供放射治疗的中心都需要有一个质量保证计划[5]。2018 年，ACS 还启动了独立于癌症委员会（癌症中心/网络）计划的乳腺癌中心国家认证项目[7]。关于乳腺放射治疗的标准需要由美国相关放射治疗认证机构进行辅助认证[8]。关于临床研究（所有模式和所有形式的研究），所要求的招募比例只占患者的 2%。总之，严格地讲，美国的认证体系几乎没有真正挑战癌症研究［由美国国立癌症研究所（NCI）评估[9]］和临床实践之间的鸿沟。

在欧洲，只有两个机构采用针对整个机构范围的方法来实现癌症的质量保证和认证，即欧洲癌症研究所（OECI）和德国癌症协会（GCS）。这些机构采取了不同的认证方法，GCS 主要采用了一种基于特定器官的自下而上式的认证计划/单元（包括上文提到的乳腺癌）。只有当肿瘤中心获得了特定器官专项认证的规定比例（超过所治疗癌症的 70%），该中心才能被进一步认证，并被认可为"肿瘤中心"。截至 2020 年底，德国有 132 家这样的肿瘤中心已获得 GCS 的认证，瑞士的 8 家肿瘤中心及奥地利的 2 家肿瘤中心也获得了这样的认证[10]。关于研究，与 ACS 计划一样，GCS 肿瘤中心的"要求目录"只集中在对临床研究、管理这些研究的人员的要求，以及一项总体要求，即肿瘤中心管理的新患者中 5% 应被招募到此类研究中。然而，每 5 年都会筛选出十几家德国/跨学科综合癌症中心，由德国克雷布希尔夫资助，竞争激烈，对这些癌症中心，至少需要有 10% 的临床研究累积，并且满足一套严苛的研究标准[11]。

OECI 对质量保证进行了基于整个组织的综合考量，更为全面，并且只关注每年至少有 1500 例新患者的癌症中心或每年至少有 2500 例新患者的综合癌症中心[12]。它是世界上唯一一个将诊断、治疗、治疗后随访、综合研究的各个方面纳入评价标准的机构。OECI 认为，癌症治疗的改进将主要来自从基础到临床，然后临床推动基础的路径。虽然无意于深入评估科学的卓越性（例如，欧洲癌症科学院卓越研究奖[13,14]），但 OECI 的标准也的确会检测研究的基础设施和关键流程，以确保癌症科学研究高效而有效地转化为临床实践。截至撰写本书时，已有分布在 18 个欧洲国家的 53 家欧洲最大的癌症中心和综合癌症中心成为 OECI 认证计划的一部分。自获得认证以来，这些中心总共治疗了超过 100 万例的癌症患者。

OECI 标准[15]共分为 9 章（表 5.1），其中包括管理流程，对共同患者路径的遵循，也包括所有形式的教育和研究。其中，100 条核心质量标准已作为欧洲癌症中心共识发布[16]。由于这些标准侧重于癌症中心和癌症网络内的活动，因此并不包括许多在二级或三级机构中不常见的预防和筛查项目。然而，那些常常在肿瘤中心提供的服务，如肿瘤遗传学咨询、戒烟计划，以及运动和其他预防癌症复发的方案，都包括在标准中。

与乳腺放射治疗相关的是，OECI 标准和认证计划确保 MDT 被恰当地组织，以确保放射（或临床）肿瘤医师总能被包括其中；协商一致做出决定，并适当记录；所有患者都有一名病案管理师或联系护士，以确保其诊疗的连续性；在临床研究（包括放射治疗研究）中对患者进行结构性资格筛选。而在更全面的癌

表 5.1　OECI 的标准手册 3.0 版的构成；章节主题

章	领域	标准数量
1	癌症中心的管理	11
2	质量体系机构	49
3	患者参与和授权	38
4	多学科	28
5	预防和早筛	13
6	诊断	36
7	治疗与护理	97
8	研究	53
9	教育及培训	18

症中心或综合癌症中心内,标准要评估临床医师(包括放射肿瘤医师)是否能够保证有进行研究和临床研究的时间(由大学或研究项目支付报酬);该中心有一个强大的医学博士或科学博士项目;是否有定期举行的座谈会和研讨会,让临床医师和科学家可以进行互动交流,一方面传播科学技术进展;另一方面分享最新的临床挑战。对综合癌症中心的评估还包括其研究计划的结构(包括放射基因组学)、研究的基础设施和人员配备,以及其在同行评议的出版物方面(特别是那些具有高影响力的出版物)的成果。

5.2 总结

乳腺放射治疗团队以及他们参与组成的 MDT 应该努力与更大规模的癌症基础设施保持一致,以充分发挥各方面的全面性:充分行使多学科性;嵌入系统的质量和管理系统中;以及与转化癌症科学和临床研究相结合。这种全面性应该通过一个公认的认证系统如 OECI 进行评估,从而显示出乳腺放射治疗受益于最新的研究和技术,并且有能力为患者提供最佳的治疗效果和体验。

(王颖 译　杨斯苒 校)

参考文献

1. Oberst S. Bridging research and clinical care—the comprehensive cancer centre. Mol Oncol. 2019;13: 614–8. https://doi.org/10.1002/1878-0261.12442.
2. De Mattos-Arruda L, Caldas C. Cell-free circulating tumour DNA as a liquid biopsy in breast cancer. Mol Oncol. 2016;10:464–74.
3. Celis J, Pavalkis D. A mission-orientated approach to cancer in Europe. Mol Oncol. 2017;11:1661–72.
4. Pfister DG, et al. Risk adjusting survival outcomes in hospitals that treat patients with cancer without information on cancer stage. JAMA Oncol. 2015;1(9):1303–10. https://doi.org/10.1001/jamaoncol.2015.3151.
5. Wolfson JA, et al. Impact of care at comprehensive cancer centres on outcome: results from a population-based study. Cancer. 2015;121(21):3885–93. https://doi.org/10.1002/cncr.29576.
6. https://www.facs.org/-/media/files/quality-programs/cancer/coc/optimal_resources_for_cancer_care_2020_standards.ashx. Accessed 15 Nov 2020.
7. https://accreditation.facs.org/accreditationdocuments/NAPBC/Portal%20Resources/2018NAPBCStandardsManual.pdf. Accessed 15 Nov 2020.
8. ibid, page 42. American College of Radiology Radiation Oncology Practice Accreditation (ACR-ROPA), the American Society for Radiation Oncology Accreditation Program for Excellence (ASTRO-APEx), the American College of Radiation Oncology (ACRO).
9. NIH NCI. Cancer Center Support Grants (CCSGs) for NCI-designated cancer centers, NIH funding opportunities and notices; 2020.
10. https://www.oncomap.de/cnetworks/cnoncos. Accessed 15 Nov 2020.
11. https://www.krebshilfe.de/fileadmin/Downloads/PDFs/Foerderung/CCCs_7th_call/Ausschreibung_Leitfaden_7._Call__08_Sep_2017.pdf. Accessed 15 Nov 2020.
12. https://www.oeci.eu/accreditation/Page.aspx?name=BACKGROUND. Accessed 16 Nov 2020.
13. Ringborg U, Celis J, Eggermont A, Berns A. European Academy of Cancer Sciences-designation of comprehensive cancer centres of excellence. Eur J Cancer. 2018;93:138–9. https://doi.org/10.1016/j.ejca.2018.01.003. Epub 2018 Feb 14. PMID: 29454744.
14. Rajan A, et al. Excellent translational research in oncology: a journey towards novel and more effective anti-cancer therapies. Mol Oncol. 2016;10:645–51.
15. https://www.oeci.eu/accreditation/Page.aspx?name=MANUAL_3. Accessed 16 Nov 2020.
16. Oberst S. 100 European core quality standards for cancer care and research centres. Lancet Oncol. 2020;21(8):2009–1011. https://doi.org/10.1016/S1470-2045(20)30318-1.

第 6 章

放射治疗的质量保证

Lawrence B. Marks, Shekinah N. C. Elmore, Abraham Kuten

6.1 引言

放射治疗在乳腺癌的治疗中发挥着重要作用——在肿瘤切除术后和全乳房切除术后都能提高局部控制和总生存[1,2]。由于靶区组织(如乳腺、胸壁、区域淋巴结)与重要的正常组织(如肺、心脏、臂丛神经、脊髓)的距离非常近,因此在计划设计和放射治疗实施时都必须谨慎。事实上,在某些情况下,放射治疗的治疗比是很低的,在计划/摆位上不大的错误就会对治疗比产生显著影响[例如,减少靶区覆盖和(或)增加正常组织的风险],在许多疾病中都是如此。放射治疗是一种强力的治疗手段,在此领域中这种"需要谨慎和注意细节"的情况是普遍存在的。

本章简要回顾了整个放射治疗领域内旨在确保所有患者(即不仅限于乳腺癌)诊疗质量的众多举措,并着重探讨了关于确保乳腺癌患者放射治疗质量的几个具体问题。从广义上讲,保证质量的策略可以被看作是技术与人的碰撞、国家(国际)与地方的碰撞(表6.1),它们是相互促进和相互依存的。

6.2 全面的质量保证/改善措施

总体来说,现代放射治疗通常是非常安全的。放射治疗领域的创始者们认识到放射治疗的风险,并在此领域的构架中融入了精确和仔细监督的要求。让物理师、工程师和其他具有技术/定量思维的人成为实践中不可或缺的一部分,发展了客观和系统的质量保证方法。

专业协会如 ESTRO、美国医学物理师协会(AAPM)、美国放射肿瘤学会(ASTRO)已经做了出色的工作,制订了指南文件,以促进放射肿瘤学的安全实践。例如,有多个"最佳实践"报告来指导医师的临床决策,以及有包括乳腺癌在内的多种疾病的靶区勾画图谱来指导医师的靶区勾画[3-5]。对于剂量测定/物理学,有多份报告涉及诸如机器校准、机器/软件质量保证(QA)、各种软/硬件之间的互连性、剂量计算、调强放射治疗(IMRT)/特定患者的质量保证(例如,见 https://www.aapm.org/QualitySafety/default.asp 和 https://www.estro.org/Library)。实时同行评议的价值早在几十年前就已被认识,并且时至今日其价值一直存在[6,7]。

然而,错误确实会发生,而且在过去的 10~20 年间,放射肿瘤学中错误的风险和影响似乎有所增加(至少在部分领域),这与先进技术的复杂性增加有关。例如,IMRT、图像引导、立体定向放射外科(SRS)/体部立体定向放射治疗(SBRT)等技术从根本上改变了计划设计和放射治疗实施的方式。在许多情况下,随着从基于射野的放射治疗过渡到基于靶区的放射治疗,仅通过审查射野或胶片不再适合作为对上游工作准确性的"终点检查"。射束/照射弧/计划的跳数不再具有任何直观的或有代表性的临床意义。同时,较少的分次及每个分次较高的剂量(例如 SBRT/SRS),使得"第一次就要做对"至关重要。新技术要求放射肿瘤团队的许多成员付出更多的努力;例如,图像分割、剂量迭代计算、针对患者的质量保证、图像采集/审查、治疗实施。每个人的任务更加相互依赖,有更多的交

表 6.1　放射肿瘤学中的质量保证策略

	技术方面	人的方面
国内(国际)	1. 指导性文件 2. 命名、处方和其他方面的标准 3. 评估和确保技术间互连性的计划 4. 嵌入计划和放射治疗软件的工具 5. 医疗企业与放射肿瘤学的整合(IHERO)	1. 事件学习系统(例如 RO–ILS、ROSEIS、SAFRON) 2. 计划的集中审查[例如,作为临床试验的一部分的质量保证审查中心(QARC)] 3. 同行评议(放射治疗流程单,IAEA AFRONET)
当地(例如,基于本中心)	1. 采纳当地专业协会的建议 2. 认证 3. 使用机器学习和人工智能的计划	1. 创建支持质量保证(QA)/质量改进(QI)的文化 2. 当地事件报告 3. 暂停、检查表 4. 尽可能标准化 5. 同行评议 6. 支持、促进清晰的沟通 7. 安全检查 8. 培训 9. 所有利益相关者的参与(包括医师)

注:某些项目可能并不局限于表格中的一个区域,因而被任意分配在表格中的一个区域。认证项目涉及所有 4 个区域。

缩略词:RO–ILS,放射肿瘤事故学习系统;ROSEIS,放射肿瘤安全教育和信息系统;SAFRON,放射肿瘤安全系统;IAEA,国际原子能机构。

接,从而增加了信息延迟传递和次优传递的可能;例如,剂量师进行图像分割→医师进行靶区勾画和确定剂量/靶区限制→剂量师制订计划→医师审核→剂量师再次制订计划→迭代→物理师进行检查等。举例来说,IMRT 计划设计和开始治疗需要由不同的团队成员完成约 54 项不同的任务,并有约 15 项交接工作[8,9]。

2010 年,《纽约时报》(*The New York Times*)进行了一些着重报道之后,美国公众对放射治疗执行错误的认知有所提高[10]。在美国,各专业协会通过出版更多的有关质量和安全的出版物(例如,ASTRO 赞助的"安全无事故")做出回应,举行了几次以安全为主题的会议,扩大了认证选项,并创建了一个由 AAPM/ASTRO 赞助的新的国家级错误报告系统[放射肿瘤事故学习系统(ROILS)][11,12]。同样,20 世纪 90 年代在英国发生的严重事故,引发了国家卫生服务系统(NHS)的强烈反应,21 世纪初在法国也发生了类似的重点干预。欧洲 ROSIS 项目于 21 世纪初启动,旨在通过系统的事故报告和分析,收集错误信息以促进安全[13]。其他地方也实施了类似的举措(如 IAEA SAFRON)[14,15]。事件报告系统作为帮助创建和促进质量/安全文化的一个方面,对我们特别有帮助;例如,如果我们仅仅强调从技术方面进行考虑,是无法实现质量/安全的。许多质量/安全挑战的产生是由于人与人之间,以及人与工作流程/环境之间的互动没有达到最优(即医学是基于人的工作的)。然而,随着人工智能和机器学习(AI/ML)越来越多地融入放射肿瘤学,将有更多的机会使用人工智能和机器学习来增强人类在预防和检测错误方面的专业知识[16,17]。

6.3　乳腺癌患者特有的几个质量相关问题

1. 靶区定义:乳腺癌患者放射治疗通常是针对可能存在的残余微小病灶进行治疗,靶区基本上是临床靶区(CTV)。因此,对靶区的定义有时并不十分精确,例如,我们使用血管和软组织边界来定义有风险的淋巴结区。胸壁或乳房的边界也同样有些模糊不清。影像学检查和体格检查(例如,可见瘢痕、皮肤皱褶和触诊)是相辅相成的;尽管我们采用了现代影像技术,但对患者的体格检查(例如,在模拟定位时和在治疗机上时)对于保证质量仍然很重要。不同专业学会对靶区勾画的指导文件存在差异，这可能导致对 CTV 的照射有明显的不同[18]。如果对这些指导文件的解读过于简单，质量会受到影响。例如，如果乳腺组织的勾画轮廓被错误地延伸到体中线，那么简单的切线野就需要跨越中线来为这个区域提供完整的剂量覆盖，这样做不一定合适，是否合适取决于瘤床位置和其他临床因素（例如，大多数基础研究都证实，使用中线切线野进行乳腺癌放射治疗是可行的，增加剂量覆盖可能并不会改善肿瘤位于外侧的患者的治疗比）。另一方面，对于每位患者而言，我们都需要确保"关键靶区"被覆盖，尤其是勾画瘤床时[加量或进行部分乳腺短程照射（APBI）的根治性治疗]。理想的情况是，外科医师可以留下一些可通过放射学检查识别的标记来帮助靶区的勾画。在没有标记的情况下，手术腔通常也能被识别，尽管有时并不能很好地代表真正的靶区，即手术腔的边缘很少为原始肿瘤周围的组织。此外，越来越多地使用"美容"方法，意味着影像学或可触及/可见的瘢痕组织可能不能准确地代表瘤床。作为一个极端的例子，"肿瘤整形组织重建手术"使得识别术后瘤床变得几乎不可能，从而无法对此部位进行加量并取得相应的抗肿瘤疗效。与外科医师的沟通是非常重要的，特别是随着外科技术的发展。此外，AI/ML 或其他算法方法可以提高靶区定义的一致性和质量。

2. 固定和摆位：为了保证摆位的一致性，需要在模拟/治疗床上对患者进行准确和可重复的摆位（包括躯干、手臂、头部等）。对于可变形的乳房，微小的变化都具有临床意义[特别是使用较小的放射治疗野时和（或）俯卧位或侧卧位时]。固定支架和图像/表面引导方法对乳房是有用的。此外，定位可以改变乳腺靶区组织相对于周围正常组织的位置，因此在模拟定位过程中需要注意确定"最佳"体位。例如，仰卧位时，大乳房可能向颈部方向坠落（由于重力作用），而使用斜板抬高肩部/头部可使乳房向下方移位（从而有利于切线覆盖乳房而不向颈部和肩部区域提供剂量）。

俯卧位是一种有效的方式，可以使大部分乳腺组织远离胸壁和体内正常器官，在只针对乳腺进行放射治疗的情况下，可以提高治疗比。然而，如果深部乳房/胸壁是靶区的一部分，俯卧位时心脏会向前方移位，可能会对治疗比产生负面影响[19]。此外，俯卧位（相比于仰卧位）治疗时，摆位的重复性可能会降低，

不过这个问题也许可以通过治疗前的影像来避免。

3. 呼吸控制：深吸气屏气（DIBH）是使心脏远离胸壁（例如，下方、内侧和后方）的一个有用方法。这在治疗左侧乳腺时特别有用，但在治疗某些患者的右侧乳腺时也可能有用。美国医学物理师协会第 76 号任务小组（AAPM TG 76）提出了专门针对 DIBH 的指导意见[20]。

4. 窄小的治疗比：虽然放射治疗对乳腺癌患者来说是一种非常有效的治疗方式，但优化治疗比是至关重要的，因为绝对收益往往不大，而且附近有许多对放射治疗敏感的结构。因此，在定位、靶区勾画和日常摆位等操作上的微小差异会产生较大的临床影响（即小的差异可能很重要）。

5. 众多的治疗方法：传统的射束设置（例如，乳腺、胸壁、±内乳淋巴结的切线野，胸壁±内乳淋巴结的表面电子线，锁骨上±腋窝淋巴引流区的"前后"或"前后后前"野）已经成功使用了几十年。虽然这些射束设置不甚理想，如今也被认为是过时的，但它们的好处是它的效用和弊端在很大程度上得到了充分了解和认可。新的治疗方法（例如，弧形调强放射治疗或质子 IMRT）都是以基于靶区的现代放射治疗为基础的[21]，为提高放射治疗的治疗比提供了激动人心的机会，应积极考虑。此外，在这些方法的每一种方法中，都有许多选择（例如，对于任何给定的几何形状，确实可能存在无限多的 IMRT 计划，而且也许是合理的）。然而，应该承认还有许多与新技术有关的未知领域，需要进一步研究。例如，特别是容积光子调强放射治疗，一般来说，根据不同的方法，可能会增加整体剂量（即暴露于低剂量的体积增加），由此可能产生的影响尚不清楚。

6.4 总结

放射肿瘤学是一个高度技术性的领域，针对这些技术问题的质量保证（QA）/质量改进（QI）工作至关重要。然而，放射肿瘤学的实践是一项人的工作，大多数错误都与基于人的环节有关（例如，工作流程、沟通、人机互动）。因此，必须通过对实践中的技术和非技术两个方面进行改进来保证质量。创造一种安全文化，让领导和员工一起公开地解决这些问题，是至关重要

的。然而，我们应当避免采取出于好意却减缓甚至完全阻碍放射治疗进步的措施。

（彭照明 译 张哲 校）

参考文献

1. Early Breast Cancer Trialists' Collaborative Group (EBCTCG), Darby S, McGale P, Correa C, Taylor C, Arriagada R, et al. Effect of radiotherapy after breast-conserving surgery on 10-year recurrence and 15-year breast cancer death: meta-analysis of individual patient data for 10,801 women in 17 randomised trials. Lancet. 2011;378:1707–16. https://doi.org/10.1016/S0140-6736(11)61629-2.

2. EBCTCG (Early Breast Cancer Trialists' Collaborative Group), McGale P, Taylor C, Correa C, Cutter D, Duane F, et al. Effect of radiotherapy after mastectomy and axillary surgery on 10-year recurrence and 20-year breast cancer mortality: meta-analysis of individual patient data for 8135 women in 22 randomised trials. Lancet. 2014;383:2127–35. https://doi.org/10.1016/S0140-6736(14)60488-8.

3. Smith BD, Bellon JR, Blitzblau R, Freedman G, Haffty B, Hahn C, et al. Radiation therapy for the whole breast: executive summary of an American Society for Radiation Oncology (ASTRO) evidence-based guideline. Pract Radiat Oncol. 2018;8:145–52. https://doi.org/10.1016/j.prro.2018.01.012.

4. White JT, Arthur D, Buchholz T. Breast cancer atlas for radiation therapy planning: consensus definitions. RTOG. http://www.rtog.org/LinkClick.aspx?fileticket ZvzJFhPaBipEZ.

5. Offersen BV, Boersma LJ, Kirkove C, Hol S, Aznar MC, Biete Sola A, et al. ESTRO consensus guideline on target volume delineation for elective radiation therapy of early stage breast cancer. Radiother Oncol. 2015;114:3–10. https://doi.org/10.1016/j.radonc.2014.11.030.

6. Glicksman AS, Wasserman TH, Bjarngard B, Laurie F. The structure for a radiation oncology protocol. The Committee of Radiation Oncology Group Chairmen. Int J Radiat Oncol Biol Phys. 1992;23:1079–82. https://doi.org/10.1016/0360-3016(92)90916-6.

7. Meet the Chartrounds Team. In: Chartrounds [Internet]. [cited 20 Oct 2020]. https://ind.chartrounds.org/Meet-the-Chartrounds-Team.aspx.

8. Moran JM, Dempsey M, Eisbruch A, Fraass BA, Galvin JM, Ibbott GS, et al. Safety considerations for IMRT: executive summary. Pract Radiat Oncol. 2011;1:190–5. https://doi.org/10.1016/j.prro.2011.04.008.

9. Marks LB, Jackson M, Xie L, Chang SX, Burkhardt KD, Mazur L, et al. The challenge of maximizing safety in radiation oncology. Pract Radiat Oncol. 2011;1:2–14. https://doi.org/10.1016/j.prro.2010.10.001.

10. Bogdanich W. Radiation offers new cures, and ways to do harm. The New York Times. 23 Jan 2010. https://www.nytimes.com/2010/01/24/health/24radiation.html. Accessed 16 Nov 2020.

11. Safety is no accident. American Society for Radiation Oncology. 2019. https://www.astro.org/ASTRO/media/ASTRO/Patient%20Care%20and%20Research/PDFs/Safety_is_No_Accident.pdf.

12. RO-ILS-American Society for Radiation Oncology (ASTRO)—American Society for Radiation Oncology (ASTRO). [cited 16 Nov 2020]. https://www.astro.org/Patient-Care-and-Research/Patient-Safety/RO-ILS.

13. Radiation Oncology Safety Education and Information System (ROSEIS). [cited 16 Nov 2020]. https://www.estro.org/Advocacy/ROSEIS.

14. Safety in Radiation Oncology (SAFRON). International Atomic Energy Agency. [cited 16 Nov 2020]. https://www.iaea.org/resources/rpop/resources/databases-and-learning-systems/safron.

15. Quality and Standards. In: The Royal Australian and New Zealand College of Radiologists (RANZCR) [Internet]. [cited 16 Nov 2020]. https://www.ranzcr.com/our-work/quality-standards.

16. Thompson RF, Valdes G, Fuller CD, Carpenter CM, Morin O, Aneja S, et al. Artificial intelligence in radiation oncology: a specialty-wide disruptive transformation? Radiother Oncol. 2018;129:421–6. https://doi.org/10.1016/j.radonc.2018.05.030.

17. Huynh E, Hosny A, Guthier C, Bitterman DS, Petit SF, Haas-Kogan DA, et al. Artificial intelligence in radiation oncology. Nat Rev Clin Oncol. 2020;17(12):771–81. https://doi.org/10.1038/s41571-020-0417-8.

18. Gee HE, Moses L, Stuart K, Nahar N, Tiver K, Wang T, Ward R, Ahern V. Contouring consensus guidelines in breast cancer radiotherapy: comparison and systematic review of patterns of failure. J Med Imaging Radiat Oncol. 2019;63:102–15. https://doi.org/10.1111/1754-9485.12804.

19. Chino JP, Marks LB. Prone positioning causes the heart to be displaced anteriorly within the thorax: implications for breast cancer treatment. Int J Radiat Oncol Biol Phys. 2008;70:916–20. https://doi.org/10.1016/j.ijrobp.2007.11.001.

20. American Association of Physicists in Medicine. The management of respiratory motion in radiation oncology: report of AAPM Task Group 76. 7/2006.

21. Offersen BV, Boersma LJ, Kirkove C, Hol S, Aznar MC, Biete Sola A, Kirova YM, Pignol JP, Remouchamps V, Verhoeven K, Weltens C, Arenas M, Gabrys D, Kopek N, Krause M, Lundstedt D, Marinko T, Montero A, Yarnold J, Poortmans P. ESTRO consensus guideline on target volume delineation for elective radiation therapy of early stage breast cancer. Radiother Oncol. 2015;114(1):3–10. https://doi.org/10.1016/j.radonc.2014.11.030. Epub 2015 Jan 24. PMID: 25630428.

第 7 章

外科手术

Maria-Joao Cardoso, Oreste Gentilini, Thorsten Kuehn

7.1 引言

乳腺癌手术在过去的 20 年里取得了巨大的进步。根治性全乳切除的观念已经被保乳治疗(BCT)的观念所取代,因为两者的总生存(OS)是相似的[1,2]。此外,在腋窝淋巴结阴性的患者中,用前哨淋巴结活检(SLNB)代替腋窝淋巴结清扫(ALND),降低了清扫后严重并发症的发生率,几乎不影响上肢功能[3]。

近 20 年来,保乳手术(BCS)和 SLNB 已成为常规治疗方式。但是相关观念的进步并未止步于此,甚至在研究结果证明区域淋巴结放射治疗(RNI)不劣于 ALND 之前,临床实践中就已经在腋窝阳性淋巴结少于 3 枚的患者中,用 SLNB 取代了 ALND[4,5]。

到 2015 年, 根据来自非常大型的回顾性数据库的分析[6],在早期乳腺癌中,BCT 的无病生存(DFS)及 OS 均优于全乳房切除[不联合全乳房切除术后放疗(PMRT)]。BCT 的生存获益除了与更好的局部区域治疗有关,也与全身治疗有关。

局部区域治疗既往主要取决于肿瘤负荷/分期,现在在早期乳腺癌中主要根据肿瘤的生物学特性来指导治疗。而对肿瘤生物学的这一认识推动了新辅助治疗[初始全身治疗(PST)]在所有三阴性和 HER2 阳性的 II~III 期乳腺癌中的应用, 取代了既往直接手术的治疗模式,在许多国家,新辅助治疗甚至被应用在一些 I 期(T1c)的早期乳腺癌中。PST 的使用不仅可以缩小手术范围,而且根据疾病反应,还可以在体内测试肿瘤的敏感性,并更好地为没有达到病理学完全缓解(pCR)的患者量身定制术后系统治疗方案。

随着 PST(主要是化学治疗,也包括绝经后女性的内分泌治疗)后肿瘤退缩,BCS 变得更加保守,腋窝手术方式进一步从 ALND 转变为腋窝 SLNB, 不仅适用于 PST 前临床腋窝淋巴结阴性(通常通过临床检查和超声检查确认,如果可疑可以活检)的患者;而且也适用于治疗前腋窝淋巴结阳性,但在治疗后、术前腋窝淋巴结转为阴性的患者。

如今随着医疗技术的发展,乳房整形和重建的技术被引入乳腺外科医师的医疗程序中,并且现已被常规使用[7]。同样是治疗性乳房成形术,局部皮瓣的应用为经典 BCS 增加了更多的潜在解决方案,且具有更好的美学结果,而不影响肿瘤治疗结果[8]。

同样重要的是,当全乳房切除仍然是一种治疗选择时,尽可能保留皮肤并进行乳房重建的技术,相较于先前仅接受全乳房切除而不重建的技术,极大地改善了患者的治疗效果[9]。所有这些治疗效果的改善都是经过仔细的术前评估和多学科讨论,并根据疾病分期和患者意愿考虑每种方法的利弊,在不影响肿瘤预后的前提下获得的[10]。

因此,结合训练有素的多学科诊疗并利用必要的技术设备, 上述治疗方案具有如此多的新的可能性,最终将呈现最佳的乳腺癌治疗效果[11]。

7.2 外科手术质量标准

然而, 在前面提到的所有治疗进展中,为了从各个方面使患者获得可能的最佳治疗结果,我们还需要解决一些重要的临床问题:最好的局部区域控制及最好的全身治疗, 使患者获得最大的 OS 和最好的生活质量(QoL)。

2010 年,EUSOMA 发表了第一篇关于乳腺癌医疗质量指标的论文,其中描述了一套基准质量指标(QI),以允许各个医院乳腺中心进行标准化审计和治疗质量的保障,并建立一个可接受的最低医疗标准[12]。随后 EUSOMA 于 2017 年对上述内容进行了更新[13],目的是将新的科学知识纳入该领域,评估在接受认证的欧洲乳腺中心接受初始治疗的 8 万多例病例中所获得的经验,并通过提高最低标准鼓励不断提高医疗水平。

普遍认为,外科手术的质量广泛依赖于某一乳腺专科采用的多学科管理方式。对于某位患者更合适的手术入路,最好经多学科委员会讨论确定,尤其是在某些模棱两可的特殊情况下;确定 PST 的适应证也应如此。此外,在多学科诊疗的背景下,有些问题也可以得到更好的解决,如参与临床研究以增加治疗方案的选择,或者在标准适应证之外进行治疗,以避免对特定患者(例如,老年或虚弱患者)的过度治疗,这些都可能对患者起到更好的保护。

在下文中,我们总结了乳腺癌术中不同程序的主要 QI。

7.3　保乳手术

如前所述[6],有 Ⅰ 级证据表明,对于早期乳腺癌,BCT 在疗效方面至少与改良根治术(MRM)相当。因此,在早期散发性乳腺癌患者接受 Ⅰ 期手术治疗时,BCT 应作为首选。乳房的保留对生活质量有重要影响,而全乳房切除联合乳房重建(即刻或延迟,植入物或自体)会增加额外的手术风险和治疗费用。肿瘤整形技术或 PST 是提高保乳率的重要手段,即使是在乳腺/肿瘤关系或肿瘤位置不佳的患者中。Meta 分析也有证据表明,在浸润性乳腺癌中,"肿瘤切缘无墨染"可以被认为有足够的手术切缘[14]。在 EUSOMA 的建议中,肿瘤≤3cm[总尺寸,包括导管原位癌(DCIS)部分]的浸润性乳腺癌患者(携带 BRCA1 和 BRCA2 突变的患者除外),将 BCT 作为初始治疗的比例最低标准应为 70%,目标标准为 85%。

然而,众所周知,乳腺癌初次广泛切除后的再次手术有很大的变异性。再次手术的比例从低于 10% 到超过 50% 不等,远远超出了可接受的再次手术比例,

对术后乳房美容效果也产生了负面影响,给患者和家属带来了额外的压力。在 EUSOMA 的要求中,接受原发灶单次手术(不包括重建)的浸润性乳腺癌患者比例最低标准应达到 80%,目标标准为 90%。这方面的 QI 不仅包括医师的手术操作水平,还涉及术前影像学的正确使用、术前和术中处理、肿瘤整形技术的使用及最佳的病理学检查。PST 后进行 BCT 越来越多地用于早期乳腺癌患者的治疗,如何提高接受该治疗的患者比例,仍有大量工作要做,很少有指南专门针对此类情况的最佳局部区域治疗和相关 QI 提出建议。目前已成立了一个国际联盟,讨论临床证据,并就早期乳腺癌患者的技术管理提供专家建议;并于最近发表了一篇论文,为医师提供了一个解决所有主要临床问题的工具箱[15]。

7.4　全乳房切除

目前,临床实践中仍有 30%~40% 的乳腺癌患者接受全乳房切除。乳房重建技术的可获得性很大程度上反映了患者的需求,在乳腺癌的多学科管理中应该是一个关键的考虑因素。在 EUSOMA 的建议中,在乳房全切除术的同时接受即刻重建(乳房再造)的患者比例应以至少 40% 作为最低标准,同时不需要对目标标准进行定义。然而,这些指标需要广泛讨论,因为我们认为,没有接受乳房重建的患者数量应该是非常有限的。

考虑到术后美容效果和患者对治疗的满意度等因素,乳腺癌术中 QI 的评估标准,应在现有指标(例如,保乳率、即刻乳房重建率、对肿瘤切缘不充分的再处理等)(表 7.1)的基础上进行更新。例如,可以帮助确定所施行的手术质量的一个容易评估的变量,就是在术前和适当的随访(6~12 个月)后拍摄照片的患者数量[16]。

7.5　腋窝的处理方式

由于腋窝手术的理念从治疗目的转变为分期目的,因此,手术降级的治疗方式在腋窝手术方面显示出较好的疗效。腋窝 SLNB 是评估临床淋巴结阴性患者的腋窝淋巴结状态的金标准,仅接受腋窝 SLNB 的临床腋窝阴性的浸润性乳腺癌患者(不包括接受 PST

表 7.1 EUSOMA 的质量指标:乳腺癌手术[13]

质量指标	证据水平	推荐等级	最低标准	目标值
等待时间				
5——从乳腺中心第一次诊断检查至手术或第一次治疗的时间间隔≤6周	IV	推荐	80%	90%
多学科方法				
8——术前和术后由多学科团队讨论的患者比例	III	必须	90%	99%
适当的手术方法				
9a——接受单一(乳腺)原发肿瘤手术(不包括重建)的患者比例(仅针对浸润性乳腺癌)	II	必须	80%	90%
9b——仅接受过一次手术(不包括重建)的患者比例(仅为 DCIS)	II	必须	70%	90%
9c——在全乳切除的同时接受即刻重建的患者比例	III	推荐	40%	不适用
手术与生活质量:避免过度治疗				
11a——临床腋窝阴性的浸润性乳腺癌患者仅行前哨淋巴结活检(不包括接受初始全身治疗的患者)的比例	I	必须	90%	95%
11b——浸润性乳腺癌患者 SLNB 切除不超过 5 个淋巴结的比例	I	推荐	90%	95%
11c——≤3cm(总大小,包括 DCIS 部分)的浸润性乳腺癌患者(不包括 BRCA1 和 BRCA2 突变患者),接受 BCT 作为主要治疗的比例	I	必须	70%	85%
11d——不大于 2cm 的非侵袭性乳腺癌患者行 BCT 的比例	II	必须	80%	90%
11e——单纯 DCIS 患者不行腋窝清扫的比例	II	必须	97%	99%

的患者)的比例,应以 90% 作为最低标准,95% 作为目标标准。尤其是在 Z-0011 和 AMAROS 等具有里程碑意义的随机研究结果发表后[4,5],ALND 比例进一步减少。

另一个关于腋窝手术的 QI 是仅有 DCIS 的患者未接受 ALND 的比例。DCIS 是一种非侵袭性肿瘤,在单纯 DCIS 病例中,肿瘤细胞不会扩散到腋窝淋巴结。因此,很少需要腋窝分期。不过在极少数患者(1%~2%)中,手术标本的组织学评估显示出意外的浸润性肿瘤。BCT 术后二次腋窝 SLNB 是可行的、可靠的、值得推荐。当进行全乳房切除术时,二次腋窝 SLNB 有时在技术上是不可行的,因为第一次手术破坏了输出的淋巴管。因此,对于计划行全乳房切除的患者,提前行腋窝 SLNB 仍是一种选择[17]。因此,QI 最低标准定为 97%,目标标准定为 99%。

7.6 质量指标

尽管我们在全球范围内看到了乳腺癌手术治疗的进步,但我们也明白,这些进步需要在每个乳腺癌治疗相关的单位/中心进行常规评估。在欧洲,EU-SOMA 致力于创建和审核乳腺癌治疗的 QI[13]。虽然上述标准并非适用于世界上所有国家,但最重要的标准是一致的,一些国家级的举措值得参考。在英国,NHS 执行国家癌症同行评议（目前更名为质量监督计划(QSP)）,这是 NHS(包括乳腺癌)的质量保证计划[18]。在荷兰,已经建立了 NABON 乳腺癌审查,作为对乳腺癌服务的系统审查,从荷兰所有医院收集数据,目的是在全国范围内评估质量参数,了解指南的遵守和实施情况,并每周向参与机构反馈意见[19]。在德国,绝大多数治疗乳腺癌的医院都加入了由乳腺癌协会和德国乳腺疾病协会开发的认证系统。该体系包括认证过程中收集病例的要求和 QI,每年通过基准报告向公众公布所有乳腺癌中心的匿名结果[20]。在意大利,Lombardia 等一些地区已经采用了 EUSOMA 标准,医疗机构需要满足这些标准的要求,才能有资格获得乳腺癌治疗权限,以及获得乳腺癌疾病诊断相关分组(DRG)授权进行治疗费用报销。

值得注意的是,国际健康结局测量联盟(ICHOM)倡议制订一套以价值为基础、以患者为中心的乳腺癌结局标准。标准集包括生存和癌症控制,以及医疗结果的无效性,将通过患者报告和管理和(或)临床记录进行收集(ICHOM 倡议的一套以价值为基础、以患者为中心的乳腺癌治疗结果标准)[21]。

最近,欧洲又发起了另一项倡议,旨在为乳腺外科医师设定标准。BRESO 项目是乳腺外科医师认证的乳腺外科肿瘤学平台 (www.breastsur geoncertifca-tion.com)。事实上,目前整个欧洲的乳腺外科培训似乎非常多样化。大多数情况下,医师在经过 4~6 年的住院医师培训后才能获得普通外科培训证书。因此,许多外科医师尽管花很少的时间做乳腺手术,缺乏这一学科的具体和专门的培训,但他们仍然有资格进行乳腺手术。BRESO 旨在提供一个专门的乳腺癌手术认证项目,使得到认证的乳腺专家对乳腺癌患者和存在乳腺癌高风险的女性进行治疗[22]。

最后,较为重要的一点是,当患者被问及现有的 QI 时,他们对这些指标的重视程度与卫生专业人员不同,这就导致审核标准低估了患者认为的重要内容[23]。

7.7 总结

乳腺癌手术在过去的 20 年中取得了巨大的进步。通过根治性切除手术治愈的概念已成功被 BCS、乳腺肿瘤整形手术、新的保留皮肤和乳头的乳房切除术及乳房重建手术所取代。此外,腋窝手术的降级可以降低手臂术后并发症的发生风险。与包括乳腺影像医师、病理医师、临床和放射肿瘤学医师等在内的多学科团队合作,并根据 EUSOMA 等卓越标准来制订相关标准,将确保乳腺癌患者的综合治疗,使其在肿瘤学方面和生活质量方面均受益。

(崔军威 译 吴炬 校)

参考文献

1. Fisher B, Anderson S, Bryant J, Margolese RG, Deutsch M, Fisher ER, et al. Twenty-year follow-up of a randomised trial comparing total mastectomy, lumpectomy, and lumpectomy plus irradiation for the treatment of invasive breast cancer. N Engl J Med. 2002;347(16):1233–41.
2. Veronesi U, Cascinelli N, Mariani L, Greco M, Saccozzi R, Luini A, et al. Twenty-year follow-up of a randomised study comparing breast-conserving surgery with radical mastectomy for early breast cancer. N Engl J Med. 2002;347(16):1227–32.
3. Giuliano AE, Haigh PI, Brennan MB, Hansen NM, Kelley MC, Ye W, et al. Prospective observational study of sentinel lymphadenectomy without further axillary dissection in patients with sentinel node-negative breast cancer. J Clin Oncol. 2000;18(13):2553–9.
4. Donker M, van Tienhoven G, Straver ME, Meijnen P, van de Velde CJ, Mansel RE, et al. Radiotherapy or surgery of the axilla after a positive sentinel node in breast cancer (EORTC 10981-22023 AMAROS): a randomised, multicentre, open-label, phase 3 non-inferiority trial. Lancet Oncol. 2014;15(12):1303–10.
5. Giuliano AE, Ballman K, McCall L, Beitsch P, Whitworth PW, Blumencranz P, et al. Locoregional recurrence after sentinel lymph node dissection with or without axillary dissection in patients with sentinel lymph node metastases: long-term follow-up from the American College of Surgeons Oncology Group (Alliance) ACOSOG Z0011 randomised trial. Ann Surg. 2016;264(3):413–20.
6. Gentilini OD, Cardoso MJ, Poortmans P. Less is more. Breast conservation might be even better than mastectomy in early breast cancer patients. Breast. 2017;35:32–3.
7. Association of Breast Surgery at B, Association of Breast Surgery at B, Training Interface Group in Breast S, Baildam A, Bishop H, Boland G, et al. Oncoplastic breast surgery—a guide to good practice. Eur J Surg Oncol. 2007;33(Suppl 1):S1–23.
8. Kosasih S, Tayeh S, Mokbel K, Kasem A. Is oncoplastic breast conserving surgery oncologically safe? A meta-analysis of 18,103 patients. Am J Surg. 2020;220(2):385–92.
9. Fang SY, Shu BC, Chang YJ. The effect of breast reconstruction surgery on body image among women after mastectomy: a meta-analysis. Breast Cancer Res Treat. 2013;137(1):13–21.
10. Zhang P, Li CZ, Wu CT, Jiao GM, Yan F, Zhu HC, et al. Comparison of immediate breast reconstruction after mastectomy and mastectomy alone for breast cancer: a meta-analysis. Eur J Surg Oncol. 2017;43(2):285–93.
11. Biganzoli L, Cardoso F, Beishon M, Cameron D, Cataliotti L, Coles CE, et al. The requirements of a specialist breast centre. Breast. 2020;51:65–84.
12. Del Turco MR, Ponti A, Bick U, Biganzoli L, Cserni G, Cutuli B, et al. Quality indicators in breast cancer care. Eur J Cancer. 2010;46(13):2344–56.
13. Biganzoli L, Marotti L, Hart CD, Cataliotti L, Cutuli B, Kuhn T, et al. Quality indicators in breast cancer care: an update from the EUSOMA working group. Eur J Cancer. 2017;86:59–81.
14. Houssami N, Macaskill P, Marinovich ML, Morrow M. The association of surgical margins and local recurrence in women with early-stage invasive breast cancer treated with breast-conserving therapy: a meta-analysis. Ann Surg Oncol. 2014;21(3):717–30.
15. Dubsky P, Pinker K, Cardoso F, Montagna G, Ritter M, Denkert C, et al. Breast conservation and axillary management after primary systemic therapy in patients with early-stage breast cancer: the Lucerne toolbox. Lancet Oncol. 2021;22(1):e18–28.
16. Serra M, Li AQ, Cataliotti L, Cianchetti E, Corsi F, De Vita R, et al. Aesthetic results following breast cancer surgery: a prospective study on 6515 cases from ten Italian Senonetwork breast centers. Eur J Surg Oncol. 2020;46(10 Pt A):1861–6.
17. Pyfer BJ, Jonczyk M, Jean J, Graham RA, Chen L, Chatterjee A. Analysis of surgical trends for axillary lymph node management in patients with duc-

tal carcinoma in situ using the NSQIP database: are we following national guidelines? Ann Surg Oncol. 2020;27(9):3448–55.

18. NACRAS. National Cancer Registry and Analysis Service 2020. http://www.ncin.org.uk/cancer_type_ and_topic_specific_work/topic_specific_work/ cancer_outcome_metrics.

19. NABON. NABON Breast Cancer Audit 2019. https:// dica.nl/nbca/home.

20. Onkologie L. Leitlinienbasierte Qualitätsindikatoren im Leitlinienprogramm Onkologie (OL) 2019. https://www.leitlinienprogramm-onkologie.de/ qualitaetsindikatoren/.

21. Ong WL, Schouwenburg MG, van Bommel ACM, Stowell C, Allison KH, Benn KE, et al. A standard set of value-based patient-centered outcomes for breast cancer: the International Consortium for Health Outcomes Measurement (ICHOM) initiative. JAMA Oncol. 2017;3(5):677–85.

22. Kovacs T, Rubio IT, Markopoulos C, Audisio RA, Knox S, Kuhn T, et al. Theoretical and practical knowledge curriculum for European Breast Surgeons. Eur J Surg Oncol. 2020;46(4 Pt B):717–36.

23. Salampessy BH, Bijlsma WR, van der Hijden E, Koolman X, Portrait FRM. On selecting quality indicators: preferences of patients with breast and colon cancers regarding hospital quality indicators. BMJ Qual Saf. 2020;29(7):576–85.

第 8 章

病理报告

Trine Tramm, Farid Moinfar

8.1 背景

病理报告应提供准确的诊断,以及从术前或术后肿瘤组织和细胞中提取完整的与临床相关的预后和预测信息,并应在规定的时间内完成。

通过病理检查,不同生物学特性的个体肿瘤被分成若干循证类别,对这些类别可能的临床结局和治疗反应可以进行预测。随着分子病理学的发展,肿瘤的生物学信息越来越复杂,诊断和预测类型也越来越具有特异性。

术前病理报告应该对病变是良性还是恶性,淋巴结是阳性还是阴性进行基本的确认。术后病理报告应提供关于 T 分期和 N 分期、组织学类型、组织学分级、ER 和 HER2 状态、可能的治疗反应等详细的肿瘤信息。

病理报告通常被认为提供了"真相"。然而,尽管尽力对所有参数进行了细致的描述和量化,包括分子检测在内的病理检查并不能全面反映肿瘤生物学的多面性。病理报告提供了对肿瘤真实性质的最佳评估,而非肿瘤的"真相"。病理报告仍是目前临床治疗的基础。

8.2 病理报告的处理时间

细胞学是解释通过诸如抽吸［细针抽吸活检(FNA)］或脱落获得的细胞形态变化的科学。细胞学标本在染色前几乎无须处理,细胞学样本立即涂抹在玻片上,并喷洒乙醇进行固定,以保留细胞的外观。未染色的材料需要后续染色以增强对比和区分细胞成分,然后才能用于诊断目的。然而,细胞学的处理时间很短,可以在几小时到几天内提供诊断。如果抽吸后可以获得沉淀物,可以将其加工成类似于如下所述的组织标本石蜡块(细胞块),从而允许从细胞块切取切片,增加进一步分析肿瘤样本性质的可能性。

组织学标本需要比细胞学标本更长时间的处理步骤。组织学是研究组织形态和结构变化的科学,所提供的材料更丰富(例如,空芯针穿刺活检或手术标本)。组织学标本固定、大体检查后,需要再经过包蜡前脱水、石蜡块切片、载玻片染色等特定步骤。组织标本处理步骤在很大程度上依赖于自动化组织处理仪器,而且通常不能加快处理时间。

对于某些标本类型,有一个恒定的延长处理时间(例如,骨活检需要脱钙,延长了处理时间)。而对于个别标本,由于意外的发现,需要重复分析或进行补充分子分析,整个处理周期可能会相应地延长。对实验室无法满足的处理时间的不恰当期望,可能会使等待病理报告的医师和患者产生不良情绪。因此,病理学医师与临床医师之间需要适当的沟通,临床医师对标本病理处理时间的尊重,有助于整个多学科团队的顺利运作,并可能避免患者不必要的担忧。

8.3 活检方法的选择对病理报告至关重要

一般而言,对于乳腺病变,空芯针穿刺活检优于FNA,因为它提供了更准确的病理诊断的可能性。细针穿刺细胞学可能导致诊断存在局限性,因为它依赖于细胞数量和细胞病理学特征,缺乏组织结构特征。细胞学材料是有限的(3~6 张切片),并且限制了免疫组化(IHC)染色或分子分析等额外的检测,使得细胞学检测不能用于某些目的,除非有细胞块可供检测(表 8.1)。

在 FNA 中,无法明确非典型细胞的性质,非典型细胞往往表现不正常但又不是明显恶性;同时也不能明确标本是否有反应性改变(例如,炎症反应或放射治疗后改变)或存在部分肿瘤增殖。因此,细胞学通常不能用于排除位于先前放射治疗区域的肿块是否为局部复发,可能无法得出确定结论。仅基于细胞形态学特征,也不可能区分浸润性癌与 DCIS。为了解决上述问题,空芯针穿刺活检可能更为合适。

如果需要后续的 IHC 分析,如激素受体状态或多基因检测,还需要进一步的组织学材料。

另一方面,FNA 细胞学非常适合用于明确淋巴结的转移情况。据报道,FNA 细胞学检测淋巴结转移的敏感性约为 63%,特异性为 99%[1],这意味着 FNA 细胞学阳性为腋窝处理提供了非常可靠的诊断基础。FNA 细胞学检测阴性后 SLNB 阳性可能与取样有关,但也可能与细胞学病理读片结果有关。造成假阴性率的发生可能因病理实验室的操作而异,在单个病理玻片样本上增加上皮标志物的 IHC 检测可能会有助于提高病理诊断的准确性。

一般来说,术前标本(包括 FNA 和空芯针穿刺活检)和术后标本之间的病理差异可能主要与活检取样有关。另一少见的原因可能是来自有限的活检材料上的细胞和组织的病理学信息更少。例如,在空芯针穿刺活检中术前诊断为 DCIS 的患者中,大约 26% 的患者在术后标本中可能升级为浸润性癌[2]。

8.4 旨在捕捉肿瘤生物学的多方面"真相"

肿瘤的病理检查,尤其是术后病理检查,主要面临以下挑战:①在二维(2D)环境中可视化三维(3D)结构;②从代表性的"快照"中对肿瘤进行详尽的描述;③肿瘤的生物学并不总能对应于可解释的和预先构建的诊断/预测类别。病理医师需要根据国内和国际[例如,美国病理医师学院(CAP)、丹麦乳腺癌小组(DBCG)]指南,通过对肿瘤进行系统的大体取材来选择肿瘤切片,从而回答临床相关问题(例如,肿瘤大小、肿瘤与切缘的距离)(图 8.1a~d)。下文没有提供病理学检查的描述,但试图通过举例说明从多方面描述肿瘤生物学时所面临的挑战。

8.4.1 测量切缘距离

测量肿瘤到切缘的距离受到病理医师的极大关

表 8.1 活检方法的适当选择

临床问题示例	细针穿刺,仅限涂片	细针抽吸,带细胞块[a]	空芯针穿刺活检(粗针穿刺)
乳腺			
恶性肿瘤:是/否	x	x	xx
浸润性癌/原位癌:是/否	不适合	不适合	xx
乳头 Paget 病:是/否	不适合	不适合	xx(钻取活检)
放射治疗区域局部复发:是/否	不适合	x	xx
继发性血管肉瘤:是/否	不适合	x	xx
转移			
淋巴结转移:是/否	xx	xx	(x)
内脏转移:是/否	x	x	xx
癌症原发起源的验证	不适合	x	xx
预测因素评价			
ER/HER2 状态检测	不适合	x	xx
PD-L1 状态的检测	不适合	不适合	xx
基因检测	不适合	不适合	xx

xx,活检的最佳选择;x,如果无法进行空芯针穿刺活检,可应用;(x),可采用空芯针穿刺活检,但非必需。

[a] 细针抽吸细胞块提供了补充免疫细胞化学染色的细胞学评价的可能性,如果只有细胞涂片这是不可能实现的。

注,以便为后续的再次切除和放射治疗范围(包括加量)提供精确的病理依据。然而,肿瘤的边界往往不是很清楚,而且肿瘤切除术后的表面组织可能是十分不规则的(图 8.1e)。肿瘤到切缘的真实距离不仅仅是 6 个不同的测量值[外切缘、内切缘、上切缘、下切缘、表面切缘(皮肤侧)和底切缘(胸壁侧)],而是在所有可能的方向上的大量测量值(图 8.1f,g)。此外,即使肿瘤组织被石蜡完全包埋,但是在每 2~3mm 的石蜡块中只有 3μm 厚的切片被放在显微镜下进行评估。在显微镜检查的实际切片中,切缘距离的测量似乎非常精确(例如,1mm),但大部分的肿瘤组织却始终未被检查到。因此,无论是在日常临床实践中还是在大型临床研究中,病理学报告中的切缘距离都是基于病理医师对最近距离的最佳估计得出来的。所以在报告为"阴性"但切缘较近(<2mm)的病例中,在进行后续再次切除的乳腺组织中,有相当一部分(20%~30%)的患者可能存在残留病变,主要是 DCIS[3]。因此,组织病理学"切缘阴性"的报告也不能保证完全切除肿瘤。不过在肿瘤综合治疗后,残留病变的风险并没有导致局部肿瘤复发率的增加[4]。

8.4.2 生物标志物评估

生物标志物的评估最常基于使用单张玻片进行半定量估计,而由于肿瘤内的异质性,以及观察者内和观察者间的差异,有潜在价值的标志物的临床应用可能受到限制。

例如,在基于大量人群的临床研究中,Ki-67 与患者的预后显著相关,但由于分析的有效性较低,可能对个体患者的诊断价值有限[5,6]。Ki-67 分析有效性欠佳与分析前因素(例如,组织的适当采集、固定和处理)和分析时因素(例如,判读和评分的观察者内和观察者间差异)有关。国际 Ki-67 工作组 (IKWG)自2011 年以来一直致力于确定和解释 Ki-67 的标准化方法。IKWG 认为,当使用 5% 和 30% 作为分界点来确定可能从辅助化学治疗中获益的患者群体时,Ki-67可能只在部分早期分型良好的 (T1N0,ER+/HER2-) 患者中具有预后相关性[7]。然而总体来说,国际上并不推荐将 Ki-67 作为预测化学治疗的唯一因素。尽管仍然是仅基于一张或几张病理切片,数字图像分析可以帮助病理医师更精确地进行估计[8]。

在原发和复发/转移肿瘤病灶中,激素受体和

HER2 状态的不一致率可能与取材技术问题有关,但据报道,在病理回顾性分析研究中,ER 的不一致率为10%~16%,PR 的不一致率为 24%~40%,HER2 的不一致率为 3%~10%[9,10]。一般来说,ER 和 PR 更有可能出现从阳性到阴性的转化[10],而 HER2 更有可能发生从阴性到阳性的转化[11],这在生物学上是"真正的"不一致。不同时间出现的肿瘤,其病理不一致率高于同时出现的肿瘤,原发肿瘤和远处转移病灶之间的病理不一致率高于原发肿瘤和淋巴结转移病灶之间的不一致率[9-11]。这种不一致性可能是由于肿瘤的空间异质性,即肿瘤亚克隆在突变负荷和结构改变方面表现出差异。通过转移过程中的选择性差异,可能导致与原发肿瘤的优势克隆不同的亚克隆的转移[12],并可能导致 ER/PR 和(或)HER2 状态的不一致。不一致性不仅在不同时期转移的肿瘤中被发现,而且在未经治疗的同时性转移和相应的原发肿瘤中也有发现,表明该不一致性与治疗可能无关[13]。然而,这种不一致也可能是由全身治疗导致的突变驱动的,例如有研究发现,使用紫杉类和芳香化酶抑制剂治疗可引起 ER 表达减少[9],而使用曲妥珠单抗治疗可引起 HER2 表达减少。

病理取材技术问题也可能影响生物标志物的评估,例如骨活检的脱钙会带来假阴性的风险,特别是对 HER2 的评估。因此,如果条件允许,则首选来自骨外转移的肿瘤组织进行空芯针穿刺活检,以确保能够获得最佳的样本进行生物标志物分析(见表 8.1)。

8.4.3 治疗效果评估

新辅助化学治疗(NACT)可降低肿瘤组织中的微血管密度,并且在 MRI 上表现为肿瘤增强程度降低,但 MRI 上显示临床完全缓解的患者中只有 30%~50%能够达到 pCR,显示存在临床残留病变的患者中也有20%可以达到 pCR[14]。pCR 被认为是 OS 的一个可靠的预测指标,但 pCR 的定义还没有得到全球一致的认可。多个分类系统都被用于描述肿瘤的治疗反应,例如,pCR 是指乳腺和腋窝都没有癌灶或仅指乳腺没有癌灶,以及是否允许在瘤床中存在 DCIS。目前,残余肿瘤负荷(RCB)作为一种可重复评估治疗反应的系统已被广泛接受。RCB 提供了一个连续的评分,可以将治疗后的肿瘤残余负荷分为 4 组(包括 pCR、少量

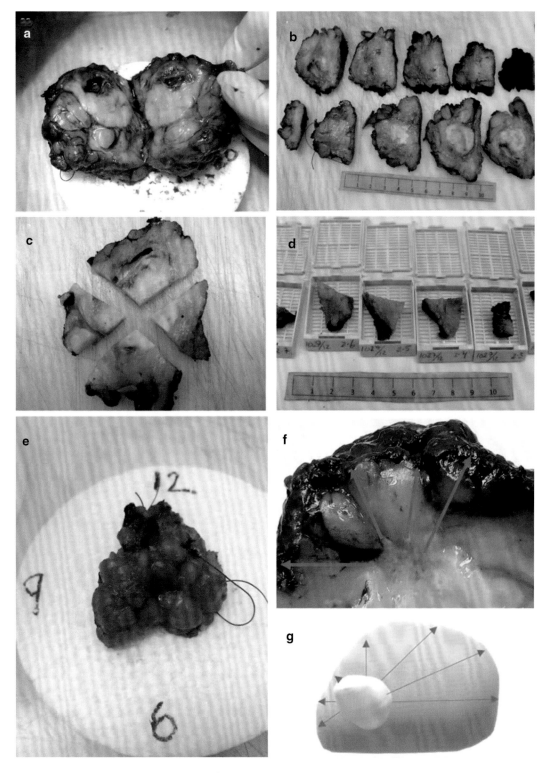

图 8.1 (a~d)将标本切成 2~3mm 厚的切片,选取有代表性的切片进行石蜡包埋。这里显示肿瘤与切缘的 4 个方向的关系。(e)肿块切除术后的表面可能是高度不规则的,测量一个类似不规则的三维肿瘤时可能会得到大量的切缘距离的数据(f,g)。

残留、中等残留及大量残留)。RCB 同时考虑了乳房和腋窝的肿瘤残余情况,以及残余的浸润性癌与残余的原位癌成分的比例[15]。对术后标本的治疗反应的评估在很大程度上依赖于高质量的组织病理学检查,包括对先前肿瘤的广泛取材,特别是当没有肉眼可见的残留肿瘤或残余肿瘤呈弥漫分布时。在 NACT 时,肿瘤的退缩模式不同,尤其是 ER+/HER2-肿瘤的退缩模式是弥漫性、异质性的,而 ER-/HER2-(三阴性)

和 HER2+肿瘤的退缩模式更倾向于向心性[16,17]。所以,估计治疗后的肿瘤范围是具有挑战性的,可能需要大量的病理显微切片。当肉眼未观察到残留肿瘤时,应在病理报告中明确说明放射标记的识别和治疗反应的镜下证据,以确保已检查相关区域。瘤床的治疗后反应表现为正常结构的扭曲、腺体组织被散乱的慢性炎症细胞和巨噬细胞组成的疏松纤维组织取代,这通常很容易被识别,而淋巴结治疗反应的诊断可能存在更大程度的不确定性。淋巴结治疗后反应的组织病理学表现基本上是瘢痕组织的愈合过程和组织再生,病理学检查结果无特异性,且不论损伤程度如何,表现都是一致的。对于治疗前 cN+的患者,NACT 后出现较大的纤维化区域可能表明治疗是有效的,但淋巴结内的纤维化区域也可能是治疗前活检导致的。由于明确淋巴结的治疗反应可能会影响后续腋窝放射治疗的方案制订,病理医师应清楚地说明有多少淋巴结表现出一定的治疗反应,任何不确定性都应与放射肿瘤医师讨论。

8.4.4 分子病理学

一般来说,分子病理学和数字图像分析有望协助传统组织病理学提供更精细的肿瘤诊断、预测和(或)预后分类,提供更加准确的肿瘤生物学评估。然而,这些方法仍然仅限于评估肿瘤的一部分(样品/切片/活检),提供肿瘤的"快照",但可以提供"更高的分辨率"。一些多基因检测现已商业化,可为患者提供预后信息,特别是在 ER+/HER2-的早期乳腺癌女性患者中(表 8.2)。这些分子分析的结果通常是分类结果,而不是个体化结果。

例如,PAM50 对分子亚型的测定是基于与最近的质心的相关性(患者肿瘤中 50 个基因的表达与这 50 个基因的事先确定的"平均值"/质心的关系),将肿瘤分为 4 种分子亚型(Luminal A 型、Luminal B 型、HER2 过表达型和基底样型)。按照与这 4 个亚型中的相关性最高的亚型对患者的肿瘤组织进行分类,不过这种分类不能完全捕捉肿瘤的异质性,也不能提供肿瘤中是否存在两种不同亚型的病理信息。

表 8.2 多基因检测方法

	OncotypeDX 乳腺复发评分	MammaPrint	Prosigna 乳腺癌预后基因信息(PAM50)	乳腺癌指数	EndoPredict
方法	Genomic Health 21 基因	Agendia 70 基因	Veracyte 50 基因	Biotheranostics 11 基因	Myriad Genetics, Inc. 12 基因
技术	RT-PCR	DNA 芯片	Nanostring nCounter	RT-PCR	RT-PCR
组织要求	石蜡包埋组织	石蜡包埋或者冰冻组织	石蜡包埋组织	石蜡包埋组织	石蜡包埋组织
结果	复发评分(1~100 分)根据复发风险分为 4 组	分为低复发风险和高复发风险	4 种分子亚型(Luminal A 型、Luminal B 型、HER2 过表达型、基底样型),结合 T 分期和 N 分期进行复发风险评分(0~100)	分为低复发风险、中复发风险、高复发风险	EPclin 风险评分(1.1~6.2) 分为低复发风险和高复发风险
证据等级 前瞻性研究	1A(5 年) TAILORx RxPONDER ADAPT	1A(5 年) MINDACT	1B OPTIMA PRECISION NEOPAL	1B 延长内分泌治疗	1B ADENDOM

使用预后基因表达检测对 ER 阳性、HER2 阴性、N0-1 的早期乳腺癌进行临床预测。

缩略词:RT-PCR,反转录聚合酶链反应。

分子病理学补充了组织病理学信息,但也可能提供意义不明的信息,或者可能产生有分歧或令人困惑的结果。例如,在 PAM50 确定的 HER2 过表达亚型中,只有 65% 的肿瘤通过进一步 IHC/FISH 检测为 HER2 阳性。造成这种现象的原因是由于 HER2 以外的其他基因的高表达,肿瘤可能显示出与 HER2 富集的分子质心的最高相关性。另一种类型的例子是,通过基因分子表达谱确定的 HER2 阳性肿瘤(由 IHC/FISH 检测确定)不仅可以在 HER2 过表达的分子亚型中被发现,还可以在 Luminal B 型、基底样型和 Luminal A 型中被发现,比例分别约为 20%、14% 和 7%[18]。基于基因分子表达确定的肿瘤亚型和 IHC 互补,但前者的生物信息来自 mRNA/DNA,IHC 信息来源于肿瘤蛋白质水平,所以二者不能完全互换。联合使用 IHC 结果和基因分子表达检测结果(例如,HER2 状态)的临床价值尚不清楚。因此,目前不推荐用多基因分子检测来确定 ER 和 HER2 状态。

特别值得注意的是,目前市面上可以购买到的多基因检测产品[例如,Oncotype Dx、MammaPrint、Prosigna(PAM50)、Endopredict 等]在整体人群中表现出大致相当的预后评估能力,但对个体患者的风险预测缺乏一致性,研究发现检测结果之间存在 30%~40% 的差异[19]。这种不一致性很可能与各产品选用不同通路(ER 通路或增殖通路)的驱动基因[20]或各产品预测肿瘤长期复发的能力不同有关[21]。此外,对基因检测提示中等风险的肿瘤患者的预测可能是较大变异的来源,基因评估中等风险的肿瘤患者往往也是临床治疗中争议最大的群体[22]。总体而言,多基因检测对不需要化学治疗的低风险患者的检测准确率最高,但对高风险患者中的检测特异性较低,阳性预测值较低[23-25]。

2013 年,欧洲医学专家联盟(UEMS)制定的《分子病理学宣言》[26]指出,分子病理学必须在病理医师的授权下进行,并在病理学报告中以完整的形式提供,这是病理医师责任的一部分。这强调了病理医师有越来越多的责任来解释和呈现相关的生物学信息,并仔细考虑和理解其临床意义。

8.5 病理医师在确保分析有效性中的责任

一种治疗方案的临床效果不仅取决于临床研究确定的临床有效性,还取决于确保可靠和可重复测试的分析有效性,需要克服实验室和病理医师之间的分歧。越来越多的临床研究测试新药可能使用特定的生物标志物及相关的特定分析(和技术平台),以确定可能对药物有反应的患者,药物的批准可能依赖于特定分析技术的应用。但是,在这一过程中可能会导致选择不合适的测定方法和评分系统,影响结果分析的有效性,试图提供个性化治疗很可能会导致"非预期的不精确医疗",从而影响对患者的治疗效果。例如,针对不同类型的癌症,FDA 批准使用不同的 PD-L1 检测方法,其中包括乳腺癌。然而,PD-L1 染色模式、评分方法和临界值有很大差异,尽管旨在预测对同一类型药物的反应,但这些测定方法是不可互相替代的。此外,PD-L1 IHC 检测与不同观察者间和观察者内的显著差异相关。尽管来自临床研究的数据已经证明,只要符合相关条件并参考 PD-L1 表达,使用 PD-L1 抑制剂治疗的患者有显著的 DFS 获益,但相关 PD-L1 检测的分析有效性尚未得到统一和明确。

8.6 病理报告是面向多学科小组所有成员的文件

病理报告首先应该提供诊断和预后/预测信息,但同时它也能为多学科诊疗团队的不同成员提供其他参考价值。首先,它可以作为质量保证和进一步学习的工具,例如对影像医师来说,通过比较病理诊断和乳腺钼靶检查来解释病灶中浸润性癌的情况。报告还通常采用描述性短语,介绍形态学(对形状和结构的研究)的相关信息。这有助于将重要信息"传递"给其他病理医师,并可能有助于之后鉴别乳腺的第二次肿瘤事件应被视为新的原发肿瘤还是真正的复发。除了描述循证预后/预测参数外,病理报告还可能包括经验上已知的与高危疾病相关的观察结果(表 8.3)。由于患者也会阅读病理报告,因此需要仔细考虑措辞,以避免在有疑问的方面引起不必要的担忧。

8.7 总结

病理报告应提供准确的诊断、预后和预测信息,并能及时发放报告。它应该在病理医师和其他多学科团队成员之间提供明确的沟通信息,但也应该强调不

表 8.3　高风险疾病的组织病理学指标 [a]

浸润性乳腺癌	导管原位癌
• 高核级	• 高核级
• 高 Ki-67 表达	• 粉刺性坏死
• 广泛淋巴血管侵袭	• 导管周围纤维化和淋巴细胞浸润
	• Ki-67 阳性细胞散在分布于肿瘤增殖的各个部位

[a] 不包括常规的预后和预测因素，如 TNM 分期、恶性肿瘤分级、ER 和 HER2 状态及切缘。

寻常或生物学上不同的发现。所获得的病理信息与所提供的材料相关，并且能够通过生物学得知与当前的诊断/预后情况不"匹配"。

病理检查的条件受到了肿瘤本身高度个体化特点的挑战，虽然随着分子病理学的加入，使得病理诊断变得越来越精确，但还不能达到百分之百的精准。目前的治疗策略，还只能是基于现有的这些评估方式。

要使新的生物标志物能在临床中推广应用，还需要确认其临床有效性和分析有效性，尽管在以大量人群为基础的研究中显示了预后/预测信息，但包括多基因检测在内的一些生物标志物在对个体患者进行分类时可能还不够可靠。

病理医师负责对细胞学和组织学材料进行最新的和最佳的评估，解释日益复杂的综合生物学结果，并尽可能准确地将其呈现给临床医师，以便为患者制订后续的治疗决策提供依据。

（崔军威　译　吴烜　校）

参考文献

1. Yu YH, Mo QG, Zhu X, et al. Axillary fine needle aspiration cytology is a sensitive and highly specific technique for the detection of axillary lymph node metastasis: a meta-analysis and systematic review. Cytopathology. 2016;27:59–69.
2. Brennan ME, Turner RM, Ciatto S, et al. Ductal carcinoma in situ at core-needle biopsy: meta-analysis of underestimation and predictors of invasive breast cancer. Radiology. 2011;260:119–28.
3. Garvey EM, Senior DA, Pockaj BA, et al. Rates of residual disease with close but negative margins in breast cancer surgery. Breast. 2015;24:413–7.
4. Houssami N, MacAskill P, Marinovich ML, et al. Meta-analysis of the impact of surgical margins on local recurrence in women with early-stage invasive breast cancer treated with breast-conserving therapy. Eur J Cancer. 2010;46:3219–32.
5. Denkert C, Budczies J, von Minckwitz G, Wienert S, Loibl S, Klauschen F. Strategies for developing Ki67 as a useful biomarker in breast cancer. Breast. 2015;24:S67–72.
6. Denkert C, Budczies J, Regan MM, et al. Clinical and analytical validation of Ki-67 in 9069 patients from IBCSG VIII + IX, BIG1-98 and GeparTrio trial: systematic modulation of interobserver variance in a comprehensive in silico ring trial. Breast Cancer Res Treat. 2019;176:557–68.
7. Nielsen TO, Leung SCY, Rimm DL, et al. Assessment of Ki67 in breast cancer: updated recommendations from the International Ki67 in Breast Cancer Working Group. J Natl Cancer Inst. 2021;113(7):808–19.
8. Stålhammar G, Fuentes Martinez N, Lippert M, et al. Digital image analysis outperforms manual biomarker assessment in breast cancer. Mod Pathol. 2016;29:318–29.
9. Ongaro E, Gerratana L, Cinausero M, et al. Comparison of primary breast cancer and paired metastases: biomarkers discordance influence on outcome and therapy. Future Oncol. 2018;14:849–59.
10. Sighoko D, Liu J, Hou N, Gustafson P, Huo D. Discordance in hormone receptor status among primary, metastatic, and second primary breast cancers: biological difference or misclassification? Oncologist. 2014;19:592–601.
11. Houssami N, Macaskill P, Balleine RL, Bilous M, Pegram MD. HER2 discordance between primary breast cancer and its paired metastasis: tumour biology or test artefact? Insights through meta-analysis. Breast Cancer Res Treat. 2011;129:659–74.
12. Yates LR, Gerstung M, Knappskog S, et al. Subclonal diversification of primary breast cancer revealed by multiregion sequencing. Nat Med. 2015;21:751–9.
13. Ng CKY, Bidard F-C, Piscuoglio S, et al. Genetic heterogeneity in therapy-naïve synchronous primary breast cancers and their metastases. Clin Cancer Res. 2017;23:4402–15.
14. Viale G. Characterization and clinical impact of residual disease after neoadjuvant chemotherapy. Breast. 2013;22(Suppl 2):S88–91.
15. Symmans WF, Wei C, Gould R, et al. Long-term prognostic risk after neoadjuvant chemotherapy associated with residual cancer burden and breast cancer subtype. J Clin Oncol. 2017;35:1049–60.
16. Namura M, Tsunoda H, Yagata H, et al. Discrepancies between pathological tumour responses and estimations of complete response by magnetic resonance imaging after neoadjuvant chemotherapy differ by breast cancer subtype. Clin Breast Cancer. 2018;18:128–34.
17. Ballesio L, Gigli S, Di Pastena F, et al. Magnetic resonance imaging tumour regression shrinkage patterns after neoadjuvant chemotherapy in patients with locally advanced breast cancer: correlation with tumour biological subtypes and pathological response after therapy. Tumour Biol. 2017;39:101042831769454.
18. Prat A, Carey LA, Adamo B, et al. Molecular features and survival outcomes of the intrinsic subtypes within Her2-positive breast cancer. J Natl Cancer Inst. 2014;106.
19. Bartlett JMS, Bayani J, Marshall A, et al. Comparing breast cancer multiparameter tests in the OPTIMA prelim trial: no test is more equal than the others. J Natl Cancer Inst. 2016;108(9):djw050.

20. Buus R, Sestak I, Kronenwett R, et al. Molecular drivers of Onco *type* DX, Prosigna, EndoPredict, and the Breast Cancer Index: a TransATAC study. J Clin Oncol. 2021;39(2):126–35.

21. Sestak I, Buus R, Cuzick J, et al. Comparison of the performance of 6 prognostic signatures for estrogen receptor–positive breast cancer a secondary analysis of a randomized clinical trial. JAMA Oncol. 2018;4:545–53.

22. Vallon-Christersson J, Häkkinen J, Cecilia H, et al. Cross comparison and prognostic assessment of breast cancer multigene signatures in a large population-based contemporary clinical series. Sci Rep. 2019;9:12184.

23. Paik S, Shak S, Kim C, et al. A multigene assay to predict recurrence of tamoxifen-treated, node-negative breast cancer. N Engl J Med. 2004;351:2817–26.

24. Buyse M, Loi S, van't Veer L, et al. Validation and clinical utility of a 70-gene prognostic signature for women with node-negative breast cancer. J Natl Cancer Inst. 2006;98:1183–92.

25. Van de Vijver M, He YD, van't Veer LJ, et al. A gene-expression signature as a predictor of survival in breast cancer. N Engl J Med. 2002;347:1999–2009.

26. Cuvelier C, President B, Maillet B, et al. UEMS specialists section of pathology declaration on molecular pathology. 2013.

第 9 章

乳腺影像

Kristina Lång, Miri Sklair Levy

9.1 背景

影像检查是乳腺癌诊断、分期和随访中不可或缺的一部分。乳房影像对放射治疗计划也很重要。放射肿瘤医师需要回顾患者的影像（如乳腺钼靶检查），以评估疾病的范围（出于放射治疗计划设计的目的，而非诊断的目的）和设计治疗计划。治疗前的影像是确定放射治疗范围的关键，特别是对于需要瘤床加量和区域淋巴结照射的患者。对于放射治疗计划，放射肿瘤医师需要熟悉患者影像上的解剖结构，包括治疗计划中所做的影像（定位 CT、定位 MRI）。因此，参加多学科讨论，与乳腺影像医师交流讨论，学习如何阅读/识别乳腺影像，并在有任何疑问时咨询乳腺影像医师，这对于制订正确的乳腺放射治疗计划至关重要。

本章将回顾用于筛查、术前评估的乳腺影像，并为放射肿瘤医师在临床实践中查看乳腺影像提供工具。

9.1.1 乳腺癌筛查

乳腺癌筛查的目的是在无症状女性中及早发现癌症，以改善患者的预后。乳腺癌筛查通常是对 50~69 岁的女性进行两年一次的乳腺钼靶检查，但也可以考虑扩展年龄范围（45~74 岁）[1]。30 多年前进行的几项大型临床随机对照研究（RCT）初步评估了乳腺钼靶检查的获益，结果显示乳腺癌特异性死亡率相对降低了约 20%[2]。结合病例对照研究结果，预计参加筛查的女性乳腺癌死亡率降低约 40%[3]。然而，在当前的靶向治疗时代，乳腺钼靶检查的效果可能不那么明显[4,5]。

重要的是，必须要权衡筛查的好处与危害、假阳性和过度诊断[6]。假阳性会对患者造成压力，并可能导致持续长达 3 年的焦虑[7]。因此，在筛查中有一个合理的低召回率是很重要的。过度诊断一直是激烈争论的问题，但其比例为 10%~20%[6,8]。

提高乳腺癌筛查敏感性的方法目前正在广泛研究中[9,10]。与乳腺钼靶检查相比，数字乳腺断层扫描、超声和 MRI 都被证明可提高筛查中癌症的检出率[11-14]。然而，目前还没有研究衡量补充筛查在降低乳腺癌死亡中的作用[1,15]。

9.1.2 肿瘤形态

乳腺癌在影像学上的不同表现反映了乳腺癌的异质性。有脂肪丰富的乳房，也有腺体致密的乳房。因此，解剖学和肿瘤形态都对乳腺影像提出了不同的挑战。

乳腺癌的影像学表现可分为 4 大类：肿块、微钙化、不对称及相关特征（例如，乳头凹陷、单侧水肿）。肿块可以根据它们的形状、边缘和密度来进一步描述。最常见的侵袭性肿瘤表现为毛刺状肿块，是结缔组织增生所致，即使肿瘤体积很小也能触及。最常见的乳腺癌类型是浸润性导管癌（IDC），通常表现为毛刺状肿块，通过乳腺钼靶和超声检查很容易发现。然而，腺体密度越高，乳腺钼靶检查的敏感性就越低[10,16]，这一局限性值得思考，特别是在筛查过程中。与普通女性相比，乳腺密度极高的女性患乳腺癌的风险相对增加 2.1 倍[10]。

浸润性小叶癌（ILC）是一种具有微妙生长模式的乳腺癌类型，不太容易刺激结缔组织增生。由于其生长模式不明确,检测和进一步评估肿瘤范围可能极具挑战。与其他浸润性癌症相比,缺乏相关钙化以及肿瘤密度低是导致 ILC 假阴性率较高的原因[17]。ILC 可以表现为毛刺状肿块,但也可以呈现为更难以捉摸的结构扭曲和局灶性不对称等影像学表现。与 IDC 相比,ILC 在诊断时往往更大且多灶,这说明了早期发现 ILC 的难度[18]。术前乳腺钼靶检查和超声检查可能低估了 ILC 的大小[19]。因此,与 IDC 相比,ILC 的 BCS 更容易转为全乳房切除[18]。当考虑进行 BCS 时,MRI 可用于确定肿瘤范围,特别是对于乳腺致密和(或)常规成像上没有明确肿块的女性[19-22]。ILC 在 MRI 上的形态表现可分为肿块型和非肿块型。肿块型最常表现为边缘有毛刺的不均匀强化的不规则肿块。非肿块型表现为不对称强化,更难辨认。ILC 在 MRI 检查中也可能未发现,因为有时肿瘤生长缓慢且弥漫,无广泛的新生血管,即使增强 MRI 也无法显示。

乳房影像中的另一个挑战是可能呈现良性肿块形态的乳腺癌类型。纤维腺瘤和囊肿等良性病变是影像中最常见的,通常表现为边界清晰的肿块。三阴性、髓样癌和黏液癌都可以表现为边界清晰的肿块。然而,认真进行超声评估和活检可以容易地解决这个问题。挑战在于,当绝大多数具有这种外观的病灶为良性病变时,如何确定一个阈值,以从乳房钼靶筛查中发现有问题的肿块。

钙化常被乳腺钼靶检查发现,而且通常是良性的。需要对钙化的形态和分布进行评估。良性钙化可有多种表现,如粗糙、营养不良、边缘、圆形或棒状,常呈弥漫/散在分布或区域分布(图 9.1)。可疑的钙化可以是无定形、粗大、不均匀、多形性、线状或线状分支样,常呈簇状或节段性分布(图 9.2)。

单侧乳腺钼靶检查中发现乳腺密度异常但不能明确识别为肿块,如果在两个乳腺钼靶成像中都可见,即所谓的局灶不对称,或新发或随着时间的推移更加明显,即所谓的发展不对称,则可能怀疑恶性肿瘤。

相关特征用来进一步描述肿块、钙化和不对称。最值得担忧的是皮肤回缩、乳头回缩、皮肤增厚和腋窝淋巴结病变(图 9.3)。

9.2 乳腺影像阅读指南/建议和技巧

诊断性乳腺钼靶检查通常包括每个乳房 3 个不同位置的成像(头尾、内外侧斜位和外侧位)。影像医师通过分析每个象限,比较左右乳,以及与既往检查对比来发现可疑之处。病变的象限定位是通过病灶在不同的乳腺钼靶影像上的位置来确定的。如有可疑,需要进一步检查,至少要行超声检查(详见术前评估)。

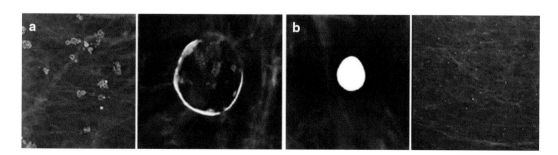

图 9.1　(a)良性钙化,中心透明(左)和晕环状(右)。(b)良性钙化,具有圆形(左)和点状(右)形态。

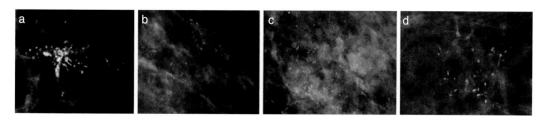

图 9.2　形态可疑的钙化。数字变焦乳腺摄影图像显示钙化,恶性风险增加:粗大不均(图 a)、无定形(图 b)、细小多形性(图 c)和细线状或细线分支状(图 d)。

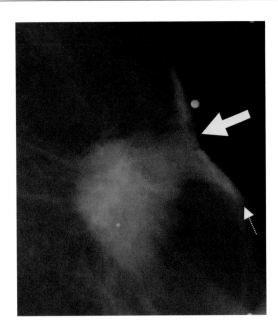

图 9.3 恶性肿块伴有皮肤回缩(箭头所示)和皮肤增厚(虚线箭头所示)。

超声的病变定位通常由时钟位置和与乳头的距离决定。在不同的模式下,将病变的位置和大小联系起来可能是一个挑战。在乳腺钼靶检查时,女性处于站姿,乳房以不同的角度被挤压;在超声检查时,女性处于仰卧位,乳房因为重力下垂;在 MRI 检查时,女性处于俯卧位,乳房自由下垂;在 CT 模拟定位时,女性再次处于仰卧位,乳房塌陷下垂。

根据乳房影像报告和诊断系统[23]或类似的分类系统[24],以标准化的方式报告影像表现和乳腺成分。这些报告通常将影像上的发现分为 5 级,从正常到高度可疑,而乳房密度则分为 4 级,从脂肪丰富的乳房到腺体极其致密的乳房。

9.2.1 术前评估

对于大多数病例,常规影像[乳腺钼靶检查和(或)断层合成以及超声检查]和空芯针穿刺活检的三重评估足以获得诊断和确定肿瘤范围。对腋窝进行超声检查,可疑的淋巴结行细针抽吸或空芯针穿刺活检。

使用对比剂行增强检查可用于评估肿瘤范围和确定是否存在亚病灶。无论乳房密度如何,增强 MRI 都是敏感性最高的乳房成像方法[25]。MRI 可以显示病变的形态和进行动态增强分析。由于肿瘤血管的存在,恶性病变通常表现为增强剂快进快出[26]。

尽管有大量的研究,但术前 MRI 的常规应用仍然存在争议[27,28]。MRI 在确定肿瘤范围方面具有最高的敏感性[29-31],在最近诊断的乳腺癌女性中,MRI 已被证明发现约 3%在临床和乳腺钼靶检查中未被发现的对侧隐匿病变[32]。虽然一些研究表明术前 MRI 在避免手术切缘阳性和减少再手术方面有好处[33,34],但包括 RCT 在内的其他研究并没有显示这种好处,反而认为 MRI 导致了更广泛的手术和更高的全乳房切除率[35-41]。问题是 MRI 检测到的肿瘤病灶是否会对患者的预后(生存和复发)产生影响。在最近的一项研究中,比较了绝经前女性术前行或不行 MRI 检查,发现在局部复发或远处转移方面没有差别[42]。BCS 术后复发率低的原因是辅助治疗杀灭了可能存在的病灶[43,44]。

然而,术前 MRI 可以辅助个体化的手术决策[27],包括同时治疗对侧病变的可能性[32]。这必须与 MRI 检查导致活检假阳性增加、费用增加及可能的治疗延迟相权衡[27]。即使现有证据不建议常规使用,术前 MRI 仍可能在某些亚组人群中具有价值,包括高危女性、临床和常规成像存在差异、怀疑多灶病变而常规影像未证实、乳腺钼靶检查未发现病灶的隐匿性乳腺癌,以及 Paget 病或 ILC 拟行 BCS 的患者[20-22,36,37]。

9.2.2 转移灶筛查

应根据国家/国际指南进行转移灶筛查。通常在 T3、T4、腋窝肿瘤负荷较大(>4 个异常淋巴结)或出现体征或症状时进行[22]。脏器筛查首选胸腹部增强 CT,以及骨扫描(显像)。如果可行,FDG PET/CT 可用于评估转移性病灶。例如,在常规 CT 不能明确的情况下(如果没有计划进行活检);或者如果考虑根治性治疗,则用于确认寡转移性病灶。FDG PET/CT 对 ILC 和低级别肿瘤以及亚厘米级病变(由于空间分辨率有限)不太敏感[45]。PET/CT 的空间重建分辨率为 4~6mm,相当于 7mm 大的肿瘤 (0.2mL;2×10^8 个细胞)。因此,PET/CT 对早期疾病包括早期腋窝淋巴结受累和微转移病灶的评估价值有限[45,46]。

9.2.3 残留病灶与监测

重要的不仅是 BCS 后定位的标记夹,而且要在放射治疗计划中将术前影像与模拟定位 CT 影像相融合(图 9.4)。术后和放射治疗后的改变,如结构扭曲,可以掩盖常规影像中的肿瘤。如果有排除切缘阳性或多灶性病变残留的需要,最早可在肿瘤切除术后 1 个月

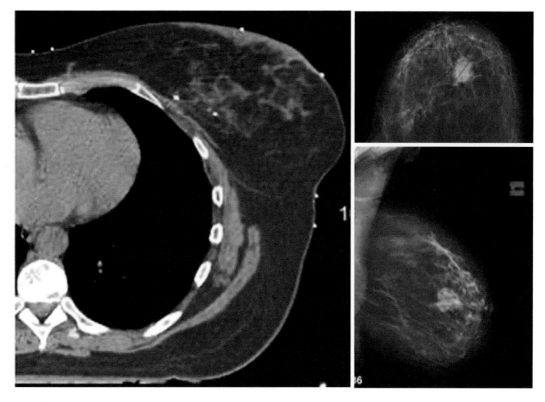

图 9.4 此例为肿瘤整形术后。与术前乳腺钼靶检查对比,发现模拟定位 CT 显示的手术标记夹并不在瘤床的位置。

进行 MRI 检查[47]。

乳腺癌治疗后的影像监测通常是每年进行一次乳腺钼靶检查,持续 5~10 年,这取决于患者的年龄和国家/国际指南[26]。对同侧乳房进行乳腺钼靶检查的敏感性约为 67%[48]。BCS 后 20 年内对侧发生原发性异时性病变的风险增加[48]。

MRI 是监测 BCS 后肿瘤复发最准确的影像方法,它可以区分瘢痕组织和复发,因为后者可被增强[49]。对于年轻女性、乳腺致密和(或)曾在乳腺钼靶检查时存在隐匿性乳腺癌病史的女性,可以考虑使用 MRI 进行治疗后监测[50]。

9.2.3.1 全乳房切除后的影像和监测

随着全乳房切除和术后放射治疗的比例增加,治疗后的监测方法也受到越来越多的关注。对 BRCA 突变的高危女性进行全乳房切除可降低 85%~95% 的后续乳腺癌风险。在标准风险女性中,全乳房切除也可以将后续乳腺癌风险降低约 28%。患者和医师认为全乳房切除后不存在残余的乳腺组织。

因此,目前的指南不推荐进行影像监测。

然而,在 Kaidar-Person 等的一项研究中[47],全乳房切除后乳腺组织残留并不少见,据报道高达 100%。MRI 是评估残留乳腺组织最准确的方法。残留乳腺组织大部分位于外象限和(或)行保留乳头乳晕的全乳房切除(NSM)后的乳头乳晕复合体(NAC)[47]。行保留皮肤的全乳房切除(SSM)/NSM 时,包裹原先乳腺的皮肤厚度可达 5~14mm 或更厚。

这些信息是必不可少的,因为一些全乳房切除后的患者没有接受全乳房切除术后放射治疗(PMRT)。多学科团队和乳腺影像医师的作用是评估术前 MRI,特别关注累及皮肤,或靠近皮肤或皮下而无法进行安全的 SSM/NSM 的 DCIS/侵袭性病变。因此,术前影像的评估有助于手术决策,以确定符合行 SSM/NSM 的患者,以及需要切除病变部位的皮肤和皮下组织以确保足够切缘的患者。重要的是,在大多数情况下,病理报告没有对全乳房切除,包括 SSM/NSM 的表面切缘进行报道,因此,乳腺影像医师对这些患者的术前评估是必不可少的。

由于残留的乳腺组织并不少见,对于全乳房切除后行 MRI(或任何其他影像)随访的患者,我们建议考虑报告残留乳腺组织的部位和数量。这可以帮助放射肿瘤医师在 PMRT 时对这些"高风险"区域进行单独规划(图 9.5)。

9.2.4 新的影像方法

乳腺影像是一个不断发展的领域,人们正在不断研究提高筛查和诊断性能的新方法[9]。一种令人特别感兴趣的方法是增强的光谱乳腺钼靶。该方法基于静脉注射碘造影剂和双能曝光乳腺钼靶,利用造影剂显示新生血管组织,已被证明具有高敏感性[51-54](图9.6)。敏感性和特异性水平被认为与 MRI[53,55,56]相当,但在一项系统性回顾中也有报道称其特异性较低[51]。建议的适应证为考虑进行 MRI 检查的患者[21]。已知的禁忌证包括碘过敏、肾功能异常、妊娠期和哺乳期。严重的不良反应罕见[57]。与 MRI 相比,对比增强

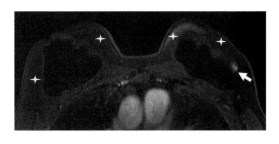

图 9.5　双侧全乳房切除后硅胶重建,左乳复发(箭头所示)。值得注意的是双侧存在大范围的乳腺组织残留(星标所示)。

的光谱乳腺钼靶成本更低,更容易在临床中实践和推广。

简化 MRI 是指缩短标准乳腺 MRI 的检查时间,并认为与传统的方案具有类似的敏感性[58-60]。因此,简

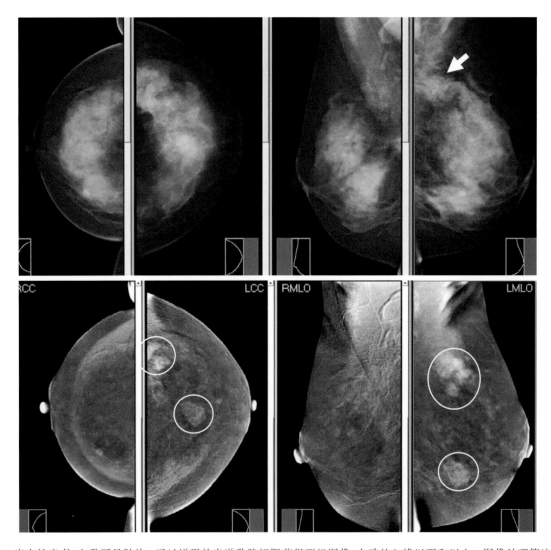

图 9.6　41 岁女性患者,左乳可见肿块。通过增强的光谱乳腺钼靶获得两组图像:在碘的 k 缘以下和以上。图像处理算法将两次曝光的图像(低能图像和高能图像)相减形成一个显示增强区域的减影图像。左乳上方可见欠清的肿块(箭头所示),但由于乳腺致密,在低能图像上无法看到额外的病变(与标准的乳腺钼靶检查相当)。减影图像显示左乳多发强化病灶(圆圈所示)。活检证实为多灶性 IDC。

化 MRI 可以提高乳腺 MRI 的可操作性，具有更好的患者耐受性、更高的效率和更低的成本。令人更感兴趣的是它在致密型乳腺筛查中的潜在作用[58,61]。

弥散加权成像是一种 MRI 技术，用于测量水分子的运动，其中固态病变通常表现为运动受限。该方法已被证明是多参数 MRI 的一部分[62]。近年来，人们对长期使用钆对比剂的担忧[63]推动了使用弥散加权成像替代增强 MRI 的兴趣，特别是在筛查中[64]。即使有希望[65,66]，单独使用弥散加权成像也不能达到增强 MRI 的敏感性[63,66]。

最近发展的计算机辅助检测与人工智能，特别是解释乳腺钼靶影像结果，为改善乳腺癌筛查提供了无限可能。回顾性研究表明，基于深度学习的人工智能系统在准确性方面可以达到人类水平[67-71]。人工智能既可以辅助影像医师决策[72,73]，也可以根据恶性风险推荐不同类别的检查[74-77]。人工智能对筛查的影响尚未在前瞻性研究中进行探索，目前已有几项相关研究正在进行中。

9.3　总结

乳腺影像医师是多学科团队的重要组成部分。乳腺影像医师的主要任务是在筛查时发现无症状的癌症，并诊断和评估具有明显表现的病变。此外，乳腺影像医师的意见对于手术决策必不可少。肿瘤形态和乳房解剖结构的变化对乳腺影像医师提出了不同的挑战，需要使用不同的影像方法。与常规影像相比，对比增强可以提高敏感性，特别是对于乳腺致密的女性和某些乳腺癌亚型。ILC 在检查发现和确定病变范围方面具有挑战性，术前 MRI 对此可能是有价值的。

如果放射治疗计划中存在不确定因素，例如，怀疑有残留病灶或乳房切除后有组织残留，在模拟 CT 中发现可疑淋巴结，或难以确定加量靶区，建议咨询乳腺影像医师。

（余少康　译　杨梦祺　校）

参考文献

1. European guidelines on breast cancer screening and diagnosis. 2020. https://healthcare-quality.jrc. ec.europa.eu/european-breast-cancer-guidelines. Accessed 1 Nov 2020.

2. The benefits and harms of breast cancer screening: an independent review. Lancet. 2012;380:1778–86. https://doi.org/10.1016/S0140-6736(12)61611-0.

3. Lauby-Secretan B, Scoccianti C, Loomis D, et al. Breast-cancer screening—viewpoint of the IARC working group. N Engl J Med. 2015;372:2353–8. https://doi.org/10.1056/NEJMsr1504363.

4. Sebuødegård S, Botteri E, Hofvind S. Breast cancer mortality after implementation of organized population-based breast cancer screening in Norway. J Natl Cancer Inst. 2020;112:839–46. https://doi.org/10.1093/jnci/djz220.

5. Trimboli RM, Giorgi Rossi P, Battisti NML, et al. Do we still need breast cancer screening in the era of targeted therapies and precision medicine? Insights Imaging. 2020;11:105. https://doi.org/10.1186/s13244-020-00905-3.

6. Marmot MG, Altman DG, Cameron DA, Dewar JA, Thompson SG, Wilcox M. The benefits and harms of breast cancer screening: an independent review. Br J Cancer. 2013;108:2205–40. https://doi.org/10.1038/bjc.2013.177.

7. Bond M, Pavey T, Welch K, et al. Systematic review of the psychological consequences of false-positive screening mammograms. Health Technol Assess. 2013;17:1–170. , v–vi. https://doi.org/10.3310/hta17130.

8. Zackrisson S, Andersson I, Janzon L, Manjer J, Garne JP. Rate of over-diagnosis of breast cancer 15 years after end of Malmö mammographic screening trial: follow-up study. BMJ. 2006;332:689–92. https://doi.org/10.1136/bmj.38764.572569.7C.

9. Mann RM, Hooley R, Barr RG, Moy L. Novel approaches to screening for breast cancer. Radiology. 2020;297:266–85. https://doi.org/10.1148/radiol.2020200172.

10. Freer PE. Mammographic breast density: impact on breast cancer risk and implications for screening. Radiographics. 2015;35:302–15. https://doi.org/10.1148/rg.352140106.

11. Marinovich ML, Hunter KE, Macaskill P, Houssami N. Breast cancer screening using tomosynthesis or mammography: a meta-analysis of cancer detection and recall. J Natl Cancer Inst. 2018;110(9):942–9. https://doi.org/10.1093/jnci/djy121.

12. Bakker MF, de Lange SV, Pijnappel RM, et al. Supplemental MRI screening for women with extremely dense breast tissue. N Engl J Med. 2019;381:2091–102. https://doi.org/10.1056/NEJMoa1903986.

13. Ohuchi N, Suzuki A, Sobue T, et al. Sensitivity and specificity of mammography and adjunctive ultrasonography to screen for breast cancer in the Japan Strategic Anti-cancer Randomized Trial (J-START): a randomised controlled trial. Lancet. 2016;387:341–8. https://doi.org/10.1016/s0140-6736(15)00774-6.

14. Houssami N, Turner RM. Rapid review: estimates of incremental breast cancer detection from tomosynthesis (3D-mammography) screening in women with dense breasts. Breast. 2016;30:141–5. https://doi.org/10.1016/j.breast.2016.09.008.

15. Melnikow J, Fenton JJ, Whitlock EP, et al. Supplemental screening for breast cancer in women with dense breasts: a systematic review for the U.S. Preventive Services Task Force. Ann Intern Med. 2016;164:268–78. https://doi.org/10.7326/m15-1789.

16. Kolb TM, Lichy J, Newhouse JH. Comparison of the performance of screening mammography, physical examination, and breast US and evaluation of factors that influence them: an analysis of 27,825 patient evaluations. Radiology. 2002;225:165–75. https://doi.

org/10.1148/radiol.2251011667.

17. Krecke KN, Gisvold JJ. Invasive lobular carcinoma of the breast: mammographic findings and extent of disease at diagnosis in 184 patients. AJR Am J Roentgenol. 1993;161:957–60. https://doi.org/10.2214/ajr.161.5.8273634.

18. Yeatman TJ, Cantor AB, Smith TJ, et al. Tumor biology of infiltrating lobular carcinoma. Implications for management. Ann Surg. 1995;222:549–59; discussion 559–61. https://doi.org/10.1097/00000658-199522240-00012.

19. Mann RM, Hoogeveen YL, Blickman JG, Boetes C. MRI compared to conventional diagnostic work-up in the detection and evaluation of invasive lobular carcinoma of the breast: a review of existing literature. Breast Cancer Res Treat. 2008;107:1–14. https://doi.org/10.1007/s10549-007-9528-5.

20. Mann RM, Loo CE, Wobbes T, et al. The impact of preoperative breast MRI on the re-excision rate in invasive lobular carcinoma of the breast. Breast Cancer Res Treat. 2010;119:415–22. https://doi.org/10.1007/s10549-009-0616-6.

21. Sardanelli F, Boetes C, Borisch B, et al. Magnetic resonance imaging of the breast: recommendations from the EUSOMA working group. Eur J Cancer. 2010;46:1296–316. https://doi.org/10.1016/j.ejca.2010.02.015.

22. The Royal College of R. Guidance on screening and symptomatic breast imaging, 4th ed.; 2019.

23. D'Orsi CJ, Sickles EA, Mendelson EB, Morris EA. ACR BI-RADS® atlas, breast imaging reporting and data system. Reston, VA: American College of Radiology; 2013.

24. Maxwell AJ, Ridley NT, Rubin G, Wallis MG, Gilbert FJ, Michell MJ. The Royal College of Radiologists Breast Group breast imaging classification. Clin Radiol. 2009;64:624–7. https://doi.org/10.1016/j.crad.2009.01.010.

25. Mann RM, Cho N, Moy L. Breast MRI: state of the art. Radiology. 2019;292:520–36. https://doi.org/10.1148/radiol.2019182947.

26. Taylor JS, Tofts PS, Port R, et al. MR imaging of tumor microcirculation: promise for the new millennium. J Magn Reson Imaging. 1999;10:903–7. https://doi.org/10.1002/(sici)1522-2586(199912)10:6<903::aid-jmri1>3.0.co;2-a.

27. Sardanelli F. Additional findings at preoperative MRI: a simple golden rule for a complex problem? Breast Cancer Res Treat. 2010;124:717–21. https://doi.org/10.1007/s10549-010-1144-0.

28. Morrow M. Magnetic resonance imaging in breast cancer: one step forward, two steps back? JAMA. 2004;292:2779–80. https://doi.org/10.1001/jama.292.22.2779.

29. Houssami N, Hayes DF. Review of preoperative magnetic resonance imaging (MRI) in breast cancer: should MRI be performed on all women with newly diagnosed, early stage breast cancer? CA Cancer J Clin. 2009;59:290–302. https://doi.org/10.3322/caac.20028.

30. Bluemke DA, Gatsonis CA, Chen MH, et al. Magnetic resonance imaging of the breast prior to biopsy. JAMA. 2004;292:2735–42. https://doi.org/10.1001/jama.292.22.2735.

31. Braun M, Pölcher M, Schrading S, et al. Influence of preoperative MRI on the surgical management of patients with operable breast cancer. Breast Cancer Res Treat. 2008;111:179–87. https://doi.org/10.1007/s10549-007-9767-5.

32. Lehman CD, Gatsonis C, Kuhl CK, et al. MRI evaluation of the contralateral breast in women with recently diagnosed breast cancer. N Engl J Med. 2007;356:1295–303. https://doi.org/10.1056/NEJMoa065447.

33. Kuhl CK, Strobel K, Bieling H, et al. Impact of preoperative breast MR imaging and MR-guided surgery on diagnosis and surgical outcome of women with invasive breast cancer with and without DCIS component. Radiology. 2017;284:645–55. https://doi.org/10.1148/radiol.2017161449.

34. Obdeijn IM, Tilanus-Linthorst MM, Spronk S, et al. Preoperative breast MRI can reduce the rate of tumor-positive resection margins and reoperations in patients undergoing breast-conserving surgery. AJR Am J Roentgenol. 2013;200:304–10. https://doi.org/10.2214/ajr.12.9185.

35. Houssami N, Turner RM, Morrow M. Meta-analysis of pre-operative magnetic resonance imaging (MRI) and surgical treatment for breast cancer. Breast Cancer Res Treat. 2017;165:273–83. https://doi.org/10.1007/s10549-017-4324-3.

36. Vos EL, Voogd AC, Verhoef C, Siesling S, Obdeijn IM, Koppert LB. Benefits of preoperative MRI in breast cancer surgery studied in a large population-based cancer registry. Br J Surg. 2015;102:1649–57. https://doi.org/10.1002/bjs.9947.

37. Fortune-Greeley AK, Wheeler SB, Meyer AM, et al. Preoperative breast MRI and surgical outcomes in elderly women with invasive ductal and lobular carcinoma: a population-based study. Breast Cancer Res Treat. 2014;143:203–12. https://doi.org/10.1007/s10549-013-2787-4.

38. Weber JJ, Bellin LS, Milbourn DE, Verbanac KM, Wong JH. Selective preoperative magnetic resonance imaging in women with breast cancer: no reduction in the reoperation rate. Arch Surg. 2012;147:834–9. https://doi.org/10.1001/archsurg.2012.1660.

39. Peters NHGM, van Esser S, van den Bosch MAAJ, et al. Preoperative MRI and surgical management in patients with nonpalpable breast cancer: the MONET—randomised controlled trial. Eur J Cancer. 2011;47:879–86. https://doi.org/10.1016/j.ejca.2010.11.035.

40. Turnbull L, Brown S, Harvey I, et al. Comparative effectiveness of MRI in breast cancer (COMICE) trial: a randomised controlled trial. Lancet. 2010;375:563–71. https://doi.org/10.1016/S0140-6736(09)62070-5.

41. Houssami N, Turner R, Macaskill P, et al. An individual person data meta-analysis of preoperative magnetic resonance imaging and breast cancer recurrence. J Clin Oncol. 2014;32:392–401. https://doi.org/10.1200/jco.2013.52.7515.

42. Zeng Z, Amin A, Roy A, et al. Preoperative magnetic resonance imaging use and oncologic outcomes in premenopausal breast cancer patients. NPJ Breast Cancer. 2020;6:49. https://doi.org/10.1038/s41523-020-00192-7.

43. Holland R, Veling SHJ, Mravunac M, Hendriks JHCL. Histologic multifocality of tis, T1–2 breast carcinomas implications for clinical trials of breast-conserving surgery. Cancer. 1985;56:979–90. https://doi.org/10.1002/1097-0142(19850901)56:5<979::AID-CNCR2820560502>3.0.CO;2-N.

44. Darby S, McGale P, Correa C, et al. Effect of radiotherapy after breast-conserving surgery on 10-year recurrence and 15-year breast cancer death: meta-analysis of individual patient data for 10,801 women in 17 randomised trials. Lancet. 2011;378:1707–16.

https://doi.org/10.1016/s0140-6736(11)61629-2.

45. Groheux D, Espié M, Giacchetti S, Hindié E. Performance of FDG PET/CT in the clinical management of breast cancer. Radiology. 2013;266:388–405. https://doi.org/10.1148/radiol.12110853.

46. Erdi YE. Limits of tumor detectability in nuclear medicine and PET. Mol Imaging Radionucl Ther. 2012;21:23–8. https://doi.org/10.4274/Mirt.138.

47. Kaidar-Person O, Boersma LJ, Poortmans P, et al. Residual glandular breast tissue after mastectomy: a systematic review. Ann Surg Oncol. 2020;27:2288–96. https://doi.org/10.1245/s10434-020-08516-4.

48. Robertson C, Arcot Ragupathy SK, Boachie C, et al. The clinical effectiveness and cost-effectiveness of different surveillance mammography regimens after the treatment for primary breast cancer: systematic reviews registry database analyses and economic evaluation. Health Technol Assess. 2011;15:v–vi, 1–322. https://doi.org/10.3310/hta15340.

49. Walstra CJEF, Schipper R-J, Winter-Warnars GA, et al. Local staging of ipsilateral breast tumor recurrence: mammography, ultrasound, or MRI? Breast Cancer Res Treat. 2020;184:385–95. https://doi.org/10.1007/s10549-020-05850-9.

50. Lehman CD, Lee JM, DeMartini WB, et al. Screening MRI in women with a personal history of breast cancer. J Natl Cancer Inst. 2016;108. https://doi.org/10.1093/jnci/djv349.

51. Tagliafico AS, Bignotti B, Rossi F, et al. Diagnostic performance of contrast-enhanced spectral mammography: systematic review and meta-analysis. Breast. 2016;28:13–9. https://doi.org/10.1016/j.breast.2016.04.008.

52. Sung JS, Lebron L, Keating D, et al. Performance of dual-energy contrast-enhanced digital mammography for screening women at increased risk of breast cancer. Radiology. 2019;293:81–8. https://doi.org/10.1148/radiol.2019182660.

53. Patel BK, Lobbes MBI, Lewin J. Contrast enhanced spectral mammography: a review. Semin Ultrasound CT MRI. 2018;39:70–9. https://doi.org/10.1053/j.sult.2017.08.005.

54. Houben IPL, Van de Voorde P, Jeukens CRLPN, et al. Contrast-enhanced spectral mammography as work-up tool in patients recalled from breast cancer screening has low risks and might hold clinical benefits. Eur J Radiol. 2017;94:31–7. https://doi.org/10.1016/j.ejrad.2017.07.004.

55. Fallenberg EM, Schmitzberger FF, Amer H, et al. Contrast-enhanced spectral mammography vs. mammography and MRI—clinical performance in a multi-reader evaluation. Eur Radiol. 2017;27:2752–64. https://doi.org/10.1007/s00330-016-4650-6.

56. Lee-Felker SA, Tekchandani L, Thomas M, et al. Newly diagnosed breast cancer: comparison of contrast-enhanced spectral mammography and breast MR imaging in the evaluation of extent of disease. Radiology. 2017;285:389–400. https://doi.org/10.1148/radiol.2017161592.

57. Zanardo M, Cozzi A, Trimboli RM, et al. Technique, protocols and adverse reactions for contrast-enhanced spectral mammography (CESM): a systematic review. Insights Imaging. 2019;10:76. https://doi.org/10.1186/s13244-019-0756-0.

58. Kuhl CK, Schrading S, Strobel K, Schild HH, Hilgers R-D, Bieling HB. Abbreviated breast magnetic resonance imaging (MRI): first postcontrast subtracted images and maximum-intensity projection—a novel approach to breast cancer screening with MRI. J Clin Oncol. 2014;32:2304–10. https://doi.org/10.1200/JCO.2013.52.5386.

59. Leithner D, Moy L, Morris EA, Marino MA, Helbich TH, Pinker K. Abbreviated MRI of the breast: does it provide value? J Magn Reson Imaging. 2018;49:e85–e100. https://doi.org/10.1002/jmri.26291.

60. Pham R, Marshall H, Plecha D. Abbreviated protocol breast MRI. Am J Roentgenol. 2020;215:765–9. https://doi.org/10.2214/AJR.19.22292.

61. Comstock CE, Gatsonis C, Newstead GM, et al. Comparison of abbreviated breast MRI vs digital breast tomosynthesis for breast cancer detection among women with dense breasts undergoing screening. JAMA. 2020;323:746. https://doi.org/10.1001/jama.2020.0572.

62. Shi R-y, Yao Q-y, Wu L-m, Xu J-r. Breast lesions: diagnosis using diffusion weighted imaging at 1.5T and 3.0T—systematic review and meta-analysis. Clin Breast Cancer. 2018;18:e305–20. https://doi.org/10.1016/j.clbc.2017.06.011.

63. Baltzer P, Mann RM, Iima M, et al. Diffusion-weighted imaging of the breast—a consensus and mission statement from the EUSOBI International Breast Diffusion-Weighted Imaging working group. Eur Radiol. 2020;30:1436–50. https://doi.org/10.1007/s00330-019-06510-3.

64. Amornsiripanitch N, Bickelhaupt S, Shin HJ, et al. Diffusion-weighted MRI for unenhanced breast cancer screening. Radiology. 2019;293:504–20. https://doi.org/10.1148/radiol.2019182789.

65. Partridge SC, Demartini WB, Kurland BF, Eby PR, White SW, Lehman CD. Differential diagnosis of mammographically and clinically occult breast lesions on diffusion-weighted MRI. J Magn Reson Imaging. 2010;31:562–70. https://doi.org/10.1002/jmri.22078.

66. McDonald ES, Hammersley JA, Chou S-HS, et al. Performance of DWI as a rapid unenhanced technique for detecting mammographically occult breast cancer in elevated-risk women with dense breasts. Am J Roentgenol. 2016;207:205–16. https://doi.org/10.2214/AJR.15.15873.

67. McKinney SM, Sieniek M, Godbole V, et al. International evaluation of an AI system for breast cancer screening. Nature. 2020;577:89–94. https://doi.org/10.1038/s41586-019-1799-6.

68. Rodriguez-Ruiz A, Lång K, Gubern-Merida A, et al. Stand-alone artificial intelligence for breast cancer detection in mammography: comparison with 101 radiologists. J Natl Cancer Inst. 2019;111(9):916–92. https://doi.org/10.1093/jnci/djy222.

69. Schaffter T, Buist DSM, Lee CI, et al. Evaluation of combined artificial intelligence and radiologist assessment to interpret screening mammograms. JAMA Netw Open. 2020;3:e200265. https://doi.org/10.1001/jamanetworkopen.2020.0265.

70. Wu N, Phang J, Park J, et al. Deep neural networks improve radiologists' performance in breast cancer screening. IEEE Trans Med Imaging. 2020;39:1184–94. https://doi.org/10.1109/tmi.2019.2945514.

71. Kim H-E, Kim HH, Han B-K, et al. Changes in cancer detection and false-positive recall in mammography using artificial intelligence: a retrospective, multi-reader study. Lancet Digital Health. 2020;2:e138–48. https://doi.org/10.1016/S2589-7500(20)30003-0.

72. Wu N, Phang J, Park J, et al. Deep neural networks improve radiologists' performance in breast cancer screening. IEEE Trans Med Imaging. 2019;39(4):1184–94. https://doi.org/10.1109/TMI.2019.2945514.

73. Rodríguez-Ruiz A, Krupinski E, Mordang J-J, et al.

Detection of breast cancer with mammography: effect of an artificial intelligence support system. Radiology. 2018;290:305–14. https://doi.org/10.1148/radiol.2018181371.

74. Rodriguez-Ruiz A, Lång K, Gubern-Merida A, et al. Can we reduce the workload of mammographic screening by automatic identification of normal exams with artificial intelligence? A feasibility study. Eur Radiol. 2019;29(9):4825–32. https://doi.org/10.1007/s00330-019-06186-9.

75. Yala A, Schuster T, Miles R, Barzilay R, Lehman C. A deep learning model to triage screening mammo-grams: a simulation study. Radiology. 2019;293:38–46. https://doi.org/10.1148/radiol.2019182908.

76. Kyono T, Gilbert FJ, van der Schaar M. Improving workflow efficiency for mammography using machine learning. J Am Coll Radiol. 2020;17:56–63. https://doi.org/10.1016/j.jacr.2019.05.012.

77. Lång K, Dustler M, Dahlblom V, Åkesson A, Andersson I, Zackrisson S. Identifying normal mammograms in a large screening population using artificial intelligence. Eur Radiol. 2020;31(3):1687–92. https://doi.org/10.1007/s00330-020-07165-1.

第 10 章

管理与工作流程

Jana Jaal, Philip Poortmans, Orit Kaidar-Person

10.1 背景

放射治疗是癌症的重要治疗手段之一。据估计，高达87%的乳腺癌患者均因具有各种不同的指征而需要接受放射治疗[1]。众所周知，术后放射治疗可降低早期乳腺癌的局部区域复发（LRF）和肿瘤特异性死亡[2]。除了根治目的外，放射治疗还是缓解或控制症状的主要手段之一。近来，放射治疗也用于对寡转移或寡进展病灶的非侵入性消融（详见有关寡转移或寡进展病灶的章节）。放射治疗能显著提高寡转移患者的5年生存率[3]。采用较少分割次数的新方案，例如 FAST 或 FAST FORWARD 研究、APBI-FLORENCE 研究或用于转移病灶的 SBRT，已被用于对乳腺部位或转移部位的放射治疗。这种新方案并发症较少、对 QoL 和其他治疗手段的干扰也较少。有多种放射治疗技术，例如，体外放射治疗（EBRT）、近距离放射治疗、术中放射治疗（IORT），以及不同的放射治疗剂量和分割方式。需要根据临床指征使用不同的放射治疗技术、放射治疗剂量和分割方式。在某些情况下，需要同时进行全身治疗和放射治疗（详见有关不可手术的乳腺癌的章节）。新的放射治疗指征、辅助放射治疗和转移病灶放射治疗的新方案、全球癌症发病率的增加和对放射治疗的更高需求，这些因素叠加在一起，对放射治疗的管理和工作流程提出了更高要求。虽然在包括了外科医师、肿瘤内科医师、病理科医师和乳腺影像科医师在内的多学科会议中，经常会针对放射治疗指征和放射治疗靶区进行讨论，但针对放射治疗本身的管理仍是一个复杂的问题。放射治疗的实行需要包括放

射肿瘤医师、护士、放射治疗师（RTT）、剂量师和物理师在内的放射治疗多学科团队的参与，共同制订计划和实施放射治疗。

一个结合本中心的可用资源而预先设定的适当的工作流程，有助于确保为乳腺癌患者带来高质量的放射治疗。本章着重于工作流程的调整和优化，并根据几个放射治疗中心的经验提出了一些实用的建议。

10.2 工作流程的调整

放射治疗的管理和工作流程与该放射治疗中心能够提供的医疗服务息息相关。其中包括可以接诊外院转介患者的三级放射治疗中心，仅为本院患者提供放射治疗服务的放射治疗中心，以及不具备其他相关部门（例如，外科/肿瘤内科）的放射治疗中心。

无论配置如何，放射治疗中心都应该与其他学科和中心建立联系，放射肿瘤医师也应从诊断开始就参与患者的管理。正如本书中其他章节所言，放射治疗的进步为乳腺癌带来了创新的治疗方法，这些创新的治疗可能并不为其他学科的专家所熟知。因此，放射肿瘤专家需要从病例讨论的初始阶段就参与其中，这对诊治方案的确定是十分重要的。

放射治疗中心的工作流程已变得非常复杂。虽然使用工作流程管理软件（例如，ARIA®、MOSAIQ®、RayCare®）已被证明可以显著提高整体效率，以及更符合组织工效学[4]，但是整个放射治疗流程复杂，在此流程中可能存在几个"瓶颈"（图10.1）。不同国家和部门的"瓶颈"各有不同。不同的国家和地区的可用资源和对放射治疗的需求不同[5]，例如现代影像设备和放

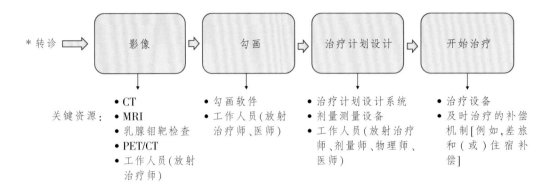

图 10.1　放射治疗中心工作流程中的关键资源。* 转诊时应提供所有相关临床资料。

射治疗设备存在显著差异。在一些国家,通常会对局部晚期乳腺癌和转移性乳腺癌患者进行 PET/CT 检查,并将 PET/CT 图像与模拟定位 CT 图像融合用于放射治疗计划设计,而在另一些国家,甚至在转移性乳腺癌中都还没有应用 PET/CT。2020 年,EBCC 宣言对这些差异进行了讨论,该宣言致力于修正阻碍卓越乳腺癌中心建设的不合理的报销和资助条款[6]。此外,在高收入的欧洲国家间也存在显著差异。北欧和西欧国家拥有良好的放射治疗资源,而其他国家普遍面临设备短缺,不论是普通设备,还是能提供高精度适形放射治疗的设备,如 IMRT 和图像引导放射治疗(IGRT)设备[5]。

此外,在人员配置水平最高和最低的国家之间,每年培养的专业人员数量和提供的学习资源也有很大差异[7]。由于不同国家癌症发病率和社会经济情况的差异,以及所承担的角色和责任的不同,使情况变得更为复杂。重要的是,医学物理师、RTT、剂量师、护士及其他相关人员的最佳适配人数,在很大程度上取决于他们各自的工作任务。例如,OAR 的勾画(在某些放射治疗中心由放射肿瘤医师完成,而在另一些中心则由放射治疗师、剂量师等完成)、治疗计划设计、质量保证、基础设备的维护和患者陪护[7-9]。此外,放射治疗工作流程也会受到最佳医疗预算可及性[10]和其他资源的影响,例如旅行和(或)住宿补偿,特别是在人口密度低的地区。

更为重要的是,鉴于在放射治疗计划设计和实施的过程中,对技术、人力和卫生服务资源的需求存在差异性,因此,根据各自中心的实际情况,系统地评估和分析本中心的放射治疗工作流程至关重要。这非常有助于对工作流程的进一步优化。因此,每个中心都

应创建一个自己的工作流程,在确保提供高质量治疗的前提下,可根据人力资源和设备资源对工作流程进行调整。

10.3　工作流程的优化

工作流程的优化是对现有工作流程的改进,以确保其尽可能高效地运行,主要目标是减少患者等待时间和最大限度地提高患者收治量。为此,需要遵循 4 个重要步骤(在建设性评估中重复)(图 10.2)。

工作流程始于患者转诊到放射治疗科及第一次见到放射肿瘤医师时。第一项任务是列明所需材料的清单并交给秘书团队,确保在患者就诊前就已获取了其所有的医疗信息,包括原始病理报告(来自活检、手术等)、手术记录、基因检测信息、遗传学咨询结果、上传至影像存档与交流系统(PACS)的所有影像报告和影像图片,以及其他相关信息。这样做可以方便放射肿瘤医师或专门的护士/医师助理团队在必要时于患者就诊前回顾病史。在特定情况下,患者需要在放射治疗科就诊前接受额外的评估。例如,如果在术前乳腺钼靶检查中发现有弥漫性微小钙化,但尚缺乏术后成像,放射肿瘤医师可以决定将患者转介到影像科再次行乳腺钼靶检查,以明确初次就诊时的微小钙化是否在术后还有残留。

将病历记录中的重要信息整理好,可以在很大程度上节省就诊时间。

在患者就诊和放射治疗计划设计时,放射肿瘤医师需要仔细回顾所有的影像学资料(例如,乳腺钼靶、CT、MRI、PET/CT),以便对靶区勾画和放射治疗方案(例如,利用 PET 协助内乳淋巴结勾画)做出正确的决

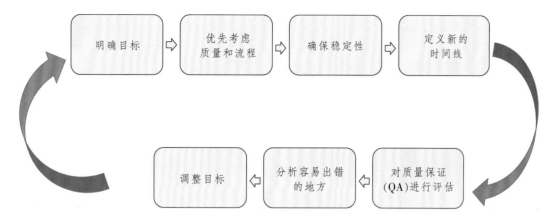

图 10.2 优化放射治疗工作流程的步骤。

策。回顾影像学资料有助于正确地进行靶区和 OAR 勾画、放射治疗计划设计和质量保证[8]。

如果在放射治疗之前没有其他事项需要完善，首要目标是避免放射治疗推迟，根据各中心的收治容量合理安排放射治疗开始时间。尽管每个国家的可用医疗资源存在差异，但合理的做法是将放射治疗等待的目标时间控制在 4 周以内。事实上，已发表的 Meta 分析显示，术后放射治疗的等待时间每增加 4 周，乳腺癌的 LRR 风险会相对增加 8%[11]。有观点认为，对乳腺癌而言，在组织有序的多学科诊疗中，设置放射治疗等待的目标时间可能并不再有效[12]，但这仍然是非常重要的，无论是对于几种特殊的(快速增殖的)肿瘤类型而言，还是对于工作流程的设置而言。

其次，要优先考虑流程的质量和流畅性。针对每种放射治疗设施，都必须要有质量保证方案并进行质量管理[10]。为了尽可能达到最好的质量控制，各中心需要针对放射治疗实施前的每一环节建立优化的流程，以避免出现放射治疗延误。如前所述，各国的资源不同，因此，没有适用于所有中心的通用指南。相反，应当根据本中心目前可用的技术和人力资源来创建合适的工作流程。对放射治疗实施前的每一环节，应限定一个可接受的完成时间。此外，还强烈建议充分利用软件程序(例如，ARIA®、MOSAIQ®、RayCare®)，在每个关键的工作任务完成时自动生成时间戳，并在任务未完成时进行提醒[13]。

再次，在建立了本中心的放射治疗工作流程后，应重点确保其稳定性。例如，在整个流程中，不应该存在只依赖于单个机器或单个工作人员的环节。应该战略性地进行人员配置，同时应对部门的投资需求进行

统一评估并进行优先排序，从而确保工作流程的稳定性。

此外，还需要进行后续改进，以提高整个工作流程的速度，因为业已证明，即使癌症治疗只延迟 4 周，也会增加包括乳腺癌在内的多种肿瘤的死亡率[14]。因此，建立尽可能减少肿瘤治疗出现系统性延迟的政策，是提高生存的首要方法。作为一个范例，荷兰放射肿瘤协会规定，急症患者应在 1 天内接受治疗，亚急症患者应在 7 天内开始治疗，常规患者应在 21 天内开始治疗[15]。

10.4 基于数个放射治疗中心工作经验的个人观点

• 在过去，与其他临床专科类似，单个患者和单个医师之间如何联系是"难以捉摸的"。尽管良好的医患关系带来了众多优势，但其缺陷在于某些专业知识的缺乏、工作量波动较大，以及可能无法按最佳时间节点执行工作流程中的每个环节。所有这些都严重限制了工作的灵活性和可行性，从而限制了对工作流程和管理的优化。因此，理想情况下，应依托团队组织工作流程，每个团队由多名专业人员组成，他们将基于团队而不是基于个人处理分配的任务。

• 在理想的工作流程中，所有步骤都应该在尽可能短的时间内完成。在基础设施和人员配备允许的情况下，为什么不在 24 小时内完成？同时，必须承认的是，一个理想的工作流程也能在时间上创造效益，并在一定程度上平息工作量时多时少的波动。

• 一些组织可以为在医疗和非医疗环境中建立

工作流程和管理系统提供专业支持。特别值得关注的是，应在放射治疗中心使用"精益管理"的原则，因为它不仅将改善工作流程本身，而且还可以洞察所有医务工作者在日常工作中的作用，允许改进对工作表现的监测，调动所有工作人员的参与性，而且更为重要的是，可以提高患者和医疗机构的安全性[16-21]。

- 一个需要注意的地方在于，工作流程管理中的正向设计和逆向设计。当谈到逆向设计时，循序渐进地逐步调整和调度可以更好地利用设备和人力资源。例如，如果乳腺癌患者拟在多学科讨论后 21 天内开始放射治疗，则可以首先设置首次放射治疗的开始时间，然后再结合每个准备步骤所需的时间，逆向设计完成每个步骤的时间节点。

- 医师在传统上难以接受医疗过程的标准化，主张每位患者都是独特的，都患有独特的具有挑战性的疾病。因此，医疗专业人员需要学会团队合作，这受其文化背景的影响。通过展示基于多学科团队的优化的工作流程的优点，而不是指出个人缺点，我们可以让所有必要的医护人员都参与到团队中。根据 Pareto 原则，20%的行动将决定 80%的结果，相反，80%的影响只来自 20%的潜在原因。因此，对 80%的流程进行标准化，不仅可以大大降低发生错误的风险，同时还可以留出更多的时间处理需要采取个体化的 20%的流程[22,23]。

- 事实上，优化工作流程与人员管理紧密相关。从基于个人自由组合的守旧的工作流程过渡到针对整个工作内容（患者和医疗行为）的结构良好的组织，需要时间和成本。在此期间，需要保留所有工作人员，尽可能让他们积极参与到过渡进程中来。

10.5 展望

近来，人工智能已用于对放射治疗工作流程和诊疗质量的改进和优化[24]。人工智能可通过几种途径用于放射治疗工作流程的数个环节，包括图像重建和配准、图像分割和分析、风险建模和分析、治疗计划设计和质量保证[25,26]。目前尚不清楚，在放射治疗的技术和人力资源严重短缺的国家，自动化和人工智能可以在多大程度上有助于提高放射治疗的使用。尽管如此，人们希望技术的进步将促进以患者为中心的综合诊疗，而不是以系统需求为中心的综合诊疗。此外，人工

智能不是万能的，无法独自优化杂乱无章的工作流程，如果没有治疗团队的智慧，人工智能将不能为我们提供帮助。

（胡蓉 译 谭志博 校）

参考文献

1. Borras JM, Barton M, Grau C, Corral J, Verhoeven R, Lemmens V, et al. The impact of cancer incidence and stage on optimal utilization of radiotherapy: methodology of a population based analysis by the ESTRO-HERO project. Radiother Oncol. 2015;116:45–50.
2. Darby S, McGale P, Correa C, Taylor C, Arriagada R, Clarke M, et al. Effect of radiotherapy after breast-conserving surgery on 10-year recurrence and 15-year breast cancer death: meta-analysis of individual patient data for 10,801 women in 17 randomised trials. Lancet. 2011;378:1707–16.
3. Palma DA, Olson R, Harrow S, Gaede S, Louie AV, Haasbeek C, et al. Stereotactic ablative radiotherapy for the comprehensive treatment of oligometastatic cancers: long-term results of the SABR-COMET phase II randomized trial. J Clin Oncol. 2020;38:2830–8.
4. Miriyala R, Thakur P, Singh A, Gupta A, Yadav B, Kumar N, et al. Workflow management in radiation oncology: the impact on a high volume department. Br J Health Care Manag. 2018;24:302–7.
5. Grau C, Defourny N, Malicki J, Dunscombe P, Borras JM, Coffey M, et al. Radiotherapy equipment and departments in the European countries: final results from the ESTRO-HERO survey. Radiother Oncol. 2014;112:155–64.
6. EBCC. EBCC-12 Manifesto. EBCC-12 European Breast Cancer Conference. Virtual 2020. https://conferences.eortc.org/ebcc12/.
7. Lievens Y, Defourny N, Coffey M, Borras JM, Dunscombe P, Slotman B, et al. Radiotherapy staffing in the European countries: final results from the ESTRO-HERO survey. Radiother Oncol. 2014;112:178–86.
8. Vieira B, Demirtas D, van de Kamer JB, Hans EW, van Harten W. Improving workflow control in radiotherapy using discrete-event simulation. BMC Med Inform Decis Mak. 2019;19:199.
9. Willmann J, Poortmans P, Monti AF, Grant W, Clementel E, Corning C, et al. Development of staffing, workload and infrastructure in member departments of the European Organisation for Research and Treatment of Cancer (EORTC) radiation oncology group. Radiother Oncol. 2020;155:226–31.
10. Zubizarreta E, Van Dyk J, Lievens Y. Analysis of global radiotherapy needs and costs by geographic region and income level. Clin Oncol (R Coll Radiol). 2017;29:84–92.
11. Gupta S, King WD, Korzeniowski M, Wallace DL, Mackillop WJ. The effect of waiting times for postoperative radiotherapy on outcomes for women receiving partial mastectomy for breast cancer: a systematic review and meta-analysis. Clin Oncol (R Coll Radiol). 2016;28:739–49.
12. van Maaren MC, Bretveld RW, Jobsen JJ, Veenstra RK, Groothuis-Oudshoorn CG, Struikmans H, et al.

The influence of timing of radiation therapy following breast-conserving surgery on 10-year disease-free survival. Br J Cancer. 2017;117:179–88.

13. Manyam BV, Yu N, Meier T, Suh JH, Chao ST. A review of strategies for optimizing workflow, quality improvement, and patient safety within radiation oncology departments. Appl Radiat Oncol. 2018:7–12.

14. Hanna TP, King WD, Thibodeau S, Jalink M, Paulin GA, Harvey-Jones E, et al. Mortality due to cancer treatment delay: systematic review and meta-analysis. BMJ. 2020;371:m4087.

15. NVRO. Waiting times. https://www.nvro.nl/kwaliteit/indicatoren.

16. Kim CS, Spahlinger DA, Kin JM, Coffey RJ, Billi JE. Implementation of lean thinking: one health system's journey. Jt Comm J Qual Patient Saf. 2009;35:406–13.

17. Simons PA, Houben R, Benders J, Pijls-Johannesma M, Vandijck D, Marneffe W, et al. Does compliance to patient safety tasks improve and sustain when radiotherapy treatment processes are standardized? Eur J Oncol Nurs. 2014;18:459–65.

18. Simons PA, Houben R, Vlayen A, Hellings J, Pijls-Johannesma M, Marneffe W, et al. Does lean management improve patient safety culture? An extensive evaluation of safety culture in a radiotherapy institute. Eur J Oncol Nurs. 2015;19:29–37.

19. Simons P, Backes H, Bergs J, Emans D, Johannesma M, Jacobs M, et al. The effects of a lean transition on process times, patients and employees. Int J Health Care Qual Assur. 2017;30:103–18.

20. Al-Balushi MM, Al-Mandhari Z. Implementing lean management techniques at a radiation oncology department. Sultan Qaboos Univ Med J. 2018;18:e362–e6.

21. Nabelsi V, Plouffe V. Breast cancer treatment pathway improvement using time-driven activity-based costing. Int J Health Plann Manag. 2019;34:e1736–e46.

22. Koch R. The 80/20 principle: the secret to success by achieving more with less. Nicholas Brealey Publishing; 2017.

23. Harvey HB, Sotardi ST. The Pareto principle. J Am Coll Radiol. 2018;15:931.

24. Pillai M, Adapa K, Das SK, Mazur L, Dooley J, Marks LB, et al. Using artificial intelligence to improve the quality and safety of radiation therapy. J Am Coll Radiol. 2019;16:1267–72.

25. Poortmans PMP, Takanen S, Marta GN, Meattini I, Kaidar-Person O. Winter is over: the use of artificial intelligence to individualise radiation therapy for breast cancer. Breast. 2020;49:194–200.

26. Korreman S, Eriksen JG, Grau C. The changing role of radiation oncology professionals in a world of AI—just jobs lost—or a solution to the under-provision of radiotherapy? Clin Transl Radiat Oncol. 2021;26:104–7.

第 3 部分

基础知识

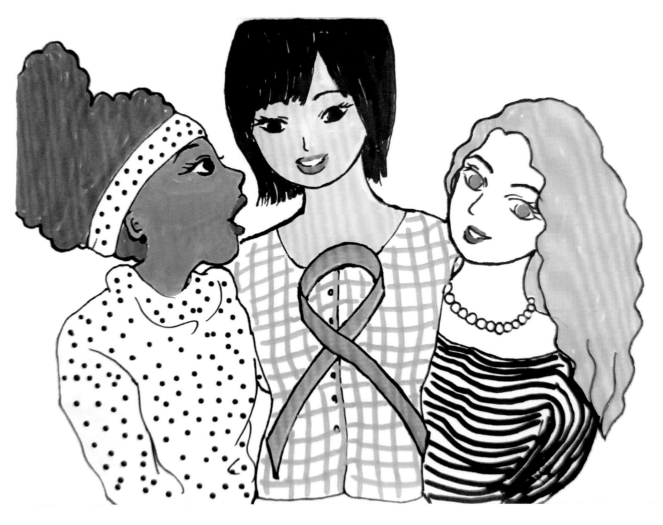

因为同一个理想，全世界的人们走到了一起！

(绘画者:郭灵玲　女)

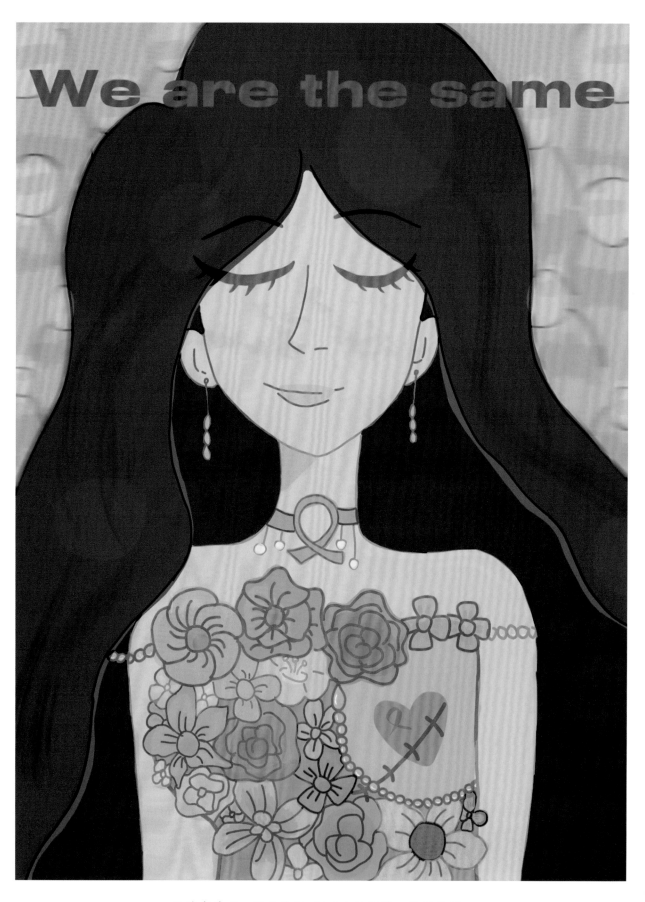

尽管有着不一样的外形，但对生活保持一样的热爱！

(绘画者：胡炫亦　女　12岁)

第 11 章

乳腺和淋巴引流区的解剖

Petra Steyerova，David Kachlik

11.1 背景

女性的乳房是一个复杂的器官，具有丰富的血管、淋巴和神经，与胸壁、腋窝和其他邻近结构关系密切。扎实的解剖知识对于乳腺癌的诊断、治疗和随访都至关重要。乳房、血管、淋巴引流及神经存在许多解剖变异，这也对于理解治疗指南、研究和乳腺癌患者治疗期间出现的临床问题至关重要。

11.2 临床实践的关键信息

11.2.1 乳房解剖

乳房成对，位于胸壁第 2~6 肋间。在解剖学上，乳房内侧界位于胸骨旁线，并向外侧延伸至腋前线；在放射治疗中，认为乳房的内侧界位于乳腺内侧穿支血管的外侧，外侧界位于胸外侧血管的前方。乳房后方覆盖于胸壁肌肉上——胸大肌、前锯肌和腹肌上部。乳房内包含乳腺及周围的结缔组织、脂肪组织，位于皮下组织以内，胸筋膜浅面。

乳房的大小取决于脂肪组织和腺体组织的总量。腺体组织与脂肪组织的相对比例称为乳腺密度，这在使用乳腺钼靶探测肿瘤时很重要。乳腺密度高（腺体组织多、脂肪组织少）的患者从乳腺钼靶检查中获益较小[1]。可将乳房分为两部分：球部和腋尾。2%~6%的女性存在副乳腺，并沿着发育的乳腺分布，通常位于腋窝[2]。在乳房中央，有包含导管开口的隆起的乳头。

乳头周围环绕着乳晕，为皮肤色素沉着区，包含丰富的顶泌汗腺（大汗腺）和少许毛囊。

乳腺为产生乳汁的外分泌腺体，由 15~20 个锥形小叶（每个小叶的大小为 1~2mm）形成的管泡状腺体复合体构成[3]，呈放射状排列，并由小叶间纤维束分隔。小叶的解剖决定了 DCIS 的分布和位置，往往呈小叶/节段性分布，呈放射状排列并沿导管延伸。这种模式是影像学上的特征之一，有助于诊断[4]。每个小叶都有各自的输乳管延伸至乳头。一些学者指出，乳头上的开口数量并不总是等于输乳管的数量，开口数量仅为 5~9 个，这表明较大的区域可能共用一个输乳管和开口[5]，或者多个输乳管在乳头后方汇合而共用一个开口[6]。在评估乳头溢血或乳头 Paget 病的患者时，必须考虑到此点。

乳腺实质由被称为乳房悬韧带的结缔组织（Cooper 韧带）支撑，这些结缔组织从胸大肌处穿过腺体伸向皮肤，对乳腺实质起支撑作用。乳腺后界为胸浅筋膜深层[7]。胸大肌与胸浅筋膜深层之间的间隙被称为乳腺后间隙（Chassaignac 乳腺后间隙）。在腹侧，乳腺实质被胸浅筋膜的浅层包裹，胸浅筋膜的浅层连于乳头和乳晕皮肤下方。这些间隙和筋膜层面对于肿瘤手术和重建手术的外科操作很重要[8]。乳房的下方由强大的乳房下皱襞韧带所支撑，这确保了乳房在形变和年龄增长的过程中保持固定位置。位于中央的纤维隔（Würinger 纤维隔）位于第 5 肋的水平面，向乳头延伸，内含神经血管结构。乳房下部被 Awad 隔膜[9]垂直分开，此隔膜有时可以在乳房 MRI 中观察到（图11.1）。

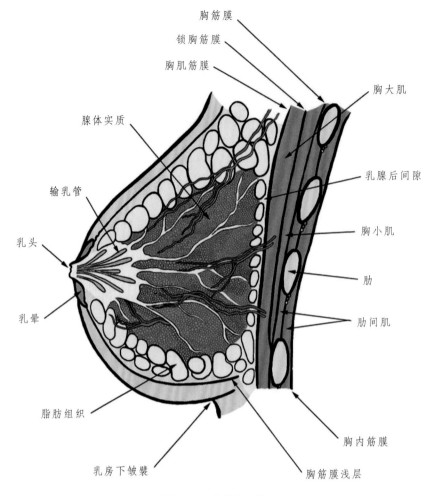

胸筋膜

锁胸筋膜

胸肌筋膜

腺体实质

输乳管

乳头

乳晕

脂肪组织

乳房下皱襞

胸大肌

乳腺后间隙

胸小肌

肋

肋间肌

胸内筋膜

胸筋膜浅层

图 11.1　乳腺的解剖。

11.2.2 血供与神经支配

　　乳房的动脉血由肋间前动脉(来自胸廓内动脉)、肋间后动脉(直接来自主动脉)、胸外侧动脉、胸上动脉和胸肩峰动脉(来自腋动脉)提供。乳房内侧由乳房内侧支和第 2~4 肋间前动脉(来自胸廓内动脉)的穿支供应。第 2~4 肋间前动脉穿支构成了 NAC 的主要动脉血供,对术后乳头的存活有重要影响[10]。乳房外侧接受来自胸外侧动脉的血供。乳房的上部由胸肩峰动脉的胸支供血。乳房外侧深部由乳房外侧支和第 2~6 肋间后动脉穿支供血。乳房的静脉系统由一个较大的浅静脉群和一个较小的深静脉群构成,并向腋窝、胸廓内静脉和肋间静脉汇集。乳晕下的主要静脉丛(Haller 静脉丛)位于乳头和乳晕下方。

　　乳房的感觉由许多小神经支配,主要是第 2~6 肋间神经的前部皮支(乳房的内侧部分)和外侧皮支(乳房的外侧部分)。支配乳头的最大分支通常来自第 4

肋间神经外侧支的深部分支[11]。乳房上部由颈丛的锁骨上神经支配。肋间臂神经通常起源于第 2 肋间神经的外侧皮支,支配腋窝、邻近胸外侧壁的一小部分,以及手臂近端内侧部分,它在手术过程中有损伤的风险,其损伤与术后感觉丧失和神经病理性疼痛有关,降低了乳腺癌生存者的生活质量[12]。此外,在 61% 的人中存在第 2 肋间臂神经(副肋间臂神经),起源于第 3 肋间神经的外侧皮支[13,14]。

11.2.3 腋窝的解剖

　　腋窝是一个锥体形的空间,有 1 个顶部、1 个底部和 4 个壁。它被胸肌(前方)、背阔肌和大圆肌(后方)、前锯肌、胸壁及其肌肉(内侧)、肱骨及其肌肉(外侧)包围。腋顶位于锁骨、肩胛骨上缘和第 1 肋骨的交界处。底部由腋筋膜构成。腋窝内容纳:腋动脉(及其分支)和腋静脉(及其属支),臂丛神经及其 3 个分支(胸背神经、胸长神经、胸神经和肩胛下神经),以及腋窝淋巴丛,其特征是存在由脂肪组织包绕的多个腋窝淋巴结(图 11.2)。

11.2.4 乳房的淋巴引流

乳房的淋巴系统丰富而复杂,由浅层(皮肤和皮下)、深层(腺体和筋膜)和交通支组成[15]。最丰富的淋巴管网位于 NAC 下方的皮下,被称为乳晕下淋巴丛(Sappey 乳晕下淋巴丛)。其他所有淋巴管网通过交通支、位于结缔组织中和沿输乳管的分支与乳晕下淋巴丛相连(图 11.3)。

乳房的主要淋巴引流是通过 4~6 个称为收集器的淋巴管向腋窝引流,约占淋巴引流的 75%[16,17]。腋窝有几组淋巴结,根据它们的解剖位置命名。最底部的腋窝淋巴结称为 Sorgius 胸淋巴结,位于前锯肌第 2/第 3 肌齿上、胸外侧血管和肋间臂神经的交叉处[18]。腋窝淋巴结根据其位置进行分组和命名(表 11.1)。

在外科学上,可以将腋窝淋巴分为 3 个水平[19]:

- Ⅰ 水平:胸小肌外下侧淋巴结。
- Ⅱ 水平:胸小肌后方的淋巴结。
- Ⅲ 水平:胸小肌内上方的淋巴结。

对于内下象限的乳房组织,胸骨旁淋巴结(在临床术语中通常称为"内乳淋巴链/淋巴结")的淋巴引流更为重要[20,21],胸骨旁淋巴结也可能是乳腺外侧肿瘤的重要淋巴引流途径[22]。多枚胸骨旁淋巴结沿着胸廓内血管,分布于胸内筋膜和胸壁第 1~6 肋间的胸骨旁缘之间。除了上述两个主要的引流途径,还存在数个淋巴引流途径。在某些情况下,淋巴向上引流,穿过胸大肌,直接引流到胸肌间淋巴结 (Rotter 胸肌间淋巴结) 或锁骨上淋巴结。胸肌间淋巴结由 Rotter 和 Grossman 首先描述[23]。少数患者中存在胸肌淋巴结受累,其受累概率主要随原发肿瘤大小和腋窝肿瘤负荷的增加而增加[24]。引流至锁骨上淋巴结的途径由 Mornard 首先描述[25],锁骨上淋巴结病理学阳性对患者的预后有显著影响[26]。也有直接引流至下颈深部淋巴结[27]、向下沿腹壁上动脉分支引流至心包前淋巴结,或跨过中线引流至对侧,尤其是主要引流途径不畅时[17]。偶尔,也可能沿着胸骨后引流至对侧胸骨旁淋巴结,或沿着皮下引流至对侧腋窝,主要发生在由于瘢痕、放射治疗或肿瘤浸润等导致同侧淋巴引流不畅的患者中[28]。这些淋巴引流途径可能导致癌症扩散到局部治疗区域以外。发生淋巴结转移时,腋窝淋巴结的转移模式通常是渐进性的,但 1%~5% 的病例也

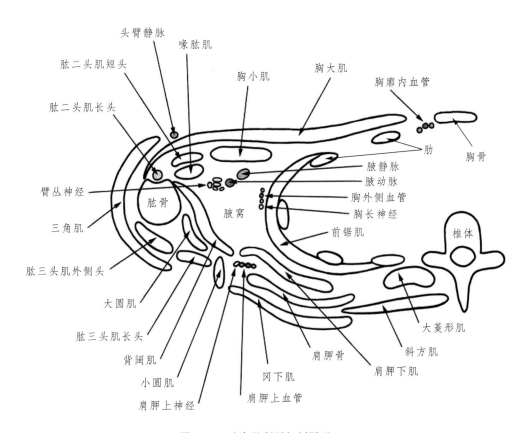

图 11.2 腋窝的断层解剖图示。

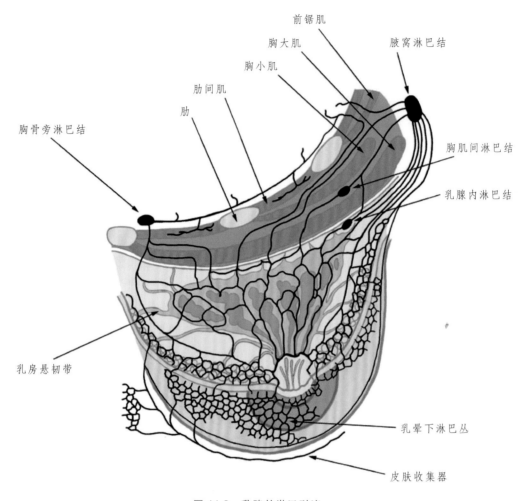

前锯肌

胸大肌

腋窝淋巴结

胸小肌

肋间肌

肋

胸骨旁淋巴结

胸肌间淋巴结

乳腺内淋巴结

乳房悬韧带

乳晕下淋巴丛

皮肤收集器

图 11.3　乳腺的淋巴引流。

表 11.1　腋窝淋巴结分组

分组	部位	淋巴引流
胸肌组	胸大肌深面,沿胸小肌下缘和胸外侧血管	乳房外象限,上腹壁
肩胛下组	肩胛下肌前方,腋后壁	躯干后部和下部
肱骨(外侧)组	沿腋静脉内侧面	手臂
中央组	腋窝中央的脂肪组织中	对上述三组进行引流
三角胸肌(锁骨下)组	三角肌和胸大肌之间	手臂外侧面
尖组	腋窝顶部,第1肋外侧缘	对上述所有组进行引流

可能发生不连续("跳跃")转移[29](图11.4)。

11.2.5　乳腺内淋巴结

　　一些淋巴结可以位于乳腺组织内,被称为乳腺内淋巴结。根据文献,其发生率为 0.7%~48%[30]。在 TNM 分期中,这些淋巴结被归为腋窝Ⅰ水平淋巴结[31]。在乳腺癌患者中,已有研究表明,乳腺内淋巴结受累可以预测腋窝淋巴结存在转移,但在某些情况下,乳腺内淋巴结可能是唯一受累的淋巴结,腋窝淋巴结并没有出现转移[30]。

　　在乳腺癌诊断时,超声是一种可靠且有效的淋巴结分期工具。通过超声探查腋窝淋巴结是必须的。锁骨下、锁骨上、颈部甚至胸骨旁淋巴结也很容易通过超声识别(尤其是存在病理性淋巴结时)[32],但并不需

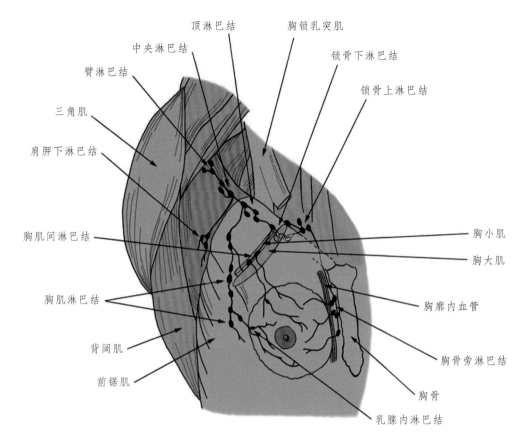

图 11.4　局部区域淋巴管和淋巴结的解剖。

要每次都进行超声检查。先进的影像技术，如 PET/CT、PET/MRI、SPECT/CT，可以为了解腋窝外的淋巴扩散情况提供重要信息。这些影像技术可能会提供重要信息，这可能会影响治疗计划，但这些影像技术的临床价值以及对患者进一步诊治和生存的影响仍有待研究[33]（图 11.5）。

出于靶区勾画的目的，断层解剖是必不可少的。依据计划 CT 上可见的解剖结构勾画不同的靶区。示例如图 11.6。请注意,CT 图像是在患者手臂上举超过

头部时获得的,因而图像中的结构可能与解剖图谱中的结构有所差别。血管和神经束会向头部移位,腋窝周围的肌肉会旋转。

11.2.6 胸壁的肌肉和筋膜

胸大肌作为乳房的基底部，起于锁骨的内侧半部分、胸骨的外侧半部分、第 1~7 肋软骨和腹肌腱膜，止于肱骨大结节嵴，并被胸肌筋膜覆盖。深面的胸小肌起于第 3~5 肋骨，止于肩胛骨喙突，并被锁胸筋膜覆

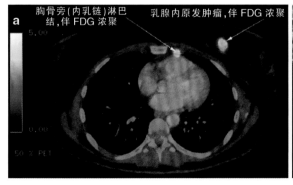
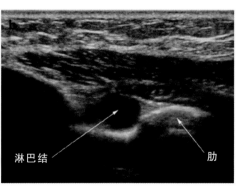

图 11.5　(a)PET/CT 和(b)超声显示的胸骨旁淋巴结。

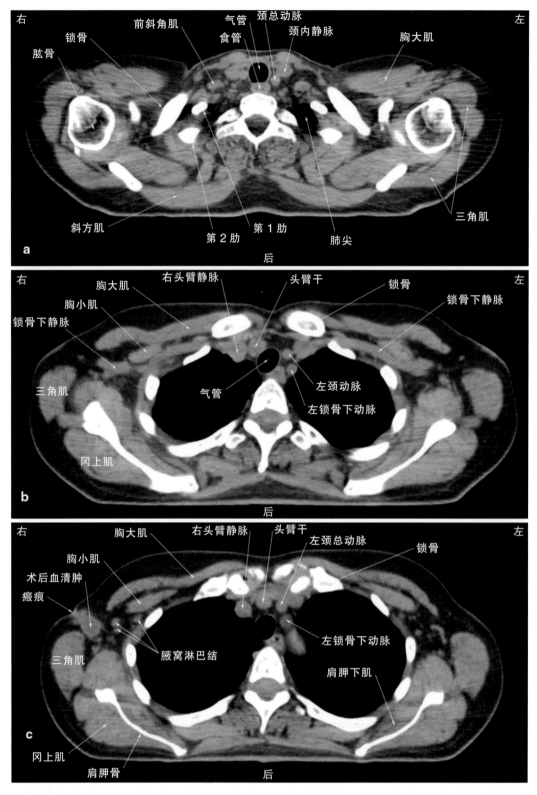

图 11.6 不同胸部层面的轴位平扫 CT 图像。(a)胸廓上口平面。(b)锁骨下血管平面。(c)腋窝中心平面。(d)主动脉弓平面。(e)乳头平面。(f)心尖平面。(待续)

盖。前锯肌通常起于第 1~9 肋骨,止于肩胛骨的内侧缘及相邻的下角,并被锁胸筋膜覆盖。背阔肌起于背部(椎骨、胸腰椎筋膜、髂嵴、第 10~12 肋骨),止于肱

骨小结节嵴,并被背部筋膜覆盖。三角肌起于锁骨的外 1/3、肩胛骨的肩峰和外侧 2/3,止于肱骨三角肌粗隆,被三角肌筋膜覆盖。肩胛下肌起于肩胛骨的肋面,

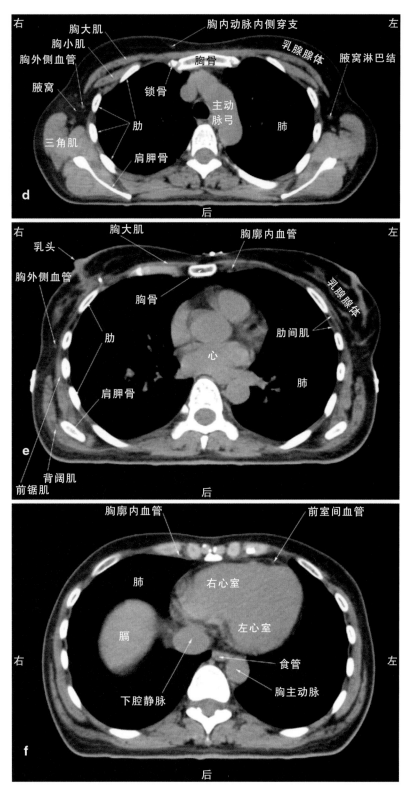

图 11.6(续)

止于肱骨小结节,由同名筋膜覆盖。锁骨下肌隐藏在锁骨和第 1 肋骨之间,被锁胸筋膜覆盖。此外,前斜角肌和中斜角肌起源于颈椎横突,止于第 1 肋骨的上表面,形成一个狭长的裂隙(斜角肌间隙),有锁骨下动脉、锁骨下淋巴干和臂丛神经通过。不到 10% 的人存在一条横向肌带,称为腋弓(Langer 腋弓),走行于背阔肌前方和胸大肌后方(或上臂肌肉/肌腱/筋膜)之间。

胸浅筋膜在锁骨和乳腺之间增厚,形成悬韧带（Giraldés悬韧带）,为乳房提供悬吊支持并维持乳房形状。胸浅筋膜向下延伸成为喙锁筋膜(其外侧缘在喙突和第1肋软骨间延伸,称为肋喙韧带,将腋窝腔与胸壁前部区分开),覆盖胸小肌和前锯肌,并向背部延伸至菱形肌。腋窝底部(下壁)由薄的腋浅筋膜和厚的四方形的腋深筋膜形成,向外延伸至前臂筋膜,向内延伸至前锯肌的锁胸筋膜,向腹侧延伸至胸肌筋膜,向背侧延伸至背阔肌的背部筋膜。腋窝底部筋膜附着于锁胸筋膜的外侧部分,称为腋悬韧带（Gerdy腋悬韧带）。腋悬韧带支撑腋窝的内容物,包括脂肪垫,并有乳房的浅静脉和淋巴管穿过。

11.3 总结

胸部、腋窝、乳房及其淋巴引流的解剖结构十分复杂。彻底了解解剖学知识,包括断层解剖和局部解剖知识,对于靶区勾画,以及从解剖学基础理解乳腺癌的诊断、手术、放射治疗野内和野外可能的肿瘤扩散途径等知识,都至关重要。

致谢　特别感谢图谱和图示的原创者：Barbora Vyhnankova M.D.,Department of Surgery,University Hospital Kralovske Vinohrady,Prague,Czech Republic

（杨子健　童刚领　译　谭志博　校）

参考文献

1. Chiu SY, Duffy S, Yen AM, Tabár L, Smith RA, Chen HH. Effect of baseline breast density on breast cancer incidence, stage, mortality, and screening parameters: 25-year follow-up of a Swedish mammographic screening. Cancer Epidemiol Biomark Prev. 2010;19(5):1219–28.
2. Lesavoy MA, Gomez-Garcia A, Nejdl R, Yospur G, Syiau TJ, Chang P. Axillary breast tissue: clinical presentation and surgical treatment. Ann Plast Surg. 1996;36(6):661–2.
3. Parks AG. The micro-anatomy of the breast. Ann R Coll Surg Engl. 1959;25(4):235–51.
4. D'Orsi CJ. Imaging for the diagnosis and management of ductal carcinoma in situ. J Natl Cancer Inst Monogr. 2010;2010(41):214–7.
5. Love SM, Barsky SH. Anatomy of the nipple and breast ducts revisited. Cancer. 2004;101(9):1947–57.
6. Rusby JE, Brachtel EF, Michaelson JS, Koerner FC, Smith BL. Breast duct anatomy in the human nipple: three-dimensional patterns and clinical implications. Breast Cancer Res Treat. 2007;106(2):171–9.
7. Stecco L. Functional atlas of the human fascial system. London: Churchill Livingstone; 2014.
8. Palhazi P. Gross anatomy of the breast and axilla. In: Wyld L, Markopoulos C, Leideius M, Senkus-Konefka E, editors. Breast cancer management for surgeons' book. New York: Springer; 2018.
9. Awad MA, Sherif MM, Sadek EY, Helal HA, Hamid WR. A new septum in the female breast. Arch Plast Surg. 2017;44(2):101–8.
10. Michelle le Roux C, Kiil BJ, Pan WR, Rozen WM, Ashton MW. Preserving the neurovascular supply in the Hall-Findlay superomedial pedicle breast reduction: an anatomical study. J Plast Reconstr Aesthet Surg. 2010;63(4):655–62.
11. Sarhadi NS, Shaw Dunn J, Lee FD, Soutar DS. An anatomical study of the nerve supply of the breast, including the nipple and areola. Br J Plast Surg. 1996;49(3):156–64.
12. Henry BM, Graves MJ, Pękala JR, Sanna B, Hsieh WC, Tubbs RS, Walocha JA, Tomaszewski KA. Origin, branching, and communications of the intercostobrachial nerve: a meta-analysis with implications for mastectomy and axillary lymph node dissection in breast cancer. Cureus. 2017;9(3):e1101.
13. Gray H. Anatomy of the human body. Philadelphia: Lea & Febiger; 1918.
14. Soares EW. Anatomical variations of the axilla. Springerplus. 2014;24(3):306.
15. Suami H, Pan WR, Mann GB, Taylor GI. The lymphatic anatomy of the breast and its implications for sentinel lymph node biopsy: a human cadaver study. Ann Surg Oncol. 2008;15(3):863–71.
16. Turner-Warwick RT. The lymphatics of the breast. Br J Surg. 1959;46:574–82.
17. Földi M, Földi E, Kubik S. Lehrbuch lymfologie. Munich: Elsevier; 2005. p. 119–22.
18. Földi M, Földi E, Kubik S. Lehrbuch lymfologie. Munich: Elsevier; 2005. p. 123.
19. Berg JW. The significance of axillary node levels in the study of breast carcinoma. Cancer. 1955;8(4):776–8.
20. Vendrell-Torné E, Setoain-Quinquer J, Doménech-Torné FM. Study of normal mammary lymphatic drainage using radioactive isotopes. J Nucl Med. 1972;13(11):801–5.
21. Hultborn KA, Larsson LG, Ragnhult I. The lymph drainage from the breast to the axillary and parasternal lymph nodes, studied with the aid of colloidal Au198. Acta Radiol. 1955;43(1):52–64.
22. Estourgie SH, Nieweg OE, Olmos RA, Rutgers EJ, Kroon BB. Lymphatic drainage patterns from the breast. Ann Surg. 2004;239(2):232–7.
23. Grossman F. Ueber die axillaren Lymphdrusen. Inaug. Dissert. Berlin, 1896. Rotter J. Zur topographie des Mammacarcinoms. Arch Klin Chir. 1899;58:346.
24. Cody HS, Egeli RA, Urban JA. Rotter's node metastases. Therapeutic and prognostic considerations in early breast carcinoma. Ann Surg. 1984;199(2):266–70.
25. Mornard P. Étude anatomique des lymphatiques de la mammelle au point de vue de l'extension lymphatique des cancers. Rev Chir. 1916;11(5-6):492–501.
26. Grotenhuis BA, Klem TM, Vrijland WW. Treatment outcome in breast cancer patients with ipsilateral supraclavicular lymph node metastasis at time of diagnosis: a review of the literature. Eur J Surg Oncol. 2013;39(3):207–12.
27. Ellis H, Colborn GL, Skandalakis JE. Surgical embryology and anatomy of the breast and its related anatomic structures. Surg Clin North Am. 1993;73(4):611–32.
28. Perre CI, Hoefnagel CA, Kroon BB, Zoetmulder FA,

Rutgers EJ. Altered lymphatic drainage after lymph-adenectomy or radiotherapy of the axilla in patients with breast cancer. Br J Surg. 1996;83(9):1258.

29. Rosen PP, Lesser ML, Kinne DW, Beattie EJ. Discontinuous or "skip" metastases in breast carcinoma. Analysis of 1228 axillary dissections. Ann Surg. 1983;197(3):276–83.

30. Troupis T, Michalinos A, Skandalakis P. Intramammary lymph nodes: a question seeking for an answer or an answer seeking for a question? Breast. 2012;21(5):615–20.

31. Brierley JD, Gospodarowicz MK, Wittekind C. TNM classification of malignant tumours. Hoboken: Wiley; 2017.

32. Fornage BD. Local and regional staging of invasive breast cancer with sonography: 25 years of practice at MD Anderson Cancer Center. Oncologist. 2014;19(1):5–15.

33. Marino MA, Avendano D, Zapata P, Riedl CC, Pinker K. lymph node imaging in patients with primary breast cancer: concurrent diagnostic tools. Oncologist. 2020;25(2):e231–42.

第 12 章

风险评估：个体化分析放射治疗对患者的获益

Marissa C. van Maaren, Nina Bijker

12.1 背景

乳腺癌放射治疗的首要目的是降低局部区域复发(LRF)的风险[1]。BCS 后行放射治疗可以将 LRF 的风险降低 70%[2-4]，也能为全乳房切除术后淋巴结阳性的患者带来获益[5]。然而，尽管放射治疗能够带来相对获益，但对于特定的患者群体，放射治疗带来的绝对获益可能非常小[2,5]，尤其考虑到复发风险的评估主要基于几十年前开展的临床研究，而此后 LRF 的绝对风险持续下降[6]。除此之外，放射治疗还伴随着潜在的心脏损伤[7,8]、第二原发癌[9]、上肢功能并发症、纤维化等风险[10,11]。这些放射治疗相关毒性反应可以通过基于靶区的计划设计和剂量均匀性来减轻。但对于早期乳腺癌患者或健康状况较差的老年患者，放射治疗在降低 LRF 风险方面带来的获益，可能无法超过其对治疗负担的增加[12]。因此，在当前治疗降级的时代，权衡放射治疗的疗效与其潜在的毒性反应至关重要。

12.2 临床实践关键点

肿瘤特征如肿瘤大小、淋巴结分期、组织学分级和受体状态等，在乳腺癌预后及放射治疗决策中起关键作用。由于乳腺癌是一种异质性很强的疾病，肿瘤特征的不同组合会显著影响预后，因此，人们开发了一系列纳入不同临床特征的临床预测工具。例如，

评估 BCS 后[13-16]或全乳房切除术后[17,18]LRF 和（或）生存结局的模型，预测淋巴结转移风险的模型[19,20]，以及预测 BCS 后避免全乳房切除的持续时间的模型[21]。这些模型对于辅助放射治疗的决策非常有用。然而，它们没有将一些会使放射治疗决策变得更为复杂的因素纳入考虑，如患者的一般健康状况和放射治疗毒性反应的预期风险。此外，这种预测工具的一个普遍局限性是，它们的开发多基于数年前诊治的患者，而治疗策略是不断发展的，导致难以用这些工具预测当下患者的个体风险。表 12.1 总结了一些可用的风险评估工具。这里也通过两个病例，基于最近的进展讨论了放射治疗的复杂性和可能性。

12.2.1 病例 1

X 女士，57 岁，在基于人群的筛查中发现左乳外上象限一处无法触及的肿块。她已婚，有两个孩子，是一名接待员，每周工作 3 天。她患有高血压，体重指数为 31kg/m²，具有 30 包一年吸烟史，几次戒烟都失败了。她接受了碘引导的 SLNB。组织学显示病理类型为浸润性癌，非特殊型(NST)，组织学分级 2 级，直径 1.5cm，无脉管侵犯(LVI)。肿瘤完全切除，切缘阴性(≤3mm)。雌激素受体(ER,100%)和孕激素受体(PR,20%)阳性，HER2 阴性。TNM 分期 pT1cN0(sn)Mx。

X 女士的病情在术前及术后的乳腺多学科会议上都进行了讨论，并推荐患者咨询放射肿瘤科医师和肿瘤内科医师，以讨论术后乳腺放射治疗和内分泌治疗。

表 12.1 可用的在线风险评估工具

预测工具	人群	放射治疗类型	预测因子	结局	参考文献(PMID)
MD 安德森癌症中心：预测放射治疗对接受 BCS 的老年乳腺癌患者的益处的列线图	66~79 岁的 BCS 原发性非转移的上皮性导管乳腺癌女性患者	是/否，按照日常临床实践	• 年龄 • 种族 • 肿瘤大小 • 雌激素受体状态 • 淋巴结状态	5 年及 10 年无全乳房切除的生存	22734034
IBTR! 2.0 版本	接受 BCS 的乳腺癌患者	是/否，按照日常临床实践	• 年龄 • 肿瘤大小 • 肿瘤组织学分级 • 切缘状态 • 脉管侵犯 • 化学治疗 • 内分泌治疗	10 年同侧乳腺肿瘤复发风险	17921706
四川大学预测 T1-2N1 期乳腺癌患者局部区域复发的列线图，以辅助全乳房切除术后放射治疗的决策	接受全乳房切除的 T1-2N1 期乳腺癌患者，T1-2N1-3 期患者	全乳房切除术后放射治疗	• 肿瘤大小 • 阳性淋巴结个数 • 雌激素受体状态 • TNM 分期 • 脉管侵袭	5 年局部区域复发风险，5 年远处转移风险，5 年乳腺癌死亡率	30419307
纪念斯隆-凯特琳癌症中心：前哨淋巴结转移	接受 SLNB	目的不在于评估放射治疗疗效，而在于通过对普通风险因素的评估帮助对放射治疗的决策	• 年龄 • 肿瘤大小 • 特殊类型(管状癌、黏液癌或髓样癌) • 肿瘤位于内上象限 • 脉管侵袭 • 多灶性 • 肿瘤类型和组织学分级（导管癌+组织学分级或小叶癌） • 雌激素受体状态 • 孕激素受体状态	前哨淋巴结阳性的风险	17664461
纪念斯隆-凯特琳癌症中心：额外的淋巴结转移	接受完整 ALND 的患者	目的不在于评估放射治疗疗效，而在于通过对普通风险因素的评估帮助对放射治疗的决策	• 是否行冰冻切片检查？ • 肿瘤大小 • 肿瘤类型和组织学分级（导管癌+组织学分级或小叶癌） • 阳性前哨淋巴结个数	SLNB 阳性者发生额外淋巴结转移的风险	14654469

（待续）

表 12.1(续)

预测工具	人群	放射治疗类型	预测因子	结局	参考文献 (PMID)

			• 前哨淋巴结探查
			  方法
			• 阴性前哨淋巴结
			  个数
			• 脉管侵犯
			• 多灶性
			• 雌激素受体状态		

纪念斯隆-凯特琳癌 症中心:DCIS复发	接受 BCS 的 DCIS 患者	目的不在于评估 放射治疗疗效, 而在于通过对 普通风险因素 的评估帮助对 放射治疗的决 策	• 年龄 • 家族史 • 临床表现或影像 学表现 • 放射治疗 • 内分泌治疗 • 肿瘤组织学分级 • 肿瘤坏死 • 手术切缘 • 手术切除数目 • 手术年份	5 年及 10 年 同侧乳腺肿 瘤复发风险	20625132
预测部分乳腺短程照 射患者局部区域复 发风险的列线图	接受 BCS 后序贯 部分乳腺短程 照射的早期乳 腺癌患者	部分乳腺短程照 射目的不在于 评估放射治疗 疗效,而在于通 过对普通风险 因素的评估帮 助对放射治疗 的决策	• 年龄<50 岁或≥50 岁 • 绝经后状态 • 切缘状态 • 雌激素受体状态 • 肿瘤组织学分级	5 年局部区域 复发风险	25446607
浸润性乳腺癌患者腋 窝淋巴结受累的预 测模型:重点关注 老年女性	临床诊断为淋巴 结阴性、接受腋 窝淋巴结采样 的浸润性乳腺 癌患者	目的不在于评估 放射治疗疗效, 而在于通过对 普通风险因素 的评估帮助对 放射治疗的决 策	• 肿瘤大小 • 脉管侵犯 • 绝经后状态	腋窝淋巴结 转移风险	24475876
预测浸润性乳腺癌术 后局部复发的欧洲 肿瘤研究所(IEO) 和纪念斯隆-凯特 琳癌症中心列线图	原发浸润性乳腺 癌患者	目的不在于评估 放射治疗疗效, 而在于通过对 普通风险因素 的评估帮助对 放射治疗的决 策	• 年龄 • 组织学 • 肿瘤大小 • 淋巴结分期 • 组织学分级 • 肿瘤周围血管侵犯 • 亚型 • 内分泌治疗	1 年、5 年、10 年 的 同 侧 乳腺肿瘤 复发风险	31965372

(待续)

表 12.1(续)

预测工具	人群	放射治疗类型	预测因子	结局	参考文献 (PMID)
			• 化学治疗 • 放射治疗 (体外放射治疗、术中放射治疗、不放射治疗)		
老年女性放射治疗 (ROW):早期乳腺癌女性患者的风险计算器	老年乳腺癌患者	是/否	• 年龄 • BMI • 吸烟状态 • 慢性阻塞性肺疾病 • 其他恶性肿瘤 • 充血性心力衰竭 • 糖尿病 • 难以走完几个街区 • 难以管理钱财 • 难以推/拉大件物品 • 肿瘤组织学分级 • 肿瘤大小 • 雌激素受体状态 • 切缘状态 • 淋巴结分期 • 其他健康状态 (中性、更有利、不太有利) • 其他乳腺癌因素 (中性、更有利、不太有利)	10 年局部复发风险,10 年全因死亡风险	31899199
1~3 枚腋窝淋巴结阳性的乳腺癌患者,全乳房切除术后放射治疗对生存获益的个体化预测	接受全乳房切除术的 N1-3 期乳腺癌女性患者	全乳房切除术后放射治疗	• 年龄 • 组织学 • 肿瘤组织学分级 • 肿瘤大小 • 雌激素受体状态 • 孕激素受体状态 • 阳性淋巴结个数	5 年及 10 年总生存及疾病特异性生存	31315963
基于 EORTC 22881-10882 加量对比不加量研究的病理分析,预测同侧乳腺复发的列线图	接受 BCS 联合全乳腺放射治疗的患者	BCS 联合全乳腺放射治疗后是否加量	• 肿瘤大小 • 年龄 • 他莫昔芬 • 化学治疗 • 加量 • DCIS • 肿瘤组织学分级	10 年同侧乳腺无复发的比例	21821304

(待续)

表 12.1(续)

预测工具	人群	放射治疗类型	预测因子	结局	参考文献(PMID)
基于 EORTC 22881-10882 加量对比不加量研究，对纤维化的预测模型	接受 BCS 联合全乳腺放射治疗的患者	BCS 联合全乳腺放射治疗后是否加量	对于接受加量的患者： • 年龄 • 血清肿 • 水肿 • 他莫昔芬 • 同步化学治疗 • 放射治疗质量 • 加量类型 • 如果是电子线加量,电子线能量(MeV) • 最大剂量 (如果知晓) 对于未接受加量的患者： • 年龄 • 同步化学治疗 • 最大剂量	10 年内出现重度/中度纤维化的风险	18757193

对新辅助放射治疗的应答可以通过基因表达模式进行预测[38,39]。

a 部分可用工具可能缺失。

根据 IBTR! 工具[22](可通过 https://www.tuftsmed-icalcenter.org/ibtr/访问），对于这名患者,放射治疗将使 10 年局部复发(LF)的相对风险降低 70%(不行放射治疗时的风险为 10%, 行放射治疗后的风险为 3%)。在联合内分泌治疗的情况下,不使用放射治疗和使用放射治疗分别使 10 年局部复发风险降至 7.3%和 2.2%。值得注意的是,IBTR! 工具可能不能直接适用于所有人群,因为对其验证研究得到了不同的结果,对此应谨慎看待。IBTR! 工具只包括一般的预后参数,没有与肿瘤生物学相关的因素。此外,IBTR! 工具所展示的是全乳腺放射治疗(WBI)的风险,而患者 X 符合 ESTRO[23]和 ASTRO[24]的指南中进行部分乳腺照射的条件(详见部分乳腺照射章节)。此外,大分割的应用, 将患者前往放射治疗中心就诊的次数从 5 周 25 次减少到 1 周 5 次,且具有同等的疗效及相似的较低的毒性反应风险(详见剂量分割章节)[25,26]。因此,患者的时间成本大大减少,并可能对其家庭生活、

路途疲劳和重返工作岗位产生影响。与 WBI 的患者相比,部分乳腺照射(PBI)的患者发生纤维化、影响美容、不适和疼痛的潜在长期风险更少,毒性反应更低[27]。另外,利用现代三维适形放射治疗(3DCRT)计划和屏气技术,我们能够将心脏病的发病风险降至最低[8],使其不再是制约接受放射治疗的原因。然而,已有研究表明, 在乳房放射治疗期间继续吸烟的女性患肺癌的风险增加[28]。很显然,如果 X 女士的乳腺癌风险很低, 预期的乳腺癌特异生存率很高——她如果继续吸烟, 她已经很高的肺癌风险将因放射治疗进一步增加。这种风险可能超过局部控制所带来的获益。我们建议将这些信息清楚地向患者传达,并采取适当措施督促其养成健康习惯, 例如介绍患者参加戒烟计划。

另外, 还可以考虑检测 Ki-67 状态以评估预后。由于 Ki-67 的评估方法存在很大的异质性,且临床应用有限[29],本病例中没有进行检测。然而,随着未来

(自动化的)Ki-67 评分方法进一步发展,它可能成为一个重要的预后相关因素。

12.2.2 病例 2

Y 女士,45 岁,右侧乳房可触及一个肿块。乳腺钼靶(密度分类为 C 类)显示外下象限有一个大小 2.3cm 的肿块。腋窝超声可见 1 枚淋巴结,淋巴结皮质宽度为 0.28cm。活检显示浸润性癌,非特殊型,组织学分级 3 级,ER 和 PR 阴性,HER2 阳性(3+)。腋窝细针穿刺阳性。乳腺 MRI 显示有另外 3 个卫星灶,延伸总面积为 5.3cm。PET/CT 显示 4 个乳腺病变和 1 个腋窝淋巴结均有摄取,没有任何其他区域或远处转移的证据。TNM 分期为 cT2mcN1M0。

Y 女士平素身体健康,无合并疾病,不吸烟,无日常用药。BMI 为 27kg/m²。她离异了,有两个十多岁的孩子,是个体经营者。

医师建议 Y 女士进行术前全身治疗,包括抗 HER2 双靶治疗。复查 MRI 显示乳腺肿物及淋巴结达临床完全缓解。由于病变的范围,她接受了保留皮肤的全乳房切除,切除了标记的腋窝淋巴结并进行了 SLNB,然后用组织扩张器直接重建。组织学分析显示,乳房和切除的淋巴结(标记的淋巴结即为前哨淋巴结)均达到了 pCR。TNM 分期为 ypT0N0。由于初始分期为 Ⅱ 期且没有进行完整的腋窝治疗,医师建议她接受局部区域放射治疗(包括重建乳房和区域淋巴引流区)。

对于 Ⅲ 期乳腺癌,通常将全乳房切除术后放射治疗(PMRT)作为一种治疗策略,因为它可以显著降低 LRF 的风险,并带来生存获益[30],而在 Ⅰ 期或低风险(淋巴结阴性)的 Ⅱ 期疾病中,如今发生 LRF 的风险很低,因此放射治疗的获益可能不会超过其危害。然而,对于中等风险的患者(主要是 Ⅱ 期,例如,Y 女士),更难以决定是否接受放射治疗,能够依赖的预测工具也更少。例如,Luo 等[17]开发的预测工具并不包括接受现代抗 HER2 双靶治疗(术前全身治疗)的女性人群。Y 女士获得了 pCR,后者与更低的局部复发风险相关[31]。然而,我们仍在等待比较中风险乳腺癌术后放射治疗和不行放射治疗的随机研究结果[32],尤其是考虑到患者初始全身状况,仍有许多问题亟待回答。对于 Y 女士这样的患者,腋窝是否得到了充分的治疗仍存在争议,一些医师更倾向于安全的选择,并为她提供腋窝

的放射治疗[33],甚至是 ALND。一项综述旨在确定特定人群在 PST 后豁免 PMRT 的因素,该综述证实,在接受全身治疗和全乳房切除的局部晚期乳腺癌患者中,无论肿瘤对 PST 的反应如何,PMRT 对降低 LRF 风险和增加 OS 都有积极贡献。在较早期的患者中,年龄超过 40 岁、临床分期为 Ⅱ 期(cT3N0 除外)、Luminal A 型以及新辅助治疗后乳腺原发灶和淋巴结均达到 pCR(ypN0)、无脉管侵犯(LVI)及包膜外侵犯(ECE)的患者,可以考虑豁免术后放射治疗[34]。然而,全乳房切除的术式(保留皮肤或乳头乳晕、完整的全乳房切除)对局部复发(LR)的影响尚不完全清楚。此外,对有 1~3 枚淋巴结转移的 HER2 阳性乳腺癌患者,HERA 研究的分析显示术后放射治疗降低了 LRR 的风险,但其受益程度低于历史研究[35]。最后,尽管不适用于我们的病例,但 BRCA 突变的存在[36]以及在保留皮肤的术后残余的乳腺组织和真皮淋巴组织被认为会增加 LRR 的风险[37]。

12.2.3 共同决策流程:技术现状与未来视角

对于 X 女士和 Y 女士的病例,通过共同决策取得了以下结果:X 女士接受了戒烟对健康有益的观念,联系全科医师给予其戒烟指导的建议。她决定以最大限度的局部控制为目标,同时由于 5 次治疗 1 周即可完成,治疗负担轻,她接受了大分割的 PBI。Y 女士选择了直接乳房重建。针对胸壁野的全乳房切除 PMRT 具有增加并发症、纤维化和包膜挛缩的风险,进而导致美容效果差、重建区域周围疼痛的风险增高[40]。全身治疗后的 pCR 促使她决定不行放射治疗。

正如病例描述所展示的,放射治疗决策过程可能非常复杂。目前的预后预测工具无法覆盖所有危险因素,因此,讨论个体患者的预后是非常困难的。LRF 的风险预测需综合考虑肿瘤相关特征、治疗相关特征及患者的个体状态和意愿。理论上,不断发展的多基因检测技术被证实对筛选适合辅助化学治疗的人群具有指导意义[41],同样可以用于评估个体患者 LRF 的风险,从而比使用传统的临床及组织病理学因素更好的预测放射治疗获益。迄今为止,相关研究得出的结果相互矛盾,因此,尚未将这些多基因检测用于预测放射治疗获益[42]。此外,研究表明,毒性反应在很大程度上取决于患者个体对放射治疗诱发毒性反应的内源易感性[43-45],后者是目前正在研究的科学问题。然而,

我们不应忽视放射治疗准备及实施技术的进步所带来的好处，它大大减轻了放射治疗给患者带来的负担，包括毒性反应的发生频率和严重程度。

为了让患者理解可能的风险，也应将估计的不确定性考虑在内。可以想象，所有不确定性信息的数量巨大，预测工具本身是不全面的。一些患者决策辅助工具，如 BRASA 研究（NCT03375801）[46] 中开发的工具，可以辅助患者理解放射治疗或不行放射治疗时 LRF 的风险及预计的毒性反应。该决策辅助包含放射治疗的获益、危险性及不确定性信息，并提供文本和将风险可视化，已被证明可以提高患者对风险预计的理解[47]。

12.3　总结

在我们介绍的两个病例中，放射治疗风险评估的复杂性和可能性都得到了阐述。尤其是除了肿瘤特征外，患者的个人情况和个人意愿必须成为放射治疗共同决策过程的一部分。由于纳入多年前诊断和治疗的患者，预测工具本身并不是全面的。但为了更好的向患者解释所有的信息，决策辅助工具是非常有用的。未来的研究应包括通过多基因检测和患者对放射治疗毒性反应的内源敏感性检测来评估 LRF 的风险，以帮助进一步明确放射治疗的个体化获益和风险。

（郭灵玲　译　张蕾　校）

参考文献

1. Poortmans P. Optimal approach in early breast cancer: radiation therapy. EJC Suppl. 2013;11(2):27–36.
2. Speers C, Pierce LJ. Postoperative radiotherapy after breast-conserving surgery for early-stage breast cancer: a review. JAMA Oncol. 2016;2(8):1075–82.
3. Darby S, Correa C, Taylor C, Arriagada R, et al. Effect of radiotherapy after breast-conserving surgery on 10-year recurrence and 15-year breast cancer death: meta-analysis of individual patient data for 10,801 women in 17 randomised trials. Lancet. 2011;378(9804):1707–16.
4. Vinh-Hung V, Verschraegen C. Breast-conserving surgery with or without radiotherapy: pooled-analysis for risks of ipsilateral breast tumor recurrence and mortality. J Natl Cancer Inst. 2004;96(2):115–21.
5. Recht A, Comen EA, Fine RE, Fleming GF, Hardenbergh PH, Ho AY, et al. Postmastectomy radiotherapy: an American Society of Clinical Oncology, American Society for Radiation Oncology, and Society of Surgical Oncology focused guideline update. Pract Radiat Oncol. 2016;6(6):219–34.
6. van Maaren MC, de Munck L, Strobbe LJA, Sonke GS, Westenend PJ, Smidt ML, et al. Ten-year recurrence rates for breast cancer subtypes in the Netherlands: a large population-based study. Int J Cancer. 2019;144(2):263–72.
7. van den Bogaard VAB, van Luijk P, Hummel YM, van der Meer P, Schuit E, Boerman LM, et al. Cardiac function after radiation therapy for breast cancer. Int J Radiat Oncol Biol Phys. 2019;104(2):392–400.
8. Loap P, Kirov K, Kirova Y. Cardiotoxicity in breast cancer patients treated with radiation therapy: from evidences to controversies. 2020. https://doi.org/10.1016/j.critrevonc.2020.103121.
9. Grantzau T, Overgaard J. Risk of second non-breast cancer among patients treated with and without post-operative radiotherapy for primary breast cancer: a systematic review and meta-analysis of population-based studies including 522,739 patients. Radiother Oncol. 2016;121(3):402–13.
10. Gregorowitsch ML, Verkooijen HM, Houweling A, Fuhler N, Koelemij R, Schoenmaeckers EJP, et al. Impact of modern-day axillary treatment on patient reported arm morbidity and physical functioning in breast cancer patients. Radiother Oncol. 2019;131:221–8.
11. Collette S, Collette L, Budiharto T, Horiot JC, Poortmans PM, Struikmans H, et al. Predictors of the risk of fibrosis at 10 years after breast conserving therapy for early breast cancer: a study based on the EORTC Trial 22881-10882 'boost versus no boost'. Eur J Cancer. 2008;44(17):2587–99.
12. Poortmans PMP, Arenas M, Livi L. Over-irradiation. Breast. 2017;31:295–302.
13. Sanghani M, Balk E, Cady B, Wazer D. Predicting the risk of local recurrence in patients with breast cancer: an approach to a new computer-based predictive tool. Am J Clin Oncol. 2007;30(5):473–80.
14. Rudloff U, Jacks LM, Goldberg JI, Wynveen CA, Brogi E, Patil S, et al. Nomogram for predicting the risk of local recurrence after breast-conserving surgery for ductal carcinoma in situ. J Clin Oncol. 2010;28(23):3762–9.
15. Corso G, Maisonneuve P, Massari G, Invento A, Pravettoni G, De Scalzi A, et al. Validation of a novel nomogram for prediction of local relapse after surgery for invasive breast carcinoma. Ann Surg Oncol. 2020;27(6):1864–74.
16. van Werkhoven E, Hart G, Tinteren H, Elkhuizen P, Collette L, Poortmans P, et al. Nomogram to predict ipsilateral breast relapse based on pathology review from the EORTC 22881-10882 boost versus no boost trial. Radiother Oncol. 2011;100(1):101–7.
17. Luo C, Zhong X, Deng L, Xie Y, Hu K, Zheng H. Nomogram predicting locoregional recurrence to assist decision-making of postmastectomy radiation therapy in patients with T1-2N1 breast cancer. Int J Radiat Oncol Biol Phys. 2019;103(4):905–12.
18. Zhang N, Zhang J, Zhang H, Liu Y, Zhao W, Wang L, et al. Individualized prediction of survival benefit from postmastectomy radiotherapy for patients with breast cancer with one to three positive axillary lymph nodes. Oncologist. 2019;24(12):e1286–e93.
19. Van Zee KJ, Manasseh DM, Bevilacqua JL, Boolbol SK, Fey JV, Tan LK, et al. A nomogram for predicting the likelihood of additional nodal metastases in breast cancer patients with a positive sentinel node biopsy. Ann Surg Oncol. 2003;10(10):1140–51.
20. Greer LT, Rosman M, Charles Mylander W, Liang W,

Buras RR, Chagpar AB, et al. A prediction model for the presence of axillary lymph node involvement in women with invasive breast cancer: a focus on older women. Breast J. 2014;20(2):147–53.

21. Albert JM, Liu DD, Shen Y, Pan IW, Shih YC, Hoffman KE, et al. Nomogram to predict the benefit of radiation for older patients with breast cancer treated with conservative surgery. J Clin Oncol. 2012;30(23):2837–43.

22. Sanghani M, Truong PT, Raad RA, Niemierko A, Lesperance M, Olivotto IA, et al. Validation of a web-based predictive nomogram for ipsilateral breast tumor recurrence after breast conserving therapy. J Clin Oncol. 2010;28(5):718–22.

23. Polgar C, Van Limbergen E, Potter R, Kovacs G, Polo A, Lyczek J, et al. Patient selection for accelerated partial-breast irradiation (APBI) after breast-conserving surgery: recommendations of the Groupe Europeen de Curietherapie-European Society for Therapeutic Radiology and Oncology (GEC-ESTRO) breast cancer working group based on clinical evidence. Radiother Oncol. 2010;94(3):264–73.

24. Kirby AM. Updated ASTRO guidelines on accelerated partial breast irradiation (APBI): to whom can we offer APBI outside a clinical trial? Br J Radiol. 2018;91(1085):20170565.

25. Murray Brunt A, Haviland JS, Wheatley DA, Sydenham MA, Alhasso A, Bloomfield DJ, et al. Hypofractionated breast radiotherapy for 1 week versus 3 weeks (FAST-Forward): 5-year efficacy and late normal tissue effects results from a multicentre, non-inferiority, randomised, phase 3 trial. Lancet. 2020;395(10237):1613–26.

26. Brunt AM, Haviland JS, Sydenham M, Agrawal RK, Algurafi H, Alhasso A, et al. Ten-year results of FAST: a randomized controlled trial of 5-fraction whole-breast radiotherapy for early breast cancer. J Clin Oncol. 2020;38(28):3261–72.

27. Strnad V, Ott OJ, Hildebrandt G, Kauer-Dorner D, Knauerhase H, Major T, et al. 5-year results of accelerated partial breast irradiation using sole interstitial multicatheter brachytherapy versus whole-breast irradiation with boost after breast-conserving surgery for low-risk invasive and in-situ carcinoma of the female breast: a randomised, phase 3, non-inferiority trial. Lancet. 2016;387(10015):229–38.

28. Taylor C, Correa C, Duane FK, Aznar MC, Anderson SJ, Bergh J, et al. Estimating the risks of breast cancer radiotherapy: evidence from modern radiation doses to the lungs and heart and from previous randomized trials. J Clin Oncol. 2017;35(15):1641–9.

29. Nielsen TO, Leung SCY, Rimm DL, Dodson A, Acs B, Badve S, et al. Assessment of Ki67 in breast cancer: updated recommendations from the International Ki67 in Breast Cancer Working Group. J Natl Cancer Inst. 2020;113(7):808–19.

30. Overgaard M, Jensen MB, Overgaard J, Hansen PS, Rose C, Andersson M, et al. Postoperative radiotherapy in high-risk postmenopausal breast-cancer patients given adjuvant tamoxifen: Danish Breast Cancer Cooperative Group DBCG 82c randomised trial. Lancet. 1999;353(9165):1641–8.

31. Asaoka M, Narui K, Suganuma N, Chishima T, Yamada A, Sugae S, et al. Clinical and pathological predictors of recurrence in breast cancer patients achieving pathological complete response to neoadjuvant chemotherapy. Eur J Surg Oncol. 2019;45(12):2289–94.

32. Kunkler IH, Canney P, van Tienhoven G, Russell NS. Elucidating the role of chest wall irradiation in 'intermediate-risk' breast cancer: the MRC/EORTC SUPREMO trial. Clin Oncol. 2008;20(1):31–4.

33. Donker M, van Tienhoven G, Straver ME, Meijnen P, van de Velde CJ, Mansel RE, et al. Radiotherapy or surgery of the axilla after a positive sentinel node in breast cancer (EORTC 10981-22023 AMAROS): a randomised, multicentre, open-label, phase 3 non-inferiority trial. Lancet Oncol. 2014;15(12):1303–10.

34. Montero A, Ciervide R, Poortmans P. When can we avoid postmastectomy radiation following primary systemic therapy? Curr Oncol Rep. 2019;21(12):95.

35. Abi Jaoude J, de Azambuja E, Makki M, Tamim H, Tfayli A, Geara F, et al. Post-mastectomy radiation therapy in human epidermal growth factor receptor 2 positive breast cancer patients: analysis of the HERA trial. Int J Radiat Oncol Biol Phys. 2020;106(3):503–10.

36. Bernstein-Molho R, Laitman Y, Galper S, Jacobson G, Boursi B, Gal-Yam EN, et al. Locoregional treatments and ipsilateral breast cancer recurrence rates in BRCA1/2 mutation carriers. Int J Radiat Oncol Biol Phys. 2020;109(5):1332–40.

37. Kaidar-Person O, Boersma LJ, Poortmans P, Sklair-Levy M, Offersen BV, Cardoso MJ, et al. Residual glandular breast tissue after mastectomy: a systematic review. Ann Surg Oncol. 2020;27(7):2288–96.

38. Bosma SCJ, Hoogstraat M, van der Leij F, de Maaker M, Wesseling J, Lips E, et al. Response to preoperative radiation therapy in relation to gene expression patterns in breast cancer patients. Int J Radiat Oncol Biol Phys. 2020;106(1):174–81.

39. Tanic M, Krivokuca A, Cavic M, Mladenovic J, Plesinac Karapandzic V, Beck S, et al. Molecular signature of response to preoperative radiotherapy in locally advanced breast cancer. Radiat Oncol. 2018;13(1):193.

40. Rozen WM, Ashton MW. Radiotherapy and breast reconstruction: oncology, cosmesis and complications. Gland Surg. 2012;1(2):119–27.

41. Markopoulos C, Hyams DM, Gomez HL, Harries M, Nakamura S, Traina T, et al. Multigene assays in early breast cancer: Insights from recent phase 3 studies. Eur J Surg Oncol. 2020;46(4):656–66.

42. Mamounas EP, Mitchell MP, Woodward WA. Molecular predictive and prognostic markers in locoregional management. J Clin Oncol. 2020;38(20):2310–20.

43. Rosenstein BS. Identification of SNPs associated with susceptibility for development of adverse reactions to radiotherapy. Pharmacogenomics. 2011;12(2):267–75.

44. Russell NS, Knaken H, Bruinvis IA, Hart AA, Begg AC, Lebesque JV. Quantification of patient to patient variation of skin erythema developing as a response to radiotherapy. Radiother Oncol. 1994;30(3):213–21.

45. West CM, Barnett GC. Genetics and genomics of radiotherapy toxicity: towards prediction. Genome Med. 2011;3(8):52.

46. Raphael DB, Russell NS, Immink JM, Westhoff PG, Stenfert Kroese MC, Stam MR, et al. Risk communication in a patient decision aid for radiotherapy in breast cancer: How to deal with uncertainty? Breast. 2020;51:105–13.

47. Klein KA, Watson L, Ash JS, Eden KB. Evaluation of risk communication in a mammography patient decision aid. Patient Educ Couns. 2016;99(7):1240–8.

第 13 章

危及器官的勾画

Filipe Cidade de Moura, Mirjam Mast

13.1 背景

在三维(3D)计划时代,精确勾画 OAR 至关重要。随着放射治疗过程中 CT 模拟定位的实施,对目标靶区和 OAR 进行细致的勾画,成为改善疗效和降低毒性反应的必须环节。临床正常组织效应定量分析(QUANTEC)是大多数 OAR 勾画的最新参考。为了更好地预测风险和优化治疗比,人们对 3D 剂量/靶区/结局数据进行了回顾分析[1]。关于靶区和 OAR 的勾画,美国医学物理师协会(AAPM)任务组 263(TG263)(2018)[2]发表了一份关于放射肿瘤学术语标准化的报告。

最近,放射治疗质量保证(RTQA)全球协作小组(GHG)、AAPM TG263 及 ASTRO 共同制订了放射治疗 OAR 勾画的共识指南[3],旨在不论采用何种放射治疗技术,都将同行评议和基于解剖的靶区勾画指南整合到未来的临床研究方案中。

对治疗计划的标准化命名有助于提高科室内部及国内外同行的沟通质量。术语的标准化有助于脚本编写、推进自动化流程和报告生成。它还能更好地收集和登记数据,有利于临床常规医疗、基于人群的研究及临床研究的开展。本章将采用 AAPM TG263、RTQA GHG 危及器官工作组(OAR WG)的建议,介绍乳腺放射治疗中 OAR 的勾画。

13.2 治疗计划:从三维适形放射治疗到调强放射治疗/容积旋转调强放射治疗

体外放射治疗的主要目的是靶向乳腺癌组织的同时避开周围组织。放射治疗团队应该意识到,具有放射治疗剂量暴露风险的 OAR,可能随着 IMRT 或容积旋转调强放射治疗(VMAT)/容积调强放射治疗(vIMRT)的使用而发生改变。因此,应注意对所有可能暴露于射线的器官进行勾画,否则可能会导致毒性增加或产生意外的毒性[4]。

如果 IMRT/VMAT 仅用于乳腺和(或)区域淋巴结照射,应额外勾画感兴趣区(VOI),详见治疗计划章节。本章将描述所有与乳腺癌放射治疗相关的 OAR。最后,目前人们已经开始采用 OAR 模型、基于图谱的自动分割,以及人工智能设计辅助加速生成可靠的靶区结构集,但仍需要人工亲自审阅、校正和批准[3]。

13.3 CT 模拟扫描上的 OAR 可视化

亨斯菲尔德数也称亨斯菲尔德单位(HU),更常被称为 CT 值,在治疗计划系统(TPS)中用于计划设计,以实现向电子密度(ED)的精确转换。对于所谓的"CT 到 ED 转化曲线",可以针对特定 CT 设备,在校准条件下依据 CT 值计算 TPS 中的治疗束剂量衰减值。显示的 CT 值将导致不同组织之间不同的剂量衰减。在指定的窗宽(WW)和窗位(WL)下,可以进行可视化和器官识别。从暗结构到亮结构的过渡需要较窄的窗宽(<350HU),而较宽的窗宽(>1000HU)将导致组织(主要是软组织)之间的识别较低而变得不清晰。窗位,也被称为窗口中心,是窗宽的中心点。当窗位增大时,CT 图像会变暗;当窗位减小时,CT 图像会变亮。

13.4　OAR 的勾画

心脏

(TG 263:心脏)

技术形式:3DCRT/IMRT/VMAT

CT 勾画推荐:窗宽:500,窗位:50

应在靶区勾画前检查心脏三维解剖。冠状面可视化对于识别亚结构(例如,大血管和冠状动脉)和设置其上、下边界及侧边界至关重要。对于整体的定义,心脏轮廓应包括心包外表面[5]。头侧界应从肺动脉干分出右肺动脉处开始勾画[3]。轮廓应向下延伸到心脏底端,也就是左心室与横膈膜相接处[6]。

大血管的轮廓应与心脏分开,命名为主动脉、腔静脉和肺血管。

冠状动脉左前降支(LADCA)

(TG 263:冠状动脉左前降支)

技术形式:3DCRT/IMRT/VMAT

CT 勾画推荐:窗宽:150,窗位:50

LADCA 起源于左冠状动脉干(LMCA),在心脏的左上方,位于肺动脉干和左心耳之间,并一直延伸至底端[7]。此外,冠状动脉左前降支(LAD)在心包附近形成小圆形结构,紧邻心包沿前室间沟下行[6]。当其不可见时,应使用室间沟作为替代。心脏和冠状动脉 LAD 如图 13.1 所示。

大血管

(TG 263:大血管)

技术形式:IMRT/VMAT

CT 勾画推荐:窗宽:350,窗位:40

在乳腺治疗计划中,心脏周围的大血管可能包括

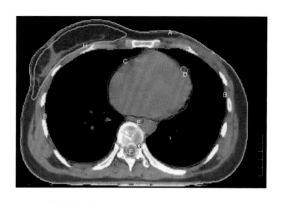

图 13.1　A,体表轮廓;B,双肺;C,心脏;D,冠状动脉左前降支(A-LAD);E,食管;F,脊髓;G,脊髓-PRV3;H,右侧乳腺。

上腔静脉、主动脉和肺动脉/静脉。大血管的轮廓可以分开勾画,也可以作为单个靶区勾画。主动脉弓的分支包括头臂动脉、左颈总动脉和左锁骨下动脉。颅脑大血管从心脏顶部向下延伸至主动脉上层面,大约在 T2/T3 椎体水平。必须注意避免勾画中心结构,如气管、主支气管和食管。

肺/双肺

(TG 263:左肺、右肺、双肺)

技术形式:3DCRT/IMRT/VMAT

CT 勾画推荐:窗宽:1500 或 1600,窗位:-600

应分别勾画左、右肺,再由单独的右肺和左肺合并成一个双肺,以便于计划评估及报告。肺的靶区从肺尖到膈,包括所有含气实质组织,不包括气管、近端支气管、积液和肺不张[8]。

脊髓

(TG 263:脊髓)

技术形式:3DCRT/IMRT/VMAT

CT 勾画推荐:窗宽:350,窗位:40

勾画脊髓时,应勾画真正的脊髓而不是椎管。它的密度比周围的脑脊液和韧带稍高。脊髓从脑干下方的颅颈交界处延伸至 L2 椎体下缘的马尾[8]。为了便于计划设计,PTV 应在头侧到尾侧的纵向平面上,将脊髓至少多画 5cm。为了便于剂量学评估和剂量优化,可能需要在脊髓上外扩形成 OAR 计划体积(PRV)。根据 AAPM TG263 的建议,当出于标准化的原因,PRV 可以包含在命名中,如 SpinalCord-PRVxx。

气管

（TG 263：气管）

技术形式：3DCRT/IMRT/VMAT

CT 勾画推荐：窗宽：350，窗位：40

勾画气管时，应完全将到软骨和气管肌的外界（包括管腔）勾画在内，从环状软骨的下缘到隆突上方约 2cm。

食管

（TG 263：食管）

技术形式：3DCRT/IMRT/VMAT

CT 勾画推荐：窗宽：350，窗位：40

勾画食管时，应包括所有肌层至脂肪外膜，从环状软骨水平到胃食管交界处的下缘，通常在横膈水平[8]。食管靠近椎体前缘，位于心脏和气管后面，呈圆形或椭圆形轴状。在可见的层面上进行勾画并可进行插植。

喉

（TG 263：喉）

技术形式：3DCRT/IMRT/VMAT

CT 勾画推荐：窗宽：350，窗位：40

勾画喉时，应从会厌尖勾画至甲状软骨下侧，接近环状软骨下缘[9]。前缘和外侧缘为甲状软骨的外侧。在后方，应包括杓状软骨，并延伸到咽缩肌边缘。

甲状腺

（TG 263：甲状腺）

技术形式：3DCRT/IMRT/VMAT

CT 勾画推荐：窗宽：350，窗位：100

甲状腺位于甲状软骨下方。甲状腺有两个叶，在前部和下部相连。甲状腺比邻近软组织密度略高[10]。它延伸并包围甲状软骨和环状软骨。颈总动脉位于其外侧。

肝

（TG 263：肝）

技术形式：IMRT/VMAT

CT 勾画推荐：窗宽：450，窗位：40

肝脏应勾画为单一结构，不包括胆囊，当下腔静脉与肝脏明显分离时也不应包括在内。应从横膈勾画到肝右叶的底部。

对侧乳房

（TG 263：对侧乳房）

技术形式：IMRT/VMAT

CT 勾画推荐：窗宽：350，窗位：40

为便于计划评价，应勾画对侧乳房以准确确定剂量。当选择 IMRT/VMAT 技术时，对侧乳房应作为逆向计划优化过程的一部分进行勾画。上界位于可见乳房组织的上缘，通常达胸锁关节下缘。乳房向下延伸至乳间沟，乳房形状在此处仍然可见。一般来说，乳房内侧延伸至同侧胸骨边缘，靠近内乳血管分支[11]。外侧界为乳腺组织外侧皱褶，可见其靠近胸外侧动脉，该动脉可作为乳腺外侧/后侧界的解剖参考。

对侧乳房的前界位于皮肤表面下 5mm。向后应勾画至胸大肌前缘，应沿肋骨及肋间肌周围勾画[12]。

肱骨头

（TG 263：肱骨头）

CT 勾画推荐：窗宽：2000，窗位：350

对同侧肱骨头进行勾画，以进行治疗计划的优化和评估。肱骨头的勾画应从头部顶端开始，根据射野的入射角度和长度，应包括完整的 PTV 外扩边界所对应的平面。为避免肱骨盂关节和结缔组织被包入，肱骨头周围可外扩 1cm 形成计划危及器官体积（PRV）。

臂丛神经（BP）

（TG 263：臂丛神经）

技术形式：IMRT/VMAT

CT 勾画推荐：窗宽：350，窗位：40

BP 是由 5 对脊神经根（SN）形成的神经网络，始于神经孔。

1.椎体 C4–C5（SN：C5）

2.椎体 C5–C6（SN：C6）

3.椎体 C6–C7（SN：C7）

4.椎体 C7–T1（SN：C8）

5.椎体 T1–T2（SN：T1）

为便于勾画，建议在 C4–T2 段识别椎体和神经根。

根据 Brouwer 和 Hall 的建议[10,13]，使用直径为 5mm 的勾画工具来绘制 BP。

可以在第 5 颈椎到第 1 肋骨附着点的范围内勾画前斜角肌和中斜角肌,以作为勾画 BP 的辅助标记。应从神经孔出发,沿着前斜角肌和中斜角肌之间的间隙勾画 BP。

在未见神经孔的层面,勾画前斜角肌和中斜角肌之间的间隙或软组织。斜角肌将在锁骨下神经血管束平面结束。

在神经血管束的后方勾画 BP,直至锁骨头下方水平。如果臂丛在较下方的层面被血管束包绕,将进入腋窝的血管结构包含在勾画范围内,从而完成对臂丛分支、束和末梢神经的勾画。

将第 1 肋和第 2 肋作为锁骨下间隙处的臂丛内侧界[8]。臂丛的勾画止于第 2 肋的内侧。臂丛的下界和外侧界应勾画至锁骨头下方 1~2 个 CT 层面。图 13.2 至图 13.5 为 BP 的关键区域。

13.5 总结

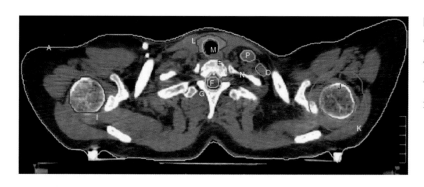

图 13.2 至图 13.5 A,体表轮廓;B,双肺;E,食管;F,脊髓;G,脊髓-PRV3;I,右侧肱骨头;J,左侧肱骨头;K,左侧肱骨头–PRV10;L,甲状腺;M,气管;N,左侧臂丛神经;O,中斜角肌;P,前斜角肌。

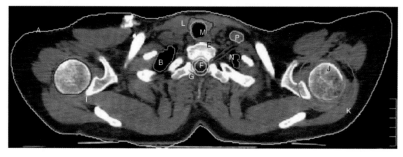

图 13.3

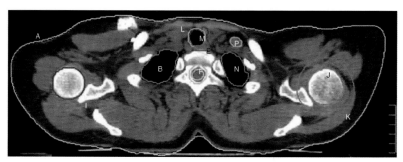

图 13.4

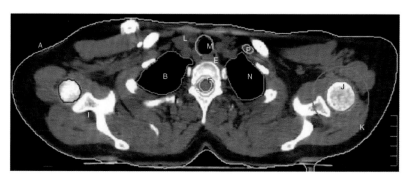

图 13.5

OAR 的勾画已成为当代放射肿瘤学中最薄弱的环节之一。在过去的几十年里，随着技术的进步和科学网络在全球范围内的广泛传播，靶区勾画方法和治疗方式发生了巨大的变化。

正常组织效应的定量分析有赖于对器官和解剖结构的分类和标准化的改进，这成为放射治疗工作任务的优先事项。人工勾画 OAR 是一个耗时的过程，大多数 TPS 和虚拟模拟器系统中可用的自动勾画工具可以辅助这一过程，然而勾画的确认仍需要人工审阅。

勾画过度和（或）勾画不足可能导致超出预料的正常组织并发症、不良结局及较差的生活质量。靶区勾画技术和基本原理对个体化放射治疗至关重要，因为它有助于更好地进行临床诊疗及循证医学研究。

针对乳腺癌放射治疗，已经发布了一些文件指导勾画的标准化和术语命名。在此，我们汇总了与乳腺放射治疗最相关的 OAR 的定义及勾画，以指导专业人员对 OAR 的勾画，并加强这一至关重要的放射治疗环节。

（郭灵玲 译 张蕾 校）

参考文献

1. Bentzen SM, Constine LS, Deasy JO, et al. Quantitative analyses of normal tissue effects in the clinic (QUANTEC): an introduction to the scientific issues. Int J Radiat Oncol Biol Phys. 2010;76(3):3–9. https://doi.org/10.1016/j.ijrobp.2009.09.040.
2. Standardizing nomenclatures in radiation oncology. The report of AAPM Task Group 263. 2018.
3. Mir R, Kelly SM, Xiao Y, et al. Organ at risk delineation for radiation therapy clinical trials: global harmonization group consensus guidelines. Radiother Oncol. 2020;150:30–9. https://doi.org/10.1016/j.radonc.2020.05.038.
4. Kaidar-Person O, Kostich M, Zagar TM, et al. Helical tomotherapy for bilateral breast cancer: clinical experience. Breast. 2016;28:79–83. https://doi.org/10.1016/j.breast.2016.05.004.
5. Feng M, Moran JM, Koelling T, et al. Development and validation of a heart atlas to study cardiac exposure to radiation following treatment for breast cancer. Int J Radiat Oncol Biol Phys. 2011;79(1):10–8. https://doi.org/10.1016/j.ijrobp.2009.10.058.
6. Milo ML, Offersen BV, Bechmann T, et al. Delineation of whole heart and substructures in thoracic radiation therapy: national guidelines and contouring atlas by the Danish Multidisciplinary Cancer Groups. Radiother Oncol. 2020;150:121–7. https://doi.org/10.1016/j.radonc.2020.06.015.
7. Duane F, Aznar MC, Barlett F, et al. A cardiac contouring atlas for radiotherapy. Radiother Oncol. 2017;122:416–22. https://doi.org/10.1016/j.radonc.2017.01.008.
8. Kong FM, Ritter T, Quint D, et al. Consideration of dose limits for organs at risk of thoracic radiotherapy: atlas for lung, proximal bronchial tree, esophagus, spinal cord, ribs, and brachial plexus. Int J Radiat Oncol Biol Phys. 2011;81(5):1442–67. https://doi.org/10.1016/j.ijrobp.2010.07.1977.
9. Rancati T, Schwarz M, Allen AM. Radiation dose-volume effects in the larynx and pharynx. Int J Radiat Oncol Biol Phys. 2010;76(3):64–9. https://doi.org/10.1016/j.ijrobp.2009.03.079.
10. Brouwer C, Steenbakkers R, Bourhis J, et al. CT-based delineation of organs at risk in the head and neck region: DAHANCA, EORTC, GORTEC, HKNPCSG, NCIC CTG, NCRI, NRG Oncology and TROG consensus guidelines. Radiother Oncol. 2015;117:83–90. https://doi.org/10.1016/j.radonc.2015.07.041.
11. Nielsen MH, Berg M, Pedersen N, et al. Delineation of target volumes and organs at risk in adjuvant radiotherapy of early breast cancer: national guidelines and contouring atlas by the Danish Breast Cancer Cooperative Group. Acta Oncol. 2013;52(4):703–10. https://doi.org/10.3109/0284186X.2013.765064.
12. Offersen BV, Boersma LJ, Kirkove C, et al. ESTRO consensus guideline on target volume delineation for elective radiation therapy of early stage breast cancer. Radiother Oncol. 2015;114:3–10. https://doi.org/10.1016/j.radonc.2014.11.030.
13. Hall W, Guiou M, Lee NY, et al. Development and validation of a standardized method for contouring the brachial plexus: preliminary dosimetric analysis among patients treated with IMRT for head-and-neck cancer. Int J Radiat Oncol Biol Phys. 2008;72:1362–7. https://doi.org/10.1016/j.ijrobp.2008.03.004.

第 14 章

乳腺癌放射生物学：基础篇

Navita Somaiah，John R. Yarnold

14.1 背景

由 Brunt 和 Whelan 发起的 Ontario 研究（1993—1996 年）和 START-B 研究（1998—2002 年）拉开了探讨乳腺癌大分割放射治疗的临床放射生物学的序幕，这两项研究在本书中其他章节也有描述[1-3]。20 世纪 40 年代，放射治疗资源短缺，英国 Christie 医院的 Ralston Paterson 发起的 Canadian 研究应运而生，该研究的单次放射治疗剂量为 2.66Gy。在英国，对于初次术后局部区域的放射治疗，Paterson 研究中的 40Gy/15f/3W 的大分割方案与 50Gy/25f 的常规分割方案并存了几十年，一直沿用至今[4]。

Ontario 研究中，考虑到正常组织的晚反应（NTE），特别是乳房美容效果，假设 $\alpha/\beta=3Gy$，根据 LQ 模型计算出 42.56Gy/2.66Gy/16f 与 50Gy/25f 具有同等的生物学效应。在 LQ 模型中，为了仅针对单次分割剂量这一因素进行计算，因而假设亚致死性损伤在分次放射治疗间可以完全修复、治疗期间靶细胞不会再增殖、细胞周期不会再分布。3Gy 大分割相比于 2Gy 常规分割，其对晚反应正常组织的影响较低，提示晚反应正常组织对于高于 2Gy 的单次分割剂量的改变具有较高的敏感性[5,6]。该研究显示试验组和对照组的美容效果和肿瘤局部控制均相似，这一结果也说明，单次分割剂量的改变对于乳腺癌组织和乳腺正常组织的影响程度大致相当。为保证晚反应正常组织具有同等的损伤程度，根据 α/β 值估算，分割次数从 25 次减少到 16 次时，总剂量需要从 50Gy 减少到 42.56Gy，两者间

相差的 7.5Gy 生动体现了单次分割不同对生物学效应的影响。

基于 $\alpha/\beta=3Gy$ 和上述 LQ 模型的假设，认为 40Gy/15f/3W 的曼彻斯特方案与 46Gy/2Gy/23f 等效。在 START-B 研究中，医师评估的 10 年乳房缩小的风险比在大分割组和常规分割组为 0.8（0.67~0.96，0.015）[7]。15 次大分割方案在肿瘤局部控制方面也不劣于常规分割方案（HR，0.77，95% CI，0.51~1.16；P=0.21）。这一结果肯定了大分割的有效性，但是在 Ontario 研究和 START-B 研究中，由于试验组和对照组之间存在 2 周的治疗时间差异，因此也不能排除时间因素对肿瘤控制的影响。

为什么这里提到 2 周的治疗时间差异？毕竟，原发乳腺癌的有丝分裂和分裂指数较低，放射治疗期间的加速再增殖不被认为与临床有关[8,9]。这可能是正确的，但在 START-B 研究中，试验组（40Gy/15f）和对照组（50Gy/25f）的 10 年肿瘤局部控制的 HR 为 0.77（95% CI，0.51~1.16；P=0.21），差异虽不具有统计学意义，但试验组的局部复发风险相比对照组下降了 1.4%（分别为 3.8% 和 5.2%）[7]。假设 $\alpha/\beta=3Gy$ 适用于肿瘤控制且不受时间影响，40Gy/15f 的放射治疗方案与 46Gy/23f 等效，但剂量强度较低，预计在肿瘤局部控制方面会降低 1%。这可能是一种偶然现象，但从临床放射生物学的角度去考虑，如果 40Gy 的放射治疗剂量相比对照组，其对肿瘤局部控制的 HR 为 0.8，将会带来怎样的影响？在喉癌中，从放射治疗的第 4 周开始，至少每日"浪费"0.5Gy 以补偿加速再增殖[10]。在 Ontario 研究中，16 次大分割方案未显示出肿瘤

局部控制的优势，但在将时间因素纳入考量范围的START-B研究中，Haviland预计，在5周放射治疗方案的第4周和第5周，由于再增殖，每日将"浪费剂量"0.6Gy[11]。基于全身辅助治疗方案，针对残留病灶的放射治疗在术后几周或几个月后开始，因此，从治疗开始就需要考虑肿瘤可能处于加速再增殖的阶段。重点不在于争论局部控制的时间效应是否存在，对此我们的确还不清楚，只是提出如果存在，应该将时间效应纳入对单次分割剂量的计算中（降低α/β值），除非将它作为一个独立因素、并且不基于LQ模型对其进行独立量化[11]。

时间的影响不局限于再增殖。基于对时间因素的考虑，START-P研究（1986—1998年）将所有试验组和对照组的疗程统一为5周；START-A研究（1999—2002年）则在每两周放射治疗5次、共计13次的大分割放射治疗中引入了两种剂量方案，且两种方案在必要时可交叉，以分别确保晚期毒性反应和肿瘤局部控制的等效性[3,7,12-14]。通过控制时间相关的效应，并估计晚反应正常组织和肿瘤控制的等效性，这两项研究对单次分割剂量进行了直接准确的估算。对局部肿瘤控制的α/β值的估算，是基于3646例患者的10年肿瘤局部复发数据，共计349例局部复发事件[7]。依据50Gy/2Gy/25f与41.6Gy/3.2Gy/13f具有同等的抗肿瘤效果，由两种分割方式的总剂量间的差值8.4Gy，计算得到不受时间影响的α/β估计值为3.5Gy（95% CI，1.2~5.7），这与之前所认为的乳腺癌对单次分割剂量的变化敏感的观点是完全一致的。这些研究通过有力的证据证实，在乳腺癌中，尽管总剂量显著下降，但单次分割剂量的增加提高了疗效，同时避免了治疗时间这一混杂效应。

FAST-Forward研究为早期乳腺癌患者提供了总剂量26Gy、5次照射、为期1周的安全有效的局部放射治疗方案。除此以外，该研究还有哪些值得学习的地方？这项实用的研究对比了两种不同总剂量的1周方案和40Gy/15f的3周方案。基于START-P/-A研究和FAST研究，该研究将正常晚反应组织的α/β值估计为2.8Gy，因而预测27Gy/5.4Gy/5f的疗效与40Gy/2.67Gy/15f的疗效相同。如前所述，原始的LQ模型假设分次治疗间亚致死性损伤完全修复、无细胞周期再分布、无靶细胞再增殖。FAST-Forward研究之所以采用26Gy/5.2Gy/5f这一总剂量较低的方案，一方面是

为了获得与晚期毒性反应相关的剂量数据，从而肯定5次方案的有效性；另一方面，如果之前与时间相关的假设不符合临床实际，该研究也提供了一个更为保险的剂量方案。结果显示，5年正常组织反应的等效剂量更接近于26Gy而不是27Gy，提示α/β值低于3Gy。虽然分别基于临床医师、患者和照片的方法，对晚反应正常组织的评价结果存在差异，但所估算的α/β值大致相当，均接近于2Gy。这一α/β值表明，26Gy/5f和47Gy/23f的方案对正常组织的影响相当。

如何解释晚反应正常组织的α/β估计值低于预期？FAST-Forward研究中，无论是基于临床医师、患者还是照片评价的结果，所估算的正常组织终点的α/β值，其95% CI，都在FAST研究和START-P/-A研究所报道的所有晚反应正常组织的α/β估计值的置信区间内。从统计学上讲，最可能的解释是不同的α/β估计值具有内在一致性。如果α/β值更接近2Gy而不是3Gy，最可能的机制是存在不完全修复。当治疗从周一开始或需要横跨周末时，在5个分次中分别可能有4次或3次存在不完全修复。这在一定程度上反映了时间效应。如果在3周内放射治疗5次，在每次放射治疗5.2Gy或5.4Gy后会留下更多时间进行亚致死性损伤修复，从而降低放射治疗疗效。

可靠的定量数据显示，尽管在乳房切除术后常规分割放射治疗和大分割放射治疗期间进行的一系列皮肤活检图像均未观察到毛细血管内皮发生有丝分裂，但皮肤组织的毛细血管扩张也存在时间效应[15]。未观察到有丝分裂说明内皮细胞没有再增殖，这种时间效应代表了半衰期大约为40天的一个十分缓慢的修复衰退的过程，这与在动物实验中观察到的现象一致[5]。在此背景下，FAST研究（2004—2007年）作为FAST-Forward研究的预试验，设计了每次5.7Gy或6.0Gy、每周1次、共5次（5周）的放射治疗方案，对比50Gy/25f/5w的方案，以控制时间因素对疗效的潜在影响[16]。对于任何中度或重度的正常组织反应的α/β估计值为2.5Gy，居于3Gy和2Gy之间。估计值的差异可能是偶然效应造成的，但基于放射生物学，FAST-Forward研究对每日单次放射治疗间存在不完全修复的考虑仍然是合理的。

还有一种机制可能解释正常组织反应（NTE）的α/β值，随着单次分割剂量的增加而降低。这与5次方案中较轻的急性皮肤反应，特别是较轻的湿性脱皮相

关。早反应组织对单次分割剂量的变化相对不敏感，因此总剂量减少有助于减轻急性皮肤反应。在 FAST-Forward 研究中，与 40Gy/15f 相比，26Gy/5f 和 27Gy/5f 的皮肤红斑更轻、持续时间更短[17]。乳房下皱襞或全乳房切除术后胸壁的严重湿性脱皮（α/β=10+）可作为直接因素，导致与早反应正常组织具有同样高的 α/β 值的晚反应正常组织的损伤，晚反应正常组织损伤可能会导致临床研究对于 α/β 值估计过高。

FAST-Forward 研究是否也在大分割放射治疗对肿瘤控制方面带来了一些新的或意想不到的结果？START-P 和 START-A 研究将 α/β=3.5 用于预测肿瘤控制，这考虑了潜在的时间效应，发现 26Gy/5f 与 41Gy/21f 在肿瘤控制方面的效果相当。26Gy/5f 的等效总剂量为 41Gy，40Gy/15f 的等效总剂量为 45Gy，两者之间的剂量相差太小，在肿瘤局部控制率已如此高的情况下，需要数千例样本量，才可检测出两者的差异。可能会提出如下质疑：如果没有显著的时间效应，26Gy/5f 是否具有抗肿瘤作用。通过 FAST-Forward 研究得到的调整后的 α/β 值为 3.7Gy（95% CI，0.4~6.9），尽管置信区间较宽，但并不提示存在显著的时间效应。40Gy/15f 的 5 年局部复发率为 2.1%（95% CI，1.4~3.1），同时对放射治疗疗效进行的系统性回顾提示，预计在不行放射治疗时，5 年局部复发率约为 6%，10 年局部复发率约为 10%。在 FAST-Forward 研究中，26Gy/5f 在 5 年局部复发方面取得了非劣效的结果，因此，此剂量不可能没有抗肿瘤作用。

在沉浸于对随机临床研究较为深入的讨论后，有必要回到 20 世纪中期 Ralston Paterson 的时代来结束此章节。20 世纪 80 年代初，在 Gray 实验室工作的加拿大放射生物学家 Bruce Douglas 发表了一篇将 LQ 模型运用于临床大分割的文章，该文章的讨论部分的其中一句话，首次对乳腺癌的 α/β 估计值进行了公开发表[18]，Douglas 根据南非约翰内斯堡 Lionel Cohen 于 1951 年发表的文章，将 α/β 值估算为 3.8Gy[19]。Cohen 开发了 Ellis 公式的前身，并用它分析自己主管的和既往全球各地发表的文献中的共计大于 1000 例的患者的治疗效果，得出了指数 N=2.4，这与临床上观察到的乳腺癌对大分割放射治疗敏感的现象相一致，尽管没有考虑时间上的差异。作为对 Douglas 发表文章的回应，START-P 研究于 1986 年开始进行。尽管临床研究取得了重大进展，但对于单次分割剂量影响放射治

疗敏感性的细胞和分子基础，仍知之甚少。最近的证据表明，DNA 双链断裂修复和细胞周期检查点可能在其中发挥重要作用[8,9,20-22]。深入理解分割剂量的生物学基础，无疑将推动未来大分割放射治疗的临床应用。

14.2　总结

近年来，持续数周的较长疗程的放射治疗方案，逐步被更短疗程、更便利的放射治疗方案所取代。前瞻性临床研究在设计时纳入了放射生物学知识，并证实了更短疗程放射治疗的可行性，同时，也反过来提供了进一步的信息，增强了我们对乳腺癌和正常组织放射生物学的理解。

（杨梦祺 译　谭志博 校）

参考文献

1. Whelan T, MacKenzie R, Julian J, Levine M, Shelley W, Grimard L, et al. Randomized trial of breast irradiation schedules after lumpectomy for women with lymph node-negative breast cancer. J Natl Cancer Inst. 2002;94(15):1143–50.
2. Whelan TJ, Pignol JP, Levine MN, Julian JA, Mackenzie R, Parpia S, et al. Long-term results of hypofractionated radiation therapy for breast cancer. N Engl J Med. 2010;362(6):513–20.
3. Bentzen SM, Agrawal RK, Aird EG, Barrett JM, Barrett-Lee PJ, Bliss JM, et al. The UK Standardisation of Breast Radiotherapy (START) trial B of radiotherapy hypofractionation for treatment of early breast cancer: a randomised trial. Lancet. 2008;371(9618):1098–107.
4. Priestman TJ, Bullimore JA, Godden TP, Deutsch GP. The Royal College of Radiologists' fractionation survey. Clin Oncol. 1989;1(1):39–46.
5. Thames HD Jr, Withers HR, Peters LJ, Fletcher GH. Changes in early and late radiation responses with altered dose fractionation: implications for dose-survival relationships. Int J Radiat Oncol Biol Phys. 1982;8(2):219–26.
6. Withers HR, Peters LJ, Thames HD, Fletcher GH. Hyperfractionation. Int J Radiat Oncol Biol Phys. 1982;8(10):1807–9.
7. Haviland JS, Owen JR, Dewar JA, Agrawal RK, Barrett J, Barrett-Lee PJ, et al. The UK Standardisation of Breast Radiotherapy (START) trials of radiotherapy hypofractionation for treatment of early breast cancer: 10-year follow-up results of two randomised controlled trials. Lancet Oncol. 2013;14(11): 1086–94.
8. Somaiah N, Yarnold J, Daley F, Pearson A, Gothard L, Rothkamm K, et al. The relationship between homologous recombination repair and the sensitivity of human epidermis to the size of daily doses over a 5-week course of breast radiotherapy. Clin Cancer

Res. 2012;18(19):5479–88.

9. Somaiah N, Rothkamm K, Yarnold J. Where do we look for markers of radiotherapy fraction size sensitivity? Clin Oncol. 2015;27(10):570–8.

10. Withers HR, Taylor JM, Maciejewski B. The hazard of accelerated tumor clonogen repopulation during radiotherapy. Acta Oncol. 1988;27(2):131–46.

11. Haviland JS, Bentzen SM, Bliss JM, Yarnold JR. Prolongation of overall treatment time as a cause of treatment failure in early breast cancer: an analysis of the UK START (standardisation of breast radiotherapy) trials of radiotherapy fractionation. Radiother Oncol. 2016;121(3):420–3.

12. Yarnold J, Ashton A, Bliss J, Homewood J, Harper C, Hanson J, et al. Fractionation sensitivity and dose response of late adverse effects in the breast after radiotherapy for early breast cancer: long-term results of a randomised trial. Radiother Oncol. 2005;75(1):9–17.

13. Owen JR, Ashton A, Bliss JM, Homewood J, Harper C, Hanson J, et al. Effect of radiotherapy fraction size on tumour control in patients with early-stage breast cancer after local tumour excision: long-term results of a randomised trial. Lancet Oncol. 2006;7(6):467–71.

14. Bentzen SM, Agrawal RK, Aird EG, Barrett JM, Barrett-Lee PJ, Bliss JM, et al. The UK standardisation of breast radiotherapy (START) trial A of radiotherapy hypofractionation for treatment of early breast cancer: a randomised trial. Lancet Oncol. 2008;9(4):331–41.

15. Turesson I, Thames HD. Repair capacity and kinetics of human skin during fractionated radiotherapy: ery-

thema, desquamation, and telangiectasia after 3 and 5 year's follow-up. Radiother Oncol. 1989;15(2):169–88.

16. Brunt AM, Haviland JS, Sydenham M, Agrawal RK, Algurafi H, Alhasso A, et al. Ten-year results of FAST: a randomized controlled trial of 5-fraction whole-breast radiotherapy for early breast cancer. J Clin Oncol. 2020;2020:1902750.

17. Brunt AM, Wheatley D, Yarnold J, Somaiah N, Kelly S, Harnett A, et al. Acute skin toxicity associated with a 1-week schedule of whole breast radiotherapy compared with a standard 3-week regimen delivered in the UK FAST-Forward Trial. Radiother Oncol. 2016;120(1):114–8.

18. Douglas BG, Castro JR. Novel fractionation schemes and high linear energy transfer. Prog Exp Tumor Res. 1984;28:152–65.

19. Cohen L. Radiotherapy in breast cancer I. The dose-time relationship theoretical considerations. Br J Radiol. 1952;25(300):636–42.

20. Somaiah N, Yarnold J, Lagerqvist A, Rothkamm K, Helleday T. Homologous recombination mediates cellular resistance and fraction size sensitivity to radiation therapy. Radiother Oncol. 2013;108(1):155–61.

21. Anbalagan S, Ström C, Downs JA, Jeggo PA, McBay D, Wilkins AC, Boyle S, Rothkamm K, Yarnold JR, Somaiah N. TP53 modulates radiotherapy fraction size sensitivity in normal and malignant cells. Sci Rep. 2021.

22. Eke I, Zong D, Aryankalayil MJ, Sandfort V, Bylicky MA, Rath BH, et al. 53BP1/RIF1 signaling promotes cell survival after multifractionated radiotherapy. Nucleic Acids Res. 2020;48(3):1314–26.

第 15 章

剂量分割

Adrian Murray Brunt，Timothy Whelan

15.1 背景

2020 年，对于乳腺癌 BCS 后或全乳房切除术后联合或不联合区域淋巴结放射治疗的常规分割剂量是 40~42.5Gy/15~16f/3W。目前，该方案受到了在 1 周内完成对乳房或胸壁总共 5 次大分割照射的挑战。20 世纪 80 年代中期，针对线性二次模型的 START-pilot 随机研究 [1] 首次对 50Gy/2Gy/25f/5W 的标准方案进行了测试。这得到了 START-A 研究[2]的支持，这也是一项针对等效方案进行放射生物学分析和补充的三臂研究。

15.2 临床实践的重要信息

20 世纪 90 年代，两项具有里程碑意义的研究，即加拿大的安大略临床肿瘤学组（OCOG）研究[3]和英国的 START-B 研究[4]开始进行。两项研究分别对为期 3 周的 42.5Gy/16f 和 40Gy/15f 的方案与为期 5 周的 50Gy/25f 的方案进行了比较。这些研究显示，大分割放射治疗 5 年和 10 年的局部复发和正常组织反应与以往的常规分割相似。3 项 START 研究和 OCOG 研究逐渐使为期 3 周的 15 次或 16 次放射治疗方案成为国际标准方案[5]。最近由丹麦主导的 HYPO 研究也支持将 40Gy/15f/3W 的方案作为标准治疗方案[6]。表 15.1 至表 15.3 列出了主要的大分割研究。表 15.1 列出了患者及肿瘤特征的信息。

15.2.1 局部复发

已发表的 OCOG 研究[7]和 START 研究[8]的长期结果显示，为期 3 周的 15 次或 16 次的放射治疗方案既安全又有效。表 15.2 列出了 6 项大分割放射治疗研究的 10 年局部复发率。Haviland 等[8]对 START-Pilot、START-A 和 START-B 研究中的 5861 例患者进行非计划 Meta 分析，结果显示在任何亚组中，局部复发与大分割方案无关。这些分组因素包括年龄、淋巴结状态、肿瘤组织学分级，或化学治疗的使用。一项 OCOG 研究的独立中心病理回顾[9]显示肿瘤组织学分级和分子亚型并不能预测大分割放射治疗的疗效。

15.2.2 正常组织反应

表 15.3 列出了各研究中各种正常组织的反应，并对常规分割和大分割的反应进行了比较。START-B 研究发现，40Gy/15f 治疗组的乳腺萎缩、毛细血管扩张和水肿明显减少，其他正常组织反应在两组间没有明显差异[2,8]。如预期所示，OCOG 研究和 START-B 研究均发现正常组织反应随着时间的推移而加重，但两种治疗方案之间没有差异。HYPO 研究显示，大分割方案（40Gy/15f）适用于所有亚组，包括接受化学治疗、曲妥珠单抗或来曲唑的患者。在这项研究中，大乳房和吸烟显著增加了乳腺硬化的风险（硬化是 3 年时的主要终点），但 40Gy/15f 的治疗方案并不比 50Gy/25f 的结果差。3 项研究均未发现接受大分割方案治疗后疗效较差的亚组。

这些研究和其他研究[10-13]的一个重要发现是，与常规分割相比，大分割放射治疗的急性毒性反应如皮肤红斑、脱屑和疲乏等更少。这与放射生物学的原理一致，即急性反应组织对总剂量的减少更敏感，而对分次剂量的增加不敏感[14]。

表 15.1 6项早期乳腺癌大分割放射治疗研究的患者基本信息、临床信息和治疗方案

	OCOG	START B	DBCG HYPO	Beijing	FAST	FAST-Forward[a]
入组年份	1993—1996	1999—2001	2009—2014	2008—2016	2004—2007	2011—2014
中位随访(年)	12.0	9.9	7.3	4.9	9.9	6.0
对照组(Gy/分次/周)	50/25/5	50/25/5	50/25/5	50/25/5	50/25/5	40/15/3
试验组1(Gy/分次/周)	42.5/16/3	40/15/3	40/15/3	43.5/15/3	30/5/5	27/5/1
试验组2(Gy/分次/周)	不适用	不适用	不适用	不适用	28.5/5/5	26/5/1
患者总数	1234	2215	1854	810	915	4096
年龄(岁)	未报告	平均57.4	中位59	中位49	平均62.9	中位61
年龄<50岁	305	457	199	超过50%	0	604
全乳房切除	0	177	0	810	0	264
淋巴结阳性	0	504	183[b]	810	0	756
T2/T3	240/0	795[c]	292/0	未知	163/0	1211/76
组织学分级3级	233	509	303	232	98	1153
仅DCIS	0	0	246	0	0	0
化学治疗	136	491	682	810	0	1174
加量	0	868	430	0	0	1011
区域放射治疗	0	161	0	810	0	0

表中的数字为患者数,除非另有说明。

[a] FAST-Forward研究中的一个关于区域淋巴结放射治疗的子研究结果尚未报道。

[b] DBCG HYPO研究中淋巴结阳性是指仅有微转移。

[c] 其中220例患者的肿瘤大于3cm,允许纳入T3的患者,但纳入的患者数不详。

除了提高便利性和减少所需的资源外,大分割放射治疗的急性毒性反应和某些晚期毒性反应还相对更轻,应用大分割方案可以提高患者的生活质量。

15.2.3 加量照射的剂量分割

加量照射的传统分割模式被用于START-B研究(43%的BCS患者,10Gy/5f)、HYPO研究(20%为10Gy/5f;3%为16Gy/8f)和FAST-Forward研究(26%为BCS患者,20%为10Gy/5f;6%为16Gy/8f)。Shaitelman等[15]报道了50Gy/25f序贯10~14Gy/5~7f加量与42.6Gy/16f序贯加量10~12.5Gy/4~5f的3年美容效果。3年后患者报告的不良结果(主要结局),大分割组为8.2%,而常规分割组为13.6%。这一结果说明大分割放射治疗非劣效于常规分割,P=0.002。这项研究中的任何一种加量方式都可以在临床实践中应用。自这些研究以来,10~12Gy/4f或12.5~13.7Gy/5f的大分割加量模式已在加拿大、英国和其他国家普遍应用。

15.3 特殊考虑

15.3.1 导管原位癌

最初的大分割研究中未纳入DCIS患者。HYPO研究纳入了246例DCIS患者(占总数的13%),在该研究中,大分割放射治疗组和常规分割放射治疗组之间的肿瘤局部控制没有差异。国际乳腺组织(BIG)和跨塔斯马尼亚放射肿瘤学小组(TROG)的一项研究(BIG 3-07/TROG 07.01),对中高危DCIS患者进行了双重随机分组,分别为加量放射治疗或不加量放射治疗(n=1608),并可选择42.5Gy/16f的大分割放射治疗或50Gy/25f的常规分割放射治疗(n=777)[16]。未加量放射治疗组和加量放射治疗组的5年无局部复发率分别为93%和97%(HR,0.47,95%CI,0.31~0.72,P<0.001)。在随机分组的接受大分割放射治疗和常规分割放射治疗的患者中,没有观察到局部复发率的差

表 15.2 6 项早期乳腺癌大分割放射治疗研究的局部复发情况

研究	研究分组 (Gy/f)	5 年局部复发率 (95% CI)	10 年局部复发率 (95% CI)
OCOG[a]	50/25	3.2%	6.7%
	42.5/16	2.8%	6.2%
START–B	50/25	3.3% (2.4~4.6)	5.2% (3.9~6.9)
	40/15	1.9% (1.2~3.0)	3.8% (2.7~5.2)
DBCG HYPO[b]	50/25	不适用	3.3% (2.0~5.0)[c]
	40/15	不适用	3.0% (1.9~4.5)[c]
Beijing[d]	50/25	8.1% (5.4~10.6)	不适用
	43.5/15	8.3% (5.8~10.7)	不适用
FAST[e]	50/25	0.7% (0.2~2.8)	0.7% (0.2~2.8)
	30/5	1.0% (0.3~3.2)	1.4% (0.5~3.8)
	28.5/5	0.4% (0.05~2.6)	1.7% (0.6~4.4)
FAST–Forward	40/15	2.1% (1.4~3.1)	不适用
	27/5	1.7% (1.2~2.6)	不适用
	26/5	1.4% (0.9~2.2)	不适用

缩略词:CI,置信空间。

[a] 5 年绝对差异为 0.4% (95%CI,1.5~2.4)。10 年绝对差异为 0.5% (95%CI,2.5~3.5)

[b] 中位随访时间 7.3 年。浸润癌患者首次发生局部区域复发的绝对数量:33 例患者 (2.1%) 首次出现局部区域复发,50Gy 组中有 19 例患者,40Gy 组中有 14 例患者 (HR,0.75;95%CI,0.37~1.49;P=0.410)。14 例导管原位癌患者 (7.7%) 出现局部区域复发,50Gy 组中有 6 例,40Gy 组中有 8 例 (HR,1.40;95%CI,0.49~4.05;P=0.530)。

[c] 报告局部区域复发。中位随访时间 7.26 年,预测 9 年时的结果。

[d] 报告局部区域复发。每组各有 6 例患者发生胸壁复发。

[e] 11/915 例 (1.2%) 患者报告了同侧乳腺事件 (50Gy 组 3 例;30Gy 组 4 例;28.5Gy 组 4 例)。

异 (分别为 94% 和 94%,P=0.840),该结论支持对 DCIS 患者在 BCS 后应用大分割放射治疗。

15.3.2 全乳房切除术后和淋巴引流区放射治疗

在最初的大分割研究中,只有 START 研究纳入了全乳房切除术或 BCS 后淋巴结阳性、需要接受区域淋巴结放射治疗的患者。在 START–Pilot、START–A 和 START–B 研究中,864/5861 例 (14.7%) 患者接受了区域淋巴结放射治疗。Haviland 等[17]报道了在这些患者中观察到的正常组织晚期反应。这些研究持续的时间超过 18 年 (1986—2002 年),纳入的患者接受了各种外科手术、不同方案的放射治疗 [腋窝放射治疗和 (或) 锁骨上放射治疗] 和系统治疗。与常规分割方案 (50Gy/25 分次) 相比,大分割方案的患者和医师评估的手臂或手部肿胀及肩部僵硬程度相似。尽管这一数据受到不同的治疗方式和各研究中不同的风险因素

的影响 (在每项研究中各组间的风险因素是平衡的),但它确实表明,目前区域淋巴结大分割放射治疗与并发症发病率增加无关。

中国国家癌症中心的 Wang 等[11]报告了一项单中心的全乳房切除术后放射治疗的相关研究。在这项研究中,纳入了 810 例原发肿瘤为 T3-T4 或至少存在 4 个腋窝淋巴结转移的乳腺癌女性患者,对胸壁、锁骨上和腋窝第 3 水平的区域淋巴结进行照射,治疗方案为 43.5Gy/2.9Gy/15f/3W 或 50Gy/25f/5W。中位随访时间为 4.9 年,两组的局部区域复发风险是相似的,大分割组的淋巴水肿、肩部功能障碍或肺炎等晚期毒性反应没有明显增加。本研究中没有发生 BP 损伤或肋骨骨折的病例。尽管该研究未使用三维放射治疗计划,但它与 START 研究的结果一致。

总的来说,这些数据支持对胸壁和 (或) 区域淋巴结应用 40~42.5Gy/15~16f 的大分割放射治疗。一些正在进行的研究拟对此进行规范的前瞻性评估。

表 15.3　6 项早期乳腺癌大分割放射治疗研究的正常组织反应

研究	研究组 (Gy/f)	正常组织反应测量指标	5 年正常组织反应 (%)	10 年正常组织反应 (%)	正常组织反应测量指标	5 年正常组织反应 (%)	10 年正常组织反应 (%)
OCOG	50/25	EORTC 全球	79.2	71.3	RTOG-EORTC	6.1	10.4
	42.5/16	美容评级 优秀/良好 [a]	77.9	69.8	皮下组织评级 2/3 级 [b]	4.7	11.9
START-B [c]	50/25	乳腺萎缩	15.8	31.2	中度/重度乳腺 (瘤床)硬化	12.1	17.4
	40/15		11.4	26.2		9.6	14.3
DBCG HYPO [d]	50/25	总体美容效果	75	不适用	硬化	12	不适用
	40/15		80	不适用		9	不适用
Beijing [e]	50/25	晚期皮肤毒性反应	22	不适用	淋巴水肿	21	不适用
	43.5/15		21	不适用		20	不适用
FAST	50/25	任何中度/重度正常组织反应 [f]	7.5	9.1	中度/重度乳腺萎缩 [g]	6.3	7.6
	30/5		18.0	18.4		12.8	13.8
	28.5/5		9.9	14.6		7.5	13.9
FAST-Forward	40/15	任何中度/重度正常组织反应 [h]	9.9	不适用	中度/重度乳腺萎缩 [i]	5.5	不适用
	27/5		15.4	不适用		8.2	不适用
	26/5		11.9	不适用		6.8	不适用

缩略词：EORTC，欧洲癌症研究与治疗组织；RTOG，美国放射肿瘤协作组。

[a] 5 年绝对差异为 1.3%(95%CI,4.2%~6.7%)。10 年绝对差异为 1.5%(95%CI,6.9%~9.8%)。

[b] 42.5Gy/16f 组 0 级与 1/2/3 级的 5 年绝对差异为 -5.4%(95%CI,-11.9%~0.9%)，10 年绝对差异为 -2.8%(95%CI,-11.7%~6.5%)

[c] 乳房萎缩和硬化是 START-B 研究中 10 年最常见的正常组织晚期反应。40Gy 组的中度或重度乳房萎缩显著低于 50Gy 组(HR,0.80;95%CI,0.67~0.96;P=0.015)，但两组的乳房硬化无显著差异(HR,0.81;95%CI,0.64~1.03;P=0.084)

[d] 美容 HR 为 1.35(95%CI,1.05~1.73;P=0.018)。3 年时的乳房硬化 HR,是主要终点,5 年时的乳房硬化 HR 为 0.75(95%CI,0.53~1.05;P=0.092)。

[e] 中位随访时间为 58.5 个月时的 1~3 级毒性反应的报告。

[f] 50Gy 组的 5 年任何中度/重度乳房正常组织反应发生率比 30Gy 组高 10%(95%CI,16%~5%;P<0.001),50Gy 组比 28.5Gy 组高 2%(95%CI,2%~7%;P=0.349)。10 年时 50Gy 组与 30Gy 组的差异为 9%(95%CI,1%~18%;P=0.032),与 28.5Gy 组的差异为 5%(95%CI,22%~113%;P=0.184)。

[g] 5 年中度/重度乳房萎缩在 30Gy 组与 50Gy 组之间的风险比为 2.03 (95%CI,1.15~3.58;P=0.017),28.5Gy 组与 50Gy 组之间的风险比为 1.20(95%CI,0.63~2.27;P=0.604)。10 年时无显著差异。

[h] 5 年临床医师评估的任何中度/重度乳房或胸壁正常组织反应在 40Gy 组和 27Gy 组之间存在显著差异(P=0.0003),但在 40Gy 组和 26Gy 组之间没有显著差异(P=0.17)。

[i] 乳房萎缩是 5 年最普遍的中度/重度反应,将多重测试的 P 值预先设定为 0.005 时,40Gy 组和 27Gy 组之间差异不显著(P=0.022),40Gy 组和 26Gy 组之间的差异也不显著(P=0.25)。

BP 损伤是乳腺癌局部区域放射治疗后的不常见并发症。在大分割研究中仅有一例患者出现臂丛神经损伤。在 START-A 研究中,一位患者在 5 周内接受了 41.6Gy/13f 的放射治疗(假设 α/β 比值为 2Gy,EQD2 为 54Gy),在接受乳房和锁骨上区放射治疗 2 年后出现了轻微的 BP 损伤的症状和体征 [17]。

15.3.3　乳房重建

在最初的大分割研究中,没有纳入全乳房切除术后乳房重建的患者。鉴于既往研究中观察到大分割组相比常规分割组有类似或较少的正常组织晚期反应。大分割方案不太可能对乳房重建术后的患者带来任何更坏的结果。韩国的一项回顾性研究纳入了 267 例全乳房切除术后即刻重建的患者和 82 例 BCS 联合整形手术的患者。这些患者接受常规分割放射治疗（$n=126$，1.8~2Gy/f）或大分割放射治疗（$n=223$，2.4~2.7Gy/f）[18]。两组在与乳腺相关的主要并发症（需要再次手术或再次住院）方面没有显著差异。在英国和其他欧洲国家如荷兰，乳房重建术后的患者通常都接受大分割放射治疗。一些正在进行的研究，包括 Alliance 221505（ClinicalsTrial.gov，NCT03414970）和 Dana-Farber 研究（ClinicalsTrial.gov，NCT03422003）正在比较大分割与常规分割在即刻或延迟重建的患者中的应用及效果。

15.4　新方法

英国的研究者已经针对 5 次的大分割放射治疗方案进行了探索。FAST 研究入组了 915 例接受保乳手术的淋巴结阴性的乳腺癌患者，随机分为 50Gy/25f 的常规分割组，或为期 5 周、每周 1 次，总剂量 30/28.5Gy，单次剂量 6/5.7Gy 的两种大分割方案组[19]。28.5Gy 组与 50Gy 组通过照片评估的 5 年乳房外观变化相似，而 30Gy 组的美容效果较 50Gy 组差。此外，10 年时对于医师评估的任何中度/重度乳房不良反应，28.5Gy 组和 50Gy 组之间没有差异，但 30Gy 组比 50Gy 组有更多的不良反应（表 15.3）。各组之间的 10 年局部复发率相似且均很低（1.3%）。该研究结果为正常组织效应提供了未经调整的 α/β 估计值，这一估计值为 2.5~2.7Gy，已被用于设计更大型的 FAST-Forward 研究。FAST-Forward 研究入组了 4096 例 BCS 或全乳房切除术后、淋巴结阴性或阳性的乳腺癌患者，旨在对比为期 1 周的 27Gy/5.4Gy/5f 或 26Gy/5.2Gy/5f 方案与标准的为期 3 周的 40Gy/15f 的方案[20]。中位随访时间为 6 年，两种 5 次方案都被证实在控制局部复发方面不逊于 40Gy/15f 的方案。在经临床医师、患者和照片评估的 5 年晚期正常组织反应方面，26Gy 组与 40Gy 组相似，而 27Gy 组比 40Gy 组差。基于早期大分割研究的经验，治疗的相对效果似乎不会随着时间的推移而变化[21]。在 2020 年 10 月的共识会议上，英国采用了 26Gy/5f 的放射治疗方案作为胸壁、全乳及部分乳腺照射的新标准。其他国家也在采用这种方法，但有些国家可能希望等待更长期的结果或验证性

的数据。

15.5　总结

大分割的优势在于方便、节省医疗资源和降低急性毒性反应及某些晚期毒性反应，改善乳腺癌放射治疗患者的生活质量。在 21 世纪初，两项具有里程碑意义的研究，即 OCOG 研究和 START-B 研究，显示了为期 3 周 40~42.5Gy/15~16f 的大分割方案对比既往为期 5 周 50Gy/25f 的常规分割，具有相似的局部复发率和正常组织反应，从而将大分割方案作为新的治疗标准。进一步的研究证实了这些发现，并表明大分割方案适用于所有乳腺癌放射治疗患者，包括 DCIS 或需要进行区域淋巴结放射治疗的患者。2020 年，FAST-Forward 研究证实为期 1 周的 26Gy/5f 方案在 5 年局部复发方面不劣于为期 3 周的 40Gy/15f 方案。不同分割方案之间的晚期反应相似。英国已采用 26Gy/5f 作为乳腺或胸壁放射治疗的新标准，其他一些国家也在遵循这种方法。

（杨斯苒　译　杨梦祺　校）

参考文献

1. Owen JR, Ashton A, Bliss JM, Homewood J, Harper C, Hanson J, et al. Effect of radiotherapy fraction size on tumour control in patients with early-stage breast cancer after local tumour excision: long-term results of a randomised trial. Lancet Oncol. 2006;7:467–71. https://doi.org/10.1016/S1470-2045(06)70699-4.
2. Bentzen SM, Agrawal RK, Aird EG, Barrett JM, Barrett-Lee PJ, Bliss JM, et al. The UK standardisation of breast radiotherapy (START) trial A of radiotherapy hypofractionation for treatment of early breast cancer: a randomised trial. Lancet Oncol. 2008;9:331–41. https://doi.org/10.1016/S1470-2045(08)70077-9.
3. Whelan T, MacKenzie R, Julian J, Levine M, Shelley W, Grimard L, et al. Randomized trial of breast irradiation schedules after lumpectomy for women with lymph node negative breast cancer. J Natl Cancer Inst. 2002;94:1143–50. https://doi.org/10.1093/jnci/94.15.1143.
4. Bentzen SM, Agrawal RK, Aird EG, Barrett JM, Barrett-Lee PJ, Bentzen SM, et al. The UK standardisation of breast radiotherapy (START) trial B of radiotherapy hypofractionation for treatment of early breast cancer: a randomised trial. Lancet. 2008;371:1098–107. https://doi.org/10.1016/S0140-6736(08)60348-7.
5. Smith BD, Bellon JR, Blitzblau R, Freedman G, Haffty B, Hahn C, et al. Radiation therapy for the whole breast: executive summary of an American Society for Radiation Oncology (ASTRO) evidence-based guideline. Pract Radiat Oncol. 2018;8:145–52.

https://doi.org/10.1016/j.prro.2018.01.012.

6. Offersen BV, Alsner J, Nielsen HM, Jakobsen EH, Nielsen MH, Krause M, et al. Hypofractionated versus standard fractionated radiotherapy in patients with early breast cancer or ductal carcinoma in situ in a randomized phase III trial: The DBCG HYPO trial. J Clin Oncol. 2020;38:3615–25. https://doi.org/10.1200/JCO.20.01363.

7. Whelan TJ, Pignol JP, Levine MN, Julian JA, MacKenzie R, Parpia S, et al. Long-term results of hypofractionated radiation therapy for breast cancer. N Engl J Med. 2010;362:513–20. https://doi.org/10.1056/NEJMoa0906260.

8. Haviland JS, Owen JR, Dewar JA, Agrawal RK, Barrett J, Barrett-Lee PJ, et al. The UK standardisation of breast radiotherapy (START) trials of radiotherapy hypofractionation for treatment of early breast cancer: 10-year follow-up results of two randomised controlled trials. Lancet Oncol. 2013;14:1086–94. https://doi.org/10.1016/S1470-2045(13)70386-3.

9. Bane AL, Whelan TJ, Pond GR, Parpia S, Gohla G, Fyles AW, et al. Tumor factors predictive of response to hypofractionated radiotherapy in a randomized trial following breast conserving therapy. Ann Oncol. 2014;25:992–8. https://doi.org/10.1093/annonc/mdu090.

10. Arsenault J, Parpia S, Goldberg M, Rakovitch E, Reiter H, Doherty M, Lukka H, Sussman J, Wright J, Julian J, Whelan TJ. Acute toxicity and quality of life of hypofractionated radiotherapy for breast cancer. Int J Radiat Oncol Biol Phys. 2020;107:943–8. https://doi.org/10.1016/j.ijrobp.2020.03.049.

11. Wang S-L, Fang H, Hu C, Song Y-W, Wang W-H, Hu C, et al. Hypofractionated versus conventional fractioned postmastectomy radiotherapy for patients with high-risk breast cancer: a randomized, non-inferiority, open-label, phase 3 trial. Lancet Oncol. 2019;20:352–60. https://doi.org/10.1016/S1470-2045(18)30813-1.

12. Shaitelman SF, Schlembach PJ, Arzu I, et al. Acute and short-term toxic effects of conventionally fractionated vs hypofractionated whole-breast irradiation: a randomized clinical trial. JAMA Oncol. 2015;1:931–41. https://doi.org/10.1001/jamaoncol.2015.2666.

13. Brunt AM, Wheatley D, Yarnold J, Somaiah N, Kelly S, Harnett A, et al. Acute skin toxicity associated with a 1-week schedule of whole breast radiotherapy compared with a standard 3-week regimen delivered in the UK FAST-Forward trial. Radiother Oncol. 2016;120:114–8. https://doi.org/10.1016/j.radonc.2016.02.027.

14. Fowler JF. The linear-quadradic formula and progress in fractionated radiotherapy. Br J Radiol. 1989;62:679–94. https://doi.org/10.1259/0007-1285-62-740-679.

15. Shaitelman SF, Lei X, Thompson A, Schlembach P, Bloom ES, Arzu IY, et al. Three-year outcomes with hypofractionated versus conventionally fractionated whole-breast irradiation: results of a randomized, noninferiority clinical trial. J Clin Oncol. 2018;36:3495–503.

16. Chua B, Kunkler I, Gruber G, Olivotto IA, Whelan T, Link E, Westenberg H. A randomized phase III study of radiation doses and fractionation schedules in non-low risk ductal carcinoma in situ (DCIS) of the breast (BIG 3-07/TROG 07.01). Presented at the San Antonio Breast Cancer Symposium, San Antonio, Texas; December 9, 2020.

17. Haviland JS, Mannino M, Griffin C, Porta N, Sydenham M, Bliss JM, Yarnold JR. Late normal tissue effects in the arm and shoulder following lymphatic radiotherapy: results from the UK START (standardisation of breast radiotherapy) trials. Radiother Oncol. 2018;126:155–62. https://doi.org/10.1016/j.radonc.2017.10.033.

18. Kim D-Y, Park E, Heo CY, Jin US, Kim EK, Han W, Shin KH, Kim IA. Hypofractionated versus conventional fractionated radiotherapy for breast cancer in patients with reconstructed breast: toxicity analysis. Breast. 2021;55:37–44. https://doi.org/10.1016/j.breast.2020.11.020.

19. Brunt AM, Haviland JS, Sydenham M, Agrawal RK, Algurafi H, Alhasso A, et al. Ten-year results of FAST: a randomized controlled trial of 5-fraction whole-breast radiotherapy for early breast cancer. J Clin Oncol. 2020;38:3261–72. https://doi.org/10.1200/JCO.19.02750.

20. Brunt AM, Haviland JS, Wheatley DA, Sydenham MA, Alhasso A, Bloomfield DJ, et al. Hypofractionated breast radiotherapy for 1 week versus 3 weeks (FAST-Forward): 5-year efficacy and late normal tissue effects results from a multicentre, non-inferiority, randomised, phase 3 trial. Lancet. 2020;395:1613–26. https://doi.org/10.1016/S0140-6736(20)30932-6.

21. Yarnold J, Bentzen SM, Coles C, Haviland J. Hypofractionated whole breast radiotherapy for women with early breast cancer: myths and realities. Int J Radiat Oncol Biol Phys. 2011;79:1–9. https://doi.org/10.1016/j.ijrobp.2010.08.035.

第 4 部分
放射治疗准备

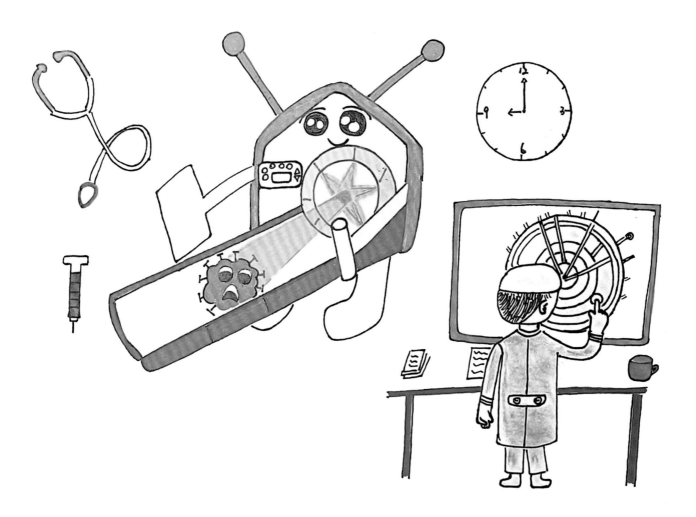

看我的光之剑！颤抖吧，邪恶的坏蛋！

（绘画者：李佩宸　女　12 岁）

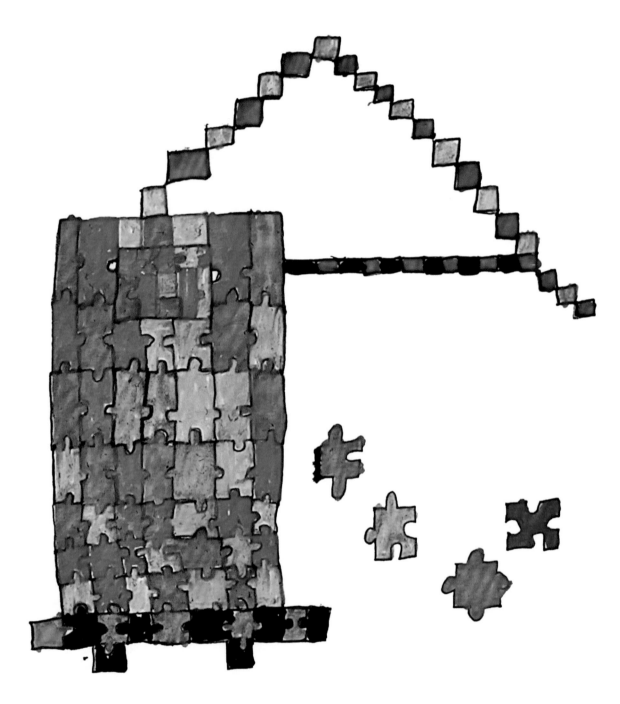

Brachytherapy

妈妈教我认识后装机，这么小的机器能量这么大，真神奇！

（绘画者：摆琪城　男　7岁）

第 **16** 章

可用的基础设施

Orit Kaidar-Person, Maoz Ben-Ayun, Philip Poortmans, Icro Meattini

16.1 背景

16.1.1 可用的基础设施

乳腺癌患者通常需要多种治疗手段，包括手术、全身治疗和放射治疗(例如，靶区、分次)。由于每个决定都可能对其他治疗手段产生影响，所以在做出最终治疗建议之前需要多学科团队进行评估。治疗建议应考虑到患者相关因素(例如，年龄和合并疾病)、疾病相关因素(例如，病理特征和分期)、合并用药，以及会影响依从性的患者意愿和所处环境。乳腺癌多学科团队中的每一位成员都必须清楚地认识到，放射治疗是大多数非转移性乳腺癌患者治疗过程中不可或缺的一部分，也用于对转移性乳腺癌患者的管理(例如，缓解疼痛或其他症状、皮肤受侵的姑息治疗、寡转移的消融治疗)。乳腺癌患者的放射治疗指征应该根据治疗目的来决定(例如，在缺乏临床获益的证据时，对创新技术的使用应有所存疑)。

放射治疗技术随着时代的发展不断进步，并在几个关键点上进行了改进，从而成功助力了放射治疗的发展。这些技术包括：患者定位图像的采集、治疗前和治疗期间的自适应、体位固定、靶区定义和勾画、通过先进的 TPS 设计更优秀的治疗计划，以及治疗中所使用的诸如基于患者意愿的适度深吸气屏气(vmDIBH)及持续正压气道通气 (CPAP) 等多种呼吸控制技术(详见第 38 章)。所有这些技术都有助于实现更精巧的治疗计划和更精准的照射技术，从而使靶区受照剂量更准确，并减少周围正常组织的受照剂量(从而减

少后续相关风险的可能性)，因而提高了放射治疗的治疗比。

16.1.2 设备、人员和患者量

一些组织和国家已经公布了对放射治疗的需求，并为放射治疗科的基础设施和人员配备制订了最低标准，特别是其中有一些与参加临床研究有关的标准[1-5]。这些标准涉及放射治疗的各个方面，包括主要与工作量相关的人力资源标准[2]，根据每年治疗的患者数，对每个放射治疗科的全职放射肿瘤医师、物理师、剂量师和放射治疗师的数量提出了建议。类似地，也规定了每种类型的放射治疗设备(例如，CT 模拟定位机、兆伏级治疗机)的数量范围(最小数量–最大数量)。满足这些标准将确保工作人员(人力资源)和基础设施(设备)有适当的工作量，从而能够提供高质量的治疗而不会筋疲力尽。事实上，超负荷工作的工作人员可能不可避免地在放射治疗工作的各个环节发生人为错误，危及安全，并最终影响治疗效果。患者的数量和病例的复杂度决定了工作时间，进而决定了所需的设备和人员的数量。虽然员工可以通过轮班工作的方式确保他们的工作表现，但也应记住，放射治疗设备的正常运行时间也是有限的。表 16.1 总结了 E-ORTC–ROG 对基本人员配置和工作量的最低要求的建议(为通用建议，非专指乳腺癌放射治疗)，图 16.1 显示了设备问卷分析数据库所报告的每个学科的人员配置和工作量[5]。

要避免工作人员为了获得可观的收入而加班，避免团队过度工作，应该给工作人员提供足够的经济补偿。同样，放射治疗设备的寿命取决于使用率。随着工

表 16.1　EORTC-ROG 在不同年份对于工作人员配置和工作量的最低要求建议

	1993 年	2008 年	2014 年
每位放射肿瘤医师承担的最大患者数	300 例	250~300 例	180~250(最大 300)例
每位物理师承担的最大患者数	500 例	500 例	500 例
每台治疗设备承担的最大患者数	700 例	600 例	700 例

The table was adopted from Willmann et al.[5]

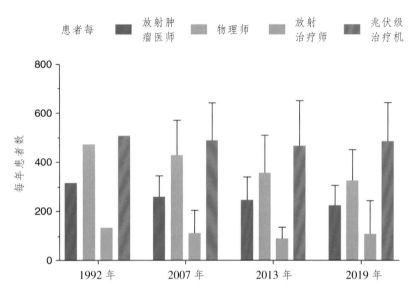

图 16.1　EORTC-设备问卷分析数据库所报告的人员配置和工作量。年份表示进行分析的时间。显示了这些参数的平均值。误差条代表一个标准差。(The figure was adopted from Willmann et al. [5])

作量的增加,设备很可能会加速磨损,需要更换的时间会早于预期。

重要的是要意识到,放射治疗事故的主要原因之一是新的放射治疗技术的引入,以及部门工作流程中计算机化程度的提高[6]。

认为创新技术完美无缺并能减少工作人员和设备工作量的看法是错误的。对于许多被报道的错误/事故,至少部分原因在于对创新技术所涉及的复杂性了解不足,以及对其在当前实践中的使用未能充分了解,包括没能较好地平衡对某一具体患者带来的获益和风险、未能较好地认识剂量分布和设备的局限性[7,8]。因此,对放射治疗团队的培训是必不可少的,在所有准备工作都仔细做好之前应该避免匆忙开展新技术。

对于乳腺癌放射治疗,我们建议放射治疗团队的所有成员都要接受培训。多个组织都提供了相关培训[例如,ESTRO 和欧洲肿瘤学校(ESO)课程、国家级培训课程]。通过培训可以获得必要的知识和技能,以最佳和有效的方式向乳腺癌患者提供现代放射治疗技术。

16.1.3　治疗路径–工作流程

科室工作流程的计算机化和患者档案的电子化是未来的趋势。作为电子文件的一部分,建议创建治疗路径–工作流程,以跟踪治疗计划的状态。治疗路径–工作流程应根据科室的工作流程进行设计,并为每个流程分配适当的工作时间,以确保完成工作。一些系统允许在任务逾期时向团队发出提醒。然而,计算机化的工作流程和电子化的患者档案并不是完美无缺的。因此,针对这些流程采取适当的 QA 措施、进行开放的反馈及团队间沟通是成功的关键。图 16.2 展示了患者治疗路径的示例。

16.1.4　科室学习

记录和了解事故和险情,并采用新的预防方法是至关重要的。学习需要在安静、没有干扰的环境下进行,团队需要确定一个"隔离时间"以避免受到打扰,从而专心地对治疗中的关键环节进行评估。

即便拥有来自各学科的训练有素的人员,以及当前创新的放射治疗技术,如果不能形成一个自由和持

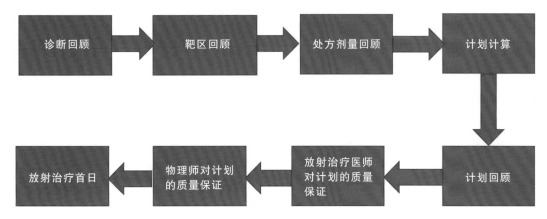

图 16.2　治疗计划系统中的治疗路径-工作流程。

续沟通的团队,就不能确保治疗取得成功。因此,团队定期"聚在一起"更新知识、制订工作策略、交流关注的问题、提出和解决问题等,是非常必要的。应该鼓励团队间的公开沟通(详见第 6 章)。

16.1.5　放射治疗设备

应该基于服务整个治疗链的理念,对放射治疗设备(模拟定位、体位固定和治疗)的每个组成部分单独和综合地进行考虑。应将供应商作为其中一部分进行考虑,并应充分理解单一供应商平台与多供应商平台的概念,了解各自的优缺点,并考虑到治疗设备及定位相关设备(例如,乳腺托架、固定装置、俯卧位摆位装置)之间的兼容性。在计划停机或不可预见的停机时,需要在不增加团队工作量的情况下,实现患者在不同治疗机器之间的转换,这是需要提前考虑的重要事情,因为要避免患者治疗中断。

众所周知,在疗程的第 3~5 周,放射治疗每中断一天就会大约损失 0.6Gy[9]。多供应商平台通常不能很好地协同运转,这增加了对技术部门、IT(信息技术)部门及财务部门的要求,也增加了放射治疗中断的风险。要点如表 16.2 所示。

16.1.6　患者安排

在科室繁忙或在诸如疾病全球大流行等特殊情况下安排患者时,保证最佳疾病控制和减少工作超负荷这两个与时间相关的重要因素可能会发生冲突[10]。

术后放射治疗的最佳时机尚未明确,但有较多的数据可供借鉴。临床研究报道,为使 BCS 后放射治疗

表 16.2　乳腺放射治疗单元的基础设施规划要点

设备、人员、患者量	• 遵循全球性的建议,根据预计的本中心的年治疗患者量,确定需要配备的全职放射肿瘤医师、物理师、剂量师和放射治疗师的数量
	• 遵循全球性的建议,根据预计的本中心的年治疗患者量,确定每种放射治疗设备的数量(例如,CT 模拟定位机、兆伏级治疗机)
	• 对工作时间进行管理,使人力资源和放射治疗设备在工作日后能够完全恢复
	• 在开展新技术前,需要花费时间对其进行充分研究
	• 参加乳腺癌专业培训
时间安排	• 术后 3~4 周开始放射治疗,以确保乳房和腋窝的手术区域充分愈合
	• 如果需要进行额外的诊疗以排除肿瘤残留或转移,或需要进行化学治疗,或有任何可能改变治疗方案的新信息,允许延迟放射治疗
	• 应记录最后一次全身治疗的时间,特别是对于存在转移的患者,以避免不必要的毒性,并应据此安排放射治疗的时间
	• 在 CT 模拟定位前,如果是育龄期患者,需要排除妊娠的可能,并应明确告知患者放射治疗期间妊娠会带来哪些风险
	• 根据放射肿瘤医师的建议进行放射治疗排程,以确保有充分的时间进行靶区勾画、计划设计和 QA

的获益最大,手术和开始放射治疗间的最大时间间隔应限制在 6~8 周。从手术到开始进行外照射的最短可接受时间,虽然没有太多的数据,但在术后 3~4 周开始放射治疗,应该能确保乳房和腋窝的手术部位能充分愈合,同时,对于进行 ALND 的患者,3~4 周也能确保手臂活动恢复到便于进行放射治疗的程度。然而,有一部分患者可以/应该推迟放射治疗,例如,当需要进行额外的诊疗以排除肿瘤残留或转移时,或当有任何可能改变治疗方案的新信息时。最新的数据认为,对于接受现代放射治疗的患者而言,BCS 至开始放射治疗的时间间隔短并不意味着预后好,应抛弃这一之前使用的质量指标,而应通过改变分割模式的方法优化总的治疗时间[11]。特别是对于复发风险较低的患者或已发生转移的患者,时间间隔不应过于严格。同样,对于完成了辅助性全身治疗的患者,可以在没有时间压力的情况下安排放射治疗,尤其是当她们还在继续接受靶向治疗(例如,抗 HER2)或内分泌治疗的情况下。然而,所有这些都不应成为推迟乳腺癌患者接受放射治疗的借口,因为较短的时间间隔意味着整个治疗过程顺畅,而整个治疗过程顺畅本身就是一个非常重要的质量指标。

随着新的肿瘤基因和分子检测用于指导全身治疗,我们建议在全身治疗(主要是化疗)的方案明确之前,不要进行 CT 模拟定位。在进行 CT 模拟定位之前必须排除妊娠的可能性,需要记录患者是否安装了起搏器和(或)先前是否接受过放射治疗。即放射治疗的三个"P":妊娠−起搏器−曾接受放射治疗。如果患者安装了起搏器,我们建议在放射治疗之前向心脏病团队咨询起搏器的类型、型号和功能,因为一些患者需要在治疗时进行监测。在制订任何抗肿瘤治疗方案时,这些都是需要纳入考虑的重要因素。应该记录全身治疗的方案和时间,特别是对于存在转移的患者,以避免不必要的毒性。

16.1.7 预约治疗时的技术考虑

应当遵照放射肿瘤医师根据临床病例给出的时间表进行预约和排程,并建议由充分了解治疗时间的秘书和放射治疗师进行安排,包括执行适当的质控、根据治疗的特殊性分配具体治疗时间(例如,需要/不需要呼吸控制、行动困难或有特殊需求的患者)。考虑

到治疗两位患者之间需要有准备时间,建议为治疗操作室的放射治疗师建立一个系统,以便他们可以在必要时重新分配治疗时间,并在患者错过当天治疗时向医师发出提示。该系统应允许放射治疗师进入排程模块,并能在最后一个分次后添加分次和(或)将分次改为每日两次,以确保总体治疗时间。

16.1.8 CT 模拟定位

在用于治疗计划的 CT 机上,应配备与治疗机相同的合适的定位装置。据估计,在至少 80% 的情况下,使用同样的定位/固定装置(乳腺托架)就足够了,但团队必须接受培训,以便为少数患者(最多大约 20%)提供个体化服务。传统的定位标记是通过文身来完成的。应当规划,拟使用(如果尚未开始使用)体表扫描(理想情况下是与 CBCT 联合使用)取代其他所有的位置验证方法,并取消患者身上的任何永久和临时的标记。

16.1.9 治疗计划和分次

如今,乳腺癌放射治疗是基于靶区的技术,而不再是基于定位野的技术,这已成为乳腺癌患者的标准治疗方法[12,13]。然而,靶区勾画和放射治疗计划设计增加了放射治疗团队的工作量。在一些国家,勾画工作由放射肿瘤医师完成,而在另一些国家,则由剂量师或放射治疗师等其他工作人员完成。最近已引入的自动勾画预计又能减少工作量。工作量还与放射治疗的次数(分次)有关,放射治疗次数主要影响放射治疗师和治疗设备,也在一定程度上影响放射肿瘤医师。采用具有相同临床效果的大分割将减少这一工作量,有助于避免过大的工作量使团队成员无法积极监测治疗、指导和监督新成员、通过随访解决患者的需求(疑问、急性和晚期毒性反应)。超负荷的工作量,特别是组织架构也存在缺陷时,将阻碍放射肿瘤医师来到治疗设备前监督治疗或与放射治疗师互动。此外,临床研究往往因为工作人员缺乏专门的时间而失去动力。从长远来看,这将难以吸引学术背景良好的新求职者加入团队。因此,对所有团队而言,如果没有适当和动态的工作流程及适度的工作量,工作人员短缺和工作条件下降的风险很大,从而导致临床表现不佳,并最终导致工作人员产生"精疲力竭"的风险。

16.2 总结

放射治疗的准备过程比较复杂,由不同的模块组成,但我们应该记住,乳腺癌患者的整个就诊过程漫长,需要经历一系列的诊断和治疗过程。然而,没有哪个治疗像放射治疗那样(主要针对乳腺癌而言),需要患者每天都自主地将隐私的/亲密的身体部位暴露出来。因此,作为追求卓越的一部分,我们建议工作人员接受适当的培训,满足患者的心理需求,理解患者是她们身体的所有者, 而不是仅仅将身体视为治疗对象。在 CT 模拟定位或治疗时用专用衣物/围巾盖住患者,可以帮助她们保护自己的身体,并间接地抚慰她们的心理。再加上适当的基础设施、治疗路径、提前设定的时间表,以确保我们为患者提供全面的医疗服务。

(杨鹏飞 译 张哲 校)

参考文献

1. Atun R, Jaffray DA, Barton MB, et al. Expanding global access to radiotherapy. Lancet Oncol. 2015;16:1153–86.
2. Budiharto T, Musat E, Poortmans P, et al. Profile of European radiotherapy departments contributing to the EORTC Radiation Oncology Group (ROG) in the 21st century. Radiother Oncol. 2008;88:403–10.
3. Dunscombe P, Grau C, Defourny N, et al. Guidelines for equipment and staffing of radiotherapy facilities in the European countries: final results of the ESTRO-HERO survey. Radiother Oncol. 2014;112:165–77.
4. Borras JM, Lievens Y, Barton M, et al. How many new cancer patients in Europe will require radiotherapy by 2025? An ESTRO-HERO analysis. Radiother Oncol. 2016;119:5–11.
5. Willmann J, Poortmans P, Monti AF, et al. Development of staffing, workload and infrastructure in member departments of the European Organisation for Research and Treatment of Cancer (EORTC) radiation oncology group. Radiother Oncol. 2020;155:226–31.
6. Ortiz López P, Cosset JM, Dunscombe P, et al. ICRP publication 112. A report of preventing accidental exposures from new external beam radiation therapy technologies. Ann ICRP. 2009;39:1–86.
7. Ash D. Lessons from epinal. Clin Oncol. 2007;19:614–5.
8. Malicki J, Bly R, Bulot M, et al. Patient safety in external beam radiotherapy, results of the ACCIRAD project: current status of proactive risk assessment, reactive analysis of events, and reporting and learning systems in Europe. Radiother Oncol. 2017;123:29–36.
9. Haviland JS, Bentzen SM, Bliss JM, Yarnold JR. Prolongation of overall treatment time as a cause of treatment failure in early breast cancer: an analysis of the UK START (standardisation of breast radiotherapy) trials of radiotherapy fractionation. Radiother Oncol. 2016;121:420–3.
10. Coles CE, Aristei C, Bliss J, et al. International guidelines on radiation therapy for breast cancer during the COVID-19 pandemic. Clin Oncol. 2020;32:279–81.
11. van Maaren MC, Bretveld RW, Jobsen JJ, et al. The influence of timing of radiation therapy following breast-conserving surgery on 10-year disease-free survival. Br J Cancer. 2017;117:179–88.
12. Offersen BV, Boersma LJ, Kirkove C, Hol S, Aznar MC, Biete Sola A, Kirova YM, Pignol JP, Remouchamps V, Verhoeven K, Weltens C, Arenas M, Gabrys D, Kopek N, Krause M, Lundstedt D, Marinko T, Montero A, Yarnold J, Poortmans P. ESTRO consensus guideline on target volume delineation for elective radiation therapy of early stage breast cancer. Radiother Oncol. 2015;114(1):3–10.
13. Kaidar-Person O, Offersen BV, Boersma L, Meattini I, Dodwell D, Wyld L, Aznar M, Major T, Kuehn T, Strnad V, Palmu M, Hol S, Poortmans P. Tricks and tips for target volume definition and delineation in breast cancer: Lessons learned from ESTRO breast courses. Radiother Oncol. 2021;162:185–94.

第 **17** 章

患者体位

Tamar Katzman

17.1 患者体位

患者体位是放射治疗的基础之一。良好的体位有利于提高患者的依从性和摆位的重复性,并有利于靶区的勾画和 OAR 的保护。在模拟定位之前,必须对治疗技术、患者情况(例如,体型)等因素进行充分考虑,以确保获得最佳的治疗效果。

在进行摆位前,确保患者在此环境中感到放松是很重要的。尤其是对于乳腺癌患者,可能在术后存在身体形象问题。放射治疗师和护士必须关爱患者、具有同理心,并注重患者隐私保护。放射治疗师和护士还必须清楚地意识到,脱去衣服进行模拟定位,对患者而言并非小事。

让患者感到舒适,有双重好处:

1. 增加患者的依从性,可以使患者感到她也是治疗团队的一员。

2. 帮助患者放松,可以减少治疗过程中潜在的体位改变。

在模拟定位当天,若患者仍有一些对未知的恐惧,可能会导致患者身体上的紧张。当患者随后接受常规治疗时,会随着治疗的进行逐渐放松下来,这可能会导致系统性误差。患者躺下时,鼓励她放松心态并缓解肌肉的紧张,可以避免这种情况的发生。无论患者采用何种体位,都应这样做。

在模拟定位时,另一个重要的事情是进行适当的记录,使用纸质或电子记录,或使用画图或拍照的方法都是可行的。记录错误是导致放射治疗差错的主要原因之一[1]。为了避免错误,必须确保患者在模拟定位

时的体位被正确地记录,并通过一种明了的方式告知给团队的其他成员。

一般来说,为了增加舒适性和减少发生错误的风险,患者的体位通常是左右对称的。患者的胸骨上切迹、剑突、耻骨联合应呈一直线。如果腋窝第 4 组(以前称之为锁骨上)淋巴结需要接受放射治疗,患者的头可以偏向对侧(例如,拟治疗左侧乳腺,头应偏向右侧)。

然而,对于选择性淋巴结放射治疗,由于锁骨上淋巴结位于锁骨头后方稍偏上的位置(参见第 19 章),因此,对此类患者而言,最好保持头不偏的对称体位,从而增加可重复性和减少发生错误的风险。在局部晚期乳腺癌中,腋窝第 4 组的放射治疗范围比选择性淋巴结放射治疗的范围更靠上,故头应该偏向对侧,从而避免对侧面部受到照射。

如果患者采用俯卧位治疗,可通过椎体确保身体呈一直线。

17.2 标准体位

乳腺癌患者最常见的放射治疗体位是:仰卧于乳腺托架上,双臂外展,肩部外旋。有许多商用的乳腺托架,均与 CT 兼容,部分还可与 MRI 兼容(图 17.1)。这些乳腺托架通常有几个共同的设计特征,便于实现治疗目标。如果使用正确,这些设计特征可帮助减少摆位误差,并有助于减少治疗的毒性反应。

这些设计特征包括:

1. 乳腺托架的主体由碳纤维组成,以减少放射线的衰减,并确保在模拟定位时不产生人为的伪影。

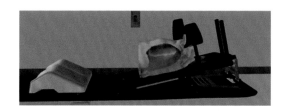

图 17.1　标准的仰卧位乳腺托架,折叠成角,具有手臂和手腕支架和坐标参考系。注意确保胸骨位于水平位。(Picture courtesy of Vertual[2].Available at:https://www.vertual.co.uk/. Accessed November 1,2020)

2. 乳腺托架弯折成角,使患者的躯干和头部高于下半身。角度可以调节,在定位时依据患者的体型和治疗技术,选定适合的角度。

乳腺托架弯折成角的理由包括:帮助减少邻近靶区的肺和心脏的受照剂量,减少乳房下、乳房和腋窝之间的皮肤皱褶。

对于治疗而言,最佳的角度是使胸骨位于水平位(平行于治疗床)[3]。在成角乳腺托架的两侧都应有坐标参考系。坐标参考系能帮助患者保持身体笔直状态,并帮助摆位。患者身上的参考标记/文身与坐标参考系上的数字相对应,这有助于提示患者在乳腺托架上的体位是否正确。放射治疗师需要认识到,成角乳腺托架会对放射治疗时的摆位产生一定影响。例如,如果治疗床和乳腺托架之间的角度很大,机架和治疗床之间的空间受限,会影响侧向倾斜的射束放射治疗、特定弧度的放射治疗、图像引导放射治疗(IGRT)。

如今,许多科室都制订了一个标准的角度,通常为 7.5°~12.5°。其优点是:完全避免了角度设置错误的风险;同时,在综合考虑乳腺托架和治疗机器后确定的标准角度,可以避免机架在 360°的任意位置发生碰撞。

3. 由于折角的原因,患者可能会沿着乳腺托架下滑。为了避免这种情况,通常在患者的尾侧下方放置一个制动装置,通常为泡沫垫。制动装置的位置可由坐标参考系衡量,并可根据患者的身高调整其位置。例如,身高较高的患者,需要将制动装置放在离折角处相对较远的位置,而身高较矮的患者则相反。

4. 头部、手臂和手腕的支架是可调节的。这也使治疗团队在摆位时能充分考虑到患者的体型和体位。请记住前面提及的基本原则(舒适、减少副反应、可重复性、减少 OAR 受照剂量)。此外,尽可能设置固定的

参数,以减少发生错误的风险,并避免与机架发生碰撞的可能。

5. 能够在治疗床上标定乳腺托架的位置,以确保乳腺托架是平直和稳固的,也有利于发现在治疗时的任何摆位错误。这是因为在治疗床上标定的乳腺托架位置的数据,应该是可重复的,并在一定的误差范围内。超出允许的误差范围则提示在摆位中存在某种错误。

17.3　俯卧位

在过去的 10 年中,乳腺癌患者采用俯卧位进行放射治疗变得越来越流行。澳大利亚一项关于乳腺癌放射治疗的研究显示,2014 年,29%的受调查中心可提供俯卧位乳腺放射治疗,而 10 年前这一比例只有5%[4]。然而,在英国和爱尔兰共和国进行的一项关于摆位技术的研究表明,俯卧位并不像预期的那么流行[5]。

俯卧位通常用于仅行乳腺部位放射治疗的大乳房(下垂乳房)患者。俯卧位技术的主要优点在于具有剂量学优势。俯卧位消除了皮肤皱褶,并使乳房变窄,从而使剂量更均一(图 17.2)[6]。此外,对于乳房下垂者,俯卧位可以减少肺和心脏等 OAR 的受照剂量。然而,对于位置深在的肿瘤,要充分覆盖靶区可能是一个挑战。已有商业化的俯卧位乳腺托架,大多数设计有一个空洞,以便将患侧的乳房悬垂于此(图 17.3),

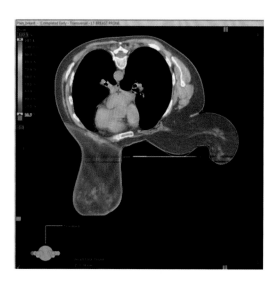

图 17.2　一名俯卧位患者的带有彩色剂量分布图的横断位图像。(Picture courtesy of Dr. Yonina Tova & Sion Koren,Radiation Oncology,Ziv Medical Centre,Safed,Israel)

双臂置于头部上外侧,头部倚靠在垫子上,摆位时确保健侧乳腺位于放射野外(图17.4)[7]。俯卧位乳腺托架也具有仰卧位乳腺托架的某些特点,包括:有坐标参考系,以及头和手的位置具有一定的可调节性。在健侧乳房下放置一个楔形枕头可以抬高此侧乳房,能增加治疗的机架角度范围[8]。

由于受到手臂位置的影响,以及射线束穿过乳腺托架时会发生衰减,因此,俯卧位治疗的难点之一是区域淋巴结放射治疗[5]。推荐使用爬泳体位(患者俯卧位,患侧手臂向下置于体侧)来克服这一缺点[9]。

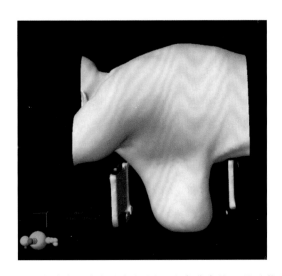

图17.3　俯卧位患者的患侧视图。注意乳房处于悬垂状态。(Picture courtesy of Dr. Yonina Tova & Sion Koren, Radiation Oncology, Ziv Medical Centre, Safed, Israel)

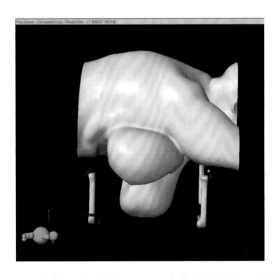

图17.4　俯卧位患者的健侧视图。注意健侧乳腺放置于俯卧位乳腺托架上,患侧乳腺处于悬垂状态。

17.4　侧卧位

另一种放射治疗体位是侧卧位。这种治疗技术虽然由于高度依赖于个人经验而不太常见,但也已成功地使用了几十年[10]。这种体位适用于乳房下垂的患者(图17.5)。

使用该体位时,患者侧卧于患侧,患侧乳房倚靠在一个特别设计的平板上,健侧乳房被移向背侧。患者的背部用一个框架或坚固的枕头支撑。定位的标记点放置于患者的患侧乳房和背部。该体位能较好地保护OAR,且患者耐受性良好;但无法对区域淋巴结进行放射治疗[11],且重复性欠佳。

17.5　乳腺摆位的挑战

乳腺摆位的挑战主要来自两个方面:

1. 手臂上举困难的患者(通常是由ALND造成的,

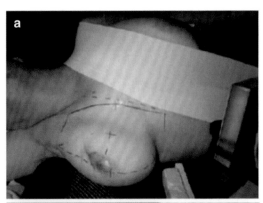

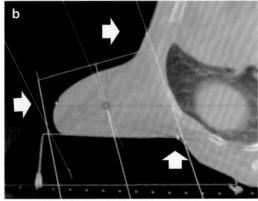

图17.5　(a)患者侧卧于固定装置上。包括固定健侧乳房的条带。患侧乳房置于乳腺托架的平板上。(b)斜行的边缘使用CT扫描可见的金属丝线标记(箭头所示)。(Taken with permission from Kirova et al.[11])

有时也是由 SLNB 造成的）。

2. 乳房下垂的患者。

下文针对这些挑战提出了一些实用性的建议。

1.手臂上举困难的患者的摆位

部分患者由于各种身体原因无法抬起手臂。在此情况下，如果可能，强烈建议推迟开始放射治疗的时间，而不是强行开始。事实上，随着当代多学科综合治疗的发展，延长手术和开始放射治疗的时间间隔可能并不会对疗效带来负面影响[12]。在此期间，淋巴引流治疗、物理治疗等都可以极大地帮助患者恢复手臂功能。对使用上述方法后手臂活动仍受限的患者，推荐将患侧手臂外展，以避免手臂受到照射，并提高摆位的可重复性。通过调整手臂和腕托的高度、角度和位置，可以最大限度地减少肩部的旋转。如果上述解决方案还不能令人满意，或手臂无法外展，可以使用阿尔法泡沫托架或真空垫进行个体化摆位[13,14]。虽然这些设备能确保具有较好的可重复性，但制作比较耗时，因此不常规用于乳腺的摆位。

当使用个体化的固定装置时，患侧手臂可以叉腰（手臂的肘部弯曲，手置于臀部）（图 17.6）或置于体侧。具体的体位需要各中心根据各自的治疗技术，由放射肿瘤科医师和放射治疗计划设计团队共同商讨确定。如果使用 3DCRT 技术，可以采用较宽的手臂叉腰姿势（较小的内肘角度，使肘部到身体的距离增

加），从而允许放射治疗计划设计时有更多的射野角度选择，以确保对 PTVp(乳腺或胸壁)的剂量覆盖。对于 IMRT 或 VMAT，可首选将手臂置于体侧。

如果使用质子放射治疗，手臂的位置选择可以更多，因为射线是从正面投射的[15]。因此，当存在手臂活动受限时，质子放射治疗可能是一个优秀的解决方案。

根据放射治疗计划，健侧手臂通常也需要进行外展（如果能够外展的话）。与患侧手臂外展一样，健侧手臂外展也能为放射治疗计划的设计提供一定的空间。然而，不同的中心对于健侧手臂的位置有不同的方案。

在为乳腺放射治疗患者制作个体化固定装置时，也应记得，商业化固定装置的摆位方案对于个体化固定装置也是适用的，应尽可能将商业化固定装置的摆位方案融入个体化固定装置的摆位过程中。垫子应为楔形，或与乳腺托架相结合，以形成一定的角度。应在个体化固定装置的侧方放置类似于标准乳腺托架坐标参考系的参考标记，同时需要对个体化固定装置在治疗床上的位置进行标定。

对于手臂上举困难的患者的摆位，另一种选择是使用如上所述的爬泳体位[9]。

2.乳房下垂患者的摆位

对于乳房下垂的患者，体位的可重复性和急性皮肤毒性反应是两大挑战[16,17]。接下来，我们将简要概述克服这一问题的一些方法(俯卧位和侧卧位已在上文中讨论)。

在俯卧位中使用胸罩的目的主要在于减少摆位误差[18]；在仰卧位中胸罩主要用于乳房下垂的患者，目的是减少乳房下方和外侧的皮肤皱褶[18]。使用市面上的或患者自己的去除了钢圈的胸罩均可。无论使用哪种胸罩，都应在胸罩上进行清晰的标记，以便在治疗时能正确佩戴。在放射治疗过程中使用胸罩是一件相对容易的事情，因为胸罩的用途在于进一步改善已成熟的技术[19]，胸罩的使用方法与先前所述的定位时的使用方法一样。胸罩的使用并不会影响淋巴引流区的放射治疗。在减少乳房下皱褶的同时，也需要仔细检查，确保乳房和腋窝间没有形成新的皱褶。同时，也需要保证健侧乳房远离体中线，以避免干扰或限制前斜野的设置(图 17.7)。使健侧乳房远离体中线的方法之一是，在此侧不使用胸罩，以使健侧乳房能够自然地

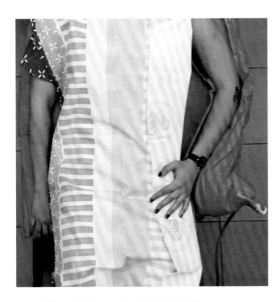

图 17.6　手臂叉腰的个体化体位固定装置。(Picture courtesy of Sheba Medical Centre, Ramat Gan, Israel)

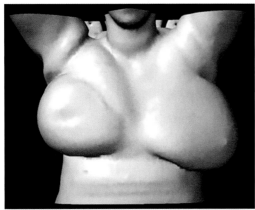

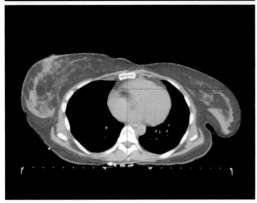

图 17.7　右侧乳腺放射治疗时使用胸罩。上图是鸟瞰患者图。注意左侧乳腺未使用胸罩,因而自然地垂向侧方、远离体中线。(Picture courtesy of Sheba Medical Centre,Ramat Gan,Israel)

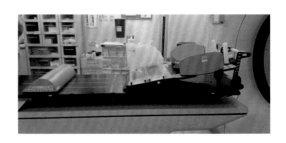

图 17.8　带有热塑膜的乳腺托架。(Picture courtesy of Sheba Medical Centre,Ramat Gan,Israel)

垂向侧方,即远离体中线(图 17.5)。

　　还可以使用热塑性材料制成胸罩类似物。热塑性材料,如同头颈部的固定装置那样,可以将其放在烤箱或温水浴中数分钟,直至其软化。随后,将其置于患者体表进行塑形,并将其附着于乳腺托架的两侧(图 17.8)[20]。这是一种相当坚硬的材料,但尚不清楚,该材料带来的减少摆位误差的益处是否超过了其增加皮肤剂量的坏处[20,21](图 17.9)。

17.6　总结

　　模拟定位是放射治疗计划中的重要一环。良好的模拟定位需要确保患者的依从性、体位的可重复性,

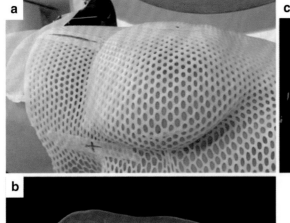

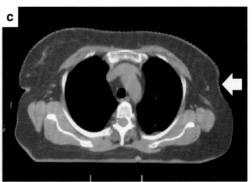

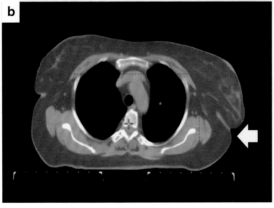

图 17.9　热塑膜胸罩。(a)对一名乳房下垂的患者使用热塑膜胸罩进行计划设计和放射治疗。(b)不使用胸罩时的 CT 定位图像,箭头所示为仰卧位造成的乳房侧方皱褶。(c)使用热塑膜胸罩时的 CT 定位图像,无乳房侧方皱褶,旨在减少潜在的毒性反应,并确保治疗时体位的重复性。(Picture courtesy of Sheba Medical Centre,Ramat Gan,Israel)

并有利于靶区的精准照射和 OAR 的保护。患者的体位可以做出适当的调整，以获得优良的放射治疗计划，并确保放射治疗的安全实施。

（谢植超　译　谭志博　校）

参考文献

1. Yeung TK, Bortolotto K, Cosby S, Hoar M, Lederer E. Quality assurance in radiotherapy: evaluation of errors and incidents recorded over a 10 year period. Radiother Oncol. 2005;74(3):283–91. https://doi.org/10.1016/j.radonc.2004.12.003.

2. Vertual. 2020. Available at: https://www.vertual.co.uk/. Accessed November 1, 2020.

3. Thilmann C, Adamietz IA, Saran F, Mose S, Kostka A, Böttcher HD. The use of a standardized positioning support cushion during daily routine of breast irradiation. Int J Radiat Oncol Biol Phys. 1998;41(2):459–63.

4. Dundas KL, Pogson EM, Batumalai V, Boxer MM, Yap ML, Delaney GP, et al. Australian survey on current practices for breast radiotherapy. J Med Imaging Radiat Oncol. 2015;59(6):736–42.

5. Montgomery L, Flood T, Shepherd P. A service evaluation of the immobilisation techniques adopted for breast cancer patients with large and/or pendulous breasts, receiving external beam radiotherapy. J Radiother Pract. 2019;19:341–6.

6. Probst H, Bragg C, Dodwell D, Green D, Hart J. A systematic review of methods to immobilise breast tissue during adjuvant breast irradiation. Radiography. 2014;20(1):70–81.

7. Varga Z, Hideghéty K, Mező T, Nikolényi A, Thurzó L, Kahán Z. Individual positioning: a comparative study of adjuvant breast radiotherapy in the prone versus supine position. Int J Radiat Oncol Biol Phys. 2009;75(1):94–100.

8. Veldeman L, Speleers B, Bakker M, Jacobs F, Coghe M, De Gersem W, et al. Preliminary results on setup precision of prone-lateral patient positioning for whole breast irradiation. Int J Radiat Oncol Biol Phys. 2010;78(1):111–8.

9. Deseyne P, Speleers B, De Neve W, Boute B, Paelinck L, Van Hoof T, et al. Whole breast and regional nodal irradiation in prone versus supine position in left sided breast cancer. Radiat Oncol. 2017;12(1):89.

10. Fourquet A, Campana F, Rosenwald JC, Vilcoq JR. Breast irradiation in the lateral decubitus position: technique of the Institut Curie. Radiother Oncol. 1991;22(4):261–5.

11. Campana F, Kirova YM, Rosenwald JC, Dendale R, Vilcoq JR, Dreyfus H, Fourquet A. Breast radiotherapy in the lateral decubitus position: a technique to prevent lung and heart irradiation. Int J Radiat Oncol Biol Phys. 2005;61(5):1348–54.

12. van Maaren MC, Bretveld RW, Jobsen JJ, Veenstra RK, Groothuis-Oudshoorn CG, Struikmans H, Maduro JH, Strobbe LJ, Poortmans PM, Siesling S. The influence of timing of radiation therapy following breast-conserving surgery on 10-year disease-free survival. Br J Cancer. 2017;117(2):179–88.

13. Graham P, Elomari F, Browne L. Armrest versus vacuum bag immobilization in the treatment of breast cancer by radiation therapy: a randomized comparison. Australas Radiol. 2000;44(2):193–7.

14. Nalder CA, Bidmead AM, Mubata CD, Tait D, Beardmore C. Influence of a vac-fix immobilization device on the accuracy of patient positioning during routine breast radiotherapy. Br J Radiol. 2001;74(879):249–54.

15. Depauw N, Batin E, Johnson A, MacDonald SM, Jimenez RB. Arms positioning in post-mastectomy proton radiation: feasibility and development of a new arms down contouring atlas. Phys Imaging Radiat Oncol. 2020;14:6–11. https://doi.org/10.1016/j.phro.2020.04.003.

16. Fernando I, Ford H, Powles T, Ashley S, Glees J, Torr M, et al. Factors affecting acute skin toxicity in patients having breast irradiation after conservative surgery: a prospective study of treatment practice at the Royal Marsden Hospital. Clin Oncol. 1996;8(4):226–33.

17. De Langhe S, Mulliez T, Veldeman L, Remouchamps V, van Greveling A, Gilsoul M, et al. Factors modifying the risk for developing acute skin toxicity after whole-breast intensity modulated radiotherapy. BMC Cancer. 2014;14(1):711.

18. Kawamura M, Maeda Y, Yamamoto K, Takamatsu S, Sato Y, Minami H, et al. Development of the breast immobilization system in prone setup: The effect of bra in prone position to improve the breast setup error. J Appl Clin Med Phys. 2017;18(4):155–60.

19. Arenas M, Hernández V, Farrús B, Müller K, Gascón M, Pardo A, et al. Do breast cups improve breast cancer dosimetry? A comparative study for patients with large or pendulous breasts. Acta Oncol. 2014;53(6):795–801.

20. Barrett-Lennard MJ, Thurstan SM. Comparing immobilisation methods for the tangential treatment of large pendulous breasts. Radiographer. 2008;55(2):7–13.

21. Zierhut D, Flentje M, Frank C, Oetzel D, Wannenmacher M. Conservative treatment of breast cancer: modified irradiation technique for women with large breasts. Radiother Oncol. 1994;31(3):256–61.

第 **18** 章

乳腺癌模拟定位

Mirjam Mast, Filipe Cidade de Moura

18.1 背景

18.1.1 乳腺癌模拟定位

在乳腺癌的放射治疗准备阶段,需要进行模拟定位。在此过程中,首先需要确定患者的体位;随后,需要对放射治疗部位(例如,靶区),以及在放射治疗计划设计时需要纳入考量或需要避开的重要器官——即 OAR 进行模拟扫描。乳腺癌的模拟扫描通常是进行 CT 扫描,以用于放射治疗计划设计。这一过程在放射治疗流程中被称为 CT 模拟定位(即此扫描并不是以诊断为目的)。CT 模拟定位的目的,是为了获得患者在放射治疗专用的固定装置上摆出的可重复的治疗体位的图像(详见第 17 章)。根据不同的靶区和治疗目的,患者需要摆出不同的体位,以确保体位的可重复性和治疗的安全性。本章将重点讨论乳腺癌保乳术后或全乳房切除术后,局部放射治疗联合或不联合区域淋巴结放射治疗的模拟定位。

18.2 模拟定位的过程

通常患者仰卧位躺在倾斜的固定装置上,单手或双手上举,最好对固定装置在治疗床上的位置进行标定[1,2]。根据放射治疗的范围,是仅进行乳房局部照射还是进行包括区域淋巴结在内的更广泛的照射,患者的头部可以位于中线或偏向对侧(详见第 17 章)[1,2]。目前,基于解剖学的靶区勾画指南已被广泛使用,这使得靶区的上界更为靠下,因而,无论放射治疗的范

围如何,患者的头部都可以置于中线位置。头部的摆位也需要科室结合当地的医疗规程综合决定,并考虑到标准化以减少误差。对于乳房较大且下垂的患者,可以采用俯卧位或侧卧位[3]。

不同制造商生产的 CT 机类型不同。放射治疗师需要根据 CT 机的类型,采取预防措施,避免机器与手臂或固定装置发生碰撞。放射治疗科可以特别选择大孔径 CT 模拟机。大孔径 CT 使得放射治疗师在对位于 CT 床板上的固定装置中的患者进行摆位时,操作的自由度更大,同时也能更好地避免碰撞(图 18.1)。为防止患者从倾斜的固定装置上滑下,如果患者为仰卧位,可在固定装置上增加额外的设备,帮助患者保持体位不变[4]。

当患者体位确定后,需要用可清洗的记号笔在患者身上标注治疗计划参考点(或 0,0,0 点):1 个点标记

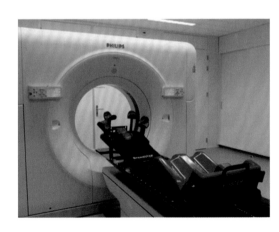

图 18.1 放射治疗专用大孔径 CT 机。可见倾斜的乳腺定位装置(IT-V,Innsbruck),使用盆腔支架/制动装置或膝部/足部支架,以避免患者在固定装置上滑动。

在矢状中线,剩余两个点标记在两侧,所有 3 个点都位于胸中部,以确保此三点是稳定的。可以在上方或下方再增加标记点,以确保患者的矢状面能更加齐平(图 18.2)。随后,在这些参考点上放置无伪影的不透明标志物,以确保参考点在计划设计过程中是可见的。

参考点由放置在 CT 模拟室内的固定的或可移动的外部激光束确定。激光束通常与 CT 等中心点有一定距离(例如,50cm),以确保一定的工作空间。成像平面和激光标记平面之间的误差应小于 2mm,这是进行摆位的前提条件[5]。在直线加速器上,将会使用此参考点,根据 CT 模拟定位时的体位对患者进行复位;也将根据此参考点,将患者手动或自动移动至计划等中心。根据各自科室的流程,可以设置几个参考点。这些参考点将有助于患者在直线加速器上保持与模拟定位时相同的体位(图 18.2)。

放置一根不透射线的导丝来标记乳房,将有助于靶区勾画。如果放置得当,此导丝能协助我们判断乳房/胸壁 CTV 的边界。例如,从乳房本身延续至胸部/乳房边缘的皮下皱褶,有时更容易通过体格检查(视诊和触诊)识别,尤其是对于乳房较小且没有乳房下皱襞的患者。因此,在触诊所确认的腺体组织的边界上放置导丝,将有助于明确在 CT 模拟定位图像上乳房下皱襞不易识别的患者的乳房下界。在乳房肿块切除或乳房全切除的手术瘢痕处或其他特殊标志处,也可放置不透射线的导丝,这取决于放射肿瘤科医师的意见。

当所有准备工作完成后,使用外部激光器定义参考平面,随后将患者移入 CT 模拟机的机架内。从外部激光器到 CT 采集等中心点的距离是固定的,这在设

备/激光器初始安装时就已设置好。

在扫描阶段,根据科室的标准操作流程,会采集一个或两个定位像。在定位像上,放射治疗师确定扫描成像区域,即视野(FOV),确保视野包含整个身体轮廓。采集长度应足以包括所有靶区和 OAR,同时考虑到射线发散和半影,需要再加上 5cm 的余量。必须仔细确认 FOV 范围、采集长度,并优化螺距和扫描层厚。为了良好的重建效果,建议使用螺旋 CT 扫描,螺距约为 1:1,层厚小于 5mm(推荐 3mm)。对于乳腺癌放射治疗的模拟定位,静脉造影剂增强扫描对勾画靶区和 OAR 不是必需的。此外,参考点和其他标记点可以用半永久或永久的标记来代替。放射治疗师在直线加速器上对患者进行复位时需要使用这些标记。当患者体位为俯卧位时,需要将标记点放置在患者的背部和两侧,也可在乳房的侧方增加一个标记点[3,6]。先进的技术,如体表引导放射治疗(SGRT)或自适应直线加速器,促进了放射治疗工作流程的改进,如改进了摆位和等中心设置、允许无标记的计划设计和实施。这些技术将在有关治疗实施的章节中详细叙述。

放射治疗师负责记录所使用的固定装置,以及一些患者的特殊的摆位细节。对患者的体位进行彩色拍照能更好地提供参考。在图像重建完成后,CT 数据被传送至放射治疗计划系统。所有上述信息对于接下来的放射治疗工作流程都是必需的。

18.3　模拟定位时的组织补偿物

PMRT 以及某些特定情况下的 BCS 放射治疗,需要追加组织补偿物。我们建议,在 CT 模拟定位时即放置组织补偿物,这样能够获知组织补偿物与身体的贴合情况,并通过调整尽量减少空气间隙。在放射治疗计划设计时添加的虚拟的组织补偿物,并不能反映真实的组织补偿物的形状和大小。此外,在 CT 模拟定位时,放射治疗团队可以对组织补偿物进行调整、剪裁、塑形,将组织补偿物追加到高危区,并减少空气间隙。

18.4　深吸气屏气技术

在对左侧乳腺癌患者和某些右侧乳腺癌患者使用深吸气屏气(DIBH)技术以降低心脏、冠状动脉、肺和肝的受照剂量(取决于患者的解剖形态)时,需要对

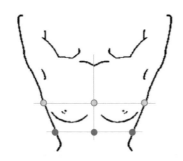

图 18.2　图示为放置标记点的示例。标记点的放置需要根据科室的流程。蓝色的点为参考点(0,0,0),参考点需设置在相对稳定的解剖位置上。橙色的点可以帮助放射治疗师在直线加速器上更好地对患者进行复位。

放射治疗的工作流程做出微调。

正如患者体位一章所述,确保患者在此环境中感到放松是很重要的。患者放松就会增加其在模拟定位和治疗时对 DIBH 的依从性。因此,建议放射治疗师在操作前向患者详细解释整个操作流程,可能包括:

1. 向患者展示测量/监测设备[光学体表监测(拟行体表引导放射治疗时)、肺活量测定]。

2. 讲解音频设备(例如,对讲机、耳机)和视觉反馈设备(例如,智能眼镜、镜子和屏幕)的使用。

3. 确保在整个过程中呼吸平稳。

4. 讲解呼吸方法,重点在于上胸部(必须注意避免手臂和颈部紧缩及背部抬高)。

5. 明确 DIBH 的持续时间,最好能大于 CT进行全长螺旋扫描所需的最短时间,通常在 15~30 秒之间(减少时间伪影的最佳采集方法)。

如果按照科室的流程,需要进行自由呼吸时相扫描和 DIBH 时相扫描,则两次扫描使用相同的参考点。同时,在两次扫描间,需要对不透射线的导丝的位置进行检查。

18.5 总结

乳腺癌放射治疗中,CT 模拟定位是治疗计划设计和实施的重要一环。CT 扫描图像用于靶区和危及器官的勾画,以及治疗计划的剂量计算。在确定患者体位、设定治疗计划参考点(0,0,0)、设置其他必要的标记后,即可进行 CT 扫描。参考点将用于在直线加速器上对患者进行复位。CT 扫描可以在自由呼吸时相进行,也可以在屏气时相进行,两种方法都使用相同的参考点。

光学体表设备和自适应技术等先进的技术促进了放射治疗工作流程的改进,如促进了摆位和等中心设置、允许无标记的计划设计和实施。

(谢植超 译 谭志博 校)

参考文献

1. Xiang, et al. Which technique of positioning and immobilization is better for breast cancer patients in postmastectomy IMRT, single-pole or double-pole immobilization? J Appl Clin Med Phys. 2019;20: 168–74. https://doi.org/10.1002/acm2.12506.
2. Goldsworthy, et al. Abducting both arms improves stability during breast radiotherapy: The Bi Arm study in radiotherapy. J Radiother Pract. 2011;10:250–9. https://doi.org/10.1017/S1460396910000452.
3. Huppert, et al. The role of a prone setup in breast radiation therapy. Front Oncol. 2011;31:1–8. https://doi.org/10.3389/fonc.2011.00031.
4. Jain, et al. Inter-fraction motion and dosimetric consequences during breast intensity-modulated radiotherapy (IMRT). Radiother Oncol. 2009;90:93–8. https://doi.org/10.1016/j.radonc.2008.10.010.
5. Mutic, et al. Quality assurance for computed-tomography simulators and the computed-tomography-simulation process: report of the AAPM Radiation Therapy Committee Task Group No. 66. Med Phys. 2003;30:2762–92.
6. Mitchell, et al. Interfraction and intrafraction setup variability for prone breast radiation therapy. Int J Radiat Oncol Biol Phys. 2010;76:1571–7. https://doi.org/10.1016/j.ijrobp.2009.07.1683.

第 19 章

靶区定义和勾画

Lise Bech Jellesmark Thorsen, Birgitte Vrou Offersen

19.1 背景

　　近年来,乳腺癌的放射治疗技术经历了重大的发展。在二维时代,通过骨性标志确定照射靶区,并根据平面投影图像中有限的软组织细节对 OAR 进行保护[1]。随着 3DCRT 的应用,治疗技术逐渐从大的切线野发展到野中野(FiF)计划,并进一步发展到更先进的技术,包括调强放射治疗技术[2]。甚至粒子治疗也被选择性地应用到解剖结构复杂或伴有严重合并疾病的患者中[3]。一些技术需要在更好的靶区覆盖与 OAR 受到更多照射为代价之间进行权衡,呼吸门控技术正是一种在保证靶区剂量覆盖的同时减少心脏和肺的受照射剂量的方法[2,4]。治疗技术的进步均有一个共同点:靶区剂量高且分布均匀,靶区周围 OAR 剂量陡然下降。这也存在缺点,如果靶区勾画的准确性很差,就可能脱靶。随着治疗精确度的提高,精准和规范的靶区勾画变得极其重要。关于早期乳腺癌靶区勾画的两个主要共识目前被广泛应用。两者均旨在提高一致性并减少靶区勾画者间的差异。RTOG 指南于 2009 年发布(www.nrgoncology.org)。该指南以骨骼和肌肉为标志,将传统照射野设计时接受照射的组织包括于靶区内[5]。ESTRO 指南的概念略有不同,它基于淋巴血管解剖结构定义淋巴结靶区,仅包括淋巴结转移概率较高的区域[6,7]。除了潜在的理念不同以外,两个指南之间的主要差异为锁骨上临床靶区（CTV）的上界,RTOG 指南对于 CTV 上界的定义更宽松,ESTRO 指南中内乳淋巴结靶区更大[8]。在局部区域复发预测的研究中,运用这两种指南对存在亚临床病灶的乳腺癌

患者进行靶区勾画时,区域漏照的概率都非常低。在局部晚期乳腺癌患者中,观察到的漏照率较高,因此推荐进行个体化靶区勾画[8]。ESTRO 指南提供了更多个体化靶区勾画的建议[6,7]。以下关于靶区勾画的内容遵循 ESTRO 共识指南。我们还建议补充阅读有关乳腺和淋巴结解剖学及淋巴结靶区的章节,后者讨论了区域淋巴结放射治疗的指征,以及需要照射的淋巴结区域。

19.2 靶区勾画的实用建议

- 勾画之前,仔细阅读患者的诊断、检查、外科医师的记录和病理描述。
- 规范定位流程,包括选择乳房托架、手臂定位、文身或其他标记,利于放射治疗期间体位的重复性和呼吸门控技术的重复性。
- 选择具有高软组织对比度的窗宽窗位,勾画软件通常带有预设值。
- 勾画时在冠状位和矢状位上检查靶区,平滑的靶区勾画将减少后续修改。
- 使用同一模板,严格确保各靶区的命名和颜色,有助于确认靶区勾画时进行模式识别,便于沟通和后续数据收集。

19.3 CTVp-乳房的勾画

实用的建议:

- 考虑乳房的形态,坚挺/平坦/下垂?
- 从能清晰辨认的乳腺边界最大的层面开始勾

画,然后向上界/下界逐层勾画。

　　• 瘤床需要始终包括在 CTVp-乳房内。

　　CTVp-乳房应包括全部乳腺组织(图 19.1)。乳腺的范围可能很难与周围皮下脂肪区分。大部分患者的靶区上界为胸锁关节的下界。这来源于使用 CT 图像进行计划设计前的时代,当时大多数指南中将射野边界(50%等剂量)规定为胸锁关节的下界,并且既往发现局部复发很少发生在边界处或边界以上。如果瘤床位于非常靠近上界的位置,CTVp-乳房应包括瘤床至少外放 1cm 的范围。

　　内界可延伸至胸骨的外侧缘(例如,年轻坚挺的乳房),但通常位于更外侧。然而,乳腺常位于内乳血管乳内支的外侧,可以在一层或多层图像上识别出来(图 19.1b)。

　　应该对患者的这些血管进行识别,因为它们通常比胸骨外侧缘更靠近靶区边界。注意当患者处于治疗体位时,松弛的乳房往往会变扁平并向外下方悬垂。这意味着 CTVp-乳房的外界范围取决于乳房的形状和大小。在部分患者中,乳腺的外界清晰可见(例如,年轻坚挺的乳房)。如果没有清晰的乳腺外界,则需要

寻找胸廓血管;这些标志是乳腺向外侧延伸的最外界。

　　注意在冠状位上,乳腺组织不会延伸到背部肌肉,一般来说,绝大多数患者的治疗计划不应该包括背部肌肉。

　　根据可见的乳腺下界进行靶区勾画。CTVp-乳房的前界一般收至皮下 5mm,除非肿瘤累及皮肤,在这种情况下,靶区应包括瘢痕周围的皮肤并应使用组织补偿物。如胸大肌尚存在,则 CTVp-乳房的后界至胸大肌表面,否则 CTVp-乳房的后界应至肋骨和肋间肌的前缘。需要注意的是,腹壁皮下脂肪可能会将乳房推向前方,从而使 CTVp-乳房的下界更靠近腹部。在肥胖患者中,腹部脂肪可能将乳腺组织推向腹侧,从而使乳腺远离心脏,这种现象通常在 MRI 图像中显示得更明显。

19.4　CTVp-胸壁的勾画

　　实用的建议:

　　• 参考对侧乳腺结构,在既往乳腺位置和瘢痕上放置不透射线的标记。

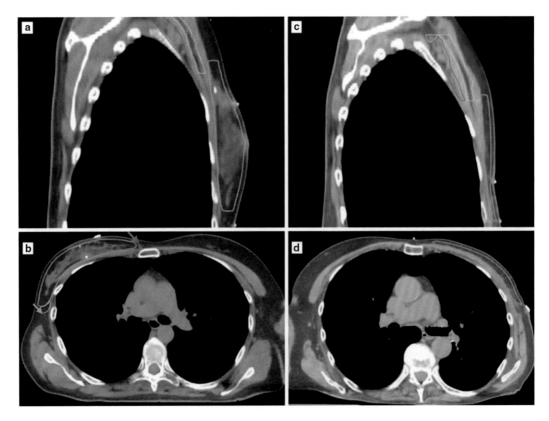

图 19.1　(a)矢状位 CTVp-乳房(粉色)。上界可看到部分胸肌(浅绿色)和 CTVn-L2(红色)。(b)横断位 CTVp-乳房(粉色)。箭头所示为胸廓内动脉的内侧乳腺分支(红色箭头所示)和胸廓外动脉(绿色箭头所示)。(c,d)矢状位(c)和横断位(d)CTVp-胸壁。

CTVp-胸壁应根据 CTVp-乳房定义的边界进行勾画(图 19.1)。不应该由于既往乳腺位置的不确定性而扩大靶区——由于外科手术将邻近的皮肤和皮下组织拉拢以填补缺损,所以缩小了 CTVp-胸壁的范围。从胸大肌腹侧表面和(或)肌性/骨性胸壁的腹侧表面勾画靶区,并收回至皮下 5mm。如果该区域非常薄,通常不包括胸大肌或胸壁的任何更深层的部分,除非有侵犯,例如 T4a-c(肿瘤浸润/黏附在胸肌上,没有侵犯胸壁深层结构时不属于 T4)。对于非常薄的区域,需要放置 5mm 的组织补偿物,并将皮肤勾画在靶区内。注意在一些国家,对某些患者(pT3-4 期)需要将瘢痕周围的皮肤包括在靶区内。在此时,胸壁照射时需要使用组织补偿物。

值得注意的是,外科医师可能会将瘢痕扩展到乳房区域之外以获得更好的美容效果,但对于治疗计划而言,除非肿瘤位于乳腺的边缘,否则只应将位于乳房区域内的瘢痕包括在靶区内。当肿瘤位于乳腺边缘时,CTVp-胸壁应至少包括瘤床外 1cm 的区域。

19.5　淋巴结的勾画

实用的建议:

• 淋巴结包括腋窝第 1~3 水平、胸间淋巴结、内乳淋巴结,以及既往称为锁骨上淋巴结的腋窝第 4 水平。区域淋巴结的靶区是连贯的。通过正确地勾画,靶区最终应该是互相连通的。

• 锁骨周围区域的淋巴结沿该区域的大静脉分布,靶区在大静脉血管的基础上外扩 5mm。对于内乳淋巴结临床靶区(CTVn-IMN),淋巴结位于动静脉两侧,因此需包括动静脉外的 5mm 范围。

• 为避免照射肩胛骨-肱骨关节,需勾画肱骨头,并在其周围外扩 1cm 作为计划危及器官(PRV)。

• 注意外科医师留下的任何标记(例如,手术标记夹),并阅读手术记录以了解标记的意义。

• 注意这些指南不适用于局部晚期的患者,我们建议对这些患者进行个体化靶区勾画,这在 ESTRO 靶区共识指南中也有所讨论[6,7]。

19.6　腋窝第 1 水平:CTVn-L1

腋窝第 1 水平淋巴结应包括腋静脉外扩 5mm 的

范围和 ALND 或 SLNB 的所有手术瘢痕(图 19.2)。一般来说,建议将与肩-肱关节 PRV 重叠的部分从靶区中减去。在距腋静脉 5mm 处开始勾画以补偿部分容积效应。腋窝第 1 水平的内界与腋窝第 2 水平和胸间淋巴结的外界一致,在更靠近下界的位置,靶区延伸至胸壁。靶区在腹侧方向终止于胸大肌和胸小肌。外侧界没有明确的解剖界限。在脂肪组织中从胸大肌的外侧缘至背阔肌的腹外侧缘画一条线。根据手术瘢痕的范围,靶区下界终止在第 4~5 肋水平。

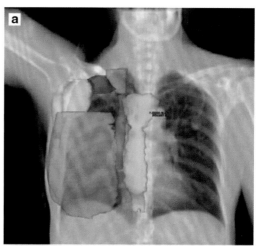
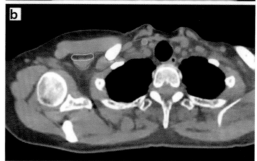
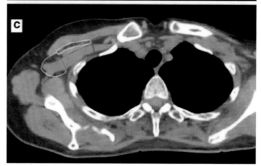

图 19.2　(a)淋巴引流区和 CTVp-乳房的三维视图。(b,c)各淋巴引流区的上界(b)和下界(c)。粉色,CTVp-乳房;橙色,CTVn-L4;深蓝色,CTVn-L3;红色,CTVn-L2;浅绿色,肋间肌;紫红色,CTVn-IMN;棕色,颈动脉;绿色,前斜角肌;紫色,锁骨下动脉;淡蓝色,颈内静脉;青绿色,胸骨。

19.7 腋窝第 2 水平:CTVn-L2

根据胸小肌确定该靶区的范围:腋窝第 2 水平包括胸小肌后的范围，向背侧方向延伸至腋静脉背侧 5mm,受肋骨和肋间肌的限制(图 19.2)。其上界从腋动脉的上一层面开始勾画。沿胸小肌的背侧向下,靶区从内侧延伸至外侧缘,在胸小肌的下缘结束。如果在第 2 水平下方见到 ALND 留下的瘢痕,应将其排除在外,因为这里的淋巴结已经被手术切除了。

19.8 胸间淋巴结

该区域位于胸大肌、胸小肌之间(图 19.2)。其上界/下界/外界/内界与 CTVn-L2 相同。有时,这个空间很大程度上是想象出来的,因为肌肉靠得很近,这种情况下应在胸小肌前方勾画一条细的组织带。

19.9 腋窝第 3 水平:CTVn-L3

腋窝第 3 水平,既往称之为锁骨下区,位于 CTVn-L2 的内侧(图 19.2)。其内侧包含锁骨下静脉,从锁骨下静脉和颈静脉交界处到外侧胸小肌内侧缘外扩 5mm 的范围。不包括肌肉和骨骼,这意味着锁骨和血管的交界处为内界,而前界是胸大肌的背侧面。后界位于锁骨下静脉或肋骨/肋间肌后 5mm 处,以先出现者为准。上界为锁骨下动脉的上一个 CT 平面(通常 2~3mm)。

19.10 腋窝第 4 水平:CTVn-L4

乳腺癌、头颈部恶性肿瘤及淋巴瘤患者的锁骨上区各不相同,因此,建议在乳腺癌患者中将锁骨上区称为腋窝第 4 水平。腋窝第 4 水平上界包括锁骨下静脉锁骨上段外扩 5mm 的范围(图 19.2)。实际上,这意味着靶区从锁骨下动脉弓的上一层面开始,这在冠状位图像中可以被识别。靶区内侧界包括颈内静脉,不包括颈内动脉和甲状腺。冠状位上的靶区前界应位于胸锁乳突肌、胸甲状肌和锁骨的后方。后界为胸膜,下界包括锁骨下静脉和颈内静脉交界处以下 5mm 的组织。靶区向外延续至 CTVn-L3,包括前斜角肌,向下延续至 CTVn-IMN。

19.11 内乳淋巴结:CTVn-IMN

内乳淋巴结区沿胸壁内表面与胸膜壁层相邻的内乳血管分布(图 19.1b 和 19.2a)。内乳动脉起源于锁骨下动脉,内乳静脉在右侧汇入头臂静脉干,在左侧汇入锁骨下静脉。勾画血管周围的内乳淋巴结区,在静脉和动脉周围外扩 5mm,不包括肺部。静脉结束后,将动脉周围的靶区上部逐渐变细与 CTVn-L4 衔接。CTVn-IMN 的下界由肿瘤位置决定。对于大多数肿瘤,包括第 1~3 肋间隙(ICS)至第 4 肋上缘,如果肿瘤位于内下象限,第 4 肋间隙也应包括在内。淋巴显像研究显示,在这种情况下,内乳淋巴结引流到更低的 ICS 的概率更高[9]。使用矢状位图像确定 ICS。

19.12 勾画后的处理

完成勾画后,使用三维视图检查整体勾画情况——通过系统地检查,您将获得图像识别技能,能够识别重要的变化和错误(图 19.2a)。所有靶区应相互衔接。在 IMN、CTVn-L3、CTVn-L2 与 CTVp-乳房/CTVp-胸壁的上界之间存在未被勾画的上内侧部分是可接受的。

19.13 总结

综上所述,现代治疗计划是基于靶区而非基于射野的技术,需要正确且一致的靶区勾画。实现这一目标的最佳方法在于对全乳房切除术后放射治疗和 BCS 后放射治疗的实践。我们强烈建议与外科医师及影像科医师进行跨学科合作,并使用该领域公认的最新指南。正在通过两项关于早期乳腺癌大分割与常规分割局部区域放射治疗的随机研究对 ESTRO 共识指南进行验证:DBCG Skagen 研究 1(NCT02384733)和 HYPO-G01 研究(NCT03127995)。靶区勾画处于不断发展中,需要临床医师付出努力和持续关注。

(孙荷静 吴烜 译 杨梦祺 校)

参考文献

1. Thorsen LBJ, Thomsen MS, Overgaard M, Overgaard J, Offersen BV. Quality assurance of conventional non-CT-based internal mammary lymph node irradiation in a prospective Danish Breast Cancer Cooperative Group trial: the DBCG-IMN study. Acta Oncol. 2013;52:7.

2. Poortmans P, Aznar M, Bartelink H. Quality indicators for breast cancer: revisiting historical evidence in the context of technology changes. Semin Radiat Oncol. 2012;22(1):29–39.

3. Bradley JA, Mendenhall NP. Novel radiotherapy techniques for breast cancer. Annu Rev Med. 2018;69:277–88.

4. Hjelstuen MH, Mjaaland I, Vikstrom J, Dybvik KI. Radiation during deep inspiration allows locoregional treatment of left breast and axillary-, supraclavicular- and internal mammary lymph nodes without compromising target coverage or dose restrictions to organs at risk. Acta Oncol. 2012;51(3):333–44.

5. Li XA, Tai A, Arthur DW, Buchholz TA, Macdonald S, Marks LB, et al. Variability of target and normal structure delineation for breast cancer radiotherapy: an RTOG multi-institutional and multiobserver study. Int J Radiat Oncol. 2009;73(3):944–51.

6. Offersen BV, Boersma LJ, Kirkove C, Hol S, Aznar MC, Biete Sola A, et al. ESTRO consensus guideline on target volume delineation for elective radiation therapy of early stage breast cancer. Radiother Oncol. 2015;114(1):3–10.

7. Offersen BV, Boersma LJ, Kirkove C, Hol S, Aznar MC, Sola AB, et al. ESTRO consensus guideline on target volume delineation for elective radiation therapy of early stage breast cancer, version 1.1. Radiother Oncol. 2016;118:205–8.

8. Loganadane G, Truong PT, Taghian AG, Tešanović D, Jiang M, Geara F, et al. Comparison of nodal target volume definition in breast cancer radiation therapy according to RTOG versus ESTRO atlases: a practical review from the transatlantic radiation oncology network (TRONE). Int J Radiat Oncol. 2020;107(3):437–48.

9. Estourgie SH, Nieweg OE, Olmos RA, Rutgers EJ, Kroon BB. Lymphatic drainage patterns from the breast. Ann Surg. 2004;239(2):232–7.

第 20 章

序贯加量/部分乳腺照射/同步加量的靶区定义和勾画

Pierfrancesco Franco, Philip Poortmans

20.1 背景

WBI 是早期乳腺癌患者 BCS 后的标准治疗模式[1,2]。在淋巴结阴性的早期乳腺癌患者中,WBI 能将乳腺癌 10 年复发率从 31.0% 降至 15.6%,并将乳腺癌 15 年相关死亡率从 20.5% 降至 17.2%,而在淋巴结阳性的早期乳腺癌患者中,相应数值分别为从 63.7% 降至 42.5% 和从 51.3% 降至 42.8%[3]。BCS 和 WBI 后对原发病灶的瘤床给予额外的"加量"放射治疗,可使 10 年局部复发率从 10.2% 降至 6.4%,20 年局部复发率从 16.4% 降至 12.0%[4]。各风险组之间的相对降低值相似,而绝对降低值在很大程度上取决于患者和肿瘤的特点,包括患者年龄、肿瘤生物学行为、组织学分级及切缘情况[5]。在过去 20 年中,随着多学科诊疗管理水平的提高,局部区域复发率显著降低。在"Young Boost研究"中,9 年局部区域复发率仅为 1.8%(图 20.1)[6,7]。然而,加量后局部控制率的增加并未转化为生存获益,并且观察到对外观的不良影响,尤其是在加量的剂量较高或加量的靶区较大时[4,8,9]。因此,建议加量仅用于具有局部复发高风险特征的患者。

对于低风险患者,PBI 可减少正常组织的受照体积及非计划剂量,提高患者对治疗的接受度并降低成本。最初它的主要目的在于缩短放射治疗疗程,但目前也可以对合适的患者使用相似的 5 天分割模式进行 WBI,抵消了其在时间上的获益[10]。可以使用体外放射治疗(EBRT)、组织间和腔内近距离放射治疗、术中电子束或低能量光子线进行 PBI,各技术有各自独特的特点[11]。对经过良好筛选的患者,PBI 与 WBI 的局部控制率相似[12-15]。然而,对 PBI 而言,美容效果与

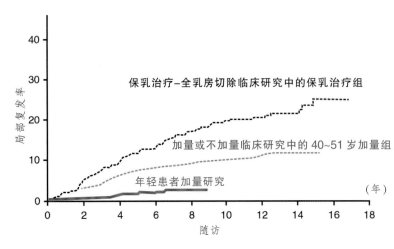

图 20.1　1980—2012 年连续三项保乳治疗研究的乳腺局部复发率。(Reproduced from References[6])

剂量体积参数,以及每日两次的放射治疗方案中两次放射治疗的间隔时长强烈相关[16,17]。

　　矛盾的是,虽然如今具有更先进的乳腺影像技术,但对瘤床的识别也更具挑战性。这主要是由于将加量射野或靶区设定在可见的手术瘢痕附近的旧的实践标准已经完全过时。由于越来越多地使用肿瘤整形手术技术(见第 35 章),包括瘢痕远离肿瘤位置(例如,位于乳晕边缘),并可能将乳腺组织移位到其他象限以减少畸形和提升美感。即使应用基于解剖结构的靶区定义,并依据术前和术后影像及所有可获得的临床信息,但对加量靶区和 PBI 靶区的正确勾画也伴随着许多不确定性。众所周知,传统的肿瘤切除术对原发肿瘤周围组织的切除范围变化很大(图 20.2)[19],但在乳腺整形术中,出于对方位的考虑,对周围组织的切除范围可能存在更大的变化。手术腔有助于确定原发瘤床(虽然手术腔完全不等同于瘤床!),但尤其对于闭合术腔的手术而言,识别术腔可能是一个挑战。病理学能够可靠地描述所有 6 个空间方向上显微镜下的切缘与肿瘤的距离,从而可以正确估计所需的安全范围。病理检查应能对残留病灶的分布进行估计,但对手术切缘定义的变化以及初始全身治疗的广泛使用都会对病理检查造成影响。

20.2　一般考虑

　　对于加量放射治疗(高风险患者、WBI 后)和 PBI(低风险患者、单纯术后局部治疗),CTV 的勾画均基于影响 BCS 后局部复发模式的原发肿瘤周围的肿瘤细胞分布(图 20.3)[4,18,20]。然而,靶区勾画受到许多不确定因素的影响。应结合术前影像和术后发现进行勾

画,术后发现包括临床检查、手术瘢痕、手术方式和可见的术后改变, 如置于术腔内的不透射线的标记夹,这些都有助于确定原发肿瘤在手术腔中的原始位置。肿瘤整形手术的增加、病理学报告中的细化规范、初始全身治疗的更频繁使用,都突出了全面的多学科合作对优化靶区勾画的重要性。在任何情况下,手术腔或手术床通常不能很好地代表加量放射治疗/PBI 的 CTV(见图 20.2)[21]。此外,建议与外科医师讨论标记夹标记手术床的方法,并将标记夹的位置与原发肿瘤的术前影像进行比较,以确保其位置的可靠性(例如,手术标记夹移位、试图减少移位而在胸肌上进行标记夹标记的错误做法、与瘤床内原发性病变的原发位置无关)。

　　一些指南很好地对瘤床加量或 PBI 的 CTV 进行了描述[22,23]。然而,这些指南未被广泛运用于日常临床实践。在日常临床实践中,经常有人建议将手术腔/床视为瘤床加量或 PBI 的靶区[24]。位于乳腺内的 CTV 通常不等同于手术腔/床,尝试制订肿瘤整形术后的靶区勾画指南,对 CTV 的范围进行重新界定,能为相关挑战提供更多见解[25]。外科医师、放射科医师、病理科医师和放射肿瘤医师之间的充分沟通和交流对明确瘤床及其边界从而正确可靠地勾画 CTV 至关重要。

20.3　临床靶区的定义

20.3.1　原发瘤床

　　最合适的方法是首先确定原发瘤床。原发瘤床是指乳腺内原发肿瘤术前所在的区域。因此,尽管原发瘤床应位于手术腔内的某处,但在理想情况下,它应

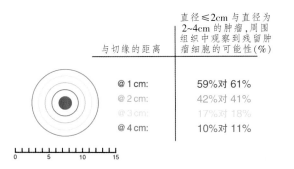

图 20.2　肿瘤直径≤2cm 与肿瘤直径为 2~4cm 时, 在距原发肿瘤 1cm、2cm、3cm 和 4cm 处观察到原发肿瘤周围组织中残留肿瘤细胞的可能性。(Based on[18])

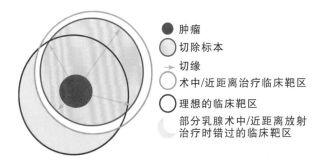

图 20.3　图示强调了乳腺肿瘤在肿块切除标本中最常见的偏心位置,加量或部分乳腺照射的临床靶区(CTV-boost/PBI)各向异性位置与手术腔不重合。(Reproduced with permission from References[19])

该相对较小,不应包括整个手术腔。

　　如欧洲近距离治疗学组-欧洲放射治疗与肿瘤学会(GEC-ESTRO)乳腺癌工作组发布的指南所述,临床实践中最恰当的靶区勾画步骤如下:①取得与原发肿瘤手术相关的详细信息,包括术前影像及详细的病理报告;②取得 BCS 前原发肿瘤的确切位置,并将该信息转换到术后影像上;③准确计算从原发瘤床到 CTV 的安全界线,最好是在所有方向(图 20.4)[22]。

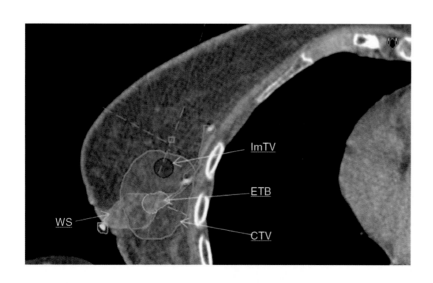

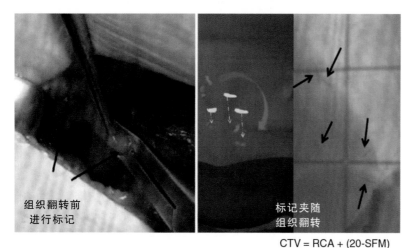

$$CTV = RCA + (20\text{-}SFM)$$
$$PTV = CTV + 10\ mm$$

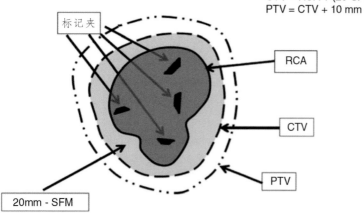

RCA:标记夹标记的相关区域　　　SFM:手术游离缘

图 20.4　GEC-ESTRO 中 CTV-boost/PBI 逐步勾画的方法。WS,整个手术瘢痕;ImTV,影像相关靶区;ETB,预估瘤床;CTV,临床靶区;PTV,计划靶区。(Reproduced with permission from References[22])

20.3.2 临床靶区

根据定义,CTV 包括原发瘤床周围的组织。因此,CTV 应当基于原发瘤床进行勾画。在瘤床加量和 PBI 中,CTV 由原发瘤床在各方向上分别至少均匀外扩 1.5cm 和 2.0cm 形成(图 20.5)。

理想情况下,应在手术标本上标记空间方位,病理科医师对所有 6 个方向上的切缘情况进行描述。如果能将所有 6 个方向上的切缘信息准确转化到计划

CT 图像上,CTV 的体积可以减小 52.6%[24]。如果没有给出所有 6 个方向上的切缘信息,则应该在外扩的 1.5/2.0cm 的基础上,按最小的切缘距离进行缩回(图 20.6)[24,26]。如果阴性切缘较宽,超过 1.0cm(部分乳腺照射时,为 1.5cm),我们建议外扩至少 0.5cm,以考虑到其他不确定性。根据定义,如果阴性切缘在所有方向上均超过 1.5cm,则整个加量的临床靶区已被手术切除,因而无须进行加量放射治疗。

加量或部分乳腺照射的临床靶区(以下简写为

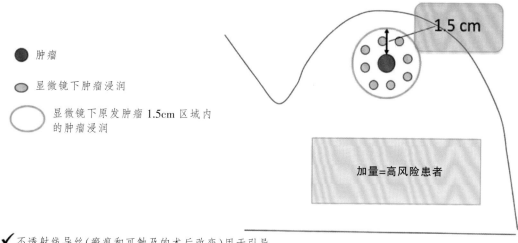

○ 肿瘤
◐ 显微镜下肿瘤浸润
○ 显微镜下原发肿瘤 1.5cm 区域内的肿瘤浸润

✓ 不透射线导丝(瘢痕和可触及的术后改变)用于引导

✓ 术前肿瘤定位(体格检查、影像)

✓ 计划 CT 上可见的特征:标记夹、术后改变等

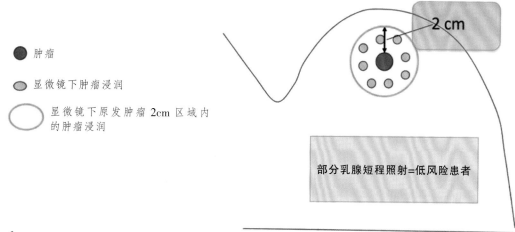

○ 肿瘤
◐ 显微镜下肿瘤浸润
○ 显微镜下原发肿瘤 2cm 区域内的肿瘤浸润

✓ 不透射线导丝(瘢痕和可触及的术后改变)用于引导

✓ 术前肿瘤定位(体格检查、影像)

✓ 计划 CT 上可见的特征:标记夹、术后改变等

图 20.5　CTV–boost/PBI 定义示意图。

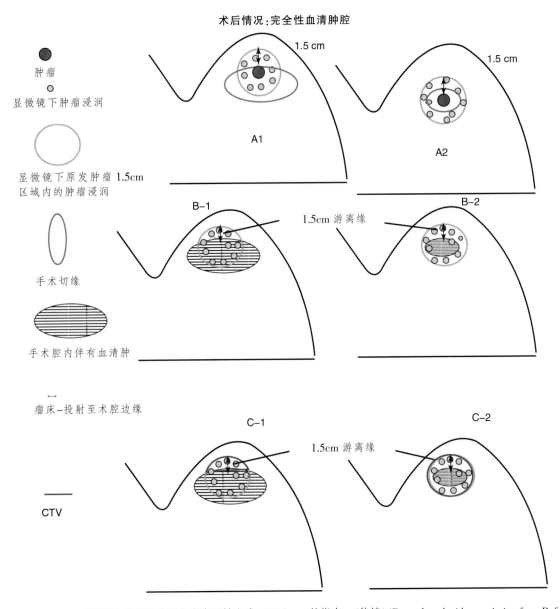

图 20.6　"Young Boost 研究"中使用的从原发瘤床开始生成 CTV-boost 的指南。（待续）（Reproduced with permission from References[24]）

CTV-boost/PBI）不应超出整个乳腺的 CTV，深度受胸壁和胸肌限制，表面受皮肤限制。为此，我们建议首先勾画整个乳腺的 CTV，然后使用治疗计划软件勾画工具在整个乳腺的 CTV 内勾画 CTV-boost/PBI。

重要提示：大多数放射肿瘤医师直接勾画 CTV-boost，这从国际辐射单位和测量委员会（ICRU）及解剖学角度来看都是一个错误的观念。根据经验来看，在 CT 图像上直接勾画加量靶区导致了照射体积增加，这与纤维化和美容效果欠佳的风险增加相关[8,27]。因此，应当遵循 3 阶段勾画的方法（原发瘤床——CTV-boost/PBI——PTV），并且注意避免靶区过大。

20.3.3　复杂因素

对于保留术腔的手术，液性渗出物会浸入术腔形成血清肿[28]。尽管根据定义，血清肿不是 CTV 的一部分，但它会影响对原发瘤床的勾画，也可能会影响对 CTV 的外扩（图 20.5）[26]。

虽然瘢痕位置和可触及的术后改变、术前影像学检查、手术标志物（例如，手术标记夹）等临床发现都有助于确定原发瘤床，但它们也可能具有很高的误导性。尤其是手术标记夹的不当使用和（或）血清肿是值得关注的问题，特别是当使用肿瘤整形外科技术时，

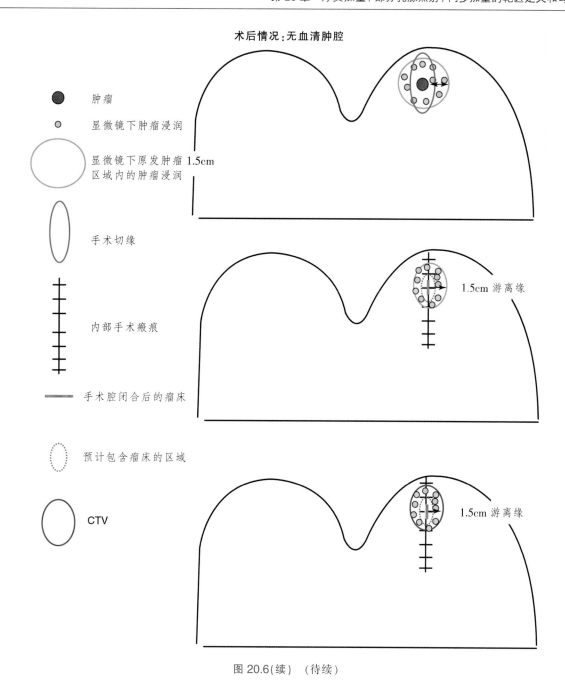

图 20.6(续) (待续)

因为肿瘤整形外科技术通常导致手术标记夹或血清肿位置远离 CTV-boost/PBI。因此,在利用手术标记夹勾画 CTV 时应遵循以下基本原则:

• 乳腺外科医师应遵循 GEC-ESTRO 指南放置手术标记夹[22]。在手术过程中,应在进行任何乳腺组织旋转之前,将标记夹固定在瘤床上。虽然理论上应该使用 6 个标记夹来代表 6 个主要方向上的切除边界,但在临床实践中,建议至少使用 4 个标记夹。

• 作为乳腺外科肿瘤学培训及继续医学教育的

一部分,乳腺外科医师应参与或至少观看各种类型的肿块切除术后的加量/PBI 靶区的勾画,以便他们了解技术问题和瘤床标记的重要性。

• 作为乳腺放射肿瘤学培训及继续医学教育的一部分,放射肿瘤医师应参与或参观各种类型的肿块切除术(水平 1 和水平 2 肿瘤整形术)。

这将确保在当前保乳治疗的时代实现最佳的多学科合作和最佳的靶区勾画及放射治疗[29]。

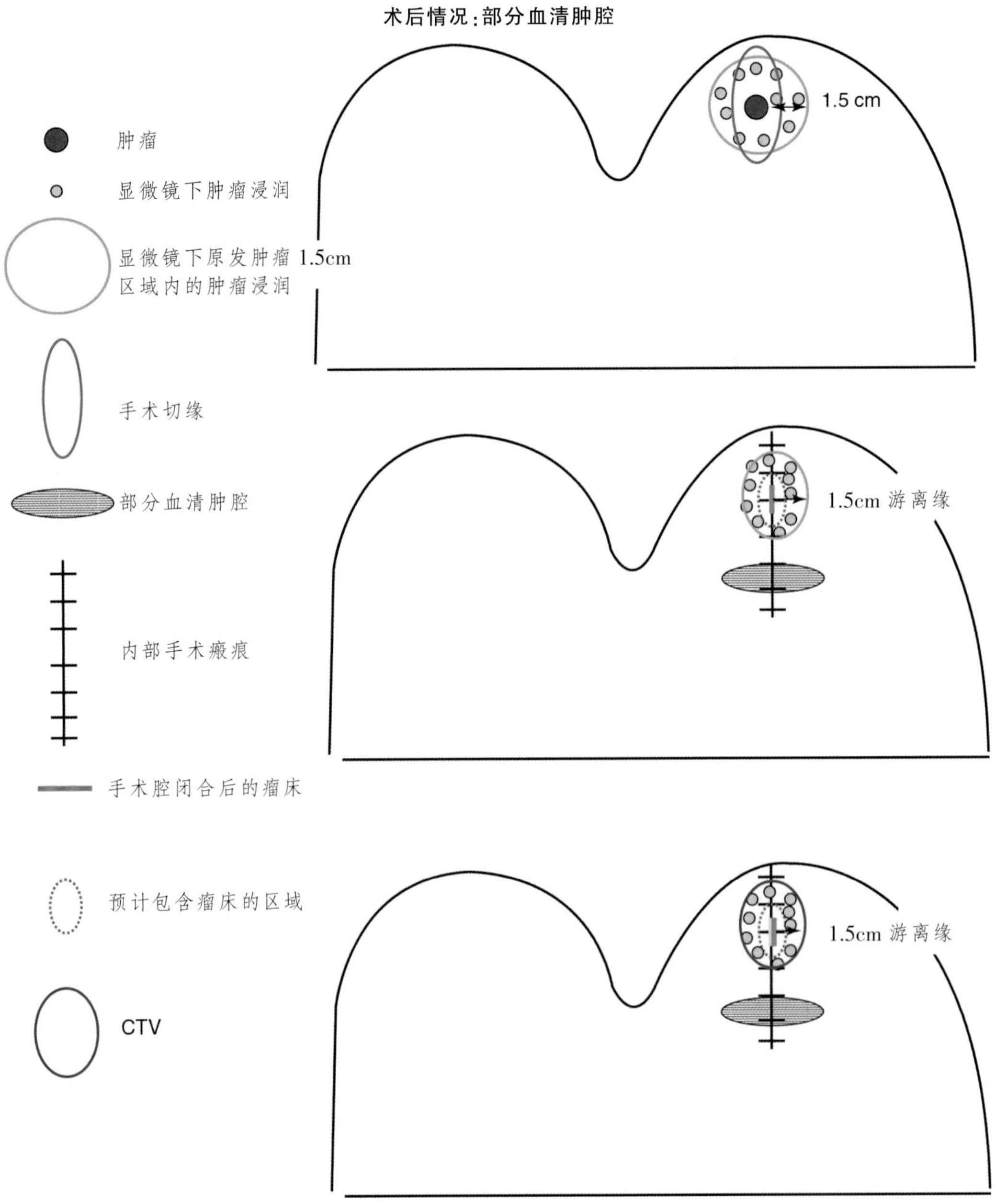

术后情况:部分血清肿腔

- 肿瘤（实心黑圆）
- 显微镜下肿瘤浸润（小灰圆）
- 显微镜下原发肿瘤1.5cm 区域内的肿瘤浸润（大圆）
- 手术切缘（椭圆）
- 部分血清肿腔（椭圆阴影）
- 内部手术瘢痕
- 手术腔闭合后的瘤床
- 预计包含瘤床的区域（虚线椭圆）
- CTV（椭圆）

1.5 cm

1.5cm 游离缘

1.5cm 游离缘

图 20.6(续)

20.4 特殊考虑

鉴于上述因素存在多种不确定性,应将 CTV-boost/PBI 视为几何近似值,而不是精确的解剖实体。信息越广泛和准确,处理不确定因素所需的额外边界就越小。就像一个去皮的橙子,直径为 5cm 的 CTV 仅外扩约 0.65cm,体积就从 60cm³ 增加到 120cm³[30]。因此,应授权开展包括相互培训在内的多学科合作,以提高加量/PBI 靶区勾画的可靠性和准确性。

使用数学上的球体体积计算公式(4/3×pi×r³)进行解释,可能会有帮助。这意味着,例如对于直径为 2cm 的肿瘤,以 0.5cm 的最小无肿瘤边界切除,则 CTV-boost 为 29cm³,CTV-PBI 为 61cm³。尽管这些数值并不能绝对代表靶区,但它可以帮助临床医师对勾画的 CTV 的大小做出适当估计。

对于 PBI,毒性反应存在明确的剂量-体积关系(与加量放射治疗相似),因而需要对 CTV-PBI 的大小进行限制,通常建议不超过整个乳腺 CTV 大小的 30%[9,16]。表 20.1 给出了 PBI 期间需遵守的靶区和

表 20.1 Florence APBI 研究[15]、IRMA APBI 研究(ClinicalTrials.gov 编号:NCT01803958)和 IMPORT-HIGH boost 研究 (ClinicalTrials.gov 编号:NCT00818051)。在 IMPORT-HIGH 组中,所有患者均接受 40Gy/15f/3W 的 WBI 联合 3 种不同的加量模式

靶区/OAR	Florence APBI 研究	IRMA APBI 研究	IMPORT HIGH 研究(同步加量)
方案	30Gy/5f/2w	38.5Gy/10f 每日两次/1w	序贯加量至 56Gy/23f/4.6W 同步加量至 48Gy/15f/3W 同步加量至 53Gy/15f/3W
计划靶区	$V95\%(V_{28.5Gy})\geqslant95\%$ $D_{max}<110\%$处方剂量(33Gy)	$V90\%(V_{34.65Gy})\geqslant90\%$ $D_{max}<120\%$处方剂量(46.2Gy)	$PTV_{TB}:V95\%$(45.6Gy 或 50.4Gy)>95% $PTV_{TB}:Dmean=48Gy$ 或 53Gy $PTV_{TB}:V107\%$(51.4Gy 或 56.7Gy)<3%
同侧乳房	$V_{15Gy}<50\%$	$V_{19.25Gy}<60\%$ $V_{38.5Gy}<100\%$	未报道 未报道
对侧乳房	$D_{max}<1Gy$	$D_{max}<1.16Gy$	$D_{mean}<0.5Gy$
同侧肺	$V_{10Gy}<20\%$	$V_{11.6Gy}<15\%$	$V_{18Gy}<15\%$
对侧肺	$V_{5Gy}<10\%$	未报道	$V_{2.5Gy}<15\%$
心脏	$V_{3Gy}<10\%$	$V_{1.9Gy}<5\%$(左侧乳腺癌) $D_{max}<1.9Gy$(右侧乳腺癌)	$V_{13Gy}<10\%$
甲状腺	未报道	$D_{max}<1.9Gy$(右侧乳腺癌)	未报道

OAR 的其他剂量限制示例。如果无法满足这一要求,对于乳房较小的女性,我们强烈建议使用 FAST-Forward 研究的分割方案,即 26Gy/5f/1W,以避免像 38.5Gy/10f/5d 分割方案一样增加毒性反应发生的风险[10]。尽管不鼓励采用每日两次的治疗方案,但对采用此方案的患者,重要的是要重视两次治疗之间的时间间隔,以保证正常组织的修复。

对于加量放射治疗,应格外注意避免 CTV-boost 过大,重视获益和毒性反应之间的平衡,并应意识到加量放射治疗仅对局部复发高风险的患者带来明显获益。如果加量体积较大,则不行加量放射治疗或缩小加量体积都是合理的选择。

同步加量(SIB)的原则与序贯加量的原则相同,但计划设计时在 PTV 周边可以使用较小的多叶光栅,因为已经通过 WBI 获得了电子平衡,这样做能够减少加量靶区以外的乳腺的高剂量区(见第 25 章)。

20.5 最终考虑

如上所述,以前简单地将加量野或靶区放置在手术瘢痕附近的方法是完全过时的。应根据术前和术后影像及多学科临床因素确定加量靶区。为此,专家之间有效和直接的沟通有助于正确定义和勾画 CTV-boost 和 CTV-PBI。

(孙荷静 吴炟 译 赵玉洁 校)

参考文献

1. Fisher B, Anderson S, Bryant J, et al. Twenty-year follow up of a randomized trial comparing total mastectomy, lumpectomy and lumpectomy plus irradiation for the treatment of invasive breast cancer. N Engl J Med. 2002;347:1233–41.
2. Veronesi U, Cascinelli N, Mariani L, et al. Twenty-year follow-up of a randomized study comparing breast-conserving surgery with radical mastectomy for early breast cancer. N Engl J Med. 2002;347:1227–32.
3. Early Breast Cancer Trialists' Collaborative Group (EBCTCG), Darby S, McGale P, Correa C, et al. Effects of radiotherapy after breast-conserving surgery on 10-year recurrence and 15-year breast cancer death: meta-analysis of individual patient data for 10,801 women in 17 randomised trials. Lancet. 2011;378:1707–16.
4. Bartelink H, Maingon P, Poortmans P, et al. Whole-breast irradiation with or without a boost for patients treated with breast-conserving surgery for early breast cancer: 20-year follow up of a randomised phase 3 trial. Lancet Oncol. 2015;16:47–56.
5. Vrieling C, van Werkhoven E, Maingon P, et al. Prognostic factors for local control in breast cancer after long-term follow-up in the EORTC boost vs no boost trial: a randomized clinical trial. JAMA Oncol. 2017;1(3):42–8.

6. Poortmans PMP, Arenas M, Livi L. Over-irradiation. Breast. 2017;31:295–302.

7. Kindts I, Laenen A, Peeters S, Janssen H, Depuydt T, Neven P, Van Limbergen E, Weltens C. Evaluation of a breast cancer nomogram to predict ipsilateral breast relapse after breast-conserving therapy. Radiother Oncol. 2016;119:45–51.

8. Brouwers PJAM, van Werkhoven E, Bartelink H, et al. Predictors for poor cosmetic outcome in patients with early stage breast cancer treated with breast conserving therapy: results of the Young boost trial. Radiother Oncol. 2018;128:434–41.

9. Borger JH, Kemperman H, Smitt HS, Hart A, van Dongen J, Lebesque J, Bartelink H. Dose and volume effects on fibrosis after breast conservation therapy. Int J Radiat Oncol Biol Phys. 1994;30:1073–81.

10. Murray Brunt A, Haviland JS, et al. Hypofractionated breast radiotherapy for 1 week versus 3 weeks (FAST-Forward): 5-year efficacy and late normal tissue effects results from a multicentre, non-inferiority, randomised, phase 3 trial. Lancet. 2020;23(395):1613–26.

11. Kaidar-Person O, Meattini I, Zippel D, Poortmans P. Apples and oranges: comparing partial breast irradiation techniques. Rep Pract Oncol Radiother. 2020;25:780–2.

12. Fastner G, Gaisberger C, Kaiser J, Scherer P, et al. ESTRO IORT Task Force/ACROP recommendations for intraoperative radiation therapy with electrons (IOERT) in breast cancer. Radiother Oncol. 2020;149:150–7.

13. Polgar C, Ott OJ, Hildebrandt G, et al. Late side-effects and cosmetic results of accelerated partial breast irradiation with interstitial brachytherapy versus whole-breast irradiation after breast-conserving surgery for low-risk invasive and in-situ carcinoma of the female breast: 5-year results of a randomised, controlled, phase 3 trial. Lancet Oncol. 2017;18:259–68.

14. Coles CE, Griffin CL, Kirby AM, et al. Partial-breast radiotherapy after breast conservation surgery for patients with early breast cancer (UK IMPORT LOW trial): 5-year results of a multicentre, randomised, controlled, phase 3, non-inferiority trial. Lancet. 2017;390:1048–60.

15. Meattini I, Marrazzo L, Saieva C, et al. Accelerated partial-breast irradiation compared with whole-breast irradiation for early breast cancer: long-term results of the randomized phase III APBI-IMRT-florence trial. J Clin Oncol. 2020;38:4175–83.

16. Olivotto IA, Whelan TJ, Parpia S, Kim DH, Berrang T, Truong PT, et al. Interim cosmetic and toxicity results from RAPID: a randomized trial of accelerated partial breast irradiation using three-dimensional conformal external beam radiation therapy. J Clin Oncol. 2013;31:4038–45.

17. Bentzen SM, Yarnold JR. Reports of unexpected late side effects of accelerated partial breast irradiation-radiobiological considerations. Int J Radiat Oncol Biol Phys. 2010;77:969–73.

18. Holland R, Veling SH, Mravunac M, Hendriks JH. Histologic multifocality of Tis, T1-T2 breast carcinomas. Implications for clinical trials of breast-conserving surgery. Cancer. 1985;56:979–80.

19. Bartelink H, Bourgier C, Elkhuizen P. Has partial breast irradiation by IORT or brachytherapy been prematurely introduced into the clinic? Radiother Oncol. 2012;104:139–42.

20. Mannino M, Yarnold J. Effect of breast-duct anatomy and wound-healing responses on local tumor recurrence after primary surgery for early breast cancer. Lancet Oncol. 2009;10:425–9.

21. van Mourik AM, Elkhuizen PH, Minkema D, et al. Multiinstitutional study on target volume delineation variation in breast radiotherapy in the presence of guidelines. Radiother Oncol. 2010;94:286–91.

22. Strnad V, Hannoun-Levi JM, Guinot JL, et al. Recommendations from GEC ESTRO Breast Cancer Working Group (I): target definition and target delineation for accelerated or boost Partial Breast Irradiation using multicatheter interstitial brachytherapy after breast conserving closed cavity surgery. Radiother Oncol. 2015;115:342–8.

23. Arthur DW, Winter KA, Kuerer HM, et al. Effectiveness of breast-conserving surgery and 3-dimensional conformal partial breast reirradiation for recurrence of breast cancer in the ipsilateral breast: the NRG oncology/RTOG 1014 phase 2 clinical trial. JAMA Oncol. 2019;21(6):75–82.

24. Boersma LJ, Janssen T, Elkhuizen PH, et al. Reducing interobserver variation of boost-CTV delineation in breast conserving radiation therapy using a preoperative CT and delineation guidelines. Radiother Oncol. 2012;103:178–82.

25. Garreffa E, Hughes-Davies L, Russell S, et al. Definition of tumor bed boost in oncoplastic breast surgery: an understanding and approach. Clin Breast Cancer. 2020;20:e510–5.

26. Verhoeven K, Peeters S, Erven K, et al. Boost delineation in breast radiation therapy: isotropic versus anisotropic margin expansion. Pract Radiat Oncol. 2016;6:e243–8.

27. Al Uwini S, Antonini N, Poortmans PM, et al. The influence of the use of CT-planning on the irradiated boost volume in breast conserving treatment. Radiother Oncol. 2009;93:87–93.

28. Kirby AM, Coles CE, Yarnold JR. Target volume definition for external partial breast radiotherapy: clinical, pathological and technical studies informing current approaches. Radiother Oncol. 2010;94:255–63.

29. Aznar MC, Meattini I, Poortmans P, Steyerova P, Wyld L. To clip or not to clip. That is no question! Eur J Surg Oncol. 2017;43:1145–7.

30. Verellen D, De Ridder M, Linthout N, et al. Innovations in image-guided radiotherapy. Nat Rev Cancer. 2007;7:949–60.

第 21 章

胸壁组织补偿物

Jean-Philippe Pignol，Hannah M. Dahn

21.1 背景

2001 年和 2017 年，ASCO 两次发布了关于 PMRT 的指南[1,2]。在早期的指南中，推荐对于如下患者行 PMRT，包括：≥4 枚阳性淋巴结、肿瘤侵犯胸壁或皮肤、"炎性"肿瘤、肿瘤原发灶直径>5cm 并伴有淋巴结转移。在 2017 年的指南中，专家们将适应证扩大到 1~3 枚阳性淋巴结且伴有高危因素(例如，脉管侵犯、侵袭性生物学亚型、对初始全身治疗反应差[2])的患者。其他研究建议，对前哨淋巴结阳性但未行 ALND、初始全身治疗后淋巴结仍为阳性的患者，也可以行 PMRT[3]。对于 PMRT 的技术，ASCO 专家组的结论是："必须对胸壁进行充分的放射治疗"[1]。然而，PMRT 的一些细节尚未明确，包括：剂量/分割方案、是否加量、是否使用组织补偿物。此外，胸壁靶区中应包含哪些组织，尤其是否应该将真皮层包含在 CTV 中，尚无明确的规定。对于不同的胸壁靶区尤其是对于皮肤，没有进行精确的剂量限制。

21.2 皮肤组织补偿物的基本原理

皮肤组织补偿物是一种放置在皮肤表面的软组织等效材料，用于减少使用兆伏级光子治疗胸壁时的"皮肤剂量空白"效应。皮肤剂量空白效应是由电子向组织深处运动时的剂量建成所致。在电子平衡点处，足够多的运动的电子在释放完所有能量后停止运动，剂量达到最大值。皮肤组织补偿物的主要作用是使最大剂量的位置更靠近皮肤表面，以确保皮肤内有足够

的剂量分布，从而降低胸壁局部复发的风险[4]。

当前标准的治疗计划软件不能精准地计算皮肤表面的剂量，因为这些算法无法更好地计算出剂量建成之前的吸收剂量。最近，Monajemi[5]报道了在乳房模体上放置 3mm、5mm、10mm 厚的 Superflb 组织补偿膜后，将光激发光剂量计(OSLD)及与组织等效的镓铬合金 EBT3 胶片放置在组织补偿膜后方，进行剂量测量。Monajemi 将测量得到的值与使用基于分析各向异性算法(AAA)计算引擎的 TPS 计算出的值进行比较[5]。测量的剂量值和计算的剂量值之间有较好的一致性。有趣的是，对于一对平行相对的切向射束，使用 3mm、5mm 或 10mm 的皮肤组织补偿物，分别使皮肤剂量提高至 102%、103% 和 107%，三者间没有太大的差异。这与没有使用组织补偿物时测量的数据形成了鲜明的对比，此时皮肤表面剂量仅为 64%。值得注意的是，皮肤表面剂量的测量和计算方法不同，结果存在显著差异：EBT3 胶片的测量结果为 64%，裸 OSLD 的测量结果为 62%，夹套 OSLD 的测量结果为 77%，使用 2mm 体素的 TPS 计算的结果为 68%。从这项工作中发现，测量或计算剂量时，深度为 2~3mm 部位的结果更加稳定，而 2~3mm 正是真皮层的厚度[5]。

21.3 使用组织补偿物的证据

有几项单中心的回顾性系列研究，认为使用皮肤组织补偿物对减少局部复发没有益处[6-10]。第一项系列研究纳入了 1993—2003 年间在悉尼 St George 医院接受 PMRT 的 254 例患者[6,7]。其中 143 例患者在每

日放射治疗时在整个胸壁上放置 1cm 厚的组织补偿物，88 例患者在每日放射治疗时在手术瘢痕周边放置 8cm 大小的组织补偿物，23 例患者没有使用组织补偿物。多变量分析显示，组织补偿物的使用与较早发生放射治疗中断显著相关；脉管侵犯和未完成整个放射治疗与较高的胸壁复发风险有关。第二项系列研究纳入了 2005—2015 年间在匹兹堡 Allegheny 总医院行 PMRT 的 106 例局部晚期乳腺癌患者[8]。其中一半患者使用了组织补偿物，另一半没有使用组织补偿物。两组间的临床和病理特征相似。总共有 7 例复发，其中使用组织补偿物组 4 例，不使用组织补偿物组 3 例。使用组织补偿物组有更多的急性皮肤毒性反应，导致更多的治疗中断（分别为 37.7% 和 5.6%）。治疗中断的患者更可能发生治疗失败（分别为 17.4% 和 3.6%，P=0.03）。第三项系列研究是对 2005—2010 年间在英国 Kent 肿瘤中心接受治疗的 314 例患者进行了回顾分析[9]。据 Turner 报道，局部复发率没有差异：101 例在治疗中使用了组织补偿物的患者的局部复发率为 1%，213 例未使用组织补偿物的患者的局部复发率为 1.8%。在中位复发时间和总生存方面也不存在差异。然而，两组患者的特征有显著差异，使用组织补偿物组有较多的近切缘的患者。此外，Nichol 于 2021 年报道了 2007—2011 年间在不列颠哥伦比亚省接受放射治疗的 1887 例患者，在放射治疗期间使用组织补偿物（1569 例）或不使用组织补偿物（318 例）由放射肿瘤医师决定[10]。在 550 例乳房重建的患者中，有 51% 的患者未使用组织补偿物；而在未行乳房重建的患者中，有 4% 的患者未使用组织补偿物。10 年后，两组的胸壁局部复发率有 1% 的差异，使用皮肤组织补偿物组和未使用皮肤组织补偿物组的局部复发率分别为 0.9% 和 1.9%。此研究中，使用组织补偿物组有明显更多的患者为：阳性淋巴结较多（P<0.001）、组织学分级为高级别（P=0.006）、脉管侵犯（P=0.02），这些因素都与局部复发风险较高相关[11]。

以上研究都有同样的方法学上的局限性：它们在测试 PMRT 使用组织补偿物与不使用组织补偿物的等效性时，效力不足；随访时间有限；并且是回顾性和非随机化的，使用组织补偿物的一组通常具有更多的肿瘤侵袭性特征。从这些研究中无法分辨出一个能从使用组织补偿物中获益的亚组。

21.4 组织补偿物与毒性反应

几乎没有证据证明，使用皮肤组织补偿物对 PMRT 有好处。但是有几项研究表明，皮肤组织补偿物显著增加了疼痛和重度急性皮肤毒性反应的发生[6-9,12]。2015 年报道了一项评估在多伦多接受治疗的 257 例患者的急性毒性反应的前瞻性研究[12]。使用美国国立癌症研究所不良事件通用术语标准（NCI CTCAE）评估发现，很大比例的患者有严重的 3 级毒性反应，28.4% 有广泛的（3 级）湿性脱皮，22.2% 有严重的（3 级）疼痛并且影响日常生活。单因素和多因素分析显示，组织补偿物的使用是发生严重毒性反应的最重要的独立危险因素。每日使用组织补偿物时，41% 的患者出现广泛的湿性脱皮，32% 的患者出现剧烈疼痛。隔日使用组织补偿物时，毒性的发生率减半，22% 的患者出现广泛的湿性脱皮，15% 的患者出现剧烈疼痛。不使用组织补偿物时，仅有 4.2% 的患者出现剧烈疼痛，无一例出现湿性脱皮。

由于急性皮肤毒性反应通常在 1~2 周内恢复[13]，因此几乎没有关于组织补偿物长期和永久性毒副反应的发生频率的数据。但已有 3 项研究证实了急性毒性反应与永久性毒性反应之间的显著相关性[12,14,15]。因此，从逻辑上说，通过减少 PMRT 的急性皮肤毒性反应，能够减少永久性的远期毒性反应。1991 年，Bentzen 对接受 PMRT 的 229 例丹麦患者进行了报道。有湿性脱皮的患者，发生严重毛细血管扩张的风险增加了一倍，从 22% 增加到 47%，这会影响美容效果和与健康相关的生活质量[14]。2007 年，Lilla 报道了 416 例 BCS 后接受辅助放射治疗的患者，当出现严重的急性皮肤毒性反应时，毛细血管扩张和纤维化的发生率同样翻倍[15]。2016 年，一项乳腺辅助性 IMRT 的随机临床研究中报道了 241 例患者的 10 年结果[12,16]。通过单因素和多因素分析发现，放射治疗期间发生疼痛与之后持续性慢性疼痛的发生显著相关，湿性脱皮与晚期皮下纤维化及毛细血管扩张显著相关。在 PMRT 中使用组织补偿物与不使用组织补偿物相比，是否会加重长期毒性反应目前尚不清楚，但作为预防，建议尽可能地不使用组织补偿物。

21.5　组织补偿物使用的差异

由于缺乏专家共识和一级证据,那么在各中心和国家之间对于皮肤组织补偿物的使用存在很大差异也就不足为奇了。2007 年报道了来自世界各地的 1035 例放射肿瘤医师的全球性调查结果[17]。发现对组织补偿物的使用指征、频率、厚度上存在很大的差异。在来自美洲的受访者中,82%会在 PMRT 中"总是"使用皮肤组织补偿物。相比之下,在欧洲和澳大利亚的受访者中,这一比例分别为 31%和 65%。在欧洲,20%的受访者从不使用组织补偿物,49%的受访者会根据各种因素决定是否使用。这一比例在南欧更大,在意大利,52%的放射肿瘤医师从不使用组织补偿物,法国为 20%,德国为 14%,英国为 12.5%,斯堪的纳维亚和荷兰为 10%。在 2017 年公布的另外两项调查也验证了上述发现[18,19]。Nguyen 报道称,在澳大利亚和新西兰,91%的放射肿瘤医师使用皮肤组织补偿物;然而,他们在最佳的使用频率是每日还是隔日上存在很大分歧[18]。此外,Davis 表明,在英国,53.5%的放射肿瘤医师总是在全乳房切除术后不行乳房重建的患者中使用组织补偿物,但只有 17%的放射肿瘤医师会对全乳房切除术后即刻乳房重建的患者使用组织补偿物。作者认为这是不合逻辑的,因为没有理论支撑,为什么乳房重建会改变皮肤的靶区,特别是当假体放置在胸肌筋膜之后时[19]。

21.6　尚待解决的问题

关于组织补偿物的使用往往引发专家之间激烈的辩论,这是因为其中存在许多缺乏证据和基于自我判断做出决定的问题。有几个相关领域的知识和研究可能会对此有所帮助。

21.6.1　靶区和剂量

如果 PMRT 能够通过防止微小病灶的再次扩散而提高局部控制和总生存[20-23],那么,微小病灶究竟存在于何处?目前尚不清楚。1986 年,Erwin Fisher 对 NSABP-B06 研究中仅接受手术的 1108 例患者中,出现局部复发的患者的病理结果进行了报道[24]。发现局部复发是一种罕见的事件,在 110 例局部复发的病例

中,95%的病例的复发位于靠近手术腔的乳腺组织中,只有 5%的病例的复发累及皮肤或乳头,这与存在脉管侵犯高度相关。这表明,除非存在皮肤受累或广泛的脉管侵犯等侵袭性生物学特征,否则应将靶区局限于深度约 3mm 的位于真皮底部的淋巴管网。这与国际放射防护委员会(ICRP)的建议相矛盾,ICRP 建议将深度约 70μm 的真皮浅层和基底细胞层也包括在靶区内[25]。

另一个问题是,消除淋巴管网中的微小病灶需要多少剂量。传统上,在针对乳腺局部区域的辅助性放射治疗中,与乳腺和血清肿部位相比,区域淋巴结的照射剂量会低一些,特别是采用加量的方案时。因此,64%的表面剂量可能也就足够了[5]。

21.6.2　皮肤组织补偿物与乳房重建和美容相关的并发症

值得注意的是,在 Nichol 的回顾性研究中[10],一半的放射肿瘤医师担心组织补偿物带来的长期毒性反应及其对乳房重建的影响,因此他们在一半的患者中没有使用组织补偿物;而另一半的放射肿瘤医师则系统性地使用组织补偿物[10]。Davis 认为在英国也具有同样的趋势[19]。2016 年,Brooks 对 560 例全乳房切除术后进行乳房重建的患者进行了回顾性分析[26]。其中 97 例患者(13%)也接受了放射治疗。放射治疗使并发症的风险增加了一倍,从 27.6%增加到 58.8%;其中严重并发症的发病率也增加了一倍,从 21.8%增加到 45.4%。严重并发症是指需要进行额外手术的并发症。在未放射治疗组,7.1%的病例需要永久移除植入物;而在放射治疗组中,19.6%的病例需要永久移除植入物。通过单因素和多因素分析发现,放射治疗是重建相关并发症最强的危险因素(比值比 4.99,$P<0.001$)。

尚不清楚,在放射治疗时使用组织补偿物带来的毒性反应对于美容效果和重建失败的潜在影响。遗憾的是,目前没有相关数据;也不清楚,不使用皮肤组织补偿物带来的湿性脱皮和可能的远期纤维化的发生减少,是否能提高乳房重建的成功率[27]。

21.6.3　使用组织补偿物的绝对获益

虽然没有证据支持或反对使用皮肤组织补偿物,但有可能将风险进行归类。人们一致认为,当前 PMRT 后的局部复发风险很低,未接受放射治疗者为

3.5%，接受放射治疗者为3%[11]。这意味着，对于接受PMRT的患者来说，使用组织补偿物的好处是，将前3mm的剂量从63%提高到85%或90%，局部复发风险可能降低0.5%。即使没有1级证据，也很难接受为了获得未知且可能非常有限的获益，而需要付出严重的皮肤毒性反应和疼痛的代价。挑战在于，如何寻找出根据Fisher分析认为具有真正较高的皮肤复发风险的那5%的患者[24]。与临床研究相比，推出专家共识可能可以更好地解决这个问题[28,29]。

21.7 总结

正如本书其他章节所述，ESTRO于2015年和2016年发布的乳腺癌勾画指南，以及之后于2019年发布的有关即刻重建的指南，都明确指出，如果没有皮肤受累的证据(T4)，不应将皮肤包含在胸壁临床靶区(CTV-胸壁)中。本章建议，在缺乏强有力的临床证据的情况下，没有理由对不具有侵袭性生物学行为[即广泛的脉管侵犯和(或)皮肤受累]者使用组织补偿物。隔日使用组织补偿物可将急性毒性反应减半，使用3~5mm厚度的等效组织补偿物可能就足够了。

（于硕 译 谭志博 校）

参考文献

1. Recht A, Edge SB, Solin LJ, et al. American Society of Clinical Oncology. Postmastectomy radiotherapy: guidelines of the American society of clinical oncology. J Clin Oncol. 2001;19:1539–69.
2. Recht A, Comen EA, Fine RE, et al. Postmastectomy radiotherapy: an American Society of Clinical Oncology, American Society for Radiation Oncology, and Society of Surgical Oncology focused guideline update. Ann Surg Oncol. 2017;24:38–51.
3. McBride A, Allen P, Woodward W, et al. Locoregional recurrence risk for patients with $T_{1,2}$ breast cancer with 1-3 positive lymph nodes treated with mastectomy and systemic treatment. Int J Radiat Oncol Biol Phys. 2014;89:392–8.
4. Andic F, Ors Y, Davutoglu R, et al. Evaluation of skin dose associated with different frequencies of bolus applications in post-mastectomy three-dimensional conformal radiotherapy. J Exper Clin Cancer Res. 2009;28:41.
5. Monajemi TT, Oliver PAK, Day A, et al. In search of a one plan solution for VMAT post-mastectomy chest wall irradiation. J Appl Clin Med Phys. 2020;21:216–23.
6. Cheng SH, Jian JJ, Chan KY, et al. The benefit and risk of postmastectomy radiation therapy in patients with high-risk breast cancer. Am J Clin Oncol.
7. Tieu MT, Graham P, Browne L, et al. The effect of adjuvant postmastectomy radiotherapy bolus technique on local recurrence. Int J Radiat Oncol Biol Phys. 2011;81:165–71.
8. Abel S, Renz P, Trombetta M, et al. Local failure and acute radiodermatological toxicity in patients undergoing radiation therapy with and without postmastectomy chest wall bolus: is bolus ever necessary? Pract Radiat Oncol. 2017;7:167–72.
9. Turner JY, Zeniou A, Williams A, et al. Technique and outcome of post-mastectomy adjuvant chest wall radiotherapy-the role of tissue-equivalent bolus in reducing risk of local recurrence. Br J Radiol. 2016;89:20160060.
10. Nichol A, Narinesingh D, Raman S, et al. The effect of bolus on local control for patients treated with mastectomy and radiotherapy. Int J Radiat Oncol Biol Phys. 2021;110:1360. https://doi.org/10.1016/j.ijrobp.2021.01.019.
11. Aalders KC, van Bommel AC, van Dalen T, et al. Contemporary risks of local and regional recurrence and contralateral breast cancer in patients treated for primary breast cancer. Eur J Cancer. 2016;63:118–26.
12. Pignol JP, Vu TT, Mitera G, et al. Occurrence of severe skin side effects and pain during post-mastectomy radiation therapy – a prospective cohort evaluation of patient and treatment factors. Int J Radiat Oncol Biol Phys. 2014;91:157–64.
13. Pignol JP, Olivotto I, Rakovitch E, et al. A multicenter randomized trial of breast intensity-modulated radiation therapy to reduce acute radiation dermatitis. J Clin Oncol. 2008;26:2085–92.
14. Bentzen SM, Overgaard M. Relationship between early and late normal-tissue injury after postmastectomy radiotherapy. Radiother Oncol. 1991;20:159–65.
15. Lilla C, Ambrosone CB, Kropp S, et al. Predictive factors of late normal tissue complications following radiotherapy for breast cancer. Breast Cancer Res Treat. 2007;106:143–50.
16. Pignol JP, Truong P, Rakovitch E, et al. Ten years results of the Canadian breast intensity modulated radiation therapy (IMRT) randomized controlled trial. Radiother Oncol. 2016;121(3):414–9.
17. Vu TTT, Pignol JP, Rakovitch E, et al. Variability in radiation oncologists' opinion on the indication of a bolus in post-mastectomy radiotherapy: an international survey. Clin Oncol. 2007;19:115–9.
18. Nguyen K, Mackenzie P, Allen A, et al. Breast interest group faculty of radiation oncology: Australian and New Zealand patterns of practice survey on breast radiotherapy. J Med Imaging Radiat Oncol. 2017;61:508–16.
19. Davis N, Jyothirmayi R. A nationwide survey of UK oncologists' views on the choice of radiotherapy regime for the reconstructed chest wall in breast cancer patients. Int J Breast Cancer. 2017;2017:6385432.
20. Hellman S. Stopping metastases at their source. N Engl J Med. 1997;337:996–7.
21. Ragaz J, Jackson SM, Le N, et al. Adjuvant radiotherapy and chemotherapy in node-positive premenopausal women with breast cancer. N Engl J Med. 1997;337:956–62.
22. Overgaard M, Hansen PS, Overgaard J, et al. Postoperative radiotherapy in high-risk premeno-

pausal women with breast cancer who receive adjuvant chemotherapy. Danish Breast Cancer Cooperative Group 82b Trial. N Engl J Med. 1997;337:949–55.

23. Overgaard M, Jensen MB, Overgaard J, et al. Postoperative radiotherapy in high-risk postmenopausal breast-cancer patients given adjuvant tamoxifen: Danish Breast Cancer Cooperative Group DBCG 82c randomised trial. Lancet. 1999;353:1641–8.

24. Fisher ER, Sass R, Fisher B, et al. Pathologic findings from the National Surgical Adjuvant Breast Project (protocol 6). II. Relation of local breast recurrence to multicentricity. Cancer. 1986;57:1717–24.

25. International Commission on Radiological Protection. The Biological Basis for Dose Limitation in the Skin. ICRP Publication 59. Stockholm: ICRP; 1992.

26. Brooks S, Djohan R, Tendulkar R, et al. Risk factors for complications of radiation therapy on tissue expander breast reconstructions. Breast J. 2012;18:28–34.

27. Archambeau JO, Pezner R, Wasserman T. Pathophysiology of irradiated skin and breast. Int J Radiat Oncol Biol Phys. 1995;31:1171–85.

28. Kaidar-Person O, Dahn HM, Nichol AM, et al. A Delphi study and International Consensus Recommendations: The use of bolus in the setting of postmastectomy radiation therapy for early breast cancer. Radiotherapy and oncology : journal of the European Society for Therapeutic Radiology and Oncology. 2021;164:115–21.

29. Dahn HM, Boersma LJ, de Ruysscher D, et al. The use of bolus in postmastectomy radiation therapy for breast cancer: A systematic review. Crit Rev Oncol Hematol. 2021;163:103391.

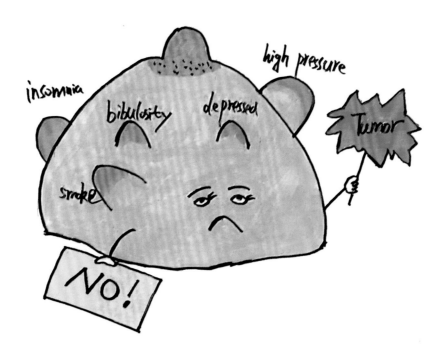

第 5 部分

治疗计划

远离不良的情绪和习惯，就是远离肿瘤的发生！

（绘画者：崔依依　女　5 岁）

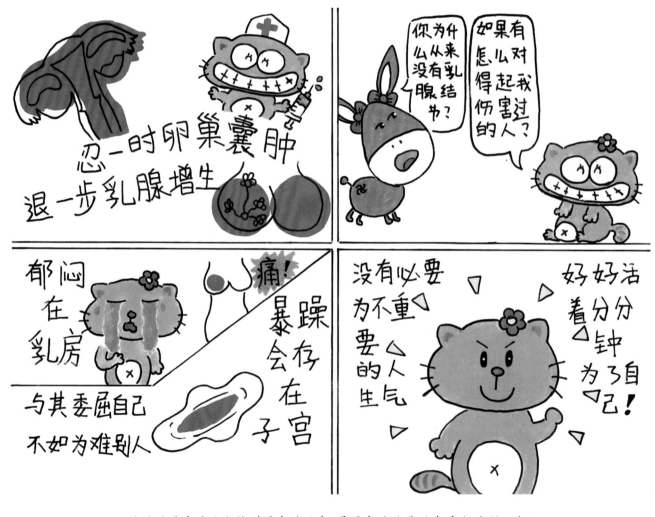

快乐就是在沙滩上捡到漂亮的贝壳，最漂亮的就是现在手上的那一个！

（绘画者：邵佳玥　女　9岁）

第 **22** 章

包含剂量计算的治疗计划

Henrik D. Nissen, Sandra Hol

22.1 剂量计算

放射治疗计划的剂量计算和验证是一个宽泛而复杂的话题，对其进行详细回顾远远超出了本章范围。在此，我们重点讨论在乳腺癌患者的治疗计划中特别有趣的几个问题，包括针对个体的计划设计和比较不同 TPS 所设计的计划。

22.1.1 过去

笔形束(PB)算法是一种较早的剂量计算技术。在

临床上，它们不应该再用于乳腺癌患者，因为在低密度组织内或接近低密度组织处(例如，肺)，这种算法的计算剂量与实际测得剂量存在明显偏差。然而，直至 10 年前，这种算法一直被广泛使用，因此在过去几十年甚至直到今日的长期随访的临床研究中，PB 算法构成了计算剂量的重要部分。对于切线野治疗，与现代算法相比，PB 算法高估了治疗野内的肺部剂量，也低估了野外的剂量(图 22.1)。这使得对心脏和邻近肺部的胸壁的高剂量区的显示不准确，这些区域的计算剂量有可能被高估。

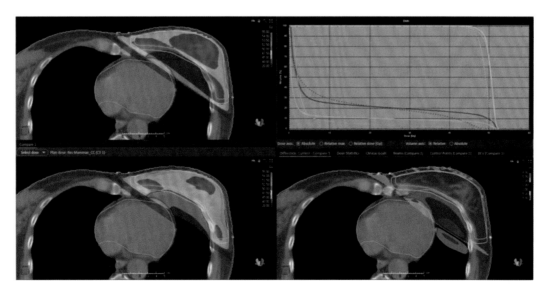

图 22.1　使用笔形束算法(左上)和使用塌陷锥形束算法(左下)计算得到的乳腺治疗计划。两种算法都来自 Oncentra Masterplan 治疗计划系统。在重新计算时机器跳数保持恒定；同时，对两种算法都进行了优化，以适于临床上使用同一台加速器进行治疗(例如，两个计划给予患者相同的物理剂量)。差值图像(右下)突出显示了二者的差异；同时，DVH 图(右上)显示了 CTVp-乳房(红色)、CTVn-IMN(蓝色)、肺(深绿色)、冠状动脉左前降支(白色)、心脏(浅绿色)的差异。

123

22.1.2 现在

现代剂量计算算法，如塌陷锥形束卷积型算法(CCC)、各向异性分析算法(AAA)、Acuros XB 算法，接近于测量数据。但是，这些算法之间仍然存在差异。即使使用同一直线加速器的测量数据进行射束数据建模，从一个具有固定机器跳数(MU)(以确保治疗过程中实际传输的物理剂量相同)的特定治疗计划中计算出的剂量分布，其平均或中位剂量可能有 1%~2% 的差异[1]，而且在肺部和近皮肤区域的剂量计算方式也有所不同，如图 22.2 中所示。对较小体积的剂量计算的差异甚至可能更大，取决于 TPS 对射束数据的建模好坏和算法细节，这种差异在低密度组织内和组织–空气/肺界面上尤为明显，在比较不同计划系统之间的 OAR 剂量时应注意。靶区剂量通常会被归一化到处方剂量附近，所以显示的剂量是相似的，而与此相反，肺部剂量之间的相对差异在高剂量区可能很明显，而在低剂量区则影响不大。相对差异也存在于靠近皮肤的剂量建成区内(图 22.2)，在此例中两种塌陷锥形束算法在前几毫米处的差异为 10%~20%，与文献报道一致[2,3]。

为了了解某个特定的系统如何处理相比于测量结果的剂量建成，有必要学习关于某个特定 TPS 及其剂量计算算法的相关文献。对于皮肤，剂量计算是非常具有挑战性的，因为算法不能完全处理该区域的物理特性，并且，有限的体素大小导致对皮肤表面弯曲的显示出现很多变异(图 22.2)。但是，从皮肤表面以下约 4mm 处(取决于不同算法)开始，用现代算法计算的剂量可以说是相当准确的。使用的算法越新，皮肤附近的计算剂量的精确度越高，尤其是使用 Acuros XB 算法和更精细的剂量计算网格[2,4,5]。皮肤上的剂量常常被低估，所以计算剂量可以被认为是实际剂量的下限[3]。一项研究表明，扩展身体轮廓可以减少与边界不确定性有关的不确定性，从而提高皮肤附近的剂量计算的准确度[2]。然而，对于大多数患者而言，皮肤本身并不是 CTV 的一部分，所以应该将 CTV 回缩到皮下，甚至可以将 PTV 回缩至皮下至多 5mm 处，以利于剂量(而非体积)优化。在皮肤受侵时，如果需要一个有据可查的高剂量，应该使用组织补偿物，以创造出足够的建成区，并将剂量计算的不确定性迁移到患者身体以外。

对于乳腺癌放射治疗而言，射野外剂量是一个需要特别关注的问题，因为这与诱发心脏病或第二原发癌的风险有关。一般来说，TPS 并不被用来计算远离射野边界之外的剂量，而且 TPS 经常低估射野外剂量，在射野外 3cm 处局部剂量的差异高达 30%[6]。对于

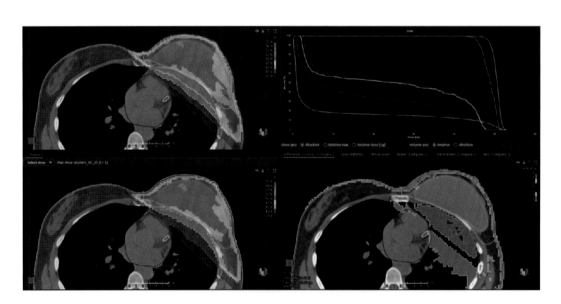

图 22.2　使用两种不同实现方式的塌陷锥形束算法计算的乳腺治疗计划。左上图是在 RayStation 软件(版本 8.0.1，RaySearch 实验室，瑞典)中使用对水剂量的塌陷锥形束算法的结果，左下图是在 Oncentra Masterplan 软件(版本 4.3.0，Elekta，瑞典)中使用对介质剂量的塌陷锥形束算法的结果。方形网格显示的是剂量计算网格，说明剂量网格的位置变化如何影响剂量，特别是皮肤剂量。剂量按比例调整，使 CTVp-乳房具有相同的平均剂量，以更好地说明肺部和皮肤剂量分布的相对差异。剂量体积直方图(DVH)(右上角)显示了 CTVp-乳房(红色)、CTVn-IMN(蓝色)、肺(浅绿色)、冠状动脉左前降支(白色)和心脏(深绿色)的差异。

那些距离射野不太远的 OAR,计算的平均剂量通常较可靠,而且很大一部分剂量会照射在更小的高剂量体积上。对于乳腺癌来说,这意味着计算的心脏平均剂量可能相当可靠,但计算的对侧乳腺和肺的平均剂量可能不可靠,即便靠近受照乳腺、位于照射野内的那一部分组织的计算剂量是可靠的。关于射野外剂量的详细讨论,请参考 AAPM 工作组 158 号报告[6]。

22.1.3 (不久的)将来

蒙特卡洛剂量计算算法被认为是最准确的剂量计算方法。这些算法已经存在了很长时间,并显示出与测量剂量有很好的相关性,但计算时间过长,使其不适合于常规临床使用。然而,这种情况正在发生变化,一些商业化的 TPS 中已经有了蒙特卡洛算法。蒙特卡洛算法还没有广泛应用于乳腺癌患者,但原理上它们不仅可以对乳腺和肺部进行更精确的剂量计算,还可以对表面区域和照射野之外的区域进行更精确的剂量计算。

22.2 三维适形放射治疗切线野治疗计划

乳腺癌放射治疗计划设计有很长的历史,可以追溯到 50 多年前。关于乳腺癌放射治疗的益处和风险的现有证据主要来源于基于切线野的技术,如本书其他章节所述。自 2000 年以来,基于 CT 的适形光子放射治疗已成为标准,通常使用类似切线的射野设置。在本章中,我们将重点关注针对乳腺的切线野,把包含腋窝、锁骨上区和内乳淋巴结区的局部区域放射治疗留到后续章节。我们还将重点关注仰卧位患者,因为这是最常见的体位,但总体原则同样适用于俯卧位和侧卧位的患者。其他患者体位将会在关于患者定位的章节中讨论。

切线野技术的主要特点是使用方向相对的治疗射野,其倾角应尽可能包括乳腺的 PTV,同时尽量减少射野内的肺和心脏的体积。身体内的射野边界应尽可能紧密地排列对齐,以形成清晰的射束半影和陡峭的剂量下降梯度,尽可能使患者背侧远离射束。

在治疗计划设计之前,有必要制订一套针对靶区的剂量目标和针对 OAR 的剂量限制目标,以定义什么是好的治疗计划。这些目标应以相关实验和研究的现有证据为基础,这些实验和研究揭示了靶区剂量覆盖与肿瘤控制的关系,以及 OAR 的正常组织并发症概率(NTCP)和剂量反应。第 38 章对 OAR 及降低其受照剂量的技术进行了讨论,最近也有一篇相关综述发表[7]。对于靶区覆盖率的通常要求是,至少 95% 的乳腺靶区体积应被至少 95% 的处方剂量所覆盖。这是基于临床实践和临床研究的经验得出的[8,9]。对于瘤床加量,一般要求几乎所有靶区(98%~100%)都被至少95% 的处方剂量所覆盖。对于淋巴引流靶区,所需剂量通常略低,为处方剂量的 85%~90%,但剂量覆盖率仍应至少为靶区体积的 95%,但也可能取决于疾病控制和 OAR 受照剂量之间的平衡。对于有较多淋巴结阳性或在未手术的腋窝水平发生亚临床阳性淋巴结残留的风险较高的患者,建议给予高剂量。靶区内的高剂量区和剂量不均匀与治疗后较差的美容效果有关[10]。在大多数情况下,高剂量区需要保持在处方剂量的 105%~107% 以下,只有在非常小的区域内才允许达到 110%。在这样的高剂量区时,放射治疗引起的乳腺晚期毒性反应才可以保持在较低和可接受的比例[9,11,12]。

OAR 的剂量限制可从许多不同来源的资料中获得,而且不同出版物所给出的剂量限制也有明显的差异。治疗计划设计时,对 OAR 限量的关注主要集中在心脏(心脏疾病的风险)[13]、肺(第二原发癌和与放射性肺炎)、对侧乳房(第二原发癌),尤其是对年轻患者而言。对于加量放射治疗,还应该考虑臂丛神经的剂量。

没有已知的能确保 OAR 绝对安全的最低的限量,但应该基于使乳腺癌患者从放射治疗中获得总生存获益的同时又确保风险是可接受的这一原则,制订一个当地指南。这类指南可以在各协会的网站上获得,如丹麦乳腺癌小组(DBCG)[14]或 ASTRO[8]。指南应定期更新以纳入晚期毒性反应的新知识,也应根据技术的进步对指南进行调整。

设计一个好的治疗计划的第一步是确定需要治疗的靶区,即 CTV。目前有两种主要的方法用于定义乳腺 CTV。较早的方法,源于以传统模拟定位机为基础的治疗设置,根据解剖学上的固定部位如胸骨中线和腋中线来定义治疗靶区。如今,基于解剖学的靶区勾画指南,如 ESTRO 共识指南[15](详见第 19 章),使乳腺癌放射治疗计划达到了大多数其他部位肿瘤的放射治疗计划的水平。对于最近勾画指南的比较,详见

第 19 章和第 44 章,以及 Gee 等发表的文章[16]。从治疗计划的角度来看,遵循何种靶区勾画指南将从根本上影响治疗计划:传统的计划设计从射野开始,之后可以在一定程度上进行调整,而基于解剖学的计划设计从靶区开始,不预先定义任何射野设置,但各个基于解剖学的靶区勾画指南中对于靶区的定义的差异将影响最终的射野设置。最后,当采用 3D-CRT 时,由于靶区定义略有不同,导致射野位置略有不同,这会影响到 OAR 尤其是心脏的受照剂量。从剂量报告和质量保证角度来看,选择对靶区有明确定义的指南会有明显的好处。应该首先明确靶区,再进行射野设置,因为靶区勾画应基于治疗目的而不是治疗能力。对于个体患者而言,这不会对最终的治疗计划产生影响,因为治疗计划应该始终被优化以实现个体病例的靶区覆盖和 OAR 剂量之间的最佳平衡;但是随着技术的变化,应该始终保持对靶区覆盖或 OAR 剂量进行优化,这一点非常重要,因为这样做可以对剂量分布进行量化,包括由减少 OAR 的受照剂量而导致的靶区覆盖的下降。这种量化是必要的,以便能够与其他机构发表的关于乳腺癌治疗技术的文献进行比较、学习和应用。与此相关的一个推论是,靶区勾画的质量很重要,并且内部测试的靶区勾画应每隔一段时间进行一次,以保持机构内部的一致性以及与指南的一致性,更重要的是保持靶区勾画的正确性。如果其他工作人员审查时发现靶区有误,当然必须予以纠正,但这在训练有素的工作人员中应该是相当罕见的事件。但是,如果由 OAR 剂量限制导致靶区(即预期的靶区)无法被剂量充分覆盖,那么不应该允许回过头来减少靶区勾画的原本范围以达到可接受的覆盖率,而是应该简单地指出,该病例不可能有最佳的靶区覆盖,计划设计小组应该决定如何在靶区覆盖或 OAR 剂量上做出妥协,以达到特殊病例的最佳结果(或折中结果)。

一旦确定好靶区,就需要在 CTV 的基础上扩大边界,形成 PTV,这是一个取决于体位固定设备和日常影像技术的特定的边界,用以减少日常治疗中患者摆位的随机和系统误差。该边界确保了即使患者不是每天都有完美的摆位,也能达到计划的 CTV 剂量。PTV 的外扩边界通常是 5~10mm。

在确定好 PTV 后,对于一般患者的解剖结构而言,切线野的后界几乎完全由两点决定:PTV 的内侧界和外侧界中最靠近胸壁的部分。对于标准的切线治疗野来说,射野边界很大程度上决定了心脏和肺的中低剂量(高达约处方剂量的 70%),也可以初步估计在遵守 OAR 剂量限制的前提下是否可以实现靶区覆盖。射野的前界通常从 PTV 向外扩展 2~3cm,以包括乳腺前方的空气。这在一定程度上确保了稳健性,以应对患者轮廓的解剖变化,例如乳房肿胀或乳房内血清肿的出现或消失。

如今,基于 CT 的多野[通常被称为野中野(FiF)或前向计划 IMRT]治疗计划应被视为切线计划的标准,以实现均匀的剂量分布。主野由 PTV 定义,并按比例给予接近处方剂量的剂量,所使用的基本技术是楔形野和(或)子野(手动调整屏蔽部分靶区的射野,相当于步进式 IMRT 计划中的分段设置)来实现靶区内剂量的均匀分布。根据靶区的形状和大小,增加所需射野数量以达到更好的均匀性和靶区覆盖。虽然这很有优势,但它是以增加计划和治疗时间为代价的。

使用混合技术可以减少计划时间,其中大约 80% 的处方剂量是用开放野传输的,剩余剂量用 IMRT 或 VMAT 执行以保证均匀性,或者做切线 VMAT 或 IMRT,其中的射野角度被限制在适形切线计划的角度内。当进行完全逆向优化的计划设计时,它们通常会比 FiF 计划有更多的可调整性,需要考虑身体轮廓的变化(例如,肿胀)会对某种具体技术的稳健性带来怎样的影响。

根据经验,应以最低的射束能量来传递剂量,最好低于约 10MV,以尽量减少中子污染,因为在更高射束能量下会发生中子污染。然而,对于大体积乳房,使用更高能量的射束可能有好处,因为它们可以显著改善剂量均匀性。

除了关于适应证、靶区定义和剂量目标以及 OAR 剂量限制的指南外,还有必要考虑到患者特定的危险因素。指南能满足大多数情况,但当指南不能满足所有要求或有特殊情况时,应在治疗计划设计之前或早期在计划设计小组内讨论。如果无法满足指南标准,可以考虑一些通用的策略,例如,DIBH 在关于减少 OAR 受照剂量的技术的部分中讨论。鉴于更先进的计划技术如 IMRT/VMAT 或质子放射治疗有很好的剂量塑形能力,应考虑使用这些技术。最后,根据瘤床位置和肿瘤生物学特性,牺牲靶区覆盖是某些病例的解决方案(详见第 24 章和第 39 章)。除了指南外,如果存在特定的风险因素,如患有心脏或肺部疾病——特别是对于吸烟[17]、年轻,或以前在该部位做过放射治疗的患者,这些因素可能需要进一步提升对 OAR 剂量限制,也应考虑采用上述策略。

对于射野内有心脏起搏器或植入式心脏复律除颤器(ICD)的特殊情况,通常可以将这些装置移至对侧,但即使如此,也应特别注意尽量减少中子污染(使用低能射线束,<10MV),并应努力减少 ICD 或起搏器的受照剂量,最好保持在 2Gy 以下,但治疗计划系统在远离射野边界的区域剂量计算通常不可靠并常被低估[18]。

PBI 是一种基于证据的减少靶区体积的方法,进而降低 OAR 剂量[19]。PBI 治疗计划的标准方法是使用与 WBI 相同的切线野技术,只是将其调整为适应更小的靶区体积。净效应是,对于此类患者而言,遇到 OAR 剂量限制的问题是罕见的。在给这些患者进行计划设计时,主要考虑的是射束角度的选择,因为靶区体积小能够允许这样做。例如,对于一个侧方的靶区,可以使用近似前后方向的射束。虽然非典型的射束角度可以最大限度地减少肺部剂量,但它也可能导致剂量沉积在靶区后方的区域,而这些区域在标准的乳腺癌放射治疗中是不会被照射到的,因此在毒性反应的风险方面经验有限。在这种情况下,更好的解决办法是使射束角度更接近标准的全乳腺治疗计划,即使计划变得不那么适形也应使高剂量区位于乳腺内,因为我们有充分的证据证明这种解决方法有效且无害,并应该主要通过减少头脚方向的受照剂量来保护 OAR。这一点应该在计划设计小组中讨论,并在科室指南中指出。第二种更复杂的方法是争取在 PTV 周围获得更适形的剂量,为此可以使用非共面射束、IMRT 和 VMAT。这种方法的优点是减少了非靶区乳腺组织的剂量,减少了受到高剂量照射的体积,而缺点是受到低剂量照射的区域会更多地分布在用标准方法不会受到照射的区域中,而且关于低剂量照射的长期毒性反应的证据有限。虽然标准方法对于较大的靶区而言是安全和容易应用的,但对于较小的靶区和给予非常高的处方剂量时,更复杂的方法可能是更好的。

加量计划可以分为序贯加量和同步加量(SIB)。序贯加量计划在技术上与 PBI 计划非常相似,尤其是使用更先进的方法时。事实上,上述将高剂量限定在乳腺内的观点现已被颠覆:以前担心的是,对原本无须高剂量的区域给予了一个高剂量的照射;而现在担心的是,初次照射联合加量照射的剂量叠加会带来更差的美容效果[20]。因此,在加量计划中,最好优先考虑加量靶区附近的剂量适形性,以减少高剂量受照体积的大小,即使以非典型角度照射作为代价。同样的观点也适用于 SIB 计划,但同步加量的计划差别往往没有那么明显,因为当初次照射和加量照射同时进行时,剂量梯度可以变得更尖锐。在 SIB 计划设计时要特别考虑的是,是应该把 SIB 计划作为初次照射计划的附加部分从而增加一些额外的射野,还是应该把 SIB 计划与初次照射完全整合从而应该让每个射野都对同步加量计划做出一定的贡献。后一种方法的优点是,它通常需要更少的射野,因为没有必要为了之后的加量而事先将热点移出某个区域。当患者由于乳房体积大等原因而难以每日重复体位时,该方法的缺点就会显现。在一些特殊情况下,可能很难找到一个体位,使整个乳腺和加量区都处在一个适合治疗的位置。在这种情况下,第一种方法可以简单地将计划分为第一段的全乳治疗及第二段的加量治疗,在加量治疗时如有必要可以重新进行图像采集和定位,以确保整个乳腺和加量区都有最佳的剂量覆盖。

22.3　总结

乳腺癌切线野治疗计划应以 CT 为基础,使用多个射野,以保证剂量的均匀性。重要的是,用于计划设计和剂量报告的勾画标准要一致,以便能长期追踪计划质量,并能与文献中的数据进行比较。用现代算法计算的剂量通常是可靠的,但靠近皮肤处的计算剂量仍有很大的不确定性。个别患者可能有额外的危险因素,必须将这些因素纳入考虑,以制订最佳和个体化的治疗计划。

(李欣 译　张哲 校)

参考文献

1. Guebert A, Conroy L, Weppler S, et al. Clinical implementation of AXB from AAA for breast: plan quality and subvolume analysis. J Appl Clin Med Phys. 2018;19(3):243–50. https://doi.org/10.1002/acm2.12329.

2. Wang L, Cmelak AJ, Ding GX. A simple technique to improve calculated skin dose accuracy in a commercial treatment planning system. J Appl Clin Med Phys. 2018;19(2):191–7. https://doi.org/10.1002/acm2.12275.

3. Court LE, Tishler R, Xiang H, Allen AM, Makrigiorgos M, Chin L. Experimental evaluation of the accuracy of skin dose calculation for a commercial treatment planning system. J Appl Clin Med Phys. 2008;9(1):2792. https://doi.org/10.1120/jacmp.v9i1.2792.

4. Akino Y, Das IJ, Bartlett GK, Zhang H, Thompson E, Zook JE. Evaluation of superficial dosimetry between treatment planning system and measurement for several breast cancer treatment techniques. Med Phys. 2013;40(1):011714. https://doi.org/10.1118/1.4770285.

5. Hoffmann L, Alber M, Söhn M, Elstrøm UV. Validation of the Acuros XB dose calculation algorithm versus Monte Carlo for clinical treatment plans. Med Phys. 2018; https://doi.org/10.1002/mp.13053.

6. Kry SF, Bednarz B, Howell RM, et al. AAPM TG 158: measurement and calculation of doses outside the treated volume from external-beam radiation therapy. Med Phys. 2017;44(10):e391–429. https://doi.org/10.1002/mp.12462.

7. Wright JL. Toxicities of radiation treatment for breast cancer. New York, NY: Springer; 2019. ISBN 9783030116200.

8. Smith BD, Bellon JR, Blitzblau R, et al. Radiation therapy for the whole breast: executive summary of an American Society for Radiation Oncology (ASTRO) evidence-based guideline. Pract Radiat Oncol. 2018;8(3):145–52. https://doi.org/10.1016/j.prro.2018.01.012.

9. Thomsen MS, Berg M, Zimmermann S, Lutz CM, Makocki S, Jensen I, Hjelstuen MHB, Pensold S, Hasler MP, Jensen M-B, Offersen BV (2021) Dose constraints for whole breast radiation therapy based on the quality assessment of treatment plans in the randomised Danish breast cancer group (DBCG) HYPO trial. Clinical and Translational Radiation Oncology 28118–123 https://doi.org/10.1016/j.ctro.2021.03.009.

10. Mukesh MB, Barnett GC, Wilkinson JS, et al. Randomized controlled trial of intensity-modulated radiotherapy for early breast cancer: 5-year results confirm superior overall cosmesis. J Clin Oncol. 2013;31(36):4488–95. https://doi.org/10.1200/JCO.2013.49.7842.

11. Offersen BV, Alsner J, Nielsen HM, et al. Hypofractionated versus standard fractionated radiotherapy in patients with early breast cancer or ductal carcinoma in situ in a randomized phase III trial: the DBCG HYPO trial. J Clin Oncol. 2020;38(31):3615–25. https://doi.org/10.1200/JCO.20.01363.

12. Coles CE, Griffin CL, Kirby AM, et al. Partial-breast radiotherapy after breast conservation surgery for patients with early breast cancer (UK IMPORT LOW trial): 5-year results from a multicentre, randomised, controlled, phase 3, non-inferiority trial. Lancet. 2017;390(10099):1048–60. https://doi.org/10.1016/S0140-6736(17)31145-5.

13. Laugaard Lorenzen E, Christian Rehammar J, Jensen MB, Ewertz M, Brink C. Radiation-induced risk of ischemic heart disease following breast cancer radiotherapy in Denmark, 1977-2005. Radiother Oncol. 2020;152:103–10. https://doi.org/10.1016/j.radonc.2020.08.007.

14. DBCG. National guideline for Radiotherapy; n.d.. https://www.dbcg.dk/.

15. Birgitte V, Offersen Liesbeth J, Boersma Carine, Kirkove Sandra, Hol Marianne C, Aznar Albert Biete, Sola Youlia M, Kirova Jean-Philippe, Pignol Vincent, Remouchamps Karolien, Verhoeven Caroline, Weltens Meritxell, Arenas Dorota, Gabrys Neil, Kopek Mechthild, Krause Dan, Lundstedt Tanja, Marinko Angel, Montero John, Yarnold Philip, Poortmans (2016) ESTRO consensus guideline on target volume delineation for elective radiation therapy of early stage breast cancer version 1.1. Radiother Oncol. 118(1):205–8. https://doi.org/10.1016/j.radonc.2015.12.027.

16. Gee HE, Moses L, Stuart K, et al. Contouring consensus guidelines in breast cancer radiotherapy: comparison and systematic review of patterns of failure. J Med Imaging Radiat Oncol. 2019;63(1):102–15. https://doi.org/10.1111/1754-9485.12804.

17. Taylor C, Correa C, Duane FK, et al. Estimating the risks of breast cancer radiotherapy: evidence from modern radiation doses to the lungs and heart and from previous randomized trials. J Clin Oncol. 2017;35(15):1641–9. https://doi.org/10.1200/JCO.2016.72.0722.

18. Miften M, Mihailidis D, Kry SF, et al. Management of radiotherapy patients with implanted cardiac pacemakers and defibrillators: a report of the AAPM TG-203†. Med Phys. 2019;46(12):e757–88. https://doi.org/10.1002/mp.13838. PMID: 31571229.

19. Haussmann J, Budach W, Corradini S, et al. No difference in overall survival and non-breast cancer deaths after partial breast radiotherapy compared to whole breast radiotherapy-a meta-analysis of randomized trials. Cancers (Basel). 2020;12(8):2309. https://doi.org/10.3390/cancers12082309.

20. Brouwers PJAM, van Werkhoven E, Bartelink H, et al. Predictors for poor cosmetic outcome in patients with early stage breast cancer treated with breast conserving therapy: results of the young boost trial. Radiother Oncol. 2018;128(3):434–41. https://doi.org/10.1016/j.radonc.2018.06.020.

第 23 章

乳腺/胸壁和包含内乳引流区的区域淋巴结的治疗计划

Sandra Hol,Isabelle Mollaert

23.1 从二维放射治疗到混合容积旋转调强放射治疗

历史上,2D 放射治疗的准备工作是基于传统 X 线模拟机进行的。在模拟定位的过程中,根据透视和 X 线平片来设置射野、几何形状和位置。治疗计算最初只是在中线或乳腺中轴线的单一平面上进行,然后是在几张手工制作的断层片上进行,后来是在安装在传统模拟机上的 CT 扩展生成的几张断层片上进行。过渡到 3D 成像后,可以对全乳腺放射治疗进行完整的三维剂量计算。基于切线布野的 3D-CRT 已经逐步发展,加入了各种手段,如多叶光栅准直器(MLC)定位、射束权重优化、不同射束能量和楔形对组合。随着 3D 成像和 MLC 的引入,显然在很多情况下,对于准直器旋转,需要在楔形物的最佳方向和叶片运动的最佳方向之间进行权衡,因而导致了在很多情况下都需要引入所谓的 FiF 技术(有些人认为这是前向计划野中野 IMRT),以在所有平面上形成均匀的剂量分布[1]。IMRT 代表了尽量减少靶区剂量不均匀性并减少 OAR 剂量的新一代技术[2]。IMRT 使用步进式照射技术或动态滑窗技术来优化射束强度。最近,为了进一步优化剂量均匀性和保护正常组织,又引入了 VMAT 技术和传统切线野与 VMAT 相组合的混合 VMAT 技术。

23.2 调强放射治疗

IMRT 能够向靶区提供高度适形的剂量,同时保持高度的剂量均匀性。对于大多数患者而言,仅用 6MV 光子就可以获得合理的剂量覆盖。然而,对于体积较大的乳腺,可能需要混合能量(6MV 和 10MV)来改善纵深方向上的剂量覆盖,同时保持尽可能低的最大剂量。由于中子的产生与之相关的放射保护问题,应避免使用超过 10MV 的射束能量。

23.3 机架角度

对于内外侧(ML)和外内侧(LM)切线野,机架角的选择是基于解剖学的合理的 CTV 勾画之后的第一个和最重要的步骤。最佳的机架角度可以减少肺、对侧乳腺和心脏的剂量。连接 PTV-乳房或胸壁的内侧界和外侧界形成一条线,并用射野对齐这条切线(图 23.1a),将形成对良好的机架角度的初步估计。

PTV 与肺、心脏和对侧乳房的重叠情况可以通过所谓的射野方向观(BEV)进行观察。通过调整射束角度可以减少与 PTV 的重叠程度(图 23.1b,c)。也应注意对侧乳房,特别是对于年轻患者。

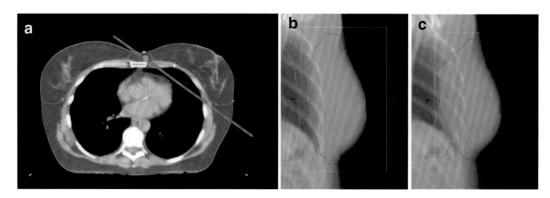

图 23.1 乳房/胸壁照射切线技术的基本设置。(a)连接 PTV-breast 内侧界和外侧界(绿点所示)的切线(红线所示),显示了对切线野角度的良好估计。(b)射野方向观(BEV)显示与肺部的重叠(浅绿色所示)。(c)视野观(FOV)显示与心脏(粉红色所示)、肺部(绿色所示)和对侧乳腺(黄色所示)的重叠。

23.4 多叶光栅/铅门/准直器

当在 PTV 周围适配铅门时(与 MLC 类似),应考虑到放射治疗过程中可能发生乳房肿胀(图 23.2)。例如,在外侧、尾侧和头侧方向上可以适当扩大边界。然而,对未行 ALND 的患者采用超分割治疗时,似乎并不需要适当扩大边界。我们建议收集 IGRT 的图像,根据自身经验对包括手术、分割等各种临床情况进行分析,来估计所需的边界。在内侧方向,铅门与 PTV 紧密贴合(例如,0.3cm),叶片遮挡 PTV 外的组织,包括对侧乳腺和心脏(图 23.2b,红圈所示)。旋转准直器可以进一步与乳腺对齐。

23.5 野中野调强放射治疗

野中野 IMRT 是一种步进式照射技术,即把射野划分为几个子野。在增加子野之前(图 23.3a),较高剂

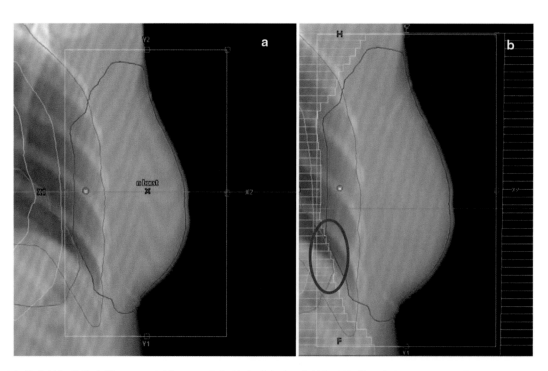

图 23.2 几何优化的切线技术设置。(a)围绕 PTV(蓝色所示)的铅门(内外侧野的射野方向观)。(b)围绕 PTV 的铅门和多叶光栅(MLC),如果临床上可接受的话(若瘤床不临近于此),叶片会遮挡心脏(红圈所示)(内外侧野的射野方向观)。

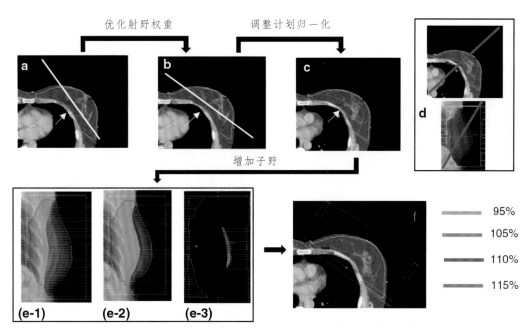

图 23.3　通过野中野技术使切线技术的剂量分布均匀化。(a)从两个切线野开始。(b)通过优化白线所示的射野权重实现高剂量的均匀分布。(c)通过调整白色箭头所示的归一化令 95% 的等剂量线覆盖 PTV。(d)覆盖 PTV 的 105% 处方剂量对于确保较低的最大剂量而言并不理想。(e)对于每个子野，叶片分别覆盖 105%(1-e-1)、110%(1-e-2)和 115%(1-e-3)的处方剂量区域。(f)优化射野权重后的最终计划。

量的等剂量线需要均匀地分布在 PTV 上(图 23.3b)，并且 95% 的处方等剂量线也需要完全覆盖 PTV(图 23.3c)。在图中的示例中，每个野有 3 个子野被添加到计划中(图 23.3e)。子野被赋予的权重较小，且这些较小的权重应从主野中减去。采用试错法来调整这些权重的变化，以构造一个均匀的剂量分布(图 23.3f)。如图 23.3c 所示，在添加子野前，105% 的等剂量线不应该覆盖整个乳腺，以保证最终结果中的最大剂量低于处方剂量的 105%(图 23.3d)。

23.6　多叶光栅动态滑窗调强放射治疗

MLC 动态滑窗技术通过叶片连续运动来创建一个通量图。通量图的优化可以通过使用前向计划中带通量编辑工具的不规则表面补偿器(ISC)[3](图 23.4a)或 IMRT 的逆向计划来实现。不规则表面补偿器根据不平坦的体表计算出通量图，以获得一定深度(垂直于射束入射方向的乳腺靶区内的中心平面)的均匀剂量分布。此外，个别患者的剂量分布可通过通量编辑器修改(图 23.4b)。对于逆向计划，在开始优化算法之前需要明确剂量约束。优化器将射野边界紧紧地贴在

乳腺组织周围。因此，乳腺外的通量图需要用通量编辑器进行扩展，以便在呼吸运动和可能发生乳房肿胀的情况下创建稳健的计划。

23.7　包含淋巴引流区的治疗计划

乳房/胸壁的切线野与一个相邻的射野相结合，进行腋窝 1~4 水平的照射(图 23.5a)，相邻射野的角度为 345°~350°[左前斜野(LAO)]或 10°~15°[右前斜野(RAO)]，分别用于对左侧或右侧的照射。等中心被放置在相邻射野的边界。可以增加 165°~170°[右后斜野(RPO)]或 190°~195°[左后斜野(LPO)]的对侧野，对侧野通常具有更高的射束能量，以提高对腋窝淋巴引流区深部的覆盖。如果只对腋窝底部淋巴引流区进行照射(例如，腋血管下方的 1~2 水平)，则可将乳腺/胸壁的切线野向头侧扩展。如果淋巴引流区照射包括内乳淋巴结，可以采用几种方法，包括增加一个与内侧切线野平行的邻近射野(图 23.5b)。

23.8　容积旋转调强放射治疗

在某些情况下，对于范围很大的靶区和(或)具有

利用 ISC 形成的通量图

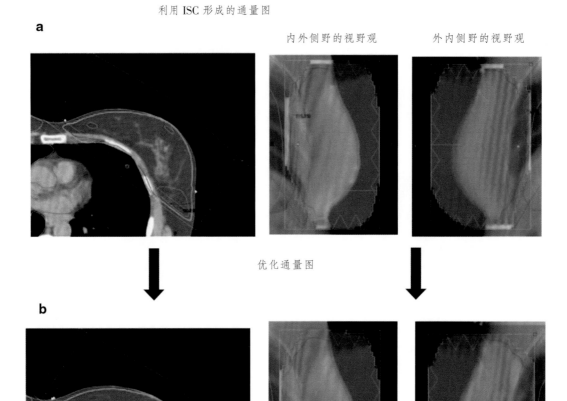

内外侧野的视野观　　　　外内侧野的视野观

优化通量图

图 23.4　通过 IMRT 使切线技术剂量分布均匀化。(a)优化前利用不规则表面补偿器(ISC)形成的通量图。(b)用编辑器工具优化后的通量图[视野观(FOV)]。

挑战性解剖结构的靶区,VMAT 是基于切线野的 3D-CRT 或 IMRT 的良好替代方案。此外,由于 VMAT 易于优化且治疗效率高,因此,目前正逐渐成为最先进的技术。此外,治疗的旋转特性使其在治疗过程中不容易受呼吸运动和乳房肿胀的影响。使用 VMAT 的另一个原因可能是,当使用了其他技术包括呼吸控制或联合或不联合呼吸控制的持续正压气道通气(CPAP)时,心脏剂量仍超过 3.2Gy,在这种情况下,使用 VMAT 的治疗计划可能有助于将心脏剂量降低到可接受的水平[4]。通常选择两个部分弧,弧的起始角度与内外侧切线野设置的角度相当,终点角度在 150°~160°范围内,取决于患者的解剖结构。准直器角度设置在 10°~20°的范围内,第二个弧的角度作为补充。由于存在低剂量区(这是旋转技术不可避免要产生的),

VMAT 与静态切线野相比,心脏和肺部剂量在低剂量范围内会有轻微增加[5]。因此,在许多情况下混合 VMAT 是一个有趣的选择。使用 VMAT 进行乳腺放射治疗,应仔细评估包括低剂量区在内的剂量体积直方图(DVH),因为 VMAT 可能导致较多的低剂量区,令各种器官更多地暴露于低剂量辐射中。

23.9　混合容积旋转调强放射治疗

混合 VMAT 是将两个切线野与 VMAT 结合起来,与用于覆盖区域淋巴结的切线野加相邻野相比,混合 VMAT 可以改善靶区内剂量覆盖和剂量均匀性(图 23.6)。混合技术多用于包含淋巴结的乳腺/胸壁放射治疗。将等中心设置于锁骨附近,这取决于靶

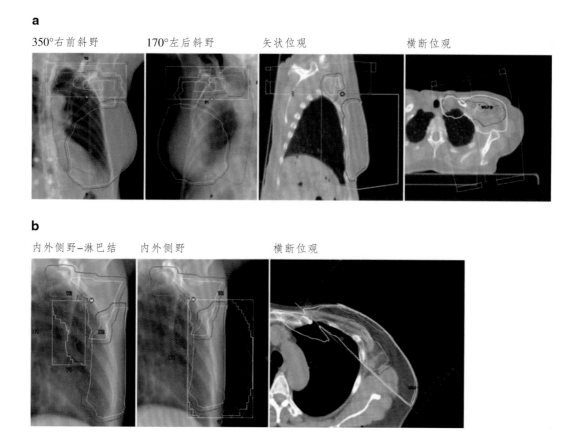

图 23.5　包含区域淋巴结照射的乳房/胸壁放射治疗的切线技术的基本设置。(a)腋窝 1~4 水平淋巴结照射的射野设置,位于左乳上方,使用 350°右前斜野(RAO)和 170°左后斜野(LPO)。(b)内乳淋巴结照射的射野设置,使用内外侧切线野。

区情况。首先,建立一个带开放切线野的计划(图23.6a)。内外侧切线野头部方向的铅门设置在等中心上方 0.5cm 处,外内侧野的铅门设置在等中心下方0.5cm 处。如果可能的话,腋窝淋巴结以及与乳腺位于同一水平的内乳淋巴结(如果需要放射治疗)都应包括在切线野中。切线野计划是用于优化 VMAT 计划的基础计划。VMAT 计划贡献了 20%的乳腺剂量和 100%的锁骨上淋巴结区的剂量。VMAT 计划(图23.6b)由 3 个旋转角度超过 70°的部分弧组成。第一条弧的起点与内外侧射野的机架角度相同,第二条和第三条弧的起点分别是第一条和第二条弧的终点。这些弧覆盖了整个靶区。使用 3 个子弧而不是 1 个弧的好处有两点:①可以改变每条子弧上的准直器角度以

保持尽可能小的射野宽度;②这样的射束设置,利于与基于患者意愿的适度的深吸气屏气(vmDIBH)技术相结合。

23.10　总结

在过去的 30 年里,2D 放射治疗已经逐渐过渡到3D 放射治疗,如今又有了运动控制和容积放射治疗技术。虽然可能需要更先进的治疗技术来获得最优的剂量均匀性并降低 OAR 的受照剂量,特别是对于具有挑战性的解剖结构,但对于大多数患者来说,直接的、资源需求较少的方法足矣。

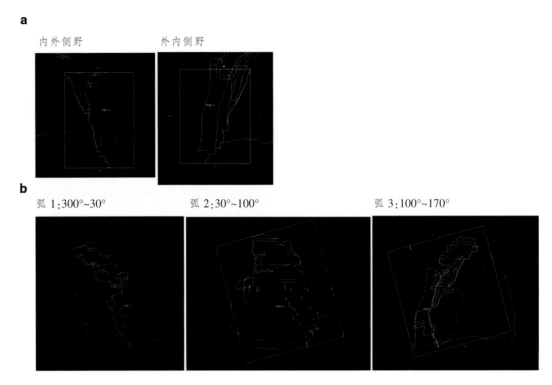

图 23.6   用于包含区域淋巴结照射的乳房/胸壁放射治疗的混合 VMAT 技术。混合 VMAT 包含两个切线野和 3 个弧：(a)内外侧野和外内侧野的射野方向观(BEV)。(b)3 个弧的射野方向观(BEV)，弧 1 的机架角度从 300°到 30°，弧 2 从 30°到 100°，弧 3 从 100°到 170°。

（李欣 译 张哲 校）

参考文献

1. Morganti AG, Cilla S, de Gaetano A, et al. Forward planned intensity modulated radiotherapy (IMRT) for whole breast postoperative radiotherapy. Is it useful? When? J Appl Clin Med Phys. 2011;12:3451.

2. Hong L, Hunt M, Chui C, et al. Intensity-modulated tangential beam irradiation of the intact breast. Int J Radiat Oncol Biol Phys. 1999;44:1155–64.

3. Hideki F, Nao K, Hiroyuki H, Hiroshi K, Haruyuki F. Improvement of dose distribution with irregular surface compensator in whole breast radiotherapy. J Med Phys. 2013;38(3):115–9. https://doi. org/10.4103/0971-6203.116361.

4. Osman SOS, Hol S, Poortmans PM, Essers M. Volumetric modulated arc therapy and breath-hold in image-guided locoregional left-sided breast irradiation. Radiother Oncol. 2014;112:17–22. https://doi. org/10.1016/j.radonc.2014.04.00.

5. Tyran M, Mailleux H, Tallet A, Fau P, Gonzague L, Minsat M, et al. Volumetric-modulated arc therapy for left-sided breast cancer and all regional nodes improves target volumes coverage and reduces treatment time and doses to the heart and left coronary artery, compared with a field-in-field technique. J Radiat Res. 2015;56:927–37.

第 24 章

具有挑战性的解剖结构的治疗计划

Sandra Hol, Orit Kaidar-Person, Philip Poortmans

24.1 背景

"Pareto 法则"是以 Vilfredo Federico Damaso Pareto 命名的。Pareto 在 1906 年指出,在许多情况下,大约 80% 的后果来自 20% 的原因,通常被称为"80/20 规则"。对于许多医疗实践来说,这意味着对于大约 80% 的病例,使用花费 20% 的时间和精力的标准方法就足够了,而对于剩下的 20% 的病例,则需要个体化的解决方案,这需要高达 80% 的可用资源。

对于放射治疗而言,设置治疗计划的流程是为了使大多数患者获得最优的剂量分布,虽然个体化的治疗计划可以在靶区剂量目标和 OAR 的限量间达到良好的平衡,但一些临床病例需要有创造力的和高度个体化的方法。因此,在大多数的乳腺放射治疗中,使用简单的方法即可,而大约 20% 的病例在计划上是有难度的。在本章中,我们不可能对所有能够想象到的具有挑战性的病例和适应证都进行描述。在其中一些情况下,必须学会妥协,包括平衡靶区覆盖和 OAR 受照剂量。然而,对于大多数具有挑战性的高度个体化的病例,以及部分复杂的或者更具挑战性的病例,一个方便实用的方法可能会带来出色的、临床上可行的解决方案。我们在此介绍的 3 个病例仅仅代表了其中的一小部分。然而,这些病例表明,如果将技术基础和工具的优化利用与想象力和创造力结合起来,很多事情就会变得有可能!这些治疗计划来自真实病例,旨在实现治疗团队的治疗目标。因此,这个简短的章节旨在为放射治疗计划团队在遇到挑战性病例时提供潜在的参考。

24.1.1 挑战性病例 1:漏斗胸

81 岁女性患者,患有左乳浸润性小叶癌(ILC)。卡氏功能状态评分(KPS)显示一般状态良好,无合并疾病。她接受了 BCS 和 SLNB:分期 pT1cN0Mx,组织学分级 2 级,原发灶直径 1.1cm,ER 阳性,PR 阴性,Her2 阴性。基于此,给予处方剂量:全乳放射治疗 40Gy/15f。

用于治疗计划的 CT 显示患者有严重的漏斗胸,同时心脏位置不佳,呼吸控制后没有改善。

治疗计划的解决方案包括使用两个弧的 VMAT,弧的机架角度为 300°~150°,反向弧亦然。准直器角度为 30° 和 330°(图 24.1)。

剂量评价参数如下(表 24.1)。

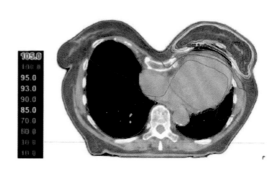

图 24.1 显示剂量分布(处方剂量的百分比等剂量线)的计划 CT 横断位图像。

结论：靶区剂量分布优秀与 OAR 剂量低是可以兼顾的。考虑到患者年龄大于 40 岁（因此放射治疗诱发乳腺癌的风险较低），对侧乳腺的平均剂量为 4.58Gy 是可以接受的。

24.1.2 挑战性病例 2：存在胸骨转移

48 岁女性患者，患有左乳中央区浸润性导管癌（IDC）。分期为 cT3N1M1（位于胸骨水平的单发病灶），组织学分级 2 级。ER 和 PR 阳性，Her2 阴性。患者接受了内分泌治疗，影像学检查提示有较明显的部分缓解。由于分期为Ⅳ期，患者没有接受手术。决定行局部区域放射治疗。对于一般靶区（乳腺和所有区域性淋巴结）给予处方剂量 44.66Gy/22f（2.03Gy/f），并对瘤床、胸骨处骨转移灶、可见的腋窝淋巴结给予较高剂量的同步加量 58.74Gy/22f（2.67Gy/f）

治疗计划的解决方案包括使用 4 个弧的 VMAT 和一些"辅助结构"，以减少加量靶区与肺之间的区域的剂量，同时使用了常规优化目标和生物优化目标（图 24.2）。

剂量评价参数如下（表 24.2 和表 24.3）。

结论：既有优秀的多层次靶区剂量分布，又有可被接受的 OAR 受照剂量。对侧乳腺的平均剂量为 8.3Gy，这是不可避免的，因为紧邻对侧乳腺的胸骨需要接受高剂量照射。

24.1.3 挑战性病例 3：双侧局部晚期乳腺癌伴内乳淋巴结转移

74 岁女性患者，患双侧乳腺癌。正电子发射计算机断层显像（PET/CT）显示两个乳腺肿瘤，右侧腋窝和右侧内乳淋巴结有摄取，其余部位没有病理性摄取。

右侧 cT2N1，接受改良根治性全乳房切除术。病理分期为多病灶 T2N3：3 处 IDC，直径分别为 3.4cm、2.4cm 和 0.5cm；组织学分级均为 2 级并有血管侵犯。ER 和 PR 阳性，Her2 阴性。16 枚腋窝淋巴结中共有 13 枚为病理学阳性，包括包膜外侵犯和位于腋窝最顶部的淋巴结阳性。手术切缘阴性。

左侧 cT2N0，采用单纯乳房切除术和 SLNB 治疗。病理分期 pT2N1（sn）：IDC 病灶直径 2.5cm；组织学分级 1 级；切缘阴性，无血管侵犯。ER 和 PR 阳性，Her2 阴性。SLNB 显示存在宏转移并有包膜外侵犯。未行 ALND。

术后，患者开始接受辅助性内分泌治疗（芳香化酶抑制剂）

对于一般靶区［双侧胸壁、双侧腋窝 1~4 水平和右侧内乳淋巴结（IMN）］给予处方剂量 43.6Gy/20f（2.18Gy/f），并对肿大的右侧 IMN 给予同步加量 53.4Gy/20f（2.67Gy/f）。

治疗计划的解决方案包括使用 VMAT，两个等中心，每个等中心两个弧。在左侧（等中心 1），弧从 300° 到 170° 然后反过来，准直器角度设置为 10° 和 350°。在右侧（等中心 2），弧从 60° 到 200° 然后反过来，准直器角度设置为 10° 和 350°（图 24.3）。

剂量评价参数如下（图 24.4，表 24.4 至表 24.6）。

结论：在两个不同的剂量水平上，靶区都有优秀的剂量覆盖和均匀性，同时 OAR 剂量低于普遍可接受的限值。

24.2　总结

对具有挑战性的解剖结构或挑战性的靶区的病例进行计划设计的关键是明确放射治疗计划的目标。这需要考虑与患者相关的因素、与疾病相关的因素和与治疗相关的因素。与患者相关的因素，如年龄和合并疾病，可以决定对各种 OAR 的剂量限制。例如，对年龄较小的患者会限制对侧乳腺的剂量；对有慢性肺部疾病的患者会限制肺平均剂量（MLD）和肺 V_{5Gy}；对有活动性心脏病的患者，更严格的建议是尽可能限制心脏剂量，但同时也要避免冠状动脉受照剂量过大。需要对通过 IMN 放射治疗而提高疾病控制与可能增加的心血管受照剂量间的利弊进行权衡。还应考虑到不同的剂量分布和低剂量扩散，这些与不同的放射治疗技术有关，如切线野与容积调强放射治疗（低剂量区域，取决于计划）。因此，对于不同的患者和病例，计划的目标可能显著不同，通过与计划设计团队一起工作并制订明确的治疗目标，计划设计团队就能提供出色的治疗计划，即使是对于具有挑战性的病例。

表 24.1　危及器官(OAR)的受照剂量

心脏				肺				对侧乳腺	脊髓	PTV	CTV
MHD(cGy)	V20(%)	V10(%)	V5(%)	MLD(cGy)	V30(%)	V20(%)	V5(%)	Mean(cGy)	D_{max}(cGy)	95%(%)	95%(%)
359	1.3	5	13.3	463	1.3	4.6	27.1	458	483	95.7	99.6

缩略词:MHD,心脏平均剂量;MLD,肺平均剂量;Mean,平均剂量;D_{max},最大剂量;PTV,计划靶区;CTV,临床靶区。

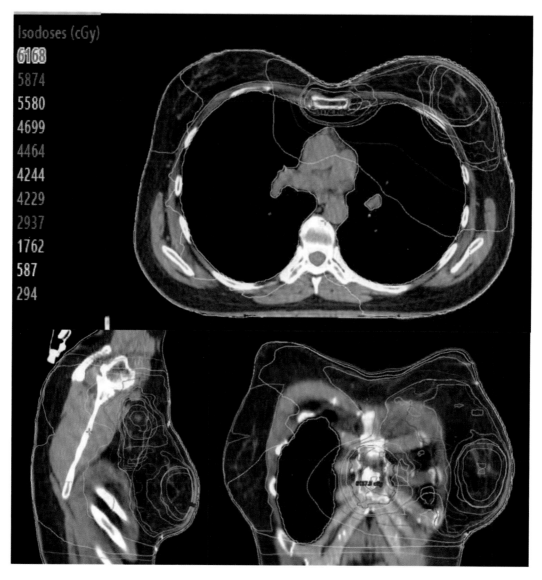

图 24.2　剂量分布的放射治疗计划 CT。

表 24.2　OAR 的受照剂量

心脏				肺				对侧乳腺	脊髓
MHD(cGy)	V20(%)	V10(%)	V5(%)	MLD (cGy)	V30(%)	V20(%)	V5(%)	平均剂量(cGy)	D_{max}(cGy)
528	3	12.3	33.1	1104	10.4	19.4	62.1	833	1879

缩略词:MHD,心脏平均剂量;MLD,肺平均剂量;D_{max},最大剂量。

表 24.3　CTV 覆盖率和 PTV 覆盖率的比较

CTV–乳房	CTV–IMN	CTV–腋窝	CTV–锁骨上		
95%（%）	95%（%）	95%（%）	95%（%）		
99.5	100	100	100		

PTV–乳房	PTV–IMN	PTV–腋窝	PTV–锁骨上	PTV–乳房加量	PTV–腋窝加量	PTV–胸骨加量
95%（%）	95%（%）	95%（%）	95%（%）	95%（%）	95%（%）	95%（%）
98.3	96.2	99.3	99.6	99.2	99.9	96.5

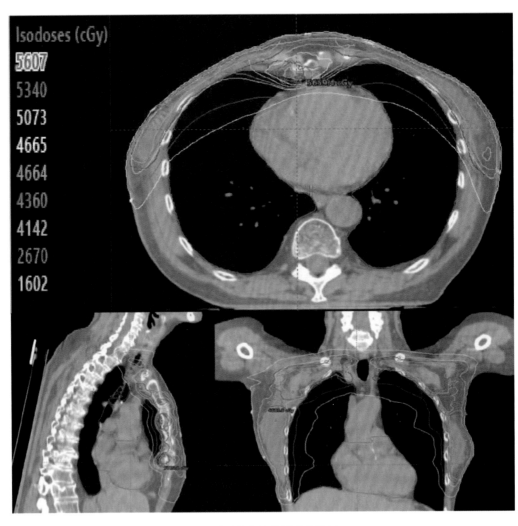

图 24.3　剂量分布的放射治疗计划 CT。

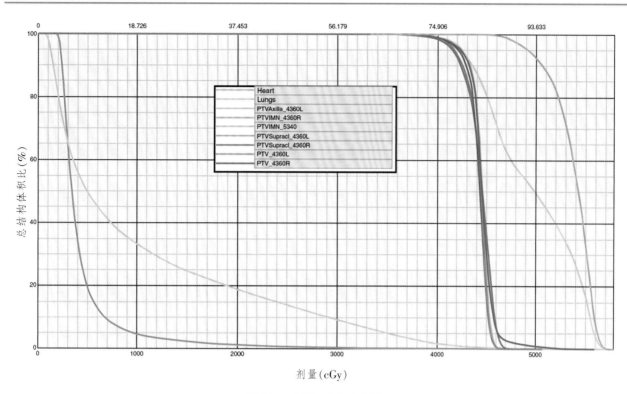

图 24.4　剂量-体积直方图。

表 24.4　OAR 的受照剂量

心脏				肺				脊髓
MHD(cGy)	V20(%)	V10(%)	V5(%)	MLD(cGy)	V30(%)	V20(%)	V5(%)	D~max~(cGy)
435	1.2	4.6	19.2	1023	9.2	18.9	49.6	1631

缩略词：MHD，心脏平均剂量；MLD，肺平均剂量；D_{max}，最大剂量。

表 24.5　左侧剂量覆盖

PTV-胸壁	CTV-胸壁	PTV-腋窝	CTV-腋窝
95%(%)	95%(%)	95%(%)	95%(%)
95.5	98.8	97.4	100

表 24.6　右侧剂量覆盖

PTV-胸壁	CTV-胸壁	PTV-腋窝	CTV-腋窝	PTV-IMN	CTV-IMN	PTV-IMN 加量		CTV-IMN 加量
95%(%)	95%(%)	95%(%)	95%(%)	95%(%)	95%(%)	95%(%)	90%(%)	95%(%)
96.2	98.6	97.1	100	96.5	100	90	97.5	100

（李欣 译　张哲 校）

第 25 章

加量/同步加量/部分乳腺照射的治疗计划

Sandra Hol,Isabelle Mollaert

25.1 背景

对于高风险的乳腺癌患者,需要对原发瘤床给予更高的放射治疗剂量(加量),而对于低风险的乳腺癌患者,则可以使用 PBI。对于这两种照射方法,CTV 的勾画都基于影响保乳术后肿瘤局部复发的原发肿瘤周围的肿瘤细胞分布情况。在 PBI 和加量中,优化肿瘤靶区的勾画对于肿瘤控制和减少暴露于更高的加量剂量中的乳腺组织体积非常重要。因此,放射治疗的计划和方案评估对于降低潜在毒性非常重要。不合理的射野布置可能导致乳腺中加量靶区以外的部分接受高剂量,可能导致肺和(或)心脏受低剂量照射

的体积增加。本章讨论针对瘤床的放射治疗技术,包括加量和 PBI。

25.2 瘤床加量

全乳腺放射治疗后对原发瘤床的常规序贯外照射加量可以使用包括 2~3 个低能量射束的动态铅门,或使用 IMRT(图 25.1),或者对于浅表的加量计划靶区可以使用电子线(图 25.2)。用高能量射束代替低能量射束或额外增加射束可以改善剂量均匀性和 PTV 的剂量覆盖范围,同时降低 PTV 外的组织的受照剂量。光子束的方向最好不要指向心脏或对侧乳腺。为了降低肺部的剂量,可以限制垂直于乳腺的射束的权

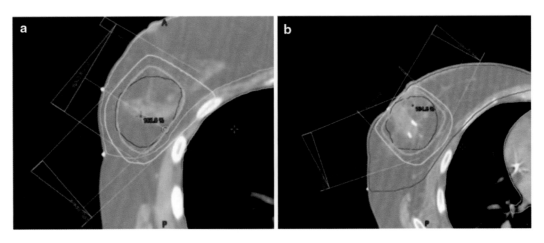

图 25.1　(a)加量区位于乳腺边缘,针对加量区使用两个射束进行计划设计。(b)加量区位于乳腺中部,针对加量区使用三个射束进行计划设计。65%和95%的等剂量线分别用浅绿色和深绿色表示。

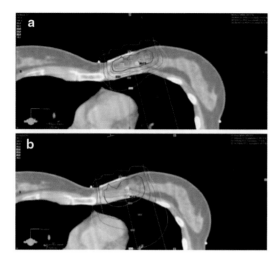

图 25.2　一例年轻患者,原发肿瘤非常靠近内侧,光子计划将包括对侧乳腺的一部分。比较 6MeV 和 9MeV 电子线计划。(a)使用 6MeV 电子线的加量计划。80% 的等剂量线在纵深方向少覆盖了 CTV-boost 的小部分,而在其他方向上则很好地覆盖了 PTV-boost。这个计划被批准了。(b)使用 9MeV 电子线和 0.5cm 组织补偿物的加量计划。80% 的等剂量线非常好地覆盖了 CTV-boost 的纵深方向,在其他方向上也很好地覆盖了 PTV-加量。然而,这个计划未被批准,因为剂量延伸到了肋骨,低剂量区也延伸到肺和心脏。

重。通常,简单的射束布置会导致相对较高的剂量作用于非加量区的乳腺组织,这可能会导致不良的美容效果。因此,根据乳房的大小、加量计划靶区在乳腺内的位置和个体解剖的特殊性,可以通过头足方向的动态楔形板、准直器旋转、缩窄垂直方向的射束和非共面的射束的 MLC 优化剂量分布。

使用电子线有时是一个更有吸引力的解决方案,例如,对于较小的乳房和浅表的肿瘤,特别是位于内上象限的肿瘤。能量的选择是根据射束轴上的 CTV 的深度来决定的,在此处 CTV 等同于 PTV。由于能量的选择有限,通常为 6MeV、9MeV 和 12MeV,要在靶区覆盖率和限制 CTV 后的剂量之间取得良好的平衡是很困难的,尤其是当 CTV 延伸到肋骨和肺部时。在某些情况下,加入 0.5cm 的组织补偿物可以得到更好的剂量学平衡。然而,不应使用更高能量的电子线,因为这会极大地增加皮肤剂量,除非皮肤是 CTV 的一部分。为了达到最佳的射束分布,通常对治疗床和机架进行旋转,这可能会导致患者与电子限光筒之间不可预见的碰撞。因此,必须在实际治疗前对可达到的治疗床和机架角度进行验证。

25.3　同步加量

SIB 计划首先在乳腺癌 PTV 上设置两个切线野。然后将切线野与如上所述的加量的射束布置相结合(见图 25.2)。然而,由于切线野已经达到了电子平衡,因此可以将 MLC 设置得很窄,在加量计划靶区周围不进行任何外扩。因此,与序贯加量计划相比,有更小的靶区接受更高的剂量(图 25.3 和图 25.4)。此外,在射束优化过程中,可以同时将除了加量靶区之外的乳腺其他部分纳入考虑,对全乳腺计划靶区一并进行优化。在使用(混合)VMAT 计划时,不需要额外添加射野,因为加量区已被包括在弧内,可以提供 20% 的乳

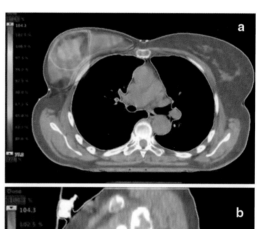

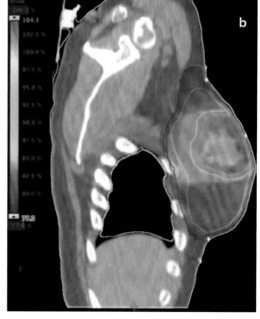

图 25.3　(a)横断位视图。(b)矢状位视图。右乳上侧中央区肿瘤的 SIB 治疗计划。针对已勾画的 CTV-乳房、PTV-乳房、CTV-boost、PTV-boost、肺、心脏设计了逆向 IMRT 计划。可以被理解为,按照全乳腺剂量和局部加量剂量明显分开的两步走模式,因为两个治疗计划都考虑了所有射野/弧的剂量贡献。

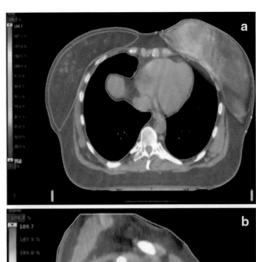

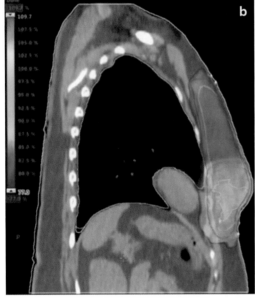

图 25.4　(a)横断位视图。(b)矢状位视图。左乳内下象限肿瘤的 SIB 治疗计划。针对已勾画的 CTV-乳房、PTV-乳房、CTV-boost、PTV-boost、肺、心脏设计了 IMRT 计划。可以被理解为,按照全乳腺剂量和局部加量剂量明显分开的两步走模式,因为两个治疗计划都考虑了所有射野/弧的剂量贡献。

腺剂量和淋巴结区域剂量(如有指征)。

25.4　部分乳腺照射

PBI 的治疗计划与上文所述的序贯加量的计划相似(图 25.2)。此外,也可以使用缩小照射体积的乳腺计划,尤其是对于 26Gy/5f/1W(连续 5 天)的分割方案,即:在部分乳腺照射计划靶区(PTV-PBI)周围设置两个切线野。根据瘤床的位置调整切线野的角度可以进一步降低肺和心脏的剂量(图 25.5)。图 25.6 来自 Florence APBI 研究(Florence APBI)(NCT02104895),30Gy/5f,隔日 1 次。图中显示了自由呼吸和 DIBH 时使用部分弧技术的计划的剂量分布和 DVH。

25.5　总结

在勾画出最佳的加量靶区或 PBI 靶区之后,应仔细制订放射治疗计划。加量治疗应注重降低非靶区内的乳腺组织的受照剂量,在 PBI 中,保证剂量的充分覆盖是重中之重。在这两种照射方式中,包括肺和心脏在内的 OAR 的剂量应尽可能地保持在较低水平。

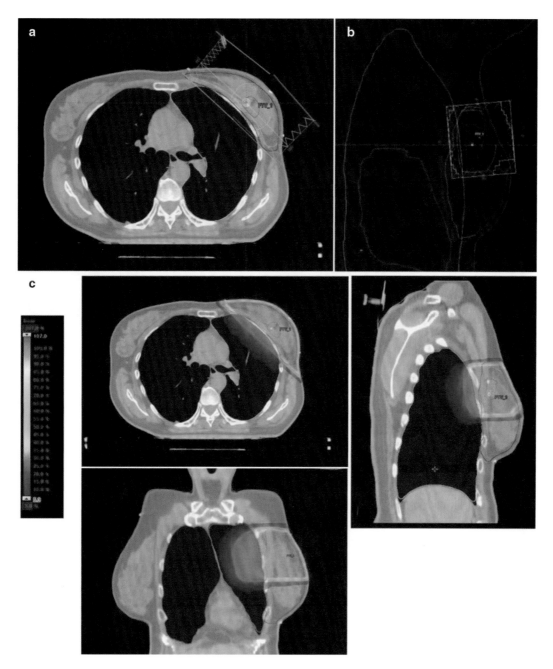

图 25.5　(a)将两个切线野的角度调整至肿瘤位置。(b)内外侧(ML)野的射束方向观(BEV)。(c)横断位、矢状位和冠状位图像上的 PBI 的剂量分布。

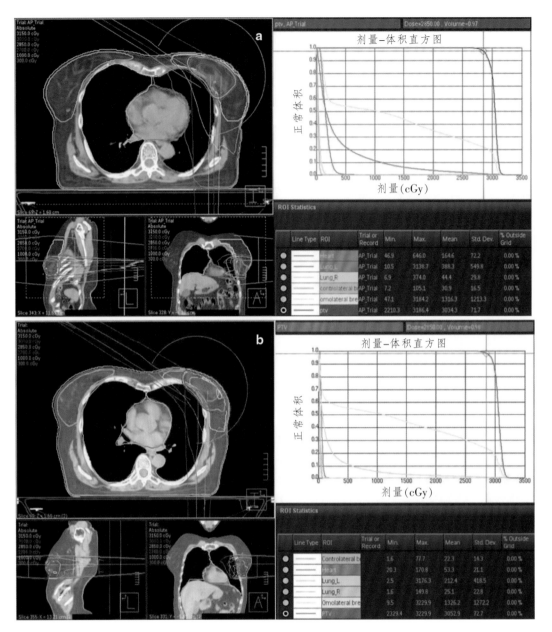

图 25.6 APBI 的 VMAT 计划(30Gy/5f)的剂量分布及 DVH,部分弧的设置仿照 Florence APBI 研究(NCT02104895)。(a)中治疗计划基于自由呼吸 CT 扫描图像。(b)中治疗计划基于 DIBH CT 扫描图像。如 DVH 所示,尽管两个治疗计划的心脏平均剂量都很低,但也从自由呼吸(FB)计划的 165cGy 降低至 DIBH 计划的 53cGy。

(张 哲 译　张 定 校)

第 26 章

从三维适形放射治疗到调强放射治疗/容积旋转调强放射治疗的剂量学问题

Livia Marrazzo,Marianne Camille Aznar

26.1 背景

乳腺癌放射治疗中的靶区范围很大程度上取决于肿瘤分期、肿瘤生物学、危险因素、淋巴结受累情况和手术范围。通常情况下治疗靶区由整个乳腺组成,但也可以将其减少至瘤床(例如,PBI),或者可以扩展至淋巴引流区[腋窝Ⅰ、Ⅱ、Ⅲ、Ⅳ水平和(或)IMN]。此外,根据临床要求可能需要对瘤床部分加量。在全乳房切除术后的患者中,靶区范围包括胸壁(含区域淋巴引流区),并依据患者植入的假体或扩张器的不同而存在很大差异(参见第 34 章)。

靶区形状和范围上的异质性,以及不同患者之间解剖上的差异,导致放射治疗技术的实施存在很大的不同,每种技术都有各自的特点和剂量学上的问题。通常,不同的靶区可能受益于不同的放射治疗技术。

26.2 从三维适形放射治疗到调强放射治疗/容积旋转调强放射治疗的转变

3DCRT 被认为是传统的乳腺癌放射治疗手段。两个(或更多,混合能量和不同的楔形方向)切线野与合适的楔形板配合使用可以最大限度地减少心脏和同侧肺的剂量。应用这种技术,对实现靶区剂量的适形性和均匀性可能是一个挑战。

剂量分布存在的挑战可以通过"调节"切线野[通常称为 FiF,它是一种正向优化的计划设计方法,IMRT 则是一种基于通量的逆向优化的方法]获得改进,与标准楔形板技术相比,靶区剂量分布更加均匀,从而可以更好地保护皮肤,降低皮肤毛细血管扩张[1]和湿性脱皮[2]发生的风险(图 26.1)。

多野[3]或螺旋[4]IMRT 和 VMAT[5]可以改善靶区覆盖、剂量的均匀性和靶区适形度,但会以增加对侧器官(肺和乳腺)的低剂量照射为代价,可能导致第二原发癌发生风险增加[6]。在同侧 OAR 保护方面,等同于以往的治疗技术甚至更优。

在乳腺癌放射治疗中,VMAT 结合当今的技术,通常比多野 IMRT 更简单、更快速,同时比以往使用更少的机器跳数[5]。VMAT 通常使用部分弧进行照射,可以最大限度地减少对侧器官暴露在射束中。常见的射束配置如图 26.2 所示。图 26.2a 展示了一种"蝴蝶结"方法,即两个相对的弧覆盖大约 60°的旋转角度,这种设置最接近 3DCRT 所使用的切线野。图 26.2b 显示了较宽(180°~220°)的部分弧,可以进行更大范围的剂量调节,但与"蝴蝶结"方法相比,会导致更大区域的"剂量浴"。与长的部分弧相比,"蝴蝶结"弧的表

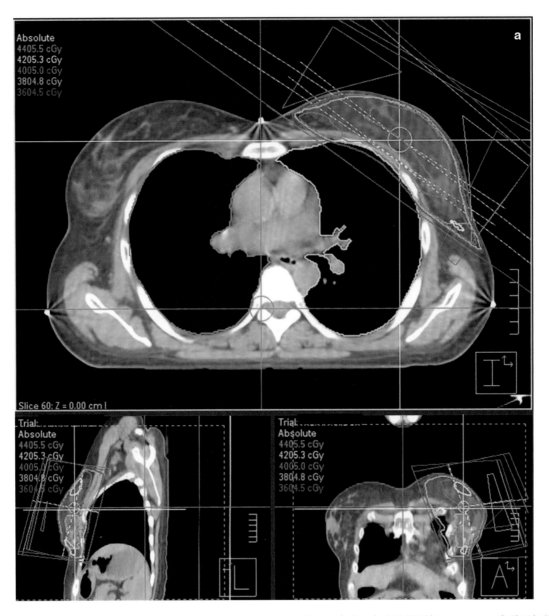

图 26.1   剂量分布对比。(a)6MV 光子楔形板切线野 3DCRT 计划(3 个射野配合多个角度的楔形板)。(b)6MV 光子两切线野 IMRT 计划。剂量覆盖和均匀性的改善,在矢状面和冠状面上的显示尤为明显。(待续)

面皮肤剂量已经被证实会随着散射的增多而增多[7,8]。使用更长弧线的优势是 PTV 覆盖稍好,肿瘤同侧 OAR 可以有效避免高剂量[9]。相反,"蝴蝶结"弧可以更好地保护对侧乳房和肺[7,8,10]。这两种弧线配置的 DVH 示例如图 26.2c 所示。

Tomotherapy™ 的 Tomodirect™ 模式也被认为是一种选择,尽管其特点是较低的适形度、热点在 PTV 外,但是可以避免使用两个以上的弧[4]。

在如下临床情况时,更复杂的技术可以发挥其最大潜力:

• 在淋巴结受累的情况下,3DCRT 需要多个射野、复杂的几何形状、更繁杂的解决方案(例如,半野),以及非常长的照射时间,剂量分布通常难以达到最优。

• 对具有挑战性的解剖结构,除非牺牲靶区覆盖或增加 OAR 的受照剂量,否则无法使用切线野。

• 在双侧乳腺治疗时[11,12],对侧乳腺不再是 OAR 器官,摆脱对侧乳腺的剂量限制后,可以允许选择更优的方案来避开肺和心脏。图 26.3 显示了 Helical TomoTherapy®治疗双侧乳腺癌的剂量分布的例子。

归功于调节剂量分布的潜力[13],另一个优势是可能实现 SIB(见图 26.2)。

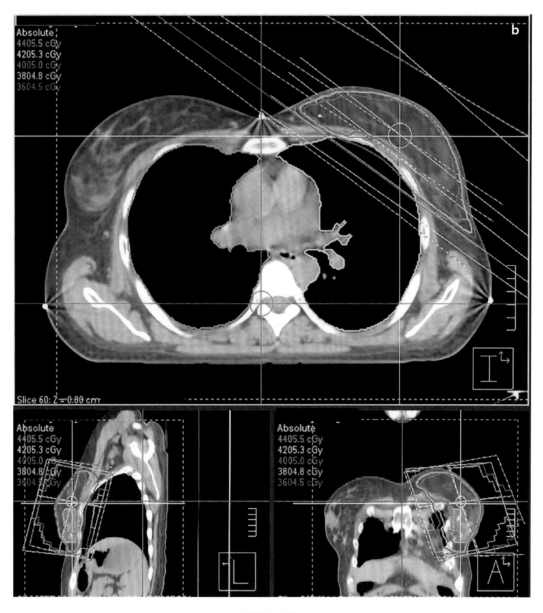

图 26.1(续)

26.3　剂量学问题

从 3DCRT 转变为更复杂的调强技术时，出现了一些需要注意的剂量学问题。

26.3.1　摆位误差和形变的鲁棒性

其中一个关注点是摆位误差和解剖学变化对于计划的稳健性的影响，调强放射治疗的剂量分布可能对此更敏感。

这在乳腺癌放射治疗中可能尤其如此，治疗靶区是与皮肤相邻的非刚性器官。乳房可能会在治疗过程中出现扩张或收缩(例如，由于血清肿)，其位置易受呼吸运动的影响，患者在摆位时也容易发生移位或变形[14,15]。从本质上讲，切向 3DCRT 是一种强大的技术：乳腺的肿胀问题通过将切线野"开放"至空气中而得到解决，而乳腺收缩和摆位误差对剂量分布产生很小的影响。相比之下，逆向调强技术(IMRT/VMAT)本质上不那么稳健。

这就是为什么一些文献在评估 IMRT 和 VMAT 计划在乳腺癌放射治疗中的鲁棒性时，要么选择使用每日锥形束 CT(CBCT)，要么通过图像形变配准(DIR)或通过模拟患者位移和(或)乳腺肿胀或收缩来重新进行剂量计算。

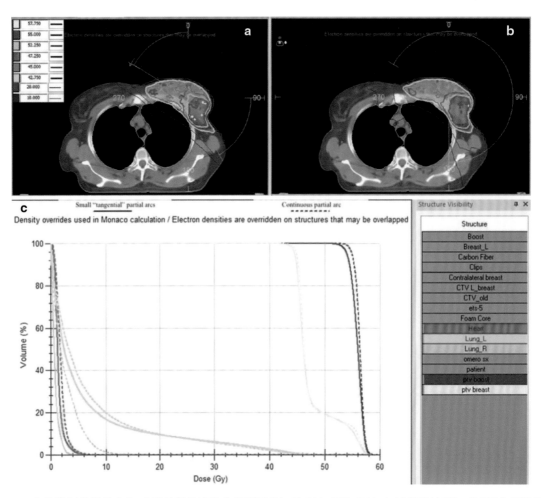

图 26.2　VMAT 左乳计划的剂量分布，全乳放射治疗联合瘤床同步加量 44Gy/55Gy/20f。(a)"蝴蝶结"弧。(b)部分较宽的弧。(c)两种弧的 DVH 比较。

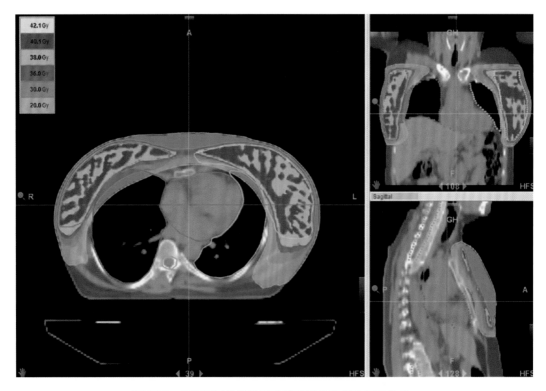

图 26.3　螺旋断层放射治疗治疗双侧乳腺癌的剂量分布。

值得注意的是，包括 CBCT 在内的先进的 IGRT 每日在线验证流程的广泛使用，可以有效地弥补乳房的形变和肿胀的影响及摆位误差，从而可以安全地使用 VMAT/IMRT 技术。此外，在当今乳腺癌放射治疗中引入的缩短放射治疗分次的治疗方案，使得乳房的形变显得不再那么重要。

当比较使用楔形板的 3DCRT、切向 IMRT 和多射野 IMRT 三种放射治疗技术在乳腺癌放射治疗中的应用时，后者的剂量分布已经被证实受乳房形变影响更严重[14]，而在 3DCRT 和切向 IMRT 计划中，患者和乳房的位置变化均导致了相似的剂量分布偏差，因此切向 IMRT 为首选技术。

如果使用 3D 图像进行配准，则软组织形变和乳房组织肿胀对剂量的影响在 VMAT 和 FiF 计划中是相似的[16]，因此建议在 VMAT 中，每日进行 CBCT 配准并对皮肤表面进行监测。

尽管存在上述考虑，但不应该阻止 VMAT/IMRT 的使用，同时，在整个质量控制/图像验证过程中部署这些检查是明智的。

对于计划鲁棒性的一般考虑无法预测大幅度形变带来的影响，应根据其临床相关性进行评估，并应调查重新设计计划的潜在需求[16]。

最近，原本基于质子放射治疗开发的强大的优化工具[17]已被用于商业治疗计划系统，可以将摆位的不确定性纳入到计划优化中[18,19]。如果将这种方法应用于乳腺癌 VMAT，则获得的计划比切向 3DCRT 计划在摆位误差影响中更具有鲁棒性[18]。对器官运动管理的更多强大优化方案已经愈发成熟[20]。可以在标准（计划 CT）场景中进行计划优化，也可以通过基于用户定义的器官运动的 DIR 生成的多个模拟 CT 进行计划优化。对于局部区域乳腺放射治疗（包括 IMN），基于器官运动进行鲁棒性优化的 VMAT 计划能够生成可被临床接受的 OAR 规避计划，且对分次间变化具有鲁棒性，因此降低了重新设计计划的可能性。

26.3.2 相互作用的影响

尽管调强技术为计划优化提供了潜在的好处，但人们对患者呼吸引起的乳房运动提出了担忧，这可能会影响放射治疗中的剂量分布。特别是由于乳房运动和 MLC 运动之间的相互作用，可能导致实际的剂量分布与计划的剂量分布有所不同。

对此方面的研究（包括模拟和模体测量）的一个共同结果是，呼吸运动引起的剂量变化通常相对不大[21]。

值得注意的是，这种相互作用带来的潜在影响是由计划技术、用于分割的 TPS、剂量调节的程度、传输设备的特点所决定的，在实施乳腺放射治疗的调强技术之前，应该仔细调查。

尽管相互作用的影响在光子调强放射治疗中作用甚微，DIBH 可能有助于进一步减少其影响，然而每次憋气期间仍有少量的运动。

26.3.3 皮肤剂量刷

为了提高照射中的稳健性，在体表靶区的放射治疗中一个常见的做法是将剂量通量扩展到体外，以便考虑呼吸、可能的解剖变化和患者摆位的不确定性带来的影响。此过程通常称为"皮肤剂量刷"，并不计划对皮肤进行放射治疗（皮肤不是 CTV 的一部分，除非在特定情况下需要添加组织补偿物），但旨在确保在运动/肿胀/形变时维持合适的靶区覆盖率。

如前所述，在切向 3DCRT 射野中，可以在选择射束光圈时手动进行皮肤剂量刷设置。

在 IMRT 中，该问题可以通过多种方式解决[3,22,23]，例如可以在计划系统（Eclipse™，Varian Medical Systems，Palo Alto，CA 或 Monaco，Elekta AB，Elekta AB，Stockholm，Sweden）中使用皮肤剂量刷工具或可以在优化后通过手动或设置脚本程序开放射野（Pinnacle3，Philips Medical Systems，Fitchburg，WI）。并非所有 TPS 都对 VMAT 提供自动解决方案，因为 VMAT 不是基于固定野通量照射，因此不允许对控制点的光圈范围进行轻易修改。尽管 Monaco® TPS 在 VMAT 计划优化器中提供了皮肤剂量刷选项，但其他 TPS 的用户必须寻求替代解决方案。Nicolini 等[9]提出了伪皮肤剂量刷策略，包括从体表轮廓外添加 10mm 厚的虚拟软组织等效材料（图 26.3），然后在乳房区域将 PTV 向身体外扩展 10mm，PTV 的轮廓向外部方向延伸。计划优化后一旦产生控制点，将会替换补偿物密度后进行最终剂量计算，重新调整最终剂量分布。几篇论文证明了该方法的稳健性[9,16,24]。

Lizondo 等提出了一种选择最佳参数集的方法，以便在临床上实施伪皮肤剂量刷策略[25]。然而，在移除虚拟组织补偿物（图 26.4）进行最终剂量计算时，计

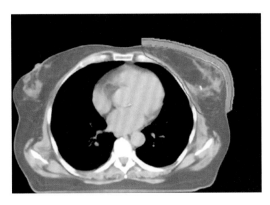

图 26.4　在 VMAT 计划中为获得皮肤剂量刷而添加虚拟组织补偿物的示例。

射治疗中引起剂量计算的不确定性。这是由 CT 图像中产生的伪影,以及在存在高原子序数材料时剂量计算的不确定性所致。如果无法正确处理(赋值合适的密度),对剂量分布的影响可能不可忽视,并且对于调强技术而言可能更重要。

同时,调强旋转放射治疗的逆向计划能够对通量的分布进行调节,从而补偿植入物中的密度异质性[26]。这可能会引起人们对这些剂量分布的鲁棒性的担忧。

26.4　乳腺癌自动计划

在放射治疗中,我们正在大力推广自动计划,这有可能在减少工作量的同时提高计划质量和标准化。长期以来,商业的 TPS 已提供计划模板或脚本解决方案,这可以方便计划设计者的工作并提供一些自动化程序。但是,自动计划旨在提供全自动的工作流程(即制订计划中不要人和人之间的互动)。由于乳腺癌放射治疗占据放射治疗的很大一部分,在肿瘤放射治疗科中通常占 25%~30%,因此,自动化可能在该领域起重要作用,并且对工作量和质量产生很大的影响。

此外,计划的自动化可以无偏见地对不同治疗技术进行比较,摆脱计划质量对手动计划的依赖,从而最终回答这个问题:不同的乳腺癌患者/患者群,分别最适用哪种放射治疗技术?目前已经发表的有关技术对比的文献都是对计划的回顾性研究,这些研究是通

划质量下降是不可避免的,而且在虚拟计划中,靶区越是向体外扩展,计划质量降低的程度就越明显[20]。

正如在鲁棒性的话题上已经强调的那样,通过适当的 IGRT,可以有效地监测运动、肿胀或形变,并进行(至少部分)校正和补偿,从而减少对皮肤剂量刷的需求。同样,当使用 VMAT 时,入射束流的方向在不断变化,从基于弧的放射治疗的固有特性可知,这种入射方向的变化会降低运动、肿胀或形变显著影响剂量分布的可能性,从而降低了对皮肤剂量刷的使用。

图 26.5 是由优化后去除虚拟补偿物而导致剂量分布退化的一个示例。

充满气体的临时组织扩张器(不常用),既包含金属成分又含有相对较大体积的气体,预计会在乳腺放

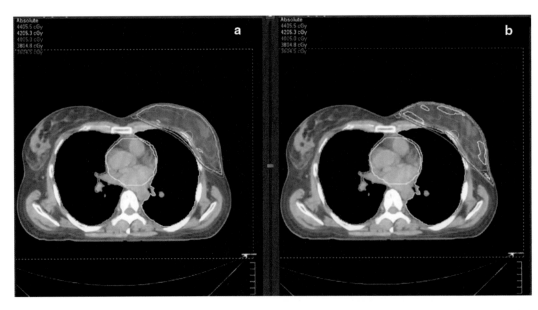

图 26.5　因优化后移除虚拟组织补偿物而导致剂量分布下降的示例。(a)第一次优化后的剂量分布(虚拟组织补偿物正常放置)。(b)移除虚拟组织补偿物并重新计算后的剂量分布。

过分析少数患者的手动计划进行的。

　　另一个应用是对于患者的选择,由于运用不同技术(例如,DIBH)和针对不同临床情景进行计划设计变得越来越迅速,因此将允许在之后(计划设计完成后)而不是事先为每位患者选择最佳的技术。快速设计计划也对适应性放射治疗、每日重做计划、快速重新优化具有意义。

　　最后,标准化的提高在随机临床研究中发挥了作用,因为它降低了可能影响临床结果的计划质量的可变程度。

　　如今,可用的自动化计划的解决方案有[27]:

　　• 基于知识的计划设计(基于图集或模型),例如,EclipseTMRapidPlan™(Varian)。

　　• 基于模板的计划设计,例如,Pinnacle3 Auto Planning(Philips)。

　　• 基于多个标准的优化,例如,Erasmus-iCycle(Rotterdam)+Monaco®(Elekta)(计划设计前选择)和RayStation Plan Explorer(RaySearch Laboratories)(计划设计完成后选择)。

　　• 基于脚本的几个内部系统,通常聚焦于某个患者群或某一治疗技术。

　　自动计划在乳腺放射治疗中的许多应用仅是基于内部脚本[28,29]或将内部脚本集成在商业系统中[30,31]。它们主要是在 WBI[28,30,31]或 WBI 联合局部区域淋巴结照射[29]上使用不同的放射治疗技术,有时会提出从勾画到计划的全自动工作流程。这些研究获得的普遍结果是:平均而言,与手动计划相比,自动计划生成的计划参数的均匀性和一致性更高。

　　Pinnacle 自动计划已用于 VMAT 的(A)PBI[32],自动计划总体上优于手动计划,并明确减少计划优化时间。Raystation(RayAutoBreast)开发了专门用于乳腺放射治疗的商业解决方案。这是关于切向 IMRT 的全自动治疗计划,可实现包括乳房在内的所有相关结构的分割、射野设置、IMRT 优化参数和目标的设定、剂量计算和自动计划报告,这项成果源于 Princess Margaret 医院的工作[33,34]。文献[35]介绍了基于自动生成的 IMRT 计划的大型数据库中的 OAR 的平均剂量图,通过自动计划在切向乳腺 IMRT 中对射束角度和治疗等中心进行个体化选择。除了 Princess Margaret 医院的经验[34],迄今为止,还没有关于全自动计划应用于乳腺放射治疗的大量研究。

26.5　总结

　　与 2D 时代相比,新的放射治疗技术允许对乳腺癌放射治疗靶区进行个体化设置。了解靶区范围、放射治疗目标,以及细致思考不同解剖结构的患者的放射治疗计划,都是实现精准治疗的重要步骤。乳腺癌患者的治疗可能获得最终治愈,放射治疗团队应熟悉每种技术的特点和剂量学问题,以确保有效和安全的治疗。

(李大明　译　张哲　校)

参考文献

1. Mukesh MB, Barnett GC, Wilkinson JS, Moody AM, Wilson C, Dorling L, Hak CCW, Qian W, Twyman N, Burnet NG, Wishart GC, Coles CE. Randomized controlled trial of intensity-modulated radiotherapy for early breast cancer: 5-year results confirm superior overall cosmesis. J Clin Oncol. 2013;31(36):4488–95.

2. Pignol JP, Olivotto I, Rakovitch E, Gardner S, Sixel K, Beckham W, Vu TT, Truong P, Ackerman I, Paszat L. A multicenter randomized trial of breast intensity-modulated radiation therapy to reduce acute radiation dermatitis. J Clin Oncol. 2008;26(13):2085–92. https://doi.org/10.1200/JCO.2007.15.2488. PMID: 18285602.

3. Evans PM, Donovan EM, Partridge M, Childs PJ, Convery DJ, Eagle S, et al. The delivery of intensity modulated radiotherapy to the breast using multiple static fields. Radiother Oncol. 2000;57:79–89. https://doi.org/10.1016/s0167-8140(00)00263-2.

4. Reynders T, Tournel K, De Coninck P, Heymann S, Vinh-Hung V, Van Parijs H, Duchateau M, Linthout N, Gevaert T, Verellen D, Storme G. Dosimetric assessment of static and helical TomoTherapy in the clinical implementation of breast cancer treatments. Radiother Oncol. 2009;93(1):71–9. https://doi.org/10.1016/j.radonc.2009.07.005. PMID: 19682758.

5. Cozzi L, Lohr F, Fogliata A, Franceschini D, De Rose F, Filippi AR, et al. Critical appraisal of the role of volumetric modulated arc therapy in the radiation therapy management of breast cancer. Radiat Oncol. 2017;12:200. https://doi.org/10.1186/s13014-017-0935-4.

6. Abo-Madyan Y, Aziz MH, Aly MM, Schneider F, Sperk E, Clausen S, Giordano FA, Herskind C, Steil V, Wenz F, Glatting G. Second cancer risk after 3d-crt, imrt and vmat for breast cancer. Radiother Oncol. 2014;110:471–6.

7. Fogliata A, Seppälä J, Reggiori G, et al. Dosimetric trade-offs in breast treatment with VMAT technique. Br J Radiol. 2017;90:20160701.

8. Rossi M, Boman E, Kapanen M. Contralateral tissue sparing in VMAT radiotherapy of lymph node positive breast cancer. Med Dosim. 2019;44:117–21.

9. Nicolini G, Fogliata A, Clivio A, Vanetti E, Cozzi L. Planning strategies in volumetric modulated arc

therapy for breast. Med Phys. 2011;38:4025–31. https://doi.org/10.1118/1.3598442.

10. Virén T, Heikkilä J, Myllyoja K, Koskela K, Lahtinen T, Seppälä J. Tangential volumetric modulated arc therapy technique for left-sided breast cancer radiotherapy. Radiat Oncol. 2015;10:79. https://doi.org/10.1186/s13014-015-0392-x.

11. Kim SJ, Lee MJ, Youn SM. Radiation therapy of synchronous bilateral breast carcinoma (SBBC) using multiple techniques. Med Dosim. 2018;43:55–68. https://doi.org/10.1016/j.meddos.2017.08.003.

12. Fiorentino A, Mazzola R, Naccarato S, Giaj-Levra N, Fersino S, Sicignano G, et al. Synchronous bilateral breast cancer irradiation: clinical and dosimetrical issues using volumetric modulated arc therapy and simultaneous integrated boost. Radiol Med. 2017;122:464–71. https://doi.org/10.1007/s11547-017-0741-y.

13. Nicolini G, Clivio A, Fogliata A, Vanetti E, Cozzi L. Simultaneous integrated boost radiotherapy for bilateral breast: a treatment planning and dosimetric comparison for volumetric modulated arc and fixed field intensity modulated therapy. Radiat Oncol. 2009;4:27. https://doi.org/10.1186/1748-717X-4-27.

14. van Mourik A, van Kranen S, den Hollander S, et al. Effects of setup errors and shape changes on breast radiotherapy. Int J Radiat Oncol Biol Phys. 2011;79:1557–64. https://doi.org/10.1016/j.ijrobp.2010.07.032.

15. Topolnjak R, van Vliet-Vroegindeweij C, Sonke J-J, et al. Breast-conserving therapy: radiotherapy margins for breast tumor bed boost. Int J Radiat Oncol. 2008;72:941–8. https://doi.org/10.1016/j.ijrobp.2008.06.1924.

16. Rossi M, Boman E, Skyttä T, Haltamo M, Laaksomaa M, Kapanen M. Dosimetric effects of anatomical deformations and positioning errors in VMAT breast radiotherapy. J Appl Clin Med Phys. 2018;19(5):506–16. https://doi.org/10.1002/acm2.12409. PMID: 29978548; PMCID: PMC6123165.

17. Fredriksson A, Forsgren A, Hardemark B. Minimax optimization for handling range and setup uncertainties in proton therapy. Med Phys. 2011;38:1672–84.

18. Jensen C, Acosta Roa A. Robustness of VMAT and 3DCRT plans toward setup errors in radiation therapy of locally advanced left-sided breast cancer with DIBH. Phys Med. 2018;45:12–8.

19. Byrne M, Hu Y, Archibald-Heeren B. Evaluation of RayStation robust optimisation for superficial target coverage with setup variation in breast IMRT. Austr Phys Eng Sci Med. 2016;39:705–16.

20. Dunlop A, Colgan R, Kirby A, Ranger A, Blasiak-Wal I. Evaluation of organ motion-based robust optimisation for VMAT planning for breast and internal mammary chain radiotherapy. Clin Transl Radiat Oncol. 2019;16:60–6. https://doi.org/10.1016/j.ctro.2019.04.004. PMID: 31032432; PMCID: PMC6479013.

21. Liu Q, McDermott P, Burmeister J. Effect of respiratory motion on the delivery of breast radiotherapy using SMLC intensity modulation. Med Phys. 2007;34(1):347–51. https://doi.org/10.1118/1.2405323. PMID: 17278520.

22. Kestin LL, Sharpe MB, Frazier RC, Vicini FA, Yan D, Matter RC, et al. Intensity modulation to improve dose uniformity with tangential breast radiotherapy: initial clinical experience. Int J Radiat Oncol Biol Phys. 2000;48:1559–68. https://doi.org/10.1016/s0360-3016(00)01396-1.

23. Hong L, Hunt M, Chui C, Spirou S, Forster K, Lee H, et al. Intensity-modulated tangential beam irradiation of the intact breast. Int J Radiat Oncol Biol Phys. 1999;44:1155–64. https://doi.org/10.1016/S0360-3016(99)00132-7.

24. Tyran M, Tallet A, Resbeut M, Ferre M, Favrel V, Fau P, et al. Safety and benefit of using a virtual bolus during treatment planning for breast cancer treated with arc therapy. J Appl Clin Med Phys. 2018;19:463–72. https://doi.org/10.1002/acm2.12398.

25. Lizondo M, Latorre-Musoll A, Ribas M, Carrasco P, Espinosa N, Coral A, Jornet N. Pseudo skin flash on VMAT in breast radiotherapy: optimization of virtual bolus thickness and HU values. Phys Med. 2019;63:56–62. https://doi.org/10.1016/j.ejmp.2019.05.010.

26. Kairn T, Lathouras M, Grogan M, Green B, Sylvander SR, Crowe SB. Effects of gas-filled temporary breast tissue expanders on radiation dose from modulated rotational photon beams. Med Dosim. 2020;46:13. https://doi.org/10.1016/j.meddos.2020.06.003. PMID: 32660888.

27. Hussein M, Heijmen BJM, Verellen D, Nisbet A. Automation in intensity modulated radiotherapy treatment planning-a review of recent innovations. Br J Radiol. 2018;91(1092):20180270. https://doi.org/10.1259/bjr.2018027.

28. Lin TC, Lin CY, Li KC, Ji JH, Liang JA, Shiau AC, Liu LC, Wang TH. Automated hypofractionated IMRT treatment planning for early-stage breast cancer. Radiat Oncol. 2020;15(1):67. https://doi.org/10.1186/s13014-020-1468-9. PMID: 32178694; PMCID: PMC7077022.

29. van Duren-Koopman MJ, Tol JP, Dahele M, Bucko E, Meijnen P, Slotman BJ, Verbakel WF. Personalized automated treatment planning for breast plus locoregional lymph nodes using Hybrid RapidArc. Pract Radiat Oncol. 2018;8(5):332–41. https://doi.org/10.1016/j.prro.2018.03.008. PMID: 29907505.

30. Kisling K, Zhang L, Shaitelman SF, Anderson D, Thebe T, Yang J, Balter PA, Howell RM, Jhingran A, Schmeler K, Simonds H, du Toit M, Trauernicht C, Burger H, Botha K, Joubert N, Beadle BM, Court L. Automated treatment planning of postmastectomy radiotherapy. Med Phys. 2019;46(9):3767–75. https://doi.org/10.1002/mp.13586. PMID: 31077593; PMCID: PMC6739169.

31. Guo B, Shah C, Xia P. Automated planning of whole breast irradiation using hybrid IMRT improves efficiency and quality. J Appl Clin Med Phys. 2019;20(12):87–96. https://doi.org/10.1002/acm2.12767. PMID: 31743598; PMCID: PMC6909113.

32. Marrazzo L, Meattini I, Arilli C, Calusi S, Casati M, Talamonti C, Livi L, Pallotta S. Auto-planning for VMAT accelerated partial breast irradiation. Radiother Oncol. 2019;132:85–92. https://doi.org/10.1016/j.radonc.2018.11.006. PMID: 30825975.

33. Purdie TG, Dinniwell RE, Letourneau D, Hill C, Sharpe MB. Automated planning of tangential breast intensity-modulated radiotherapy using heuristic optimization. Int J Radiat Oncol Biol Phys. 2011;81(2):575–83. https://doi.org/10.1016/j.ijrobp.2010.11.016. PMID: 21237584.

34. Purdie TG, Dinniwell RE, Fyles A, Sharpe MB. Automation and intensity modulated radiation therapy for individualized high-quality tangent breast treatment plans. Int J Radiat Oncol Biol Phys. 2014;90(3):688–95. https://doi.org/10.1016/j.ijrobp.2014.06.056.

PMID: 25160607.

35. Penninkhof J, Spadola S, Breedveld S, Baaijens M, Lanconelli N, Heijmen B. Individualized selection of beam angles and treatment isocenter in tangential breast intensity modulated radiation therapy. Int J Radiat Oncol Biol Phys. 2017;98(2):447–53. https://doi.org/10.1016/j.ijrobp.2017.02.008. PMID: 28463164.

第6部分

放射治疗实施

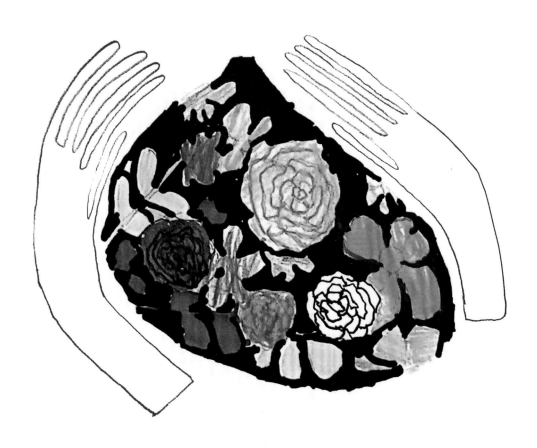

携手呵护！

（绘画者：戚馨文　女　8岁）

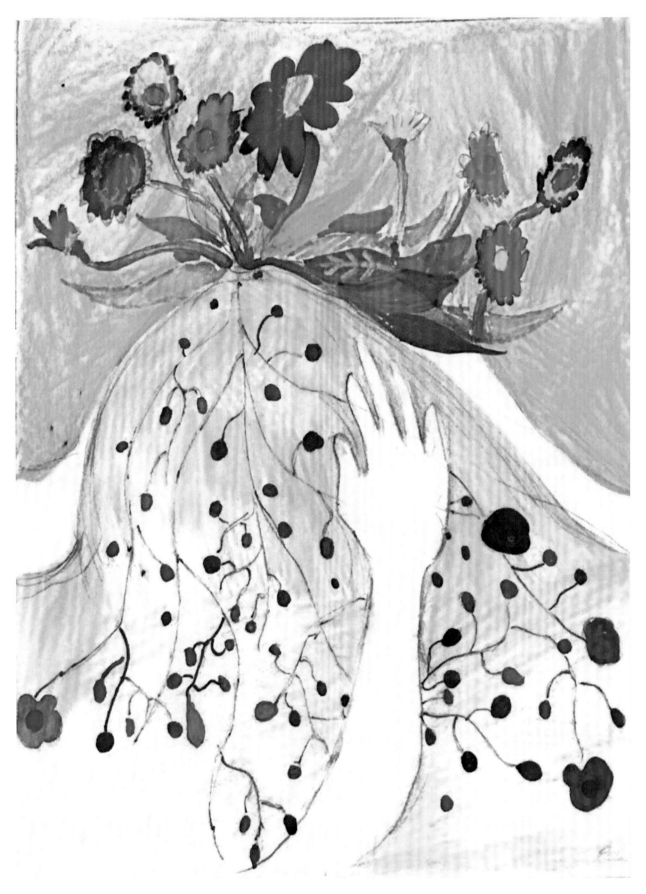

绽放希望!

(绘画者:戚朗宁　男　11 岁)

第 27 章

治疗实施

Dirk Verellen, Isabelle Mollaert

27.1 背景

放射治疗的成功受诸多因素的影响。对患者和疾病进行恰当的评估、掌握放射治疗的适应证、给予适当的剂量和分割,这些都是放射治疗流程中的重要部分。同时,正确勾画靶区并确保靶区受到精准的照射,是放射治疗取得成功的关键。精准的照射可以确保靶区剂量覆盖准确,并降低毒性反应。本章针对放射治疗的实施进行讨论。

27.2 治疗影像验证

对于放射治疗的实施,可以通过传统的激光准直系统对准患者体表标记,来重复患者在 CT 模拟定位时的体位。另一种方法是使用光学体表扫描系统进行摆位和监测体位,将实时体表影像与 CT 模拟定位时的体表影像进行匹配,例如,体表引导放射治疗(SGRT)。

可以通过不同的体位验证方式来验证患者的体位,以确保治疗实施的精准。在乳房切线野放射治疗中,根据肋骨、胸骨、胸壁和椎体,将侧位影像和前-后位影像[千伏-千伏(kV-kV)级影像或千伏-兆伏(kV-MV)级影像]与对应的数字重建放射影像(DRR)进行配准(图 27.1)。根据在线图像配准结果,在必要时对治疗床进行移动调整。在治疗床移动后,需要获取兆伏(MV)级切线野影像[电子射野成像(EPI)]以显示乳房(图 27.1,a3/b3)。如果切线野影像超出摆位所允许的误差,则需要重新进行摆位,或者

如果误差具有一致性而疑为系统性误差时,则需要重新进行模拟定位。CBCT 可以代替正交成像,尤其适用于 VMAT,能避免使用兆伏(MV)级切线野影像进行最终的验证。

27.3 质量保证:在体剂量测定

传统上,使用二极管或热释光剂量计(TLD)监测放射治疗时患者的受照剂量。测量探头置于患者皮肤表面射野中心处,此处剂量梯度较小。然后将检测器的读数与选定的检测点的计算剂量进行比较(美国医学物理师协会第 87 号报告,62 号任务组,2005 年)。然而,使用这种方法对乳腺放射治疗进行在体剂量测定(IVD),存在几个缺点:

- 对乳腺而言,依据射线束的轴线将测量探头正确放置在相应的位置,是一个挑战。
- 使用楔形板时,测量探头需要根据楔形板的角度进行放置,这很关键。
- 在 IMRT 时,测量探头的放置变得更复杂。
- 在使用旋转放射治疗技术和 3D 重建技术时,测量患者体表的点剂量变得毫无意义。
- 手动放置测量探头会增加摆位时间。

进行在体剂量测定时,使用电子射野成像装置(EPID)可以克服上述缺点[1]。EPID 传输图像可以与预测剂量或基线(来自第一次放射治疗时的参照图像)进行对比,并能通过 Gamma 分析进行评估[2]。与点剂量测量相比,EPID 可以检测到更多的错误和偏差并予以纠正。例如,如图 27.2 所示,通过对比实际受照剂量与计划剂量,发现了乳腺位置的偏差。左图显示,通

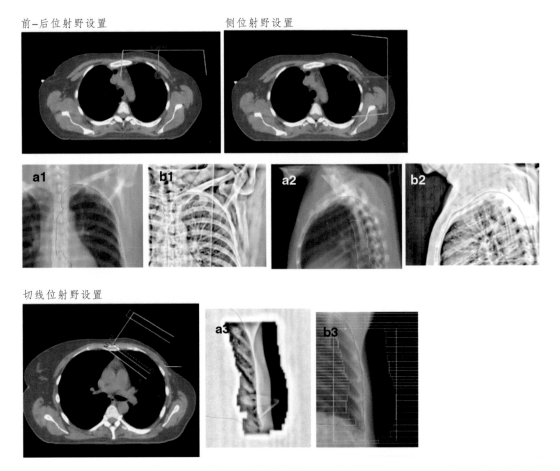

图 27.1   使用千伏(kV)级前-后位影像(a1)和千伏(kV)级侧位影像(a2)与对应的 DRR(b1/b2)进行图像验证,随后使用兆伏(MV)级切线野影像(a3)与切线野 DRR(b3)进行图像验证。

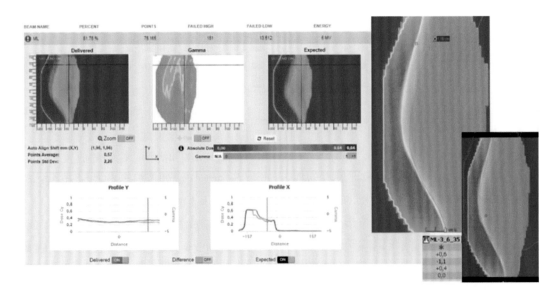

图 27.2   乳房位置偏差。左图显示在体软件的结果。右图为离线图像回顾,融合图像可与 DRR 匹配。(Adapted with permission from Reference[1])

过在体软件将胸壁的位置偏差可视化；右图显示,通过对集成影像和DRR进行配准,确认了胸壁的位置偏差。总之,新技术利于我们治疗和治愈患者并减少毒性反应。然而,所有现代放射治疗技术都非常复杂,因此可能影响放射治疗实施的准确性。这种多步骤、多学科的工作框架,很容易由于各种原因而产生错误。事实上,放射治疗中的治疗验证成像和QA作为放射肿瘤学中的一部分,近年来受到越来越多的关注,并且成为了治疗实施中的重要一环。

27.4 总结

放射治疗的正确实施能够确保靶区剂量覆盖准确,并降低毒性反应。因此,多学科放射治疗团队需要准确了解实际受照剂量及其与计划剂量的潜在偏差,这将确保靶区的剂量覆盖并减少OAR的毒性反应。记录、报告和理解放射治疗实施中的隐患,将增加自身的业务知识,并可能改善患者的预后。

（于硕 译 谭志博 校）

参考文献

1. Bossuyt E, Weytjens R, Nevens D, De Vos S, Verellen D. Evaluation of automated pre-treatment and transit in-vivo dosimetry in radiotherapy using empirically determined parameters. Phys Imaging Radiat Oncol. 2020;16:113–29.
2. Low DA, Dempsey JF. Evaluation of gamma dose distribution comparison method. Med Phys. 2003;30: 2455–64.

第 28 章

治疗期间的随访

Orit Kaidar-Person,Philip Poortmans,Icro Meattini

28.1 治疗期间的随访

大多数指南都没有明确说明,治疗期间的随访(OTV)是应该提前规划,还是应该根据毒性反应的发生情况或者患者的偏好按需安排。理想情况下,OTV应完全根据可能的毒性反应及其发生时间来确定,而不是进行一成不变的安排,这样不仅能避免团队工作量的潜在增加,也能减少患者的冗余就诊。乳腺癌患者放射治疗期间急性毒性反应的发生和严重程度主要与患者的解剖结构、靶区、剂量、伴随治疗、治疗技术和个体的放射敏感性有关。这些因素大多可以转化为与放射治疗计划相关的参数,例如,剂量均匀性、皮肤剂量、组织补偿物的使用、电子束与光子束、总剂量和分割方式(均在本书的不同章节中有所讨论)。过去,大部分患者在治疗过程中均出现症状,主要原因在于治疗周期长、使用基于照射野(而不是基于靶区)的放射治疗技术,以及不均匀的照射剂量(详见第26章)。

除了主要发生在皮肤皱褶(乳房下方及腋窝)和内上象限(更多地暴露于自然环境中,受到阳光照射等)的皮肤反应外,与二维放射治疗(2DRT)技术相关的毒性反应还包括进行淋巴结放射治疗(IMN和锁骨周围淋巴结)时发生的食管炎。此外,每次放射治疗时间较长且照射野较大时,容易诱发疲乏。因此,我们以往习惯于每周对患者进行包含心理辅导的OTV,但这是一个耗时的过程。

目前,随着放射治疗疗程的缩短、基于靶区的3DCRT的推广,以及照射体积和放射治疗剂量的减少,急性毒性反应的发生明显减少[1]。此外,如今的乳腺癌患者在整个治疗包括放射治疗过程中能获取更全面的信息,并获得更多的陪伴。相反,在放射治疗前或放射治疗期间进行的全身治疗可能会增加急性毒性反应(详见第29章和第53章)。因此,与过去相比,虽然对治疗期间的常规随访的需求要少得多,但理想情况下,治疗期间最好进行个体化的随访,或根据本中心预先制订的方案进行随访。

事实上,应该向患者提供放射治疗联合系统治疗带来的潜在效应的高质量的信息和咨询,这是放射肿瘤/临床肿瘤医师核心课程的关键目标之一[2]。团队应该识别出可能没有获取到最佳信息的患者(包括由残疾、信仰、年龄、语言等因素导致的)。尽管治疗团队尽一切努力想让患者充分理解和知情同意,但有时也难以完全实现此点,对这类患者更应在治疗过程中进行密切的指导。相反,消息灵通的患者通过不同的媒体(例如,传单、视频、社交媒体、互联网)接收了大量的相关信息,其中包含了大量断章取义的内容、虚假的数据和带有误导性的信息,最终可能导致患者产生压力和焦虑,此种情况下也会增加对OTV的需求。对于局部晚期乳腺癌患者(例如,不可手术的患者、皮肤受侵的患者),如果存在明确的临床病灶,也鼓励对OTV进行预先安排,以记录其对治疗的反应。表28.1列出了需要对OTV进行预先安排的指征因素。

一些放射治疗中心组建了一个专门的团队(RTT、护士),在放射治疗期间为患者提供指导意见,以减少急性毒性反应发生的可能性、减少患者治疗前焦虑,

表 28.1 需要对治疗期间的随访进行预先安排的指征因素

- 极端年龄(超低龄/超高龄)
- 身体虚弱的患者
- 存在可能降低放射治疗依从性或增加毒性反应发生风险的合并疾病
- 容易发生毒性反应的身体情况
  - 大乳房
  - 多处皱褶、皮肤赘肉
  - 对放射治疗计划极具挑战性的解剖结构、毗邻 OAR(例如,食管)
- 局部晚期疾病,如皮肤受侵
- 放射治疗相关因素
  - 新的分割方式/放射治疗方案/放射治疗设备
  - 每周放射治疗一次的患者(如,FAST 方案)
- 保持治疗体位困难
  - 手臂上举困难
  - 不适和疼痛
  - 焦虑和压力
- 同步联合全身治疗

以及提高患者的治疗依从性。可以基于患者交流群进行集体指导,也可以对单个患者进行个体指导,这都能有效地减少与 OTV 相关的工作量。

需要注意的是,大分割放射治疗的应用日益增多,整体治疗的疗程缩短,急性毒性反应可能在放射治疗结束后(几周)才出现(大多数在放射治疗开始后 3 周出现;在之前接受过或与放射治疗同时进行全身治疗时,可能在放射治疗开始后 2 周出现)。当采用超大分割(例如,FAST-Forward 研究[3]或 APBI-IMRT-Florence 研究[4,5],总共 5 次放射治疗,在 1 周内完成)或类似于 FAST 研究[6]的大分割(总共 5 次放射治疗,5 周完成)时,建议在放射治疗完成后 2~3 周与患者进行远程联系,问卷调查[基于网络或某种患者报告结局(PROM)的电子工具]、电话、远程医疗,甚至实地走访,都是可行的选择。由于新型冠状病毒感染

的大流行,即便 5 年的随访数据还未完全发表,FAST-Forward 研究的治疗方案已被广泛采用[7,8];同时,为保持社交距离而利用远程医疗进行毒性反应评估的方法,也被广泛接受。通过远程医疗可以进行分诊,筛选出那些需要对毒性反应进行实地诊治的患者[8]。从"每位患者每周都必须就诊"到"在放射治疗期间出现问题或毒性反应时可以按需就诊"的理念转变,是一个漫长的过程。因为这不仅需要患者转变心态,更为艰难的是,也需要医疗工作人员转变心态。

28.2 治疗期间随访的记录

我们建议,OTV 可以使用不同的电子页面格式,获取开始放射治疗的日期、目前放射治疗次数、总的放射治疗次数和计划的总剂量。OTV 页面应该记录 PROM,该方法可有效地获取常见的放射治疗毒性反应,包括疲乏、疼痛、手臂不适等;也应记录医护人员使用有效的毒性评估工具[例如,不良事件通用术语标准(CTCAE)]进行的客观评估的结果。表 28.2 和表 28.3 提供了 OTV 记录的示例,它们改编自 EORTC QoL BR23 和 CTCAE。由于这些表格不仅可用于 OTV,也可用于治疗后的随访。因此,当患者在放射治疗结束后来随访评估症状时,可参考这些表格。此外,如果科室的放射治疗方案在将来有所修改,这些信息可以用来比较修改前后治疗的毒性反应的发生情况。

28.3 总结

应综合考虑患者需求、毒性反应的发生概率和发生时间等各种因素,合理安排 OTV。同时,OTV 也应根据科室工作量和患者需求进行调整。通常,每周一次的 OTV 会给患者和团队都带来负担。OTV 应该基于以下目的:减少潜在的副反应、缓解治疗带来的焦虑,以及提高患者的依从性。

表 28.2 OTV 的电子表格示例

患者报告的结局

在过去的一周内：

请画圈标记：

1.1.你的手臂或肩部曾感到疼痛吗？	一点也不 1	有一点 2	比较严重 3	非常严重 4
1.2.你的手臂或手部曾有水肿吗？	一点也不 1	有一点 2	比较严重 3	非常严重 4
1.3.你的手臂上举或侧向活动曾有困难吗？	一点也不 1	有一点 2	比较严重 3	非常严重 4
1.4.你曾出现乳房疼痛吗？	一点也不 1	有一点 2	比较严重 3	非常严重 4
1.5.你曾出现乳房肿胀吗？	一点也不 1	有一点 2	比较严重 3	非常严重 4
1.6.你曾出现乳房过于敏感吗？	一点也不 1	有一点 2	比较严重 3	非常严重 4
1.7. 你的乳房曾有皮肤问题吗？ (例如，瘙痒、干燥、片状脱皮)	一点也不 1	有一点 2	比较严重 3	非常严重 4

根据本章的目的，改编自 EORTC-Breast(QLQ-BR23)。注意，此表不适用于对生活质量的测评，当前已有更新的版本 QLQ-BR45 可用。

表 28.3 医师进行 OTV 的示例

# 放射治疗次数：		累积剂量(Gy)：

计划的总剂量(Gy)/分次：

备注*：

* 对于靶区、剂量、分次的特殊说明：例如，淋巴结加量、组织补偿物。

皮肤疼痛	0	1	2	3	–	–
	无	轻微疼痛	中度疼痛,影响日常生活	剧烈疼痛,影响生活自理	–	–
疲乏	0	1	2	3		
	无	疲乏,休息后能缓解	疲乏,不能通过休息缓解,影响日常生活	疲乏,不能通过休息缓解,影响生活自理		
放射性皮炎	0	1	2	3	4	5
	无	轻微红斑或干性脱皮	中度至重度红斑,多局限于皮肤皱褶和凹凸不平处;中度水肿	融合成片的湿性脱皮,皮肤皱褶和凹凸不平处外也存在;轻微外伤或擦伤可引起出血	有危及生命的可能，皮肤坏死,或真皮全层溃疡;受累部位自发性出血;有皮肤移植的指征	死亡
乳房水肿	0	1	2	3	–	–
	无	无症状的乳房肿大	乳房肿大并伴有症状(例如，疼痛或影响心理)	症状严重;需要干预;需要扩大放射野	–	–

疼痛治疗：无/泰诺/非甾体抗炎药/阿片类药物/其他 _____

对皮炎的治疗：金盏花/氢化可的松/磺胺嘧啶银/Mepilex®敷料/其他 _____

** 基于不良事件通用术语标准(CTCAE)4.0 版本。

(胡蓉 译 谭志博 校)

参考文献

1. Marta GN, Coles C, Kaidar-Person O, et al. The use of moderately hypofractionated post-operative radiation therapy for breast cancer in clinical practice: a critical review. Crit Rev Oncol Hematol. 2020;156:103090.
2. Benstead K, Lara PC, Eller Y, et al. Clinical oncology module for the ESTRO core curriculum. Radiother Oncol. 2020;156:19–22.
3. Murray Brunt A, Haviland JS, Wheatley DA, et al. Hypofractionated breast radiotherapy for 1 week versus 3 weeks (FAST-Forward): 5-year efficacy and late normal tissue effects results from a multicentre, non-inferiority, randomised, phase 3 trial. Lancet. 2020;395:1613–26.
4. Meattini I, Saieva C, Marrazzo L, et al. Accelerated partial breast irradiation using intensity-modulated radiotherapy technique compared to whole breast irradiation for patients aged 70 years or older: subgroup analysis from a randomized phase 3 trial. Breast Cancer Res Treat. 2015;153:539–47.
5. Meattini I, Marrazzo L, Saieva C, et al. Accelerated partial-breast irradiation compared with whole-breast irradiation for early breast cancer: long-term results of the randomized phase III APBI-IMRT-florence trial. J Clin Oncol. 2020;38:4175.
6. Group FT, Agrawal RK, Alhasso A, et al. First results of the randomised UK FAST Trial of radiotherapy hypofractionation for treatment of early breast cancer (CRUKE/04/015). Radiother Oncol. 2011;100:93–100.
7. Coles CE, Aristei C, Bliss J, et al. International guidelines on radiation therapy for breast cancer during the COVID-19 pandemic. Clin Oncol. 2020;32:279–81.
8. Machiels M, Weytjens R, Bauwens W, et al. Accelerated adaptation of ultrahypofractionated radiation therapy for breast cancer at the time of the COVID-19 pandemic. Clin Oncol (R Coll Radiol). 2020;33:e166.

第 29 章

急性毒性反应的管理

Kim Cao, Ilanit Dromi Shahadi

29.1 背景

接受放射治疗的乳腺癌患者可能会出现急性皮肤反应。尽管大多数患者的毒性反应较轻,但这也会在短时间内显著影响患者的生活质量。

29.2 临床实践的关键信息

29.2.1 皮肤毒性反应

急性放射性皮炎是乳腺癌放射治疗中最常见的毒性反应,90%的患者会出现不同程度的皮肤毒性反应。皮肤毒性反应在放射治疗开始后的 2~4 周内发生,将持续至放射治疗结束后 1~2 周。皮肤毒性反应出现的具体时间极易受其他因素影响,如全身治疗。放射治疗激活炎症通路,进而影响对射线敏感的基底层表皮角质形成细胞的前体。干细胞分化为表皮细胞的过程是持续的,每个更新周期需 3~4 周,因此,放射治疗引起皮肤毒性反应的时间会有所延迟。但如果放射治疗前接受过化学治疗,表皮的更新周期会缩短,因此,接受化学治疗的患者比起未接受化学治疗的患

者,会更早地出现皮肤毒性反应。患者自诉的症状包括不适感、干燥或出汗、瘙痒和疼痛。医师查体时可观察到轻度红斑,少数患者出现湿性脱皮。与放射治疗所致的皮肤毒性反应相关的最常见的危险因素包括:患者相关因素和治疗相关因素。患者相关因素有乳房大小(与放射治疗计划、乳房下皱襞和皮下组织皱褶相关)[1,2]、吸烟[3];治疗相关因素有射线能量(均匀性欠佳的放射治疗计划)[4]、治疗技术[1,5]、组织补偿物的使用、既往或同期的全身治疗。

根据 RTOG 或 CTCAE 量表(表 29.1)对放射性皮炎进行准确评估至关重要,有助于临床进一步对症治疗。依据 PROMS 的生活质量量表对指导临床实践也很有帮助。从治疗开始就对这些数据进行同质化的收集是很重要的,以便获得基线数据,并在随访中进行无偏倚比较。图 29.1 至图 29.4 显示了放射治疗结束后 2 周内不同程度的急性皮肤反应。

29.2.1.1 个人卫生建议

两项随机研究的结果建议在乳腺放射治疗期间用水轻柔地清洗皮肤,可使用或不使用温和的肥皂[6,7]。两项小型随机研究评估了香体剂对急性皮肤毒性反应的影响,研究也纳入了进行腋窝放射治疗的患者,

表 29.1 毒性反应分级

分级	0	1	2	3	4
CTCAE V.5[82]		轻度红斑或干性脱皮	中至重度红斑;斑片状湿性脱皮,多位于皮肤皱褶处;中度水肿	皮肤皱褶以外的湿性脱皮;轻微外伤或擦伤引起的出血	皮肤坏死或溃烂;受累部位自发性出血;需要皮肤移植

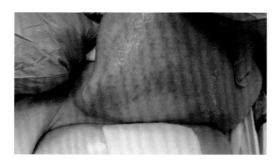

图 29.1　乳房较大并下垂的患者，皮肤皱褶处的湿性脱皮（2级）。

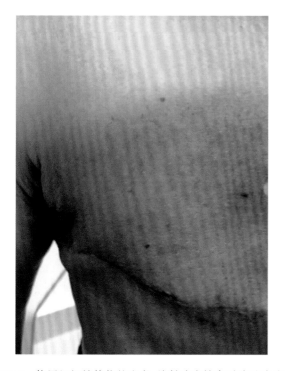

图 29.2　使用组织补偿物的患者，放射治疗结束时胸壁中度红斑及早期色素沉着（2级）。

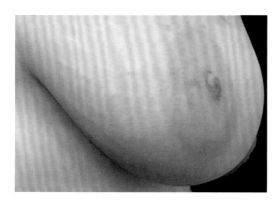

图 29.3　乳房皮肤轻度红斑（1级）。

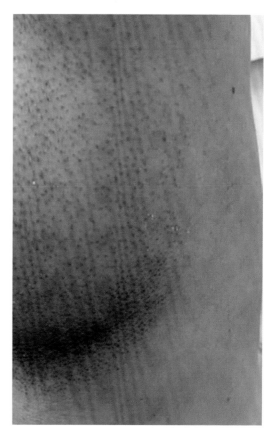

图 29.4　乳房皮肤轻度红斑伴明显色素沉着。

没有证据表明在治疗期间应避免使用香体剂[8,9]。表29.2 总结了实用和严格的临床实践建议，这些建议来源于临床经验，尚无可靠的证据证实。乳房下垂的患者应特别注意，下垂所致的皮肤皱褶处潮湿、卫生条件差，可能合并真菌感染，该部位极易发生放射治疗相关急性毒性反应（见图 29.1）。

29.2.1.2 外用皮质类固醇

皮质类固醇具有抗炎的作用，大量研究评估了皮质类固醇预防和治疗放射性皮炎的疗效。研究最多的是糠酸莫米松[10-13]。在最近的一项研究中，对糠酸莫米松和一种润肤霜进行了比较。共纳入 124 例全乳房切除术后放射治疗的患者，所有患者均每日使用了 3~10mm 的组织补偿物，其中 66% 的患者接受了 50Gy/25f 或 50.4Gy/28f 的 3DCRT。糠酸莫米松组的湿性脱皮发生率显著低于对照组（分别为 43.8% 和 66.7%，$P=0.012$）[13]。然而，对于此类研究，应该考虑到，与大分割方案和不使用组织补偿物相比，常规分割方案和使用组织补偿物会加重皮肤毒性反应。在一项评估糠酸莫米松疗效的随机研究中，纳入了 120 例接受大分割放

表 29.2 乳腺癌放射性皮炎的治疗

分级 CTCAE V.5	0		1	2	3	4
时间[a]	—		0~14 天	10~28 天		
治疗[a]		患者教育,皮肤管理:	考虑使用保湿乳液/面霜	建议使用保湿乳液/面霜;考虑使用敷料如 Mepilex®	使用保湿乳液/面霜;考虑使用含皮质类固醇的乳霜或抗菌制剂(磺胺嘧啶银) ——如有感染,可局部或全身应用抗生素	需要专业团队进行个性化护理:手术治疗,皮肤移植
		• 每天用水或温和的肥皂清洗 • 避免刺激皮肤(例如,避免使用香水;避免使用剃须工具或脱毛;避免抓挠,即使有皮肤瘙痒;避免将照射区域皮肤暴露在极端温度下) • 穿宽松和防晒的衣服(棉质内衣、不含金属丝的胸罩)				

[a] Revised from "Radiation therapy treatment effects", Bridget F. Koontz, 2017

射治疗的乳腺癌患者(40Gy/15f)。依据 RTOG 标准,糠酸莫米松组的平均评分低于润肤霜治疗的对照组($P=0.046$),同时,根据皮肤病生活质量指数(DLQI),糠酸莫米松组的生活质量得到显著提高[12]。两项小型随机研究分别提示,氢化可的松乳膏和倍氯米松喷雾可降低接受常规分割放射治疗(单次剂量 1.8~2Gy)的乳腺癌患者发生 1~2 级放射性皮炎的概率[14,15]。根据跨国癌症支持护理协会(MASCC)的建议,局部使用类固醇激素是唯一推荐的预防及治疗急性放射性皮炎的方法[16]。然而,MASCC 的这些建议是基于小样本研究的。虽然结果支持预防性外用类固醇激素可减少急性放射性皮炎的发生,但我们不建议常规预防使用。通过精准的放射治疗计划、均匀的剂量分布、使用大分割方案,以及只针对皮肤复发高风险的患者使用组织补偿物,均可降低急性放射性皮炎的发生风险。MASCC 的建议[16]所参考的这些研究,既没有充分考虑上述因素,也没有对放射治疗的质量保证进行评估。因此,我们不建议预防性局部使用类固醇激素(例如,糠酸莫米松)。对于有症状的患者,可以考虑局部使用类固醇激素以减轻瘙痒引起的不适。应该对局部使用类固醇激素的疗程进行限制。

29.2.1.3 外用非甾体类药物

许多小型随机研究评估了外用护肤霜缓解放射性皮炎的效果,但没有临床研究评估磺胺嘧啶银的疗效。在一项纳入 102 例乳腺癌放射治疗患者的随机研究中,根据 RTOG 量表,局部使用磺胺嘧啶银治疗组的急性皮肤毒性反应明显低于单纯皮肤护理的对照组($P< 0.001$)。Trolamine®并未显示出预防或治疗的作用[17,18]。RTOG 97-13 研究在接受乳房放射治疗的 172 例患者中,对比了 Trolamine®与最佳支持护理的效果,发现两组患者总体的皮炎情况无明显差异。透明质酸乳膏[19,20]、金盏花[21,22]、芦荟凝胶[23]、多塞平[24]和硫糖铝霜[25]均未被证实有效。

29.2.1.4 皮肤敷料

Safetac 薄膜(Mepilex®,Mepitel®)是吸水性软硅胶敷料,通过为皮肤提供水润的环境促进伤口愈合。在两项对照研究中,对于已经出现红斑的患者,Mepilex®膜相比水性乳膏更能降低皮肤毒性反应的严重程度,但没有减少湿性脱皮的发生率[26,27]。另一项单中心随机研究,在 78 例非大分割放射治疗的乳腺癌患者中,比较了 Mepitel®膜与水性乳膏对放射性皮炎的预防作用。Mepitel®组的湿性脱皮发生率低于对照组(分别为 0% 和 26%,$P<0.001$)。有趣的是,没有显著的组织补偿物效应[28]。没有证据表明亲水敷料[29]或银叶尼龙敷料[30]能有效预防放射性皮炎的发生。

表 29.2 总结了乳腺癌放射性皮炎的治疗方法。

29.2.2 其他急性毒性反应

29.2.2.1 乳房肿胀和感觉异常

患者可发生乳房或胸壁肿胀,并引起不适和疼痛的感觉,这可能是因为放射治疗进一步加剧了术后持续存在的炎症。危险因素包括大乳房、术后血清肿范围较大、接受了彻底 ALND 的广泛性手术[31,32]。最近的一项前瞻性研究纳入了 836 例接受保乳手术及术后放射治疗的乳腺癌患者,其中 12% 的患者在放射治疗开始前存在乳房水肿,7.1% 在放射治疗后 3 个月出现乳房水肿,12.4% 在放射治疗后 6 个月出现乳房水肿[33]。发生乳房水肿的患者,其乳房疼痛程度较重,生活质量较差。乳房肿胀通常是暂时的,在治疗结束后几个月内可自行消退;如果持续存在,可进行人工淋巴引流。

29.2.2.2 食管炎

放射性食管炎是由于与靶区邻近的食管受到照射,引起食管黏膜表面发生炎症、水肿、红斑和糜烂,主要发生在接受了区域淋巴结(锁骨上区内侧)放射治疗的乳腺癌患者中。症状表现为咽喉疼痛、吞咽困难和进食梗阻感[34,35]。大多数患者在放射治疗开始后的 2~3 周内出现,最晚在放射治疗开始后 6 个月出现。症状可能逐渐加重,但通常是自限性的,在放射治疗完成后 2~4 周内逐渐缓解[34-39]。

对接受锁骨上淋巴结照射的乳腺癌患者,有研究对可能影响食管炎的发生率和严重程度的剂量学因素进行了分析。结果提示,超过 15% 的接受区域淋巴结放射治疗(RNI)的患者发生了有症状的食管炎。接受 IMRT 的患者,其食管炎发生率较高[40]。通过将食管的平均剂量限制在 31Gy 以内,并保证包含在射野内的咽喉不超过 1cm,可尽量减少食管的毒性反应[38,41]。

预防食管毒性反应最重要的是准确的靶区勾画和放射治疗计划设计。根据 ESTRO 指南(2015,2016),早期乳腺癌应对淋巴结进行选择性照射,如果放射治疗计划设计得当,可能不会发生食管炎(详见第 19 章)。非早期的乳腺癌存在区域淋巴结受侵(非选择性淋巴结放射治疗),放射治疗的范围较大,在确保靶区剂量的同时,应注意减少食管等 OAR 的受照剂量。

放射性食管炎需要对症治疗,包括摄入充足的水分和营养。对乳腺癌放射治疗患者而言,很少需要改变饮食结构和习惯。

29.2.2.3 手臂症状

乳腺癌淋巴水肿的治疗相关危险因素是 ALND 和 RNI[42-44]。与单纯乳腺或胸壁放射治疗相比,RNI 增加了淋巴水肿的风险[44,45]。根据放射治疗计划,RNI 可能与较高的手臂/肩部晚期毒性反应发生率相关[46]。

当手臂或肩部的放射治疗剂量约为 15Gy 时,DVH 与手臂僵硬、手臂疼痛、肩臂外展困难存在显著相关性($P<0.05$)[47]。

START 系列研究的结果显示,多达 1/3 的患者在治疗 5 年后出现手臂或肩部疼痛,约 20% 的患者出现肩部僵硬[48]。几项研究报告显示,乳腺癌患者在锁骨上淋巴结放射治疗后出现感觉异常[49]。降低肩臂毒性反应的两个重要措施是:①腋窝淋巴结清扫的区域不包含在放射野内(见 EORTC 22922/10925 研究),除非存在残留病灶;②适当的靶区体积:ESTRO 指南(2015,2016)建议,在进行选择性淋巴结照射时,增加一个肱骨头 PRV,以减少肱骨头/手臂的不必要照射,减少手臂/肩部的并发症。根据 ESTRO 指南对淋巴引流区进行正确勾画,避免将手臂和背部的淋巴引流区包括在内,可以潜在地减轻手臂症状(淋巴水肿和活动度下降)(详见第 19 章)。

治疗后出现手臂或肩部症状的患者,建议进行物理治疗。

29.2.2.4 疲乏

放射治疗所致的疲乏普遍为患者持续的主观感受,影响日常生活,且不能通过充足的休息或睡眠而缓解[50-53]。疲乏常发生在放射治疗范围大或放射治疗次数多的患者(例如,50Gy/25f 序贯加量)。对于早期乳腺癌短程放射治疗,疲乏的发生率很小。放射治疗期间疲乏可能是全身治疗、综合治疗、肿瘤诊断和心理/社会困扰共同所致。一般来说,放射治疗可能会导致"早期疲乏"(发生在放射治疗期间或放射治疗结束后不久),高达 80% 的患者均出现该症状[54-59]。疲乏的严重程度从放射治疗开始至放射治疗中期逐渐加重,放射治疗中期至放射治疗结束会持续,周末有所减轻[54,57]。放射治疗结束后 4~8 周内,疲乏会恢复至放射治疗前水平[60]。相比常规分割放射治疗,接受大分割放射治疗的乳腺癌患者更少发生疲乏[61]。疲乏也与放射治疗的急性毒性反应如放射性皮炎,以及放射治疗时间延长(例如,序贯加量)相关[62]。放射治疗所致的疲乏常常被医务人员低估,只有 50% 左右的患者会告知医师,其中仅 1/4 的患者接受了干预措施[63]。

可以采用不同的干预措施来减少与治疗相关的疲乏。有氧运动是唯一被证明能持续减少放射治疗所致疲乏的有效方法[50,64-67]。NCCN 指南建议联合使用耐力训练和力量训练来缓解放射治疗所致的疲乏[50,68]。大多数锻炼需要每周进行至少两次，包括伸展/柔韧性、肌肉力量、有氧训练和身心健康锻炼等[50,64]。其他干预措施包括社会心理干预[69]、认知-行为治疗[70]、放松[54,57-75]、补充和替代疗法[76-78]、中医[79]、能量储备[80]和团体心理治疗[54,81]。应该让患者清楚地意识到，疲乏可能是放射治疗的并发症，而不一定是肿瘤进展所致。

NCCN 肿瘤实践指南目前推荐了 5 种非药物干预措施来管理与肿瘤和(或)肿瘤治疗相关的疲乏(非特别针对放射治疗相关的疲乏)，这些干预措施包括增强锻炼、改善社会心理、转移注意力、加强营养、保证睡眠。NCCN 指南建议，在排除其他可能的因素后，可考虑使用精神类药物缓解疲乏[50,68]。然而，这种方法需经过心理评估后谨慎应用，因为大多数早期乳腺癌都是可治愈的疾病。如果疲乏没有加重，且与治疗负荷(例如，全身治疗)无关，那么不考虑是由疾病进展导致的。

几乎没有药物可以有效控制放射治疗相关的疲乏。放射治疗前或放射治疗期间纠正贫血(主要是转移/晚期患者)[54,71-73]、治疗其他伴随症状(脱水、营养不良、感染)和其他毒性反应，也可能对缓解疲乏有一定的帮助。也有文献建议使用抗抑郁药、镇静剂和止痛药进行辅助治疗[54,55,74]。值得注意的是，大多数乳腺癌患者是可治愈的，目前的辅助放射治疗方案也不会导致明显的疲乏症状，因此，我们提倡采用促进健康的行为疗法，如加强运动、保证充足的营养和睡眠，并采取措施减少社会心理压力。

29.3 总结

放射性皮炎是乳腺放射治疗最常见的急性毒性反应。治疗期间应注意保持个人卫生。乳房肿胀和感觉异常通常是暂时的，无须特别治疗，可以通过冷敷来缓解。放射治疗和(或)手术所致的僵硬等手臂症状，应考虑行物理治疗。

疲乏是放射治疗期间和放射治疗结束后不久常见的症状。应告知患者，放射治疗相关的疲乏是短暂的，与疾病进展无关。放射治疗期间鼓励患者进行适当的运动和休息，以便能更好地应对放射治疗。

(杨梦祺 译 谭志博 校)

参考文献

1. Freedman GM, Li T, Nicolaou N, Chen Y, Ma CC-M, Anderson PR. Breast IMRT reduces time spent with acute dermatitis for women of all breast sizes during radiation. Int J Radiat Oncol Biol Phys. 2009;74(3):689–94.
2. Chen M-F, Chen W-C, Lai C-H, Hung C, Liu K-C, Cheng Y-H. Predictive factors of radiation-induced skin toxicity in breast cancer patients. BMC Cancer. 2010;10(1):508.
3. Sharp L, Johansson H, Hatschek T, Bergenmar M. Smoking as an independent risk factor for severe skin reactions due to adjuvant radiotherapy for breast cancer. Breast Edinb Scotl. 2013;22(5):634–8.
4. Pignol J-P, Vu TTT, Mitera G, Bosnic S, Verkooijen HM, Truong P. Prospective evaluation of severe skin toxicity and pain during postmastectomy radiation therapy. Int J Radiat Oncol Biol Phys. 2015;91(1):157–64.
5. Pignol J-P, Olivotto I, Rakovitch E, Gardner S, Sixel K, Beckham W, et al. A multicenter randomized trial of breast intensity-modulated radiation therapy to reduce acute radiation dermatitis. J Clin Oncol. 2008;26(13):2085–92.
6. Campbell IR, Illingworth MH. Can patients wash during radiotherapy to the breast or chest wall? A randomized controlled trial. Clin Oncol R Coll Radiol G B. 1992;4(2):78–82.
7. Roy I, Fortin A, Larochelle M. The impact of skin washing with water and soap during breast irradiation: a randomized study. Radiother Oncol. 2001;58(3):333–9.
8. Théberge V, Harel F, Dagnault A. Use of axillary deodorant and effect on acute skin toxicity during radiotherapy for breast cancer: a prospective randomized noninferiority trial. Int J Radiat Oncol Biol Phys. 2009;75(4):1048–52.
9. Lewis L, Carson S, Bydder S, Athifa M, Williams AM, Bremner A. Evaluating the effects of aluminum-containing and non-aluminum containing deodorants on axillary skin toxicity during radiation therapy for breast cancer: a 3-armed randomized controlled trial. Int J Radiat Oncol Biol Phys. 2014;90(4):765–71.
10. Boström A, Lindman H, Swartling C, Berne B, Bergh J. Potent corticosteroid cream (mometasone furoate) significantly reduces acute radiation dermatitis: results from a double-blind, randomized study. Radiother Oncol J Eur Soc Ther Radiol Oncol. 2001;59(3):257–65.
11. Miller RC, Schwartz DJ, Sloan JA, Griffin PC, Deming RL, Anders JC, et al. Mometasone furoate effect on acute skin toxicity in breast cancer patients receiving radiotherapy: a phase III double-blind, randomized trial from the north central cancer treatment group N06C4. Int J Radiat Oncol Biol Phys. 2011;79(5):1460–6.
12. Hindley A, Zain Z, Wood L, Whitehead A, Sanneh A, Barber D, et al. Mometasone furoate cream reduces acute radiation dermatitis in patients receiving breast radiation therapy: results of a randomized trial. Int J Radiat Oncol Biol Phys. 2014;90(4):748–55.
13. Ho AY, Olm-Shipman M, Zhang Z, Siu CT, Wilgucki M, Phung A, et al. A randomized trial of mometasone furoate 0.1% to reduce high-grade acute radiation dermatitis in breast cancer patients receiving post-

furoate 0.1% to reduce high-grade acute radiation dermatitis in breast cancer patients receiving post-mastectomy radiation. Int J Radiat Oncol Biol Phys. 2018;101(2):325–33.

14. Shukla PN, Gairola M, Mohanti BK, Rath GK. Prophylactic beclomethasone spray to the skin during postoperative radiotherapy of carcinoma breast: a prospective randomized study. Indian J Cancer. 2006;43(4):180–4.

15. Meghrajani CF, Co HS, Arcillas JG, Maaño CC, Cupino NA. A randomized, double-blind trial on the use of 1% hydrocortisone cream for the prevention of acute radiation dermatitis. Expert Rev Clin Pharmacol. 2016;9(3):483–91.

16. Wong RKS, Bensadoun R-J, Boers-Doets CB, Bryce J, Chan A, Epstein JB, et al. Clinical practice guidelines for the prevention and treatment of acute and late radiation reactions from the MASCC skin toxicity study group. Support Care Cancer. 2013;21(10):2933–48.

17. Fisher J, Scott C, Stevens R, Marconi B, Champion L, Freedman GM, et al. Randomized phase III study comparing best supportive care to Biafine as a prophylactic agent for radiation-induced skin toxicity for women undergoing breast irradiation: radiation therapy oncology group (RTOG) 97–13. Int J Radiat Oncol Biol Phys. 2000;48(5):1307–10.

18. Szumacher E, Wighton A, Franssen E, Chow E, Tsao M, Ackerman I, et al. Phase II study assessing the effectiveness of Biafine cream as a prophylactic agent for radiation-induced acute skin toxicity to the breast in women undergoing radiotherapy with concomitant CMF chemotherapy. Int J Radiat Oncol Biol Phys. 2001;51(1):81–6.

19. Kirova YM, Fromantin I, De Rycke Y, Fourquet A, Morvan E, Padiglione S, et al. Can we decrease the skin reaction in breast cancer patients using hyaluronic acid during radiation therapy? Results of phase III randomised trial. Radiother Oncol. 2011;100(2): 205–9.

20. Pinnix C, Perkins GH, Strom EA, Tereffe W, Woodward W, Oh JL, et al. Topical hyaluronic acid vs. standard of care for the prevention of radiation dermatitis after adjuvant radiotherapy for breast cancer: single-blind randomized phase III clinical trial. Int J Radiat Oncol Biol Phys. 2012;83(4):1089–94.

21. Pommier P, Gomez F, Sunyach MP, D'Hombres A, Carrie C, Montbarbon X. Phase III randomized trial of *Calendula officinalis* compared with trolamine for the prevention of acute dermatitis during irradiation for breast cancer. J Clin Oncol. 2004;22(8):1447–53.

22. Sharp L, Finnilä K, Johansson H, Abrahamsson M, Hatschek T, Bergenmar M. No differences between calendula cream and aqueous cream in the prevention of acute radiation skin reactions—results from a randomised blinded trial. Eur J Oncol Nurs. 2013;17(4):429–35.

23. Heggie S, Bryant GP, Tripcony L, Keller J, Rose P, Glendenning M, et al. A phase III study on the efficacy of topical aloe vera gel on irradiated breast tissue. Cancer Nurs. 2002;25(6):442–51.

24. Shariati L, Amouheidari A, Naji Esfahani H, Abed A, Haghjooy Javanmard S, Laher I, et al. Protective effects of doxepin cream on radiation dermatitis in breast cancer: a single arm double-blind randomized clinical trial. Br J Clin Pharmacol. 2020;86:1875–81.

25. Wells M, Macmillan M, Raab G, MacBride S, Bell N, MacKinnon K, et al. Does aqueous or sucralfate cream affect the severity of erythematous radiation skin reactions? A randomised controlled trial. Radio-

ther Oncol J Eur Soc Ther Radiol Oncol. 2004;73(2): 153–62.

26. Diggelmann KV, Zytkovicz AE, Tuaine JM, Bennett NC, Kelly LE, Herst PM. Mepilex Lite dressings for the management of radiation-induced erythema: a systematic inpatient controlled clinical trial. Br J Radiol. 2010;83(995):971–8.

27. Paterson D. Randomized intra-patient controlled trial of Mepilex Lite dressings versus aqueous cream in managing radiation-induced skin reactions postmastectomy. J Cancer Sci Ther. 2012;4(11):347–56. https://www.omicsonline.org/randomized-intra-patient-controlled-trial-of-mepilex-lite-dressings-versus-aqueous-cream-in-managing-radiation-induced-skin-reactions-postmastectomy-1948-5956.1000166.php?aid=8898. Accessed 8 Nov 2020.

28. Herst PM, Bennett NC, Sutherland AE, Peszynski RI, Paterson DB, Jasperse ML. Prophylactic use of Mepitel film prevents radiation-induced moist desquamation in an intra-patient randomised controlled clinical trial of 78 breast cancer patients. Radiother Oncol. 2014;110(1):137–43.

29. Bazire L, Fromantin I, Diallo A, de la Lande B, Pernin V, Dendale R, et al. Hydrosorb® versus control (water based spray) in the management of radio-induced skin toxicity: results of multicentre controlled randomized trial. Radiother Oncol. 2015;117(2):229–33.

30. Aquino-Parsons C, Lomas S, Smith K, Hayes J, Lew S, Bates AT, et al. Phase III study of silver leaf nylon dressing vs standard care for reduction of inframammary moist desquamation in patients undergoing adjuvant whole breast radiation therapy. J Med Imaging Radiat Sci. 2010;41(4):215–21.

31. Degnim AC, Miller J, Hoskin TL, Boughey JC, Loprinzi M, Thomsen K, et al. A prospective study of breast lymphedema: frequency, symptoms, and quality of life. Breast Cancer Res Treat. 2012;134(3):915–22.

32. Boughey JC, Hoskin TL, Cheville AL, Miller J, Loprinzi MD, Thomsen KM, et al. Risk factors associated with breast lymphedema. Ann Surg Oncol. 2014;21(4):1202–8.

33. Young-Afat DA, Gregorowitsch ML, van den Bongard DH, Burgmans I, van der Pol CC, Witkamp AJ, et al. Breast edema following breast-conserving surgery and radiotherapy: patient-reported prevalence, determinants, and effect on health-related quality of life. JNCI Cancer Spectr. 2019;3(2):pkz011. https://doi.org/10.1093/jncics/pkz011.

34. Nesheiwat Z, Akbar H, Kahloom A, Mahajan M. Radiation esophagitis. Treasure Island, FL: StatPearls; 2020.

35. Baker S, Fairchild A. Radiation-induced esophagitis in lung cancer. Lung Cancer Targets Ther. 2016;7:119–27. https://doi.org/10.2147/LCTT.S96443.

36. Murro D, Jakate S. Radiation esophagitis. Arch Pathol Lab Med. 2015;139:827–30. https://doi.org/10.5858/arpa.2014-0111-RS.

37. Coia LR, Myerson RJ, Tepper JE. Late effects of radiation therapy on the gastrointestinal tract. Int J Radiat Oncol Biol Phys. 1995;31(5):1213–36.

38. Trowers E, Thomas C, Silverstein FE. Chemical-and radiation-induced esophageal injury. Gastrointest Endosc Clin N Am. 1994;4(4):657–75.

39. Gong B, Jiang N, Yan G, Wang S, Deng C, Wei S, Zhao Y. Predictors for severe acute esophagitis in lung cancer patients treated with chemoradiotherapy: a systematic review. Curr Med Res Opin. 2016;32(10):1701–8.

40. Yaney A, Ayan AS, Pan X, Jhawar S, Healy E, Beyer

S, Lindsey K, Kuhn K, Tedrick K, White JR, Bazan JG. Dosimetric parameters associated with radiation-induced esophagitis in breast cancer patients undergoing regional nodal irradiation. Radiother Oncol. 2020;155:167–73. https://doi.org/10.1016/j.radonc.2020.10.042.

41. West K, Schneider M, Wright C, Beldham-Collins R, Coburn N, Tiver K, Gebski V, Stuart KE. Radiation-induced oesophagitis in breast cancer: factors influencing onset and severity for patients receiving supraclavicular nodal irradiation. J Med Imaging Radiat Oncol. 2020;64(1):113–9. https://doi.org/10.1111/1754-9485.12943.

42. Tsai RJ, Dennis LK, Lynch CF, et al. The risk of developing arm lymphedema among breast cancer survivors: a meta-analysis of treatment factors. Ann Surg Oncol. 2009;16:1959–72. https://doi.org/10.1245/s10434-009-0452-2.

43. Shaitelman SF, Chiang YJ, Griffin KD, et al. Radiation therapy targets and the risk of breast cancer-related lymphedema: a systematic review and network meta-analysis. Breast Cancer Res Treat. 2017;162:201–15. https://doi.org/10.1007/s10549-016-4089-0.

44. Warren LE, Miller CL, Horick N, Skolny MN, Jammallo LS, Sadek BT, Shenouda MN, O'Toole JA, MacDonald SM, Specht MC, Taghian AG. The impact of radiation therapy on the risk of lymphedema after treatment for breast cancer: a prospective cohort study. Int J Radiat Oncol Biol Phys. 2014;88(3):565–71. https://doi.org/10.1016/j.ijrobp.2013.11.232.

45. Gillespie TC, Sayegh HE, Brunelle CL, et al. Breast cancer-related lymphedema: risk factors, precautionary measures, and treatments. Gland Surg. 2018;7:379–403. https://doi.org/10.21037/gs.2017.11.04.

46. Blomqvist L, Stark B, Engler N, Malm M. Evaluation of arm and shoulder mobility and strength after modified radical mastectomy and radiotherapy. Acta Oncol. 2004;43(3):280–3. https://doi.org/10.1080/02841860410026170.

47. Johansen S, Fosså K, Nesvold IL, Malinen E, Fosså SD. Arm and shoulder morbidity following surgery and radiotherapy for breast cancer. Acta Oncol. 2014;53(4):521–9. https://doi.org/10.3109/0284186X.2014.880512.

48. Hopwood R, Haviland JS, Sumo G, Mills J, Bliss JM, Yarnold JR, et al. Comparison of patient-reported breast, arm and shoulder symptoms and body image after radiotherapy for early breast cancer: 5-year follow-up in the randomised standardisation of breast radiotherapy (START) trials. Lancet Oncol. 2010;11:231–40.

49. Lundstedt D, Gustafsson M, Steineck G, Alsadius D, Sundberg A, Wilderäng U, et al. Long-term symptoms after radiotherapy of supraclavicular lymph nodes in breast cancer patients. Radiother Oncol. 2012;103:155–60.

50. Hsiao C, Daly B, Saligan LN. The etiology and management of radiotherapy-induced fatigue. Expert Rev Qual Life Cancer Care. 2016;1(4):323–8.

51. Berger AM, Mooney K, Alvarez-Perez A, et al. Cancer-related fatigue, version 2.2015. Concisely and updated review on cancer-related fatigue from clinical practice guidelines in oncology. J Natl Compr Canc Netw. 2015;13(8):1012–39.

52. Bower JE. Cancer-related fatigue–mechanisms, risk factors, and treatments. Nat Rev Clin Oncol. 2014;11(10):597–609. https://doi.org/10.1038/nrclinonc.2014.127.

53. Piper BF, Cella D. Cancer-related fatigue: definitions and clinical subtypes. J Natl Compr Canc Netw.

2010;8(8):958–66.

54. Jereczek-Fossa BA, Marsiglia HR, Orecchia R. Radiotherapy related fatigue: how to assess and how to treat the symptom. A commentary. Tumori. 2001;87:147–51.

55. Hickok JT, Morrow GR, McDonald S, Bellg AJ. Frequency and correlates of fatigue in lung cancer patients receiving radiation therapy: implications for management. J Pain Symptom Manage. 1996;11:370–7.

56. Smets EM, Garssen B, Schuster-Uitterhoeve AL, de Haes JC. Fatigue in cancer patients. Br J Cancer. 1993;68:220–4.

57. Smets EM, Visser MR, Willems-Groot AF, Garssen B, Old-enburger F, van Tienhoven G, de Haes JC. Fatigue and radio-therapy: (A) experience in patients undergoing treatment. Br J Cancer. 1998;78:899–906.

58. Smets EM, Visser MR, Willems-Groot AF, Garssen B, Schuster-Uitterhoeve AL, de Haes JC. Fatigue and radio-therapy: (B) experience in patients 9 months following treatment. Br J Cancer. 1998;78:907–12.

59. Vogelzang NJ, Breitbart W, Cella D, Curt GA, Groopman JE, Horning SJ, Itri LM, Johnson DH, Scherr SL, Portenoy RK. Patient, caregiver, and oncologist perceptions of cancer-related fatigue: results of a tripart assessment survey. The fatigue coalition. Semin Hematol. 1997;34(suppl 2):4–12.

60. Dhruva A, Dodd M, Paul SM, Cooper BA, Lee K, West C, Aouizerat BE, Swift PS, Wara W, Miaskowski C. Trajectories of fatigue in patients with breast cancer before, during, and after radiation therapy. Cancer Nurs. 2010;33(3):201–12.

61. Kishan AU, Wang P-C, Sharif J, Kupelian PA, Steinberg ML, McCloskey SA. Clinical indicators of psychosocial distress predict for acute radiation-induced fatigue in patients receiving adjuvant radiation therapy for breast cancer: an analysis of patient-reported outcomes. Int J Radiat Oncol Biol Phys. 2016;95:946–55.

62. Nakamura N, Ito R, Takahashi O, Haga C, Shikama N, Akahane K, Ogita M, Mizuno N, Tamaki S, Sekiguchi K. Fatigue during breast radiation therapy and its predictive factors. Int J Radiat Oncol. 2013;87(2):S205.

63. Donovan KA, Jacobsen PB, Andrykowski MA, et al. Course of fatigue in women receiving chemotherapy and/or radiotherapy for early stage breast cancer. J Pain Symptom Manage. 2004;28:373–80.

64. Stubbe CE, Valero M. Complementary strategies for the management of radiation therapy side effects. J Adv Pract Oncol. 2013;4(4):219–31.

65. Mustian KM, Morrow GR, Carroll JK, et al. Integrative nonpharmacologic behavioral interventions for the management of cancer-related fatigue. Oncologist. 2007;12(Suppl 1):52–67. https://doi.org/10.1634/theoncologist.12-S1-52.

66. Mustian KM, Peppone L, Darling TV, Palesh O, Heckler CE, Morrow GR. A 4-week home-based aerobic and resistance exercise program during radiation therapy: a pilot randomized clinical trial. J Support Oncol. 2009;7:158–67.

67. Mock V, Pickett M, Ropka ME, Muscari Lin E, Stewart KJ, Rhodes VA, McDaniel R, Grimm PM, Krumm S, McCorkle R. Fatigue and quality of life outcomes of exercise during cancer treatment. Cancer Pract. 2001;9:119–27.

68. NCCN Clinical Practice Guidelines in Oncology. Current and comprehensive guideline for cancer-related fatigue including radiotherapy-induced fatigue. Cancer-related fatigue. J Natl Compr Canc Netw. 2016;1:1–56.

69. Rahmani S, Talepasand S. The effect of group mindfulness—based stress reduction program and conscious yoga on the fatigue severity and global and specific life quality in women with breast cancer. Med J Islam Repub Iran. 2015;29:175.

70. Armes J, Chalder T, Addington-Hall J, et al. A randomized controlled trial to evaluate the effectiveness of a brief, behaviorally oriented intervention for cancer-related fatigue. Cancer. 2007;110(6):1385–95. https://doi.org/10.1002/cncr.22923.

71. Dicato M, Duhem C, Berchem G, Ries F. Clinical benefit from erythropoietin. Curr Opin Oncol. 2000;12:297–302.

72. Lavey RS. Clinical trial experience using erythropoietin during radiation therapy. Strahlenther Onkol. 1998;174(suppl 4):24–30.

73. Spaeth D, Marchal C, Bataillard A, Blanc-Vincent MP. Updating 1999 of standards, options and recommendations (SOR) for the clinical use of erythropoietin in oncology Federation of the French Cancer Centres. Bull Cancer. 1999;86:631–9.

74. Okuyama T, Akechi T, Kugaya A, Okamura H, Imoto S, Nakano T, Mikami I, Hosaka T, Uchitomi Y. Factors correlated with fatigue in disease-free breast cancer patients: application of the cancer fatigue scale. Support Care Cancer. 2000;8:215–22.

75. Decker TW, Cline-Elsen J, Gallagher M. Relaxation therapy as an adjunct in radiation oncology. J Clin Psychol. 1992;48:388–93.

76. Bardy J, Finnegan-John J, Molassiotis A, et al. Providing acupuncture in a breast cancer and fatigue trial: the therapists' experience. Complement Ther Clin Pract. 2015;21(4):217–22. https://doi.org/10.1016/j.ctcp.2015.08.003.

77. Zick SM, Alrawi S, Merel G, et al. Relaxation acupressure reduces persistent cancer-related fatigue. Evid Based Complement Alternat Med. 2011;2011:142913. https://doi.org/10.1155/2011/142913.

78. Zick SM, Wyatt G, Murphy S, et al. Acupressure for persistent cancer-related fatigue in breast cancer survivors (AcuCrft): a study protocol for a randomized controlled trial. BMC Complement Altern Med. 2012;12:132. https://doi.org/10.1186/1472-6882-12-132.

79. Yang L, Li T-T, Chu Y-T, et al. Traditional Chinese medical comprehensive therapy for cancer-related fatigue. Chin J Integr Med. 2015;22(1):67–72. https://doi.org/10.1007/s11655-015-2105-6.

80. Barsevick AM, Dudley W, Beck S, et al. A randomized clinical trial of energy conservation for patients with cancer-related fatigue. Cancer. 2004;100(6):1302–10. https://doi.org/10.1002/cncr.20111.

81. Forester B, Kornfeld DS, Fleiss JL, Thompson S. Group psychotherapy during radiotherapy: effects on emotional and physical distress. Am J Psychiatry. 1993;150:1700–6.

82. Common Terminology Criteria for Adverse Events (CTCAE) Version 5. Published: November 27. US Department of Health and Human Services, National Institutes of Health, National Cancer Institute.

第 7 部分

放射治疗结束后

愉快的心情、家人的陪伴、科学的治疗,会让生命再次焕发光彩!

(绘画者:李芊语　女　7岁)

木槿花象征着永恒的美丽,粉红丝带呵护美丽的乳房!

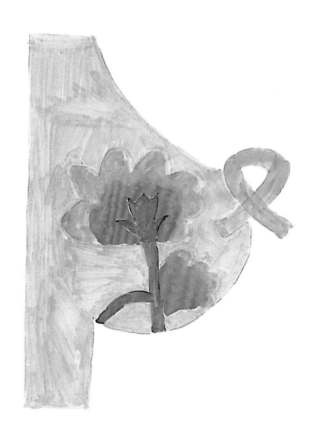

（绘画者：崔依依　女　5岁）

第 **30** 章

随访指南、证据和建议

Merel Kimman，Marjan van Hezewijk，Liesbeth J. Boersma

30.1 背景

30.1.1 随访指南与随访目的

乳腺癌患者在接受根治性治疗后，通常需要进行定期随访检查。在大多数国家，指南规定在最初的 2~3 年内每 3~4 个月随访一次，随后每 6~12 个月随访一次直至第 5 年，此后每年随访一次[1,2]。对于无症状且在临床检查中无异常发现的患者，不建议进行血常规、肿瘤标志物，以及除乳腺钼靶外的影像学检查[1,2]。第一次乳腺钼靶的时间不应早于手术和根治性放射治疗后 6 个月，随后应每年复查一次。进行 MRI、骨扫描、胸片、肝脏超声、盆腔检查、CT 检查等的具体频次、间隔时间和强度因国家和医院而异，可能取决于患者的年龄、肿瘤特征、治疗模式等因素。指南并没有规定由谁负责患者的随访。一般来说，由不同专科的医务人员交替进行随访，可以确保所有治疗相关的并发症都得到充分的监测。但是，也强烈建议由一位专业的医务人员作为整个随访过程的引导者，以保证随访工作的连续性[2]。

随访的目的在于尽早发现局部复发或对侧乳腺癌，以及评估和处理与治疗相关的并发症（例如，绝经症状、骨质疏松和第二原发癌）。对于接受过放射治疗的患者，监测和治疗晚期毒性反应非常重要，应重点关注美容效果、纤维化、肩部功能、淋巴水肿、疼痛及心肺毒性。重要的是，随访能够给予患者心理支持和专业建议，并在需要时提供康复锻炼指导。辅助化学治疗和（或）放射治疗结束后的几个月内，经常出现抑

郁和强烈的疲乏感；此外，对于长期存活的患者，可能还存在工作、家庭和性生活等问题。评估和解决这些不同的生活质量问题是随访的重要组成部分。制订具体的康复计划可以帮助乳腺癌患者在治疗后回归正常生活[3,4]。最后，随访还应鼓励患者采取健康的生活方式，包括定期锻炼、健康饮食和戒烟等[5]。

30.2 临床实践的关键信息

30.2.1 意在监测局部复发随访的循证依据

在大多数欧洲地区，乳腺癌患者的 10 年总生存率超过 70%，其中病灶位于局部和局部区域者的 10 年总生存率分别为 89% 和 62%[6,7]。与没有复发的患者相比，局部区域复发的患者发生远处转移的风险更高、总生存更差[8]。然而，没有证据表明，为尽早发现复发而进行的常规或更密集的随访能提高预后[8,9]。大多数复发是在常规乳腺钼靶检查中发现的，或在两次计划的随访之间由患者自己发现的。因此，人们提出了各种不同的随访方案，在随访频率、随访引导者和随访形式（例如，电话问诊、网络咨询）上不尽相同[9]。由于各种随访方案都缺乏高级别的证据支持，因此，医务人员和患者应该共同商讨确定最适合患者的个体化的随访方案[10]。患者决策辅助工具可以帮助患者了解自己的偏好并做出明智的选择。决策辅助工具有助于共同决策、评估各种选择和节省费用[11]。此外，通过基于患者、肿瘤和治疗方案的个体复发风险评估，能有效识别出低复发风险的患者，此类患者可以从减少随访频率中获益[12]。对于特定的患者亚群，例如与

175

BRCA 突变相关的家族性乳腺癌患者、初诊时分期较晚且远处转移风险较高的患者，或具有发生脑转移危险因素（例如，年轻、肺转移、激素受体阴性、HER2 阳性）的患者，可能需要增加随访的频次[2,6,8,13,14]。

30.2.2 意在处理（晚期）毒性反应和不适症状的随访的循证依据

通过监测毒性反应和不适症状、提供社会心理支持和咨询，以及指导患者减轻对复发的恐惧，从而提高生活质量（QoL），是随访的重要目的。然而，临床医师可能会低估 QoL 的评估结果，患者也可能没有对 QoL 进行完整填报，导致随访效果的降低[15,16]。PROM 越来越多地被用于常规临床诊治，以更准确地描述患者的 QoL。例如，在荷兰，"痛苦温度计"被用来检测癌症患者的痛苦程度，并为那些最需要支持和最渴望得到支持的患者提供帮助[17,18]。此外，研究表明，系统地收集与 PROM 相关的 QoL，可以对症状管理、QoL 和医患沟通产生积极影响[19-22]。将 PROM 的结果反馈给医护人员或患者，并用于支持性护理时，效果最为明显[20]。对于放射治疗而言，PROM 的数据可用于监测放射治疗后 >10 年的毒性反应，并筛选出因为严重并发症而需要被关注的患者。此外，在随访期间，患者更愿意使用 PROM，而不是去看门诊。因此，PROM 有可能减少患者至放射治疗门诊就诊的次数[23]。

最后，越来越多的证据表明，生活方式可以通过影响局部复发或其他健康结局而影响乳腺癌患者的预后。例如，定期锻炼可以促进生理和心理健康[4]，并可能降低复发的风险。最近一项关于生活方式对于对侧乳腺新发第二原发癌风险的影响的系统性回顾和荟萃分析显示，BMI 是一个可被人为改变的危险因素[24]。尽管如此，大多数的证据还不足以成为强有力的循证建议。

30.3 建议

接受根治性治疗的乳腺癌患者，在治疗后通常需要接受至少 5 年的临床随访。每年一次的乳腺钼靶检查和临床检查仍然是随访的主要方式，但缺乏高水平的证据支持。目前还没有证据表明要进行包括影像学检查在内的强度更大的随访。然而，如果有证据表明寡转移的治疗能够延长生存期，可能会重新考虑进行

强度更大的随访。根据目前的证据，我们建议：

– 按照 ESMO 指南和 ASCO 指南的推荐（例如，每年一次的乳腺钼靶检查）进行随访，不进行频率更高或强度更大的随访。

– 使用列线图和 PROM 来支持个性化的随访，确定哪些患者适合减少随访频次，哪些患者需要额外的社会心理支持和指导。

– 提高患者对健康生活方式的关注度。

– 在整个随访过程中，由一位专业的医务人员（最好是乳腺专科护士）作为患者的引导者，以保证随访工作的连续性。

– 运用 PROM 能够系统地监测随访的质量。

（邓媛 译　谭志博 校）

参考文献

1. Khatcheressian JL, et al. Breast cancer follow-up and management after primary treatment: American Society of Clinical Oncology clinical practice guideline update. J Clin Oncol. 2013;31(7):961–5.
2. Cardoso F, et al. Early breast cancer: ESMO clinical practice guidelines for diagnosis, treatment and follow-up†. Ann Oncol. 2019;30(8):1194–220.
3. Chlebowski RT, Aiello E, McTiernan A. Weight loss in breast cancer patient management. J Clin Oncol. 2002;20(4):1128–43.
4. Mustian KM, et al. Comparison of pharmaceutical, psychological, and exercise treatments for cancer-related fatigue: a meta-analysis. JAMA Oncol. 2017;3(7):961–8.
5. Runowicz CD, et al. American Cancer Society/American Society of Clinical Oncology breast cancer survivorship care guideline. CA Cancer J Clin. 2016;66(1):43–73.
6. Allemani C, et al. Predictions of survival up to 10 years after diagnosis for European women with breast cancer in 2000–2002. Int J Cancer. 2013;132(10):2404–12.
7. Pan H, et al. 20-year risks of breast-cancer recurrence after stopping endocrine therapy at 5 years. N Engl J Med. 2017;377(19):1836–46.
8. Geurts YM, et al. Patterns and predictors of first and subsequent recurrence in women with early breast cancer. Breast Cancer Res Treat. 2017;165(3):709–20.
9. Moschetti I, et al. Follow-up strategies for women treated for early breast cancer. Cochrane Database Syst Rev. 2016;2016(5):Cd001768.
10. Harnett A, et al. Diagnosis and treatment of early breast cancer, including locally advanced disease—summary of NICE guidance. BMJ. 2009;338:b438.
11. Klaassen LA, et al. A novel patient decision aid for aftercare in breast cancer patients: a promising tool to reduce costs by individualizing aftercare. Breast. 2018;41:144–50.

12. Witteveen A, et al. Personalisation of breast cancer follow-up: a time-dependent prognostic nomogram for the estimation of annual risk of locoregional recurrence in early breast cancer patients. Breast Cancer Res Treat. 2015;152(3):627–36.

13. Arvold ND, et al. Brain metastases after breast-conserving therapy and systemic therapy: incidence and characteristics by biologic subtype. Breast Cancer Res Treat. 2012;136(1):153–60.

14. Barnholtz-Sloan JS, et al. Incidence proportions of brain metastases in patients diagnosed (1973–2001) in the metropolitan Detroit cancer surveillance system. J Clin Oncol. 2004;22(14):2865–72.

15. Di Maio M, et al. Symptomatic toxicities experienced during anticancer treatment: agreement between patient and physician reporting in three randomized trials. J Clin Oncol. 2015;33(8):910–5.

16. Trotti A, et al. Patient-reported outcomes and the evolution of adverse event reporting in oncology. J Clin Oncol. 2007;25(32):5121–7.

17. Ploos van Amstel FK, et al. Distress screening remains important during follow-up after primary breast cancer treatment. Support Care Cancer. 2013;21(8):2107–15.

18. Tuinman MA, Gazendam-Donofrio SM, Hoekstra-Weebers JE. Screening and referral for psychosocial distress in oncologic practice. Cancer. 2008;113(4):870–8.

19. Kotronoulas G, et al. What is the value of the routine use of patient-reported outcome measures toward improvement of patient outcomes, processes of care, and health service outcomes in cancer care? A systematic review of controlled trials. J Clin Oncol. 2014;32(14):1480–501.

20. Graupner C, et al. Patient outcomes, patient experiences and process indicators associated with the routine use of patient-reported outcome measures (PROMs) in cancer care: a systematic review. Support Care Cancer. 2020;29(2):573–93.

21. van Egdom LSE, et al. Implementing patient-reported outcome measures in clinical breast cancer care: a systematic review. Value Health. 2019;22(10):1197–226.

22. Riis CL, et al. Are patient-reported outcomes useful in post-treatment follow-up care for women with early breast cancer? A scoping review. Patient Relat Outcome Meas. 2019;10:117–27.

23. Brouwers P, et al. Are PROMs sufficient to record late outcome of breast cancer patients treated with radiotherapy? A comparison between patient and clinician reported outcome through an outpatient clinic after 10 years of follow up. Radiother Oncol. 2018;126(1):163–9.

24. Akdeniz D, et al. The impact of lifestyle and reproductive factors on the risk of a second new primary cancer in the contralateral breast: a systematic review and meta-analysis. Cancer Causes Control. 2020;31(5):403–16.

第 31 章

晚期毒性反应的评估

Carlotta Becherini，Lorenzo Livi

31.1 背景

　　临床医师不断权衡放射治疗的预期获益与治疗相关毒性反应的风险。早期毒性反应可能导致治疗中断，并可能对疗效产生负面影响。晚期毒性反应会给患者、家人和护理人员带来身体、情感及经济上的负担。而越来越复杂的多模态、新技术和多类药物治疗的发展进一步带来了挑战。目前仍缺乏更为量化的衡量严重程度的方法，以对放射治疗导致的晚期毒性反应进行评估。

31.2 临床实践相关信息

　　首先必须意识到的是，绝大多数接受放射治疗的乳腺癌患者将不会出现或仅出现轻微的晚期毒性反应。因此，在最佳情况下，常规进行毒性反应随访筛查的价值是非常低的。为了避免过度就诊，包括节省一切开销及获得其他便利，一个"按需"随访的体系似乎是更可取的。为此，我们需要设法为患者提供方便。单独而言，规律的随访对临床试验和研究有附加价值。在这种情况下，对随访时间表进行调整或许也能提供足够的信息，而不会对患者造成额外的负担。

31.2.1 皮肤评估

毛细血管扩张症

- 随访：
  - 术前/放射治疗前的书面记录对于随访时的对比至关重要。

  - 在第一次检查时，重要的是准确描述受影响的区域（大小、深度、形态和颜色），以评估今后的治疗效果。
- 可能的体征和症状的筛选工具：
  - 与未治疗的乳房相比，在治疗后的乳房中进行组织顺应性（TCM）测量[1]。
  - 高分辨率超声检查（HRUS）是一种无创且易于重复的技术，可快速、准确地检测出真皮和皮下组织的病灶[2]。
  - 当临床表现不明确或怀疑时，进行活检和组织病理学检查是必须的。

纤维化/胸壁疼痛

- 随访：
  - 术前/放射治疗前的书面记录对于随访时的比较至关重要。
- 可能的体征和症状的筛选工具：
  - TCM 测量，用于定量和客观记录软组织的前后一致性[1]。
  - HRUS 可能是有用的，但纤维化可能因明显的水肿而被掩盖[3]。
  - 放射诱导纤维化（RIF）和恶性肿瘤的鉴别诊断可以通过影像学来确认[4]。

淋巴评估

- 随访：
  - 仅在对淋巴结进行治疗（手术/选择性淋巴结放射治疗）时，需要进行术前测量[5]，然后定期进行术后测量，时间为 3~5 年。
  - 术后定期检查取决于部门/国家的治疗方案和毒性等级。

－对识别亚临床或早期淋巴水肿(5%~10%的相对体积变化)提高警惕,以获得早期干预和治疗的最佳机会。

- 可能的体征和症状的筛选工具:
  － 关键的术前基线测量。
  － 相对体积变化(RVC)评估。
    ○ RVC=[(A2×U1)/(U2×A1)]－1(A2,特定时间点患侧肢体的体积;A1,基线时患侧肢体的体积;U1,基线时健侧肢体的体积;U2,特定时间点健侧肢体的体积)[6]。
  － 客观的测量方法。
    ○ 连续行臂围测量(与未受影响的肢体相比),至少在 6 个可重复的点上进行测量(例如,肘部上方 10cm 和下方 10cm)[7]。
    ○ 通过排水量测量体积。
    ○ 周长测量法(使用红外光来估计剖面并测量,该方法还可以识别亚临床淋巴水肿)[8]。
    ○ 生物阻抗光谱法(当组织纤维化时,可能无法检测早期或晚期的淋巴水肿)[9]。
    ○ 淋巴镜检查。

臂丛神经评估

- 术前/放射治疗前的记录对于随访时的比较至关重要,因为有些患者会存在与手术相关的症状,而不是臂丛神经病变。
  － 可能的体征和症状筛选工具。
    ○ MRI 可能有助于区分肿瘤引起的神经丛病变和放射性神经丛病变。
    ○ 放射性神经丛病变不会出现神经强化,但可能出现 T2 信号的增强[10]。
  － 肌电图(EMG)。
    ○ 肌电图可显示出比临床症状更明显的肌束震颤,但在其他方面的诊断作用不大[11]。
    ○ 肌纤维颤搐(肌肉的局部颤动)在 60%的放射性神经丛病变中出现,而在肿瘤性神经丛病变中则较少出现[12]。

肺部评估

- 随访:在定期随访时进行评估。
- 可能的体征和症状的筛查工具。
  － 有症状时进行胸部 X 线检查或胸部 CT 检查。
    ○ 在 CT 上最常见的肺部变化包括斑片状、单侧或双侧网状斑纹、磨玻璃样混浊、小叶间/小叶间隔的线性增厚、肺实变和纤维化[13]。罕见的是,放射治疗可伴有阻塞性支气管炎机化性肺炎(BOOP)。
  － 肺功能检查(例如,肺弥散能力的肺活量测试)对确定放射性肺炎(RIP)的分级的益处不明确。
  － 大多数患者 C 反应蛋白(CRP)正常,与细菌性肺炎的鉴别仍然具有挑战性[14]。尽管如此,支气管灌洗取样并进行细胞学检查用于鉴别感染性肺疾病和放射性肺炎的研究正在进行[15]。

心脏评估

- 随访:
  － 在基线时对心脏毒性的潜在风险进行评估是至关重要的。
- 可能的体征和症状的筛查工具。
  － 三维超声心动图[16]。
    ○ 包括左心室射血分数、整体纵向应变、左心室舒张功能、左心室充盈压、肺部压力和右心室功能[17]。
  － 心脏 MRI[18]。
    ○ 在可用性和成本方面存在局限性。
    ○ 心肌组织特征(包括检测心肌水肿和纤维化)。
  － 心脏 CT[19]。
    ○ 不常规使用(对冠状动脉钙化的检测效果较好)。
  － 心肌灌注研究。
  － 肌钙蛋白 T 和 N 端脑钠肽前体[20,21]。

生活质量评价

- 随访:
  － 术前和放射治疗前、定期随访时。
- 可能的体征和症状的筛查工具。
  － QoL 的评价可以用 EORTC QLQ-C30 和 EORTC QLQ-BR45 问卷进行评估。
  － BREAST-Q 问卷[22]可用于衡量患者报告的满意度。
  － 疾病特异性的调查问卷。

表 31.1 总结了对晚期毒性反应的评估。我们建议参阅第 32 章和第 33 章,分别包括了临床使用的毒性反应量表和对晚期毒性反应的处理。

表 31.1　晚期毒性反应评估：总结

部位	副反应	随访	筛查工具/诊断工具	鉴别诊断
皮肤/皮下	毛细血管扩张症 纤维化/胸壁疼痛	术前,放射治疗前,放射治疗后 3 个月,规律随访至少 2 年	• 检查皮肤及皮下组织(触诊和视诊) • 筛查工具 • 高分辨率超声 • 存在可疑表现时行 MRI	第二原发癌,血管肉瘤 第二原发癌,肾源性系统性纤维化(也被称为肾源性纤维化皮肤病)
淋巴	淋巴水肿	术前,术后每 6~12 个月规律随访至少 2~3 年	• 临床检查 • 术前基线测量 • 相对体积变化评估 • 客观的测量方法 　– 连续的臂围测量 　– 通过排水量测量 　– 渗透率 　– 生物阻抗光谱仪 　– 淋巴镜检查	评估其他造成新发肿胀的原因,包括肿瘤复发、感染和血栓形成
臂丛神经	臂丛神经痛	放射治疗后 3 个月,规律随访至少 3~5 年	• 临床查体 • MRI • 肌电图	肿瘤性脉络膜病(发病时更多地表现为疼痛,98% 对 10%;病情发展迅速;不寻常的肌无力症)
肺	放射性肺损伤	放射治疗后 3 个月,规律随访至少 3~5 年	• 有症状时行胸部 X 线或 CT 检查 • CRP • 支气管灌洗取样 • 肺功能检查	细菌性肺炎,感染性肺部疾病,阻塞性支气管炎机化性肺炎(BOOP)
心脏	心脏损害	放射治疗前,放射治疗后 3 个月,规律随访至少 5 年	• 临床查体 • 三维超声心动图 • 心脏 MRI • 心脏 CT • 心肌灌注检查 • 肌钙蛋白 T 和 N 端脑钠肽前体	放射治疗相关的冠状动脉疾病和传导系统疾病与放射治疗无关的疾病具有类似的形态特征 放射治疗相关性瓣膜疾病:不存在风湿性心内膜炎改变的弹性纤维中断 放射治疗相关性心包炎:心包囊中富含蛋白质的渗出物和在心包腔内膜间皮的纤维蛋白

31.3　总结

目前,临床上正在发展更多的方法用于对晚期毒性反应的评价。尚无证据表明我们需要对晚期毒性反应进行更频繁的随访。治疗前的评估可以帮助识别那些容易发生晚期毒性反应的患者。需要长期观察,以充分评估单纯放射治疗或放射治疗联合手术、细胞毒性药物和内分泌治疗的晚期毒性反应。早期发现、恰当评估和早期干预可以提高患者的 QoL 和我们对晚期毒性反应的认识。

(杨斯苒 译　赵玉洁 校)

参考文献

1. Wernicke AG, et al. Tissue compliance meter is a more reproducible method of measuring radiation-induced fibrosis than late effects of normal tissue-subjective objective management analytical in patients treated with intracavitary brachytherapy accelerated partial breast irradiation: results of a prospective trial. Breast J. 2013;19(3):250–8.

2. Giovagnorio F, et al. Color Doppler sonography of focal lesions of the skin and subcutaneous tissue. J Ultrasound Med. 1999;18:89–93.

3. Huang YP, et al. High-frequency ultrasound assessment of skin fibrosis: clinical results. Ultrasound Med Biol. 2007;8:1191–8.

4. Hoeller U, et al. Radiation-induced plexopathy and fibrosis. Strahlenther Onkol. 2004;180(10):650–4.

5. Stout Gergich NL, et al. Preoperative assessment enables the early diagnosis and successful treatment of lymphedema. Cancer. 2008;112:2809–19.

6. Ancukiewicz M, et al. Standardized method for quantification of developing lymphedema in patients treated for breast cancer. Int J Radiat Oncol Biol Phys. 2011;79:1436–43.

7. Tidhar D, et al. Measurement issues in anthropometric measures of limb volume change in persons at risk for and living with lymphedema: a reliability study. J Pers Med. 2015;5:341–53.

8. Brunelle C, et al. Establishing and sustaining a prospective screening program for breast cancer-related lymphedema at the Massachusetts General Hospital: lessons learned. J Pers Med. 2015;5(2):153–64.

9. Seward C, et al. A comprehensive review of bioimpedance spectroscopy as a diagnostic tool for the detection and measurement of breast cancer-related lymphedema. J Surg Oncol. 2016;114:537–42.

10. Wouter van Es H, et al. Radiation-induced brachial plexopathy: MR imaging. Skeletal Radiol. 1997;26(5):284–8.

11. Jaeckle KA. Neurologic manifestations of neoplastic and radiation-induced plexopathies. Semin Neurol. 2010;30(3):254–62.

12. Roth G, et al. Post-radiation brachial plexopathy. Persistent conduction block. Myokymic discharges and cramps. Rev Neurol (Paris). 1988;144(3):173–80.

13. Cleverley JR, et al. Drug-induced lung disease: high-resolution CT and histological findings. Clin Radiol. 2002;57(4):292–9.

14. Wang Z, et al. The role of procalcitonin in differential diagnosis between acute radiation pneumonitis and bacterial pneumonia in lung cancer patients receiving thoracic radiotherapy. Sci Rep. 2020;10:1–6.

15. Toma CL, et al. The bronchoalveolar lavage pattern in radiation pneumonitis secondary to radiotherapy for breast cancer. Maedica. 2010;5(4):250–7.

16. Jacob S, et al. Early detection and prediction of cardiotoxicity after radiation therapy for breast cancer: the BACCARAT prospective cohort study. Radiat Oncol. 2016;11:54.

17. Yu AF, et al. Assessment of early radiation-induced changes in left ventricular function by myocardial strain imaging after breast radiation therapy. J Am Soc Echocardiogr. 2019;32(4):521–8.

18. Karamitsos TD, et al. Myocardial tissue characterization and fibrosis by imaging. JACC Cardiovasc Imaging. 2020;13(5):1221–34.

19. Milgrom SA, et al. Coronary artery dose-volume parameters predict risk of calcification after radiation therapy. J Cardiovasc Imaging. 2019;27(4):268–79.

20. Skyttä T, et al. Troponin T-release associates with cardiac radiation doses during adjuvant left-sided breast cancer radiotherapy. Radiat Oncol. 2015;10:141.

21. D'Errico MP, et al. N-terminal pro-B-type natriuretic peptide plasma levels as a potential biomarker for cardiac damage after radiotherapy in patients with left-sided breast cancer. Int J Radiat Oncol Biol Phys. 2012;82(2):e239–46.

22. Pusic AL, et al. Development of a new patient-reported outcome measure for breast surgery: the BREAST-Q. Plast Reconstr Surg. 2009;124(2):345–53.

第 32 章

晚期毒性反应的报告

Carlotta Becherini, Lorenzo Livi

32.1 背景

毒性反应评估本质上比疗效评估更复杂,一部分原因是有可能出现的不良事件几乎是无限的,另一部分原因是即使接受相同的治疗方案,不良事件的严重程度也因个体而异。尽管一些研究包含了毒性反应数据,但由于缺乏标准化的报告和数据分析,也意味着研究之间的比较往往难以进行或缺乏可信度[1]。

然而,与其他肿瘤研究领域相比,放射治疗在晚期毒性反应的认识和报告方面一直是领跑者[2]。

32.2 临床实践的关键信息

32.2.1 皮肤晚期毒性反应

在临床中通常使用美国 RTOG 的毒性标准和 E-ORTC 的评估标准这两个量表来评估慢性放射性皮炎的等级,评价内容包括皮肤和皮下组织两个方面[3]。更详细的评估可以通过 CTCAE 进行[4]。

32.2.2 淋巴水肿

常用几种分级评价系统来描述淋巴水肿的程度,包括 Campisi 分期系统、美国物理治疗协会(APTA)和美国 NCI 的 CTCAE[4]。最近,肿瘤相关的上肢淋巴水肿(CLUE)这一评价工具被开发及验证,以促进对淋巴水肿的临床检查的标准化,并用单一评分评估多个结构[5]。

最常用的是国际淋巴学会(ISL)分期系统[6],ISL结合两个标准来评价淋巴水肿程度:肢体的"柔软性"

或"坚固性"。

- 0 度:肿胀不明显的亚临床期或潜伏期。
- Ⅰ 度:蛋白质含量相对较高(与静脉水肿相比)的组织液淤积早期,肿胀可随上肢抬举而消退,可能存在凹陷性水肿。
- Ⅱ 度:出现实体结构的改变,仅通过抬高肢体几乎不能减少组织肿胀,且伴随明显凹陷性水肿。随后,随着皮下多余的脂肪增多和水肿的发展,肢体凹陷性水肿情况可能消失。
- Ⅲ 度:包括非凹陷性的淋巴阻塞象皮肿和营养性皮肤变化,如棘皮病、皮肤特征和厚度的改变、脂肪的进一步沉积和纤维化。

在每个阶段,可简单地利用体积变化差异来评估严重程度,这虽然有局限性,但仍有效。轻度:> 5%且< 20%的肢体体积增加;中度:20%~40%的肢体体积增加;重度:>40%的肢体体积增加。

淋巴水肿生活质量问卷(LYMQOL)是一项特定条件的、被证实有效的问卷,被用于评估淋巴水肿治疗方案的有效性[7]。

32.2.3 臂丛神经病变

对臂丛神经病变的分级,最常用的评分之一,是改良的 LENT-SOMA 评分(正常组织晚期反应的主观、客观、治疗、分析评分)[8]。疼痛可以通过神经性疼痛症状量表(NPSI)来报告,这是一个包含 12 个项目的量表,每个项目都采用 10 分制数字评分,总分为 0~120 分[9]。

在放射治疗诱发的臂丛神经病变研究中,可使用英国医学研究理事会量表评价乏力程度[10,11],该量表对肌肉力量进行半定量评价。

32.2.4 肺

在临床实践中，美国 RTOG 标准和 CTCAE 是应用最广泛的[3,4]。然而，大多数患者不会出现任何临床症状。

放射性肺纤维化(RILF)的严重程度可以依据放射学特征进行半定量分级(1~5 级)[12]。

- 轻度至中度 RILF:"瘢痕状"模式,特征为斑状混浊。

- 严重 RILF:"肿块样"模式,特征为病灶实变和(或)磨玻璃影,以及空气支气管征和(或)牵引性支气管扩张。

32.2.5 心脏

放射治疗引起的心脏疾病会导致不同程度的心脏损害，从亚临床表现到有症状的临床疾病，包括心包炎、冠状动脉疾病(CAD)、心肌梗死、瓣膜性心脏病、心律失常、非缺血性心肌病和传导系统损伤。放射治疗引起的心脏毒性的症状和体征大多与因其他病因引起的心脏病的症状和体征难以区分。因此，临床评估通常采用与非放射治疗相关的心脏病患者相同的分期系统。

我们建议可以考虑使用 LENT-SOMA 评分(正常组织晚期反应的主观、客观、治疗、分析评分)[8]来描述放射治疗对心脏的影响，因为它对心功能障碍进行了临床、影像学和功能的评估。

32.2.6 患者报告的结局评价

2017 年,国际健康结局测量联盟开发了一套基于价值的患者自我报告结局的测量标准[13]。在既往文献报道的几个工具中(表 32.1),EORTC 的生活质量问卷 QLQ-C30、乳腺癌生活质量问卷 QLQ-BR45 和乳腺癌身体形象量表(BIBCQ)经常被可靠地用于对癌症相关生活质量和身体形象相关问题的调查[13,14]。重要的是,我们认为患者所面临的毒性反应负担可能比医师所认为的更大[15]。

对与乳腺放射治疗相关的患者自我报告结局指标进行了调查，包括皮肤改变、乳房挛缩、乳房变硬和美容效果差，这些都对社会心理健康产生了负面影响[16]。美容效果也可以由患者自己进行评价，根据

表 32.1 晚期毒性反应评价工具汇总表

部位	疾病	分级系统	患者自我报告的结局评价
皮肤ª/皮下组织/胸壁	毛细血管扩张	• 美国 NCI 的 CTCAE	• 患者自我报告结局不良事件通用术语标准 (PRO-CTCAE)
	纤维化/胸壁疼痛	• RTOG • EOREC/LENT-SOMA 评分	• 哈佛量表(美容效果) • 身体形象量表
淋巴	淋巴水肿	• ISL 分期系统 • Campisi 分期系统 • APTA • 美国 NCI 的 CTCAE	• LYMQOL • 淋巴水肿生活质量影响量表(LLIS)问卷 • 上肢淋巴水肿(ULL)-27 • MOS-McGill 疼痛问卷简化版 • 世界卫生组织功能障碍和健康国际分类(WHO-ICF) • 医疗结局调查-SF-36 简化版
臂丛神经	臂丛神经病变	• EOREC/LENT-SOMA 评分	• NPSI • 36 项健康调查简表和患者变化整体印象(PGIC) • 英国医学研究理事会乏力量表
肺	放射性肺损伤(RILI)	• 美国 NCI 的 CTCAE • RTOG • EOREC/LENT-SOMA 评分	• 欧洲癌症研究与治疗组织生活质量问卷 EORTC QLQ-C30 • 肺癌模块 13(QLQ-LC13)
心脏	心脏损伤	• EOREC/LENT-SOMA 评分 • 疾病特异性分级工具 (例如,美国心脏协会,Syntax 评分)	• 欧洲癌症研究与治疗组织生活质量问卷 EORTC QLQ-C30

ª 晚期皮肤毒性反应包括:干燥、皮肤弹性降低、过度色素沉着、色素减退等。

Harris 等的量表分为 4 个等级：优秀、良好、一般或较差[17]，或根据身体形象量表进行评分[18]，也有一些临床研究使用自我评估问卷进行更详细的评价。

32.3 总结

通过采用国际社会认可的统一的评价工具进行早期发现和评估，可以提高患者的生活质量和对晚期毒性反应本身的认识（见表 32.1）。考虑到治疗方式的多样性和对治疗降级产生的影响进行评估的重要性，与患者分享治疗决策是很重要的。因此，比较不同治疗方案的患者自我报告结局，基于这些数据对患者进行教育，有利于确定治疗目标，这些治疗目标可以是各种肿瘤治疗结局的任意组合，如复发或生存、副反应和 QoL 等。

（张晓敏 译　赵玉洁 校）

参考文献

1. Trotti A, et al. The need for adverse effects reporting standards in oncology clinical trials. J Clin Oncol. 2004;22:19–22.
2. Bentzen SM, et al. Quantitative analyses of normal tissue effects in the clinic (quantec): an introduction to the scientific issues. Int J Radiat Oncol Biol Phys. 2010;76:3–9.
3. Cox JD, et al. Toxicity criteria of the radiation therapy oncology group (RTOG) and the European Organization for Research and Treatment of cancer (EORTC). Int J Radiat Oncol Biol Phys. 1995;31(5):1341–6.
4. National Cancer Institute, National Institutes of Health, U.S. Department of Health and Human Services. Common Terminology Criteria for Adverse Events (CTCAE) Version 5.0. Published: November 27, 2017. Accessed 24 Oct 2020.
5. Spinelli B, et al. Intra- and interrater reliability and concurrent validity of a new tool for assessment of breast cancer-related lymphedema of the upper extremity. Arch Phys Med Rehabil. 2019;100:315–26.
6. Executive Committee of the International Society of Lymphology. The diagnosis and treatment of peripheral lymphedema: 2020 consensus document of the International Society of Lymphology. Lymphology. 2020;53(1):3–19.
7. Keeley V, et al. A quality of life measure for limb lymphoedema (LYMQOL). J Lymphoedea. 2010;5(1):26–37.
8. LENT-SOMA. LENT-SOMA scales for all anatomic sites. Int J Radiat Oncol Biol Phys. 1995;31(1049):1091.
9. Bouhassira D, et al. Development and validation of the neuropathic pain symptom inventory. Pain. 2004;108:248–57.
10. Delanian SE, et al. Randomized, placebo-controlled clinical trial combining pentoxifylline–tocopherol and clodronate in the treatment of radiation-induced plexopathy. Int J Radiat Oncol Biol Phys. 2020;107(1):154–62.
11. Medical Research Council. Aids to the examination of the peripheral nervous system, memorandum no. 45. London: HMSO; 1981.
12. Benveniste MF, et al. Recognizing radiation therapy-related complications in the chest. Radiographics. 2019;39:344–66.
13. Ong W, et al. A standard set of value-based patient-centered outcomes for breast cancer: the International Consortium for Health Outcomes Measurement (ICHOM) initiative. JAMA Oncol. 2017;3:677–85.
14. Kanatas A, et al. Patient-reported outcomes in breast oncology: a review of validated outcome instruments. Tumori. 2012;98:678–88.
15. Mukesh M, et al. The Cambridge breast intensity-modulated radiotherapy trial: comparison of clinician-versus patient-reported outcomes. Clin Oncol. 2016;28:354–64.
16. Al-Ghazal S, et al. Does cosmetic outcome from treatment of primary breast cancer influence psychosocial morbidity? Eur J Surg Oncol. 1999;25:571–3.
17. Harris J, et al. Analysis of cosmetic results following primary radiation therapy for stages I and II carcinoma of the breast. Int J Radiat Oncol Biol Phys. 1979;5:257–61.
18. Hopwood P, et al. A body image scale for use with cancer patients. Eur J Cancer. 2001;37(2):189–97.

第 **33** 章

晚期毒性反应的管理

Carlotta Becherini, Lorenzo Livi

33.1 背景

晚期毒性反应是指在放射治疗后数月或数年发生的一系列副反应,其特征是随着时间的推移而出现许多不同严重程度的症状或状况。图 33.1 至图 33.6 是不同类型的晚期毒性反应的图片。大多数患者表现为轻微的变化,包括色素减退或色素沉着(图 33.1 和图 33.2)。

33.2 临床实践的关键信息

33.2.1 毛细血管扩张症(图 33.3)

- 症状:毛细血管扩张,导致皮肤上出现红色或

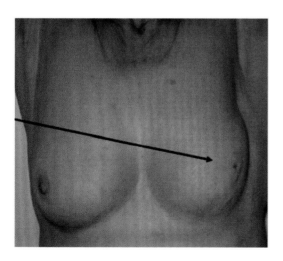

图 33.1 晚期毒性反应轻微的患者:乳房颜色无差异,治疗侧的乳头/乳晕颜色较未治疗侧更浅。

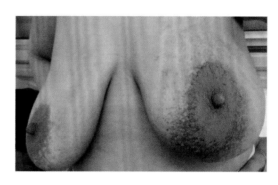

图 33.2 一例出现晚期毒性反应的患者:乳房皮肤,特别是在乳头/乳晕区出现色素沉着。

紫色的小簇,外观上常呈蜘蛛网状。

- 出现时间:2~6 个月。
- 预防:
  - 应在乳腺加量的局部控制获益和潜在的长期并发症如毛细血管扩张之间进行权衡[1,2]。
  - 组织补偿物应在特定病例中使用(见第 21 章)。
  - 与低能量电子线或光子线相比,高能电子线(>10MeV)的应用与毛细血管扩张的发生率增加有关[3]。
  - 与标准放射治疗相比,FiF 计划(例如,正向计划的 IMRT)的剂量均匀性较好,可减少毛细血管扩张的发生[4,5]。
- 治疗:
  - 长脉冲染料激光治疗[6]。
  - 放射治疗后硬皮病(罕见的晚期并发症)的治疗包括局部和病灶内皮质类固醇、光疗和全身免疫抑制剂的联合应用[7]。

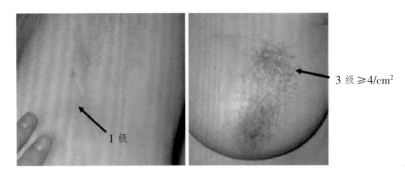

图 33.3   毛细血管扩张。扩张血管分级:0 级=无,1 级≤1/cm²,2 级=1~4/cm²,3 级≥4/cm²。

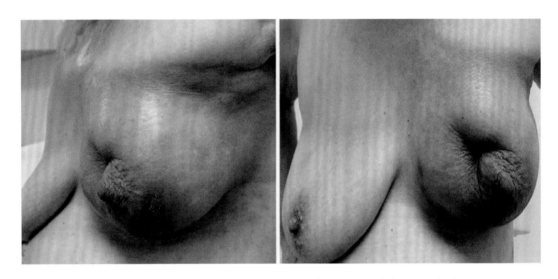

图 33.4   全乳及加量放射治疗后 1 年,硬皮病样纤维化,乳房僵硬和变形。

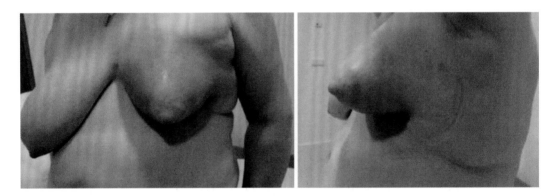

图 33.5   全乳及加量放射治疗后 1 年,硬皮病样纤维化,乳房僵硬和变形。

33.2.2 纤维化/胸壁疼痛

• 症状:疼痛、乳房收缩和变硬、皮肤硬化、收缩、溃疡、伤口愈合延迟、手臂水肿、肩部活动范围缩小。

• 出现时间:4~12 个月。

• 预防:

– 应在乳腺加量的获益和潜在的长期并发症之间进行权衡[1,2]。

– 组织补偿物应在特定病例中使用(见第 21 章)。

– 与低能量电子线或光子线相比,高能电子线(>10MeV)的应用与纤维化的发生率增加有关[3]

– 尽可能减少照射剂量超过 107% 的处方剂量

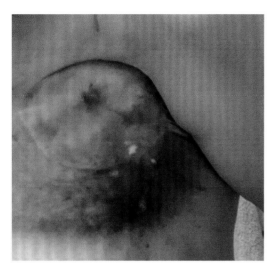

图 33.6　全乳房切除和胸壁放射治疗后 30 年,纤维化、胸壁坏死(经组织学证实)。

的乳腺体积，如果三维放射治疗技术无法实现此点，可以考虑使用 IMRT。

– 讨论与重建手术相关的风险。

– 放射治疗纤维化高风险的患者(例如，严重的急性皮炎、乳房水肿、计划进行重建手术)，考虑预防性口服己酮可可碱(PTX)，每次 400mg，每日 2~3 次，并每日口服维生素 E(400~1000IU)，持续至少 6 个月[8-10]。

• 患者在服用抗凝剂时不应服用 PTX。

• 如果患者在服用 PTX 时出现恶心，其剂量可减少到每次 200mg，每日 2 次。

• PTX 和维生素 E 应在任何计划性的侵入性手术前 1 周开始停用。

• 治疗：

– 抗炎药。

  ○ 布洛芬每次 400mg，每日 2~3 次。萘普生每日 250~500mg。

– 神经痛。

  ○ 度洛西汀每次 60mg，每日 1 次。

  ○ 加巴喷丁每次 300~1200mg，每日 3 次。

  ○ 普瑞巴林每次 75~150mg，每日 2 次。

– 口服 PTX 每次 400mg，每日 2~3 次，并口服维生素 E(每日 400~1000UI)至少 6 个月，以避免纤维化再次加重[11]。

– 口服 PTX-维生素 E-双膦酸盐(PENTOCLO 方案)。如果疼痛与肋骨或肋软骨关节放射性骨坏死相关，可以考虑使用此方案。PENTOCLO 方案:PTX800mg，维生素 E 1000IU，双膦酸盐 1600mg，每周 5 天，与泼尼松 20mg 和环丙沙星 1000mg 每周 2 天，交替使用[12]。

– 高压氧治疗的证据尚有争议，只能用于已被证实无复发和无肿瘤的患者。

在单纯近距离放射治疗后，放射治疗引起的纤维化和毛细血管扩张的风险似乎取决于皮肤受照剂量[13]。在 APBI 中，质子放射治疗相比于光子放射治疗并没有增加放射治疗纤维化的风险[14]，但观察到了更高的皮肤毒性反应。

在全乳房切除术联合乳房重建时，考虑到放射治疗会引起水肿和皮肤紧缩，一些学者建议应该在放射治疗前最大限度地充盈组织扩张器，在放射治疗后不再充盈[15]。

33.2.3　淋巴水肿

• 症状:手臂、手、乳房或躯干可能出现异常肿胀;体重增加和(或)疼痛，发生伤口延迟愈合和蜂窝织炎的风险增加。

• 出现时间:6 个月以上。

– 早发(<术后 12 个月):与 ALND 有关。

– 晚发(>12 个月):与区域淋巴结放射治疗和 ALND 有关。

• 预防:根据疾病特点适当减少腋窝手术和淋巴结照射范围(见第 19 章)。

– 对于临床淋巴结阴性的患者，使用 SLNB 替代 ALND 后，乳腺癌相关淋巴水肿的发生率显著降低(分别为 5% 和 20%)[16]。

– 对于 SLNB 中阳性淋巴结不超过 2 枚的患者，与 ALND 相比，腋窝放射治疗的淋巴水肿发生率更低(分别为 23% 和 11%)[17]。

– 锁骨上区(9.9%)、腋窝后区(14.7%)和内乳(8.3%)加量放射治疗增加了发生淋巴水肿的风险[18]。

– 预防淋巴水肿的手术。

  ○ 腋窝逆向淋巴结示踪(ARM)[19]。

  ○ 淋巴显微外科预防治疗术(LYMPHA)[20]。

• 建议预防措施:

– 保持理想的体重。

– 积极治疗局部感染，以预防蜂窝织炎。

– 合理的运动和负重锻炼。

– 物理治疗。

- 治疗:治疗主要采取多模态保守疗法,旨在提高患者的舒适度,减少肢体体积[21]。按症状毒性的加重罗列治疗方案。
  - 锻炼[22]。
  - 肢体抬高(手臂体积可减少3.1%)[23]。
  - 紧身衣(使用24周时水肿可减少32%,而单独使用弹性袜24周时水肿减少15.8%)[24]。
  - 尽量减少感染的风险[25]。
  - 人工淋巴引流 (对60岁以下的患者疗效更佳,干预时间为1个月)[26]。
  - 减少充血的综合治疗。
  - 间歇性气动压缩[27]。
  - 对于严重的淋巴水肿,可考虑手术干预(淋巴旁路手术、血管化淋巴结移植术等)[28]。

没有确切证据表明在航空旅行时需要专门穿紧身衣[25]。高压氧不一定有效,相关研究数据之间存在争议,并且不推荐用于活动性的恶性肿瘤患者[29]。

是否应避免在受累手臂测量血压目前仍存在争议。在缺乏一级证据的情况下,国家淋巴水肿网络建议尽量避免受累手臂过度受压[21]。

33.2.4 臂丛神经病变

- 症状:
  - 手/手臂/肩的麻木、感觉异常、感觉迟钝、疼痛和(或)运动乏力。
  - 约2/3患者的症状呈渐进性进展,患者最初可能表现为感觉异常和疼痛,后进展为受累上肢的运动乏力。
- 发生时间:8~12月以上(中位时间1.5年)。
- 预防:
  - 减少总照射剂量和分次剂量[30]。
  - 避免臂丛神经受照射体积过大($V_{40Gy} \geqslant 13.5cm^3$)[31]。
  - 臂丛神经受照最大剂量<55Gy[31]。
- 治疗:按症状毒性的加重罗列治疗方案。
  - 对症治疗和支持治疗。
    - 神经痛:加巴喷丁每次300~1200mg,每日3次,或普瑞巴林每次75~150mg,每日2次。
    - 感觉异常:苯二氮䓬类药物(例如,安定每次2~10mg,每日3~4次)。
    - 乏力:物理治疗。
  - 没有证据支持高压氧治疗[32]。

  - 神经移植(极少证据支持)[33]。
  - 脊髓刺激器、经皮神经电刺激、网膜成形神经松解术均有助于治疗放射性臂丛神经病变[34]。

33.2.5 肺

- 症状:
  - 肺炎:咳嗽、呼吸短促、需氧量增加、胸膜痛和(或)发热。治疗后通常缓解。
  - 纤维化:呼吸困难。这是一种不可逆的后果,可导致肺活量降低。
- 发生时间:
  - 肺炎:4周至12个月。
  - 纤维化:6~12个月以上。
- 预防:
  - 在淋巴结放射治疗时,尽可能使单侧肺$V_{20Gy}<35\%$[35]。
  - 使用标准切线野治疗时,尽可能使同侧肺$V_{20Gy}<20\%$[35]。
  - 当采用大分割治疗方案(大多为40Gy/15次)时,保持单侧肺$V_{30Gy}<10\%$[36]。
  - 进行锁骨上淋巴结和内乳淋巴结放射治疗时,考虑使用深吸气屏气以减少照射野内的肺体积[37]。
  - 在设计容积调强放射治疗(vIMRT)计划时,还要考虑低剂量照射的肺体积(V_{5Gy})和双肺的受照剂量。
- 治疗:
  - 无症状或轻度症状。
    - 支持性治疗(例如,镇咳治疗)。
    - 避免使用糖皮质激素治疗,除非症状棘手或肺功能下降超过10%。
  - 症状严重和存在呼吸功能障碍的证据。
    - 口服糖皮质激素治疗(例如,泼尼松每日60mg,连续2周,随后每1~2周减少10mg)[38]。
    - 如果患者病情稳定或症状有所改善,在随后的4~6周内,泼尼松的剂量将逐渐减少至每日0.5~0.75mg/kg。此后,若病情保持稳定,在3~6个月后逐渐停药。

33.2.6 心脏

- 症状:心绞痛、晕厥、呼吸困难、病态窦房结综合征、胸膜痛、非心绞痛性胸痛、发热。

- 发生时间:5~30 年。
  - 在治疗期间(几周内)或长达治疗后 10 年:心包疾病。
  - 6 个月至 20 年:传导系统疾病。
  - 4~11 年:无症状性瓣膜病。
  - 5~20 年:冠状动脉疾病。
  - 10 年:有症状的心肌损伤。
  - >16 年:有症状的瓣膜病。
- 预防:
  - 保证心脏受照剂量尽可能低。
  - 在左侧乳腺癌,或涉及内乳淋巴结照射的右侧乳腺癌患者中,考虑使用 DIBH、呼吸门控、CPAP 等技术(详见第 38 章)[37]。
  - 鼓励改变生活方式(戒烟、控制糖尿病、减重、改变饮食和锻炼),以减少心脏风险[39]。
- 治疗:根据推荐选择治疗方案。
  - 如果怀疑有心力衰竭或冠状动脉疾病,建议咨询心脏病专家。

33.3 建议

对晚期毒性反应的正确认识和管理可以减少患者的不适症状,确保医师可以尽可能地向患者推荐预防策略(表 33.1)。

33.4 总结

放射治疗增加了晚期毒性反应的风险,但据报道,在长达 15 年的随访中,肺部和心脏晚期毒性反应的绝对发生率很低[40]。基于靶区的细致的放射治疗计划、剂量均匀性、适度大分割和限制皮肤剂量与急性毒性反应的降低相关,并可能降低晚期毒性反应的发生率。为了患者的健康,建议改变生活方式,这可以减少潜在的晚期毒性反应和提高生活质量。强烈建议采取避免日晒、戒烟、健康饮食、身体锻炼等措施。如表 33.1 所示的其他干预措施也被认为可以预防毒性反应。

表 33.1　晚期毒性反应治疗总结

部位	副反应	发生时间	轻度	中度/重度	预防
皮肤	干燥 弹性下降	0 年	温和、pH 值中性或非碱性的香皂，高保湿剂	考虑使用 PTX 和维生素 E	限制高能射线的使用（>10MeV 电子束） 限制组织补偿物的使用 限制皮肤剂量 放射治疗计划剂量均匀性 避免日晒，限制接受阳光直射的时间，使用防晒霜及高紫外线保护系数的衣服
皮肤	毛细血管扩张和色素改变	2 年	观察	激光治疗	限制高能射线的使用（>10MeV 电子束） 限制组织补偿物的使用 避免日晒，限制接受阳光直射的时间，使用防晒霜及高紫外线保护系数的衣服
皮肤	硬皮病	3 年		局部和病灶内使用皮质类固醇、光疗和全身免疫抑制剂	限制高能射线的使用（>10MeV 电子束） 限制组织补偿物的使用 放射治疗计划剂量均匀性
皮肤	慢性溃疡和坏死	2 年		特殊敷料（例如，银或吸附剂敷料） 如果严重，需要手术处理（从简单切除到进一步重建，皮瓣或人造皮肤） 无疾病状态可考虑高压氧治疗	限制高能射线的使用（>10MeV 电子束） 限制组织补偿物的使用 限制皮肤剂量 放射治疗计划剂量均匀性
皮肤	纤维化/胸壁疼痛	4 年	抗炎药 • 布洛芬每次 400mg，每日 2~3 次 • 萘普生每次 250~500mg，每日 2 次 神经痛 • 度洛西汀每次 60mg，每日 1 次 • 加巴喷丁每次 300~1200mg，每日 3 次 • 普瑞巴林每次 75~150mg，每日 2 次	口服 PTX 和维生素 E 至少 6 个月 PTX（每次 400mg，每日 2 次或 3 次） 维生素 E（每日 400~1000IU） PENTOCLO 方案：PTX 800mg，维生素 E 1000 IU 和双膦酸盐 1600 mg 每周 5 天，与 20 mg 强的松和 1000 mg 环丙沙星 每周 2 天，交替使用 无疾病状态可考虑高压氧治疗	限制高能射线的使用（>10MeV 电子束） 限制组织补偿物的使用 PTX 和维生素 E

（待续）

表 33.1(续)

部位	副反应	发生时间	轻度	中度/重度	预防
淋巴	淋巴水肿	6~12 个月（手术） 18~24 个月（腋窝手术+区域淋巴结放射治疗） 36~48 个月（SLNB+区域淋巴结放射治疗）	物理治疗，避免受累臂创伤 •Ⅰ度：简单的淋巴引流+紧身衣 •Ⅱ度：加强物理治疗（消除充血综合治疗） •Ⅲ度：加强物理治疗+/-间歇性气动压缩(IPC)	淋巴旁路手术，血管化淋巴结移植术	腋窝手术的降级： 如果可行首选 SLNB，正确勾画靶区（见第 19 章） 自我护理的一般措施（例如，监测、护肤、减重、运动） 手臂抬高 正确穿着紧身衣
臂丛神经	臂丛神经病变	8~12 个月	神经痛 •加巴喷丁或普瑞巴林 感觉异常 •苯二氮䓬类药物（例如，安定每次 2~10mg，每日 3~4 次）。	脊髓刺激器，经皮神经电刺激，神经松解术	限制剂量，很少由常规剂量照射导致，但在需要加量照射时需注意 勾画臂丛以避免热点落在该区域 在淋巴结加量时注意计划设计
肺	放射性肺损伤	肺炎：4 周至 12 个月 纤维化：6~12 个月以上	无症状或轻度症状：支持性治疗（例如，镇咳治疗）	严重的症状（肺功能下降>10%）：口服糖皮质激素治疗[例如，波尼松 0.75~1mg/(kg·d)]	全乳腺/胸壁和淋巴结放射治疗： 保持同侧肺 $V_{20Gy}<35\%$ 仅乳腺/胸壁放射治疗：保持同侧肺 $V_{20Gy}<20\%$
心脏	心脏损伤	5~10 年	转诊至心脏专科	转诊至心脏专科	注意 V_{50y}，尤其是容积和调强放射治疗时的平均剂量 尽量减少心脏的平均剂量 降低风险的生活方式（饮食、锻炼、避免吸烟）

（张晓敏 译 赵玉洁 校）

参考文献

1. Bartelink H, European Organisation for Research and Treatment of Cancer Radiation Oncology and Breast Cancer Groups, et al. Whole-breast irradiation with or without a boost for patients treated with breast-conserving surgery for early breast cancer: 20-year follow-up of a randomised phase 3 trial. Lancet Oncol. 2015;16(1):47–56.

2. Torres MA, et al. Postmastectomy and regional nodal radiation for breast cancer. J Clin Oncol. 2020;38(20):2299–309.

3. Huang EY, et al. Predictive factors for skin telangiectasia following post-mastectomy electron beam irradiation. Br J Radiol. 2002;75(893):444–7.

4. Barnett GC, et al. The Cambridge breast intensity-modulated radiotherapy trial: patient- and treatment-related factors that influence late toxicity. Clin Oncol. 2011;23(10):662–73.

5. Barnett GC, et al. Randomized controlled trial of forward-planned intensity modulated radiotherapy for early breast cancer: interim results at 2 years. Int J Radiat Oncol Biol Phys. 2012;82(2):715–23.

6. Rossi AM, et al. Radiation-induced breast telangiectasias treated with the pulsed dye laser. J Clin Aesthet Dermatol. 2014;7(12):34–7.

7. Fruchter R, et al. Characteristics and treatment of postirradiation morphea: a retrospective multicenter analysis. J Am Acad Dermatol. 2017;76(1):19–21.

8. Jacobson G, et al. Randomized trial of pentoxifylline and vitamin E vs standard follow up after breast irradiation to prevent breast fibrosis, evaluated by tissue compliance meter. Int J Radiat Oncol Biol Phys. 2013;85(3):604–8.

9. Magnusson M, et al. Pentoxifylline and vitamin E treatment for prevention of radiation-induced side-effects in women with breast cancer: a phase two, double-blind, placebo-controlled randomised clinical trial (Ptx-5). Eur J Cancer. 2009;45(14):2488–95.

10. Delanian S, et al. Striking regression of chronic radiotherapy damage in a clinical trial of combined pentoxifylline and tocopherol. J Clin Oncol. 1999;17(10):3283–90.

11. Delanian S, et al. Kinetics of response to long-term treatment combining pentoxifylline and tocopherol in patients with superficial radiation-induced fibrosis. J Clin Oncol. 2005;23(34):8570–9.

12. Delanian S, Chatel C, Porcher R, Depondt J, Lefaix JL. Complete restoration of refractory mandibular osteoradionecrosis by prolonged treatment with a pentoxifylline-tocopherol-clodronate combination (PENTOCLO): a phase II trial. Int J Radiat Oncol Biol Phys. 2011;80(3):832–9.

13. Rabinovitch R, et al. RTOG 95–17, a phase II trial to evaluate brachytherapy as the sole method of radiation therapy for Stage I and II breast carcinoma—year-5 toxicity and cosmesis. Brachytherapy. 2014;13(1):17–22.

14. Galland-Girodet S, et al. Long-term cosmetic outcomes and toxicities of proton beam therapy compared with photon-based 3-dimensional conformal APBI: a phase 1 trial. Int J Radiat Oncol Biol Phys. 2014;90(3):493–500.

15. Schechter SW, et al. Immediate breast reconstruction can impact postmastectomy irradiation. Am J Clin Oncol. 2005;28(5):485–94.

16. DiSipio T, et al. Incidence of unilateral arm lymphoedema after breast cancer: a systematic review and meta-analysis. Lancet Oncol. 2013;14(6):500–15.

17. Donker M, et al. Radiotherapy or surgery of the axilla after a positive sentinel node in breast cancer (EORTC 10981-22023 AMAROS): a randomised, multicentre, open-label, phase 3 non-inferiority trial. Lancet Oncol. 2014;15(12):1303–10.

18. Shah C, et al. Factors associated with the development of breast cancer-related lymphedema after whole-breast irradiation. Int J Radiat Oncol Biol Phys. 2012;83(4):1095–100.

19. Ahmed M, et al. Systematic review of axillary reverse mapping in breast cancer. Br J Surg. 2016;103:170–8.

20. Feldman S, et al. Single institution experience with lymphatic microsurgical preventive healing approach (LYMPHA) for the primary prevention of lymphedema. Ann Surg Oncol. 2015;22:3296–301.

21. Executive Committee of the International Society of Lymphology. The diagnosis and treatment of peripheral lymphedema: 2020 consensus document of the International Society of Lymphology. Lymphology. 2020;53(1):3–19.

22. McNeely ML, et al. Conservative and dietary interventions for cancer-related lymphedema: a systematic review and meta-analysis. Cancer. 2011;117(6):1136–48.

23. Swedborg I, et al. Lymphoedema post-mastectomy: is elevation alone an effective treatment? Scand J Rehabil Med. 1993;25(2):79–82.

24. Badger CM, et al. A randomized, controlled, parallel-group clinical trial comparing multilayer bandaging followed by hosiery versus hosiery alone in the treatment of patients with lymphedema of the limb. Cancer. 2000;88(12):2832–7.

25. Asdourian MS, et al. Precautions for breast cancer-related lymphoedema: risk from air travel, ipsilateral arm blood pressure measurements, skin puncture, extreme temperatures, and cellulitis. Lancet Oncol. 2016;17(9):e392–405.

26. Liang M, et al. Manual lymphatic drainage for lymphedema in patients after breast cancer surgery: a systematic review and meta-analysis of randomized controlled trials. Medicine (Baltimore). 2020;99(49):e23192.

27. Shao Y, et al. Intermittent pneumatic compression pump for breast cancer-related lymphedema: a systematic review and meta-analysis of randomized controlled trials. Oncol Res Treat. 2014;37(4):170–4.

28. Granzow JW. Lymphedema surgery: the current state of the art. Clin Exp Metastasis. 2018;35:553–8.

29. Gothard L, et al. Randomised phase II trial of hyperbaric oxygen therapy in patients with chronic arm lymphoedema after radiotherapy for cancer. Radiother Oncol. 2010;97(1):101–7.

30. Guenzi M, et al. Hypofractionated irradiation of infra-supraclavicular lymph nodes after axillary dissection in patients with breast cancer post-conservative surgery: impact on late toxicity. Radiat Oncol. 2015;20(10):177.

31. Lundstedt D, et al. Radiation therapy to the plexus brachialis in breast cancer patients: analysis of paresthesia in relation to dose and volume. Int J Radiat Oncol Biol Phys. 2015;92(2):277–83.

32. Pritchard J, et al. Double-blind randomized phase II study of hyperbaric oxygen in patients with radiation-induced brachial plexopathy. Radiother Oncol. 2001;58(3):279–86.

33. Tung TH, et al. Nerve transfer for elbow flexion in radiation-induced brachial plexopathy: a case report. Hand. 2009;4(2):123–8.

34. Warade AC, et al. Radiation-induced brachial plexus neuropathy: a review. Neurol India. 2019;67(7):S47–52.

35. Blom Goldman U, et al. Radiation pneumonitis and pulmonary function with lung dose-volume constraints in breast cancer irradiation. J Radiother Pract. 2014;13(2):211–7.

36. Lee BM, et al. Hypofractionated radiotherapy dose scheme and application of new techniques are associated to a lower incidence of radiation pneumonitis in breast cancer patients. Front Oncol. 2020;11(10):124.

37. Nissen HD, et al. Improved heart, lung and target dose with deep inspiration breath hold in a large clinical series of breast cancer patients. Radiother Oncol. 2013;106(1):28–32.

38. Murofushi KN, et al. Radiation-induced bronchiolitis obliterans organizing pneumonia (BOOP) syndrome in breast cancer patients is associated with age. Radiat Oncol. 2015;26(10):103.

39. Darby SC, et al. Risk of ischemic heart disease in women after radiotherapy for breast cancer. N Engl J Med. 2013;368(11):987–98.

40. Poortmans PM, Struikmans H, De Brouwer P, Weltens C, Fortpied C, Kirkove C, Budach V, Peignaux-Casasnovas K, van der Leij F, Vonk E, Valli M, van-Tienhoven G, Weidner N, Noel G, Guckenberger M, Koiter E, vanLimbergen E, Engelen A, Fourquet A, Bartelink H; EORTC Radiation Oncology and Breast Cancer Groups. Side Effects 15 Years After Lymph Node Irradiation in Breast Cancer: Randomized EORTC Trial 22922/10925. J Natl Cancer Inst. 2021;113(10):1360–8.

第8部分
有关技术的特定话题

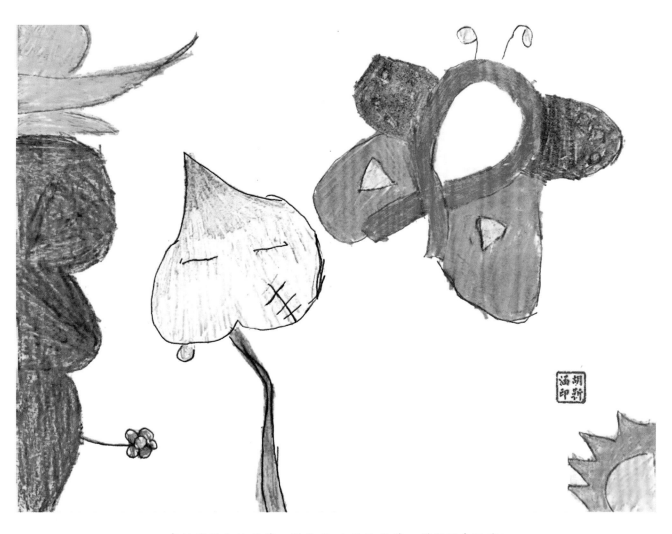

我的妈妈和这朵花一样美丽,也和这朵花一样能治愈肿瘤!

（绘画者:胡靳涵　男　5岁）

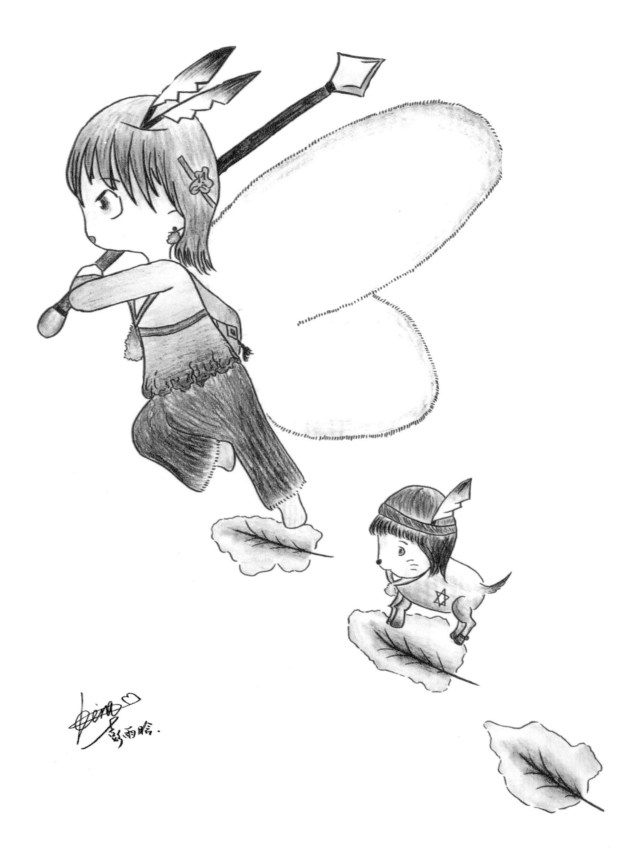

有爱, 有梦想, 我们一起飞吧!

(绘画者:彭雨晗 女 18岁)

第 34 章

基于植入物乳房重建的全乳房切除术后放射治疗

Orit Kaidar-Person，Alice Ho

34.1 背景

　　PMRT 适用于局部复发风险和局部区域复发风险较高的患者。主要包括淋巴结阳性和(或)原发肿瘤具有高危特征的患者。接受全乳房切除的乳腺癌患者中,进行乳房重建的患者越来越多,旨在通过恢复乳房形状来提高健康相关的 QoL[1]。乳房重建背景下的 PMRT 是具有挑战性的, 因为手术旨在改善美容效果,而 PMRT 与重建并发症的风险增加相关,并可能损害美容效果。此外,重建后的乳房形状对 PMRT 的计划设计带来了挑战[2]。

　　无论重建类型如何,当前用于即刻乳房重建(IBR)的 PMRT 的技术,均与 BCT 的放射治疗技术相似,仅针对残留乳腺组织和有复发风险的区域进行照射,而不是根据全乳房切除术和重建手术的类型进行基于靶区的照射(参见及对比 ASTRO 和 ESTRO 指南)[3-5]。使用基于靶区的放射治疗计划可以减少 OAR 和其他非靶区组织的受照剂量,从而减少放射治疗相关的毒性反应,而不影响靶区剂量覆盖。2019 年,ESTRO 发布了基于植入物的即刻重建的早期乳腺癌 PMRT 的共识指南。关于自体重建的共识指南仍在制订中;但是,ESTRO 与 EUBREAST 已联合发表了一篇关于接受自体 IBR 并计划进行 PMRT 的患者管理的综述[6,7]。ESTRO 根据文献报道和专家共识对靶区勾画进行了推荐,主要基于解剖结构,包括:腺体内、皮下和深丛的淋巴引流,全乳房切除术后残留乳腺组织的位置、复发模式, 以及既往 ESTRO 关于胸壁和区域淋巴结放射治疗的指南[8-10]。上述推荐主要基于以下观察结果:无论采用何种手术方式,全乳房切除术后的局部复发大多位于皮下和残留的乳房组织,其次是皮肤(既往文献报道,75%~100%的复发发生在上述部位)[11,12]。对自体重建而言,复发发生在自体皮瓣边缘与原有的乳房皮肤缝合处(即靠近全乳房切除术时未被切除的胸壁皮肤)[13-15]。

　　胸壁复发侵犯胸肌者较侵犯皮下/皮肤者少。侵犯胸肌的胸壁复发通常是由于肿瘤邻近或侵及胸肌,或胸肌间淋巴结复发所致[16,17]。当存在早期浸润癌伴有浸润灶以外的 DCIS(常表现为跳跃性病变,乳头基底部无病灶,但可能在未切除的乳头中心的导管中存在跳跃性病灶)、中央区肿瘤、较多阳性淋巴结(N2 和 N3)时,NAC 部位可能有潜在的亚临床病变残留的风险[18]。行 NSM 时,乳头切缘具有较高的阳性率。因此,在讨论手术方式和进行 PMRT 的计划设计时,应该考虑到这一点[19]。

　　在评估全乳房切除术后的局部复发模式和乳房重建及放射治疗后的美容效果时,另一个需要考虑的问题是不同医院和外科医师间重建皮瓣的厚度有所不同。虽然可以前瞻性地评估皮瓣厚度,但目前认为皮瓣较薄可能会导致包膜挛缩及美容效果欠佳,尤其需行术后放射治疗时。使用胸肌前植入物或许可以减少这种并发症,因为覆盖在植入物上的拉伸肌肉的纤维化被认为是包膜挛缩的原因[20-22]。这一观点虽然很有吸引力,但需要在设计一致的研究中,纳入大量患者,对比胸肌前植入和胸肌后植入序贯放射治疗的重建失败率和美容效果。此外,接受这些手术的所有乳腺癌患者,无论是否联合 PMRT,都应接受肿瘤学安全性的评估。

根据 ESTRO 的建议,进行 PMRT 的靶区勾画时,不仅需要全面了解患者的乳房解剖结构和局部淋巴引流模式(这决定了 PMRT 最常见的指征)、肿瘤在术前完整的乳房内的位置、疾病分期(例如,如上所述,已发现某些特征与 NAC 受累的风险增加相关),还需要了解全乳房切除术和 IBR 的手术过程。所有这些知识对于指导胸壁临床靶区(CTVp-胸壁)和淋巴引流临床靶区(CTVn)的勾画都至关重要[6,7]。

在疾病信息不全或分期更晚时,放射治疗靶区应如往常一样,覆盖所有复发风险较高的区域,包括胸壁和淋巴引流区,并包括移植的组织/植入的材料。

34.2 术前注意事项

全乳房切除和重建的术式应由术前多学科会议讨论决定,并充分评估是否存在 PMRT 的潜在需求。PMRT 的适应证根据复发风险而定,但对于根据疾病相关风险不需要接受 PMRT 的患者,术后残余乳腺组织的量是否应作为 PMRT 的适应证目前尚未达成共识[4]。

34.3 全乳房切除术后放射治疗

根据 ESTRO 指南,早期乳腺癌症患者的皮肤不属于原发病灶临床靶区(CTVp)的一部分。然而,皮下淋巴管网(被认为是乳腺淋巴引流的起始部位)以及任何残留的乳腺腺体组织应包含在 CTVp 内。在全乳房切除术/单纯乳房切除术/改良根治性乳房切除术中,部分皮肤被切除,剩余皮肤被牵拉到一起并缝合。与乳腺原发病灶临床靶区(CTVp-乳房)相比,胸壁原发病灶临床靶区(CTVp-胸壁)所包含的皮下组织的面积减小了(图 34.1)。这意味着胸壁原发病灶临床靶区(CTVp-胸壁)的面积比原来乳腺所占据的表面积要小得多,此观点不同于以往教科书所述。

相比之下,IBR 大多是保留皮肤(切除 NAC)或保留乳头(保留皮肤和 NAC)的全乳房切除。随着更多原有的乳房表面皮肤被保留,残留的引流淋巴管和潜在残留的乳腺腺体组织也会更多[23]。全乳房切除术后残余的腺体组织的位置因患者个人而异,也取决于所采

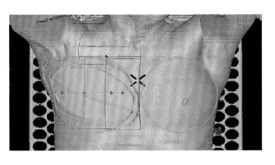

图 34.1　该患者接受了包括 ALND 的改良根治性全乳房切除术(MRM)。蓝色区域是左侧乳房在右侧胸壁上的投影。橙色区域是胸壁原发病灶临床靶区(CTVp-胸壁)。两者之间的相差部分代表被手术切除的皮肤的面积。

取的手术方式(保留或不保留皮肤或乳头)、手术技术和外科医师的专业知识[4,22]。残留的腺体组织通常位于外上象限和 NAC(行 NSM 时)[4,23]。在 NSM 或 SSM 联合 IBR 时,外科医师可能倾向于残留更多的腺体组织,以便于重建、减少潜在的并发症、获得更好的美容效果[24,25]。值得注意的是,在更传统的手术方式下,如全乳房切除术或改良根治性乳房切除术,而非 NSM 或 SSM,会残留 5%~10% 的腺体组织[23]。

因此,应提高对可能存在残余乳腺组织的认识。还应意识到,在某些情况下,还可能存在潜在残留的肿瘤细胞,尤其是在原先乳房皮肤的皮下部位[26]。

在模拟定位时,我们建议与外科医师一起确定原先乳房皮肤的边界,并在定位 CT 扫描前进行标记。在某些情况下,IBR 是用肌皮瓣进行的。此时,不应该将自体皮瓣的皮肤和皮下组织包含在 CTVp 内。也需要从 CT 定位扫描图像和其他术后影像(如果做过)中回顾是否存在体格检查中不易察觉的残留乳腺组织。应对标记进行记录,以用于放射治疗计划设计。

根据 ESTRO 的建议,胸壁原发病灶临床靶区(CTVp-胸壁)是位于胸大肌前方的区域(图34.2)。通常不应将胸肌包含在 CTVp 内,只有当肌肉受侵时才需将胸肌包括在内,且通常也只是包括一部分胸肌[8]。由于女性胸肌通常发育不佳,CT 模拟定位或术后显示不清,因此了解植入物的位置有助于指导靶区勾画(胸肌前/后)[12,27]。一般而言,植入物(组织扩张器或永久性植入物)可以放置于胸大肌的前方或后方。在这两种情况下,通常都需要使用额外的材料,例如,去上皮真皮瓣、合成补片、动物或人体组织生物补片[脱细胞真皮基质(ADM)],以确保植入物被完全覆盖。如果是胸肌后植入物,通常将胸肌的下部进行缝合,

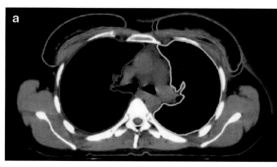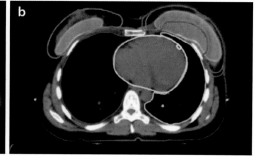

图 34.2　图片显示了根据 ESTRO 指南对 IBR 行胸肌后植入者的放射治疗靶区的定义。(a)图像显示胸壁上部。绿色是 CTV,红色是 PTV,粉色是对侧乳房。(b)心脏(浅蓝色)和冠状动脉左前降支(黄色)水平。绿色是 CTV,红色是 PTV,粉色是对侧乳房。图片源自 ESTRO-FALCON 网站,用于教育目的。

形成一个"口袋"来容纳假体。如果是胸肌前植入物,通过使用补片或 ADM 覆盖植入物表面的大部分区域,从而将其固定。CTVp 应包括植入物在内的所有胸肌前区域[28,29]。

　　根据 ESTRO 的推荐,胸壁原发病灶临床靶区(CTVp-胸壁)的上下界应该在 CT 模拟定位时根据仔细的临床检查来确定,同时参考对侧乳腺的位置。内侧界和外侧界应根据潜在残留的腺体组织和解剖结构来确定[8,9]。

　　为了制订合适的放射治疗计划,建议对某些特定组织进行勾画,包括:移植/自体皮瓣、移植组织(皮肤、脂肪、肌肉)。为设计放射治疗计划,需要勾画的 OAR 包括:心脏、肺、甲状腺;在需要进行腋窝淋巴结局部加量放射治疗时,还需要包括臂丛神经。

　　无论手术方式如何,移植组织(皮肤、脂肪、自体肌肉)和合成材料(植入物、组织扩张器、ADM)都不应包括在 CTVp 内。虽然限制移植组织和合成材料的受照剂量有望减少 IBR 序贯 PMRT 的相关毒性反应,但还没有指南推荐这些部位需要完全避免照射[30]。通常,将非靶区部位的剂量限制在靶区剂量的 50%~70% 是可行的,并且已被证明可以显著减少毒性反应。

34.4　乳房重建后的放射治疗分割模式

　　在临床实践中,进行植入物重建的乳腺癌患者的放射治疗分割模式差异很大。在美国和以色列,对重建后的胸壁和区域淋巴结放射治疗的最常用的分割模式为:每次 1.8~2Gy,总剂量 50~50.4Gy。英国 START A/B 研究和安大略临床肿瘤学组研究的长期随访数据提示,大分割与既往的常规分割(50~50.4Gy)相比,毒性反应降低[31,32],推测大分割模式对于 IBR 后放射治疗也类似于 BCT 或胸壁放射治疗那样,能减少毒性反应(参见第 5 章)。基于此,一些欧洲国家,包括英国、比利时和荷兰等,更多地采用大分割模式(例如,40Gy/15f/3w)。在美国,FABREC(NCT03422003)和 RTCharm(NCT03414970)等随机对照研究在接受即刻重建的乳腺癌患者中对大分割方案与历史常规分割进行了比较,主要终点是基于患者报告的结局。这些研究将为大分割放射治疗能否提高 QoL 和改进重建结果提供重要数据。2021 年,圣加仑专家组(St. Gallen panel)和欧洲放射治疗与肿瘤学会放射肿瘤学实践咨询委员会(ESTRO-ACROP)也支持在 IBR 的 PMRT 及区域淋巴结放射治疗时采用适度的大分割模式[33,34]。

34.5　组织补偿物

　　组织补偿物常用于 PMRT 的胸壁照射(未行重建时)。它是一种放置在作为靶区前边界的皮肤上的组织等效材料,在 PMRT 期间用于增加胸壁皮肤和皮下的剂量,以降低局部复发的风险(参见第 21 章)[35]。组织补偿物是否使用及使用方法(厚度、频次)在不同机构之间存在显著差异[36-39]。

　　组织补偿物增加了皮肤的受照体积和剂量,是 PMRT 发生严重皮肤毒性反应的最重要的独立预后因素;目前也缺乏接受 SSM/NSM 的患者术后放射治疗是否使用及何时使用组织补偿物的循证医学证据,因此,组织补偿物的使用在不同机构之间存在很大差异。在一些机构中,对 IBR 的患者,放射治疗时都常规使用组织补偿物(因为皮肤和皮下组织被保留,并被认为是高危区),以确保靶区的完全覆盖(在 95% 等剂量线内)。根据 ESTRO 建议,基于丹麦乳腺癌小组(DBCG)的剂量评估,由于重建乳房的形状类似于自体乳房的形状,使用切线野中野计划时,与乳房隆起的其他区域相比,仅重建乳房的外侧皮肤可能出现受照剂量不足。因此,在有更多充分数据之前,ESTRO 共识指南不建议对 IBR 的患者常规使用组织补偿物;如果担心高危区的剂量覆盖不足,可以个体化地使用组织补偿物[40]。

34.6　全乳房切除术后放射治疗加量

在 PMRT 中进行加量是提高胸壁瘢痕处照射剂量的常用方法,目的在于减少因肿瘤种植而引起瘢痕周围原来的胸壁皮肤出现局部复发[41]。马萨诸塞州总医院的一项回顾性研究[41],旨在评估对乳房重建者进行手术瘢痕或胸壁的放射治疗加量是否是重建相关并发症的一个独立危险因素。该队列也纳入了延迟重建手术的患者。研究表明,放射治疗加量与感染、皮肤坏死及植入物暴露显著相关。对于使用植入物进行重建的患者,放射治疗加量是植入失败率增高的独立危

险因素。更重要的是,放射治疗加量并不能提高局部肿瘤控制,即使在高风险亚组中[41]。因此,我们不建议对 IBR 的患者常规进行加量,即便有加量的临床指征,也应非常谨慎地进行加量,以减少发生并发症的风险。

34.7　乳房重建与全乳房切除术后放射治疗的时机

重建可以是即刻重建、延迟重建,或两种方法的组合,称为延迟–即刻重建(图 34.3)。即刻重建在全乳房切除时进行,而延迟重建通常在全乳房切除和辅助治疗完成后 6~12 个月进行。对接受 PMRT 的乳腺癌患者选择即刻重建或延迟重建时,必须考虑实用性和美观性。即刻重建允许保留乳房包膜。SSM 有助于即刻重建,因为重建的目的是替代乳腺而不是替换缺失的皮肤。相反,在延迟乳房重建中,手术切口周边有相当大比例的皮肤在 PMRT 后通常会发生严重纤维化,需要移植其他部位的健康皮肤对其进行替代,以保证充分的乳房重建,因此,可能会限制用于重建的组织的数量。这些不确定性凸显了多学科讨论在预估和计划 PMRT 中的重要性,尤其是对于淋巴结状态(是否需要行 PMRT 的主要决定因素)未知或淋巴结状态在新辅助

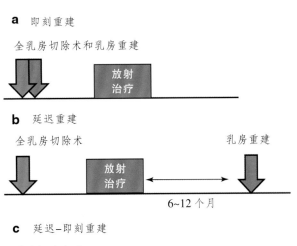

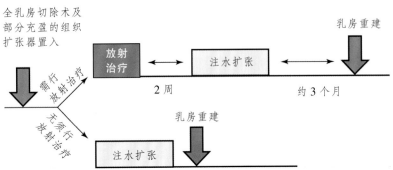

图 34.3　乳房重建的顺序。(a)即刻重建。(b)延迟重建。(c)延迟–即刻重建。

化学治疗后发生变化的临床分期为 Ⅱ 期的乳腺癌患者。

　　延迟-即刻重建在全乳房切除术时放置组织扩张器,由放射肿瘤医师决定是否行 PMRT,对于无须行 PMRT 的患者,将使用植入物或皮瓣完成重建;而对于需要行 PMRT 的患者,将进行包含组织扩张器的放射治疗,随后再进行最终重建[42]。这种方法不仅有机会避免对自体皮瓣进行放射治疗(如果计划进行皮瓣重建),而且在乳房切除术后即刻就让患者局部像原有乳房一样隆起。

34.8 两段式扩张器/植入物重建时 PMRT 的时机

　　对于接受两段式扩张器/植入物重建的患者,PMRT 的最佳时机(对比包含组织扩张器的放射治疗与包含永久性植入物的放射治疗;图 34.3 和图 34.4)一直是一个相当有争议的话题, 即使有大量专门研究这个问题的回顾性系列研究和前瞻性研究(表 34.1 和图 34.4)。

　　重建失败率为 0~40%, 取决于 PMRT 是包含组织扩张器还是包含永久性植入物[43,45-47]。虽然这些回顾性研究提供了一些早期证据, 证明组织扩张器放射治疗后(与永久性植入物放射治疗后相比)植入物取出的比例增加,但我们认为,是由于存在某些缺陷从而限制了对这些结果的解读。在 Nava 及其同事的系列研究中[44],50 例组织扩张器放射治疗的患者中有 20 例(40%)发生植入失败, 而 109 例永久性植入物放射治疗的患者中有 7 例(6.4%)发生植入失败(*P*<0.0001)。基于外科医师的评估,发现接受永久性植入物放射治疗的患者,重建乳房的形状和对称性的效果优于接受组织扩张器放射治疗的患者。接受永久性植入物放射治疗的

表 34.1　重建失败率与放射治疗时机

	患者总数(*n*)	中位随访时间(月)	失败率
Anderson 等[43]			
永久性植入物	12	48	0%
组织扩张器	62	48	4.8%
Nava 等[44]			
永久性植入物	109	–ᵃ	6.4%
组织扩张器	50	–ᵃ	40.0%
Ho 等[45]			
永久性植入物	151	86	13.3%
Hvilsom 等[46]			
永久性植入物	49	–ᵃ	4.1%
组织扩张器	76	–ᵃ	13.2%
Baschnagel 等[47]			
永久性植入物	4	24	18.0%ᵇ
组织扩张器	90	24	–ᵃ
Cordeiro 等[48]			
永久性植入物	210	72	16.4%
组织扩张器	94	72	32.0%
Fowble 等[49]			
永久性植入物	13	46	7.7%
组织扩张器	86	46	19.8%
Santosa 等[50]			
永久性植入物	46	14	8.7%
组织扩张器	104	16	11.5%

ᵃ 未报道。

ᵇ 在所有患者中。

患者包膜挛缩 Baker Ⅳ 级的发生率最高(永久性植入物放射治疗组为 13.3%,组织扩张器放射治疗组为

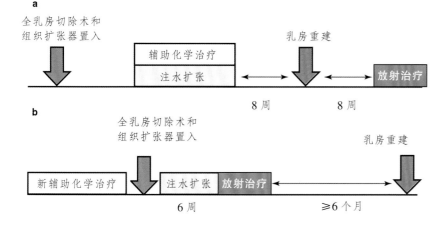

图 34.4　两段式组织扩张器/永久性植入物乳房重建时的放射治疗时机。(a)永久性植入物放射治疗。(b) 组织扩张器放射治疗, 在放射治疗后 6 个月以上更换为永久性植入物。

10.1%，不放射治疗组为 0；$P=0.0001$）[44]。随后，纪念斯隆-凯特琳癌症中心的大型系列研究证实了上述发现，报道称，接受组织扩张器放射治疗的患者的重建失败率高于接受永久性植入物放射治疗的患者，但差异不具有统计学意义（分别为 18.1% 和 12.4%）[45]。值得注意的是，相比接受组织扩张器放射治疗组的患者，接受永久性植入物放射治疗的患者中发生中度至重度包膜挛缩的人数更多。因而，对于接受永久性植入物放射治疗的患者，如何在较高的包膜挛缩率和较低的植入失败率中进行"取舍"，成了一个问题[45]。

即使在今天，接受两段式扩张器/植入物重建的乳腺癌患者进行 PMRT 的"最佳"时机，仍然是一个难以回答的问题，因为针对这一问题的最大型的前瞻性研究的结果显示，各组之间的并发症发生情况没有差异。2016 年，一项由全乳房切除术后重建结局研究小组（MROC）开展的前瞻性研究显示，接受组织扩张器放射治疗的患者与接受永久性植入物放射治疗的患者之间的结果无差异[50]。研究终点包括严重并发症、植入物取出和重建失败，重建失败定义为组织扩张器或永久性植入物取出后未再进行后续植入。所有患者重建后随访至少 2 年。重建失败患者的总体比例为 10.7%，两组之间无显著差异。同样，两组之间发生严重并发症的患者比例没有差异，表明放射治疗的时机不是发生并发症的显著预测因素。

尽管在不同的研究中，包膜挛缩的发生率差别很大[43,45-47,51]，但包膜挛缩是植入物重建放射治疗后的一个重要的长期并发症，可导致患者美容效果差、疼痛和不适。在缺乏有说服力的证据表明一种 PMRT 的时机优于另一种时，在权衡扩张器或植入物放射治疗的风险和获益时，应选择能最大限度减少包膜挛缩风险的选项。

显然，对需要进行 PMRT 的患者，需要高质量的证据来评判重建的方式和放射治疗的时机[51]。标准化的靶区勾画、统一的结果测量方法、更前瞻性地收集与放射治疗技术相关的危险因素（如剂量测定、分割和放射治疗模式），以及纳入患者报告的结局，将促进乳腺癌乳房重建术后放射治疗的进展。更多信息，我们推荐阅读乳房整形外科联盟（OPBC）关于全乳房切除及乳房重建术后放射治疗的建议[52]。

（卢诗敏 周凤睿 译　谭志博 校）

参考文献

1. Eltahir Y, Werners LL, Dreise MM, et al. Quality-of-life outcomes between mastectomy alone and breast reconstruction: comparison of patient-reported BREAST-Q and other health-related quality-of-life measures. Plast Reconstr Surg. 2013;132:e201e–9e.
2. Kaidar-Person O, Jones EL, Zagar TM. Team work: mastectomy, reconstruction, and radiation. Plast Reconstr Surg Glob Open. 2017;5:e1385.
3. Kaidar-Person O, Offersen BV, Hol S, et al. ESTRO ACROP consensus guideline for target volume delineation in the setting of postmastectomy radiation therapy after implant-based immediate reconstruction for early stage breast cancer. Radiother Oncol. 2019;137:159–66.
4. Kaidar-Person O, Boersma LJ, Poortmans P, et al. Residual glandular breast tissue after mastectomy: a systematic review. Ann Surg Oncol. 2020;27:2288–96.
5. Kaidar-Person O, Poortmans P, Offersen BV, et al. Spatial location of local recurrences after mastectomy: a systematic review. Breast Cancer Res Treat. 2020;183:263–73.
6. Kaidar-Person O, Hermann N, Poortmans P, et al. A multidisciplinary approach for autologous breast reconstruction: a narrative (re)view for better management. Radiother Oncol. 2021;157:263–71.
7. Kaidar-Person O, Offersen BV, Boersma LJ, et al. A multidisciplinary view of mastectomy and breast reconstruction: understanding the challenges. Breast. 2021;56:42–52.
8. Offersen BV, Boersma LJ, Kirkove C, et al. ESTRO consensus guideline on target volume delineation for elective radiation therapy of early stage breast cancer, version 1.1. Radiother Oncol. 2016;118:205–8.
9. Offersen BV, Boersma LJ, Kirkove C, et al. ESTRO consensus guideline on target volume delineation for elective radiation therapy of early stage breast cancer. Radiother Oncol. 2015;114:3–10.
10. Nielsen HM, Offersen BV. Regional recurrence after adjuvant breast cancer radiotherapy is not due to insufficient target coverage. Radiother Oncol. 2015;114:1–2.
11. Vargo JA, Beriwal S. RTOG chest wall contouring guidelines for post-mastectomy radiation therapy: is it evidence-based? Int J Radiat Oncol Biol Phys. 2015;93:266–7.
12. Vargo JA, Beriwal S. In reply to Chang et al.: Contouring guidelines for post-mastectomy radiotherapy a cry for international consensus. Radiother Oncol. 2017;123:483–4.
13. Noroozian M, Carlson LW, Savage JL, et al. Use of screening mammography to detect occult malignancy in autologous breast reconstructions: a 15-year experience. Radiology. 2018;289:39–48.
14. Slavin SA, Love SM, Goldwyn RM. Recurrent breast cancer following immediate reconstruction with myocutaneous flaps. Plast Reconstr Surg. 1994;93:1191–204; (discussion 1205–1197).
15. Gilliland MD, Barton RM, Copeland EM 3rd. The implications of local recurrence of breast cancer as the first site of therapeutic failure. Ann Surg. 1983;197:284–7.
16. Kaidar-Person O, Offersen BV, Poortmans P. Should risk-adapted delineation considered de-escalation

of therapy? The ESTRO-ACROP radiation therapy guidelines after implant-based immediate reconstruction for early stage breast cancer. Radiother Oncol. 2019;141:327–8.

17. Komenaka IK, Bauer VP, Schnabel FR, et al. Interpectoral nodes as the initial site of recurrence in breast cancer. Arch Surg. 2004;139:175–8.

18. Tramm T, Zuckerman K, Tavassoli FA. Skip lesion of DIN (DCIS) in the nipple in a case of breast cancer. Int J Surg Pathol. 2011;19:817–21.

19. Eisenberg RE, Chan JS, Swistel AJ, Hoda SA. Pathological evaluation of nipple-sparing mastectomies with emphasis on occult nipple involvement: the Weill–Cornell experience with 325 cases. Breast J. 2014;20:15–21.

20. Caputo GG, Zingaretti N, Kiprianidis I, et al. Quality of life and early functional evaluation in direct-to-implant breast reconstruction after mastectomy: a comparative study between prepectoral versus dual-plane reconstruction. Clin Breast Cancer. 2020;21:344–51.

21. Sinnott CJ, Persing SM, Pronovost M, et al. Impact of postmastectomy radiation therapy in prepectoral versus subpectoral implant-based breast reconstruction. Ann Surg Oncol. 2018;25:2899–908.

22. Papassotiropoulos B, Guth U, Chiesa F, et al. Prospective evaluation of residual breast tissue after skin- or nipple-sparing mastectomy: results of the SKINI-trial. Ann Surg Oncol. 2019;26:1254–62.

23. Woitek R, Pfeiler G, Farr A, et al. MRI-based quantification of residual fibroglandular tissue of the breast after conservative mastectomies. Eur J Radiol. 2018;104:1–7.

24. Papassotiropoulos B, Guth U, Dubsky P, Tausch C. ASO author reflections: a call for surgeon experience and surgical radicality to prevent residual breast tissue after skin- and nipple-sparing mastectomy. Ann Surg Oncol. 2019;26:694–5.

25. Kaidar-Person O, Cardoso MJ. ASO author reflections: residual breast tissue after skin- and nipple-sparing mastectomies: a matter of concern or a point for improvement/action? Ann Surg Oncol. 2020;27:2297–8.

26. Kaidar-Person O, Kuhn T, Poortmans P. Should we worry about residual disease after mastectomy? Lancet Oncol. 2020;21:1011–3.

27. Chang JS, Byun HK, Kim JW, et al. Three-dimensional analysis of patterns of locoregional recurrence after treatment in breast cancer patients: validation of the ESTRO consensus guideline on target volume. Radiother Oncol. 2017;122:24–9.

28. Highton L, Johnson R, Kirwan C, Murphy J. Prepectoral implant-based breast reconstruction. Plast Reconstr Surg Glob Open. 2017;5:e1488.

29. Casella D, Di Taranto G, Marcasciano M, et al. Evaluation of prepectoral implant placement and complete coverage with TiLoop(R) bra mesh for breast reconstruction: a prospective study on long-term and patient reported BREAST-Q outcomes. Plast Reconstr Surg. 2018;143:1–9.

30. Kaidar-Person O, Nissen HD, Yates ES, et al. Postmastectomy radiation therapy planning after immediate implant-based reconstruction using the European Society for Radiotherapy and Oncology-Advisory Committee in radiation oncology practice consensus guidelines for target volume delineation. Clin Oncol. 2020;33:20–9.

31. Haviland JS, Owen JR, Dewar JA, et al. The UK standardisation of breast radiotherapy (START) trials of radiotherapy hypofractionation for treatment of early breast cancer: 10-year follow-up results of two randomised controlled trials. Lancet Oncol. 2013;14:1086–94.

32. Whelan T, MacKenzie R, Julian J, et al. Randomized trial of breast irradiation schedules after lumpectomy for women with lymph node-negative breast cancer. J Natl Cancer Inst. 2002;94:1143–50.

33. Burstein HJ, Curigliano G, Thürlimann B, Weber WP, Poortmans P, Regan MM, Senn HJ, Winer EP, Gnant M; Panelists of the St Gallen Consensus Conference. Customizing local and systemic therapies for women with early breast cancer: the St. Gallen International Consensus Guidelines for treatment of early breast cancer 2021. Ann Oncol. 2021;32(10):1216–35.

34. Meattini I, Becherini C, Boersma L, Kaidar-Person O, Marta GN, Montero A, Offersen BV, Aznar MC, Belka C, Brunt AM, Dicuonzo S, Franco P, Krause M, MacKenzie M, Marinko T, Marrazzo L, Ratosa I, Scholten A, Senkus E, Stobart H, Poortmans P, Coles CE. European Society for Radiotherapy and Oncology Advisory Committee in Radiation Oncology Practice consensus recommendations on patient selection and dose and fractionation for external beam radiotherapy in early breast cancer. Lancet Oncol. 2022 Jan;23(1):e21–e31.

35. Shiba S, Okamoto M, Kiyohara H, et al. Clinical advantage of chest-wall post-mastectomy radiation therapy without bolus. In Vivo. 2018;32:961–5.

36. Turner JY, Zeniou A, Williams A, Jyothirmayi R. Technique and outcome of post-mastectomy adjuvant chest wall radiotherapy—the role of tissue-equivalent bolus in reducing risk of local recurrence. Br J Radiol. 2016;89:20160060.

37. Yap ML, Tieu M, Sappiatzer J, et al. Outcomes in patients treated with post-mastectomy chest wall radiotherapy without the routine use of bolus. Clin Oncol (R Coll Radiol). 2018;30:427–32.

38. Nakamura N, Arahira S, Zenda S, et al. Postmastectomy radiation therapy without usage of a bolus may be a reasonable option. J Radiat Res. 2017;58:66–70.

39. Aristei C, Kaidar-Person O, Tagliaferri L, et al. The Assisi think tank meeting and survey of post MAstectomy radiation therapy after breast reconstruction: the ATTM-SMART report. Eur J Surg Oncol. 2018;44:436–43.

40. Kaidar-Person O, Dahn HM, Nichol AM, Boersma LJ, de Ruysscher D, Meattini I, Pignol JP, Aristei C, Belkacemi Y, Benjamin D, Bese N, Coles CE, Franco P, Ho AY, Hol S, Jagsi R, Kirby AM, Marrazzo L, Marta GN, Moran MS, Nissen HD, Strnad V, Zissiadis Y, Poortmans PM, Offersen BV. A Delphi study and International Consensus Recommendations: The use of bolus in the setting of postmastectomy radiation therapy for early breast cancer. Radiother Oncol. 2021;164:115–21.

41. Naoum GE, Salama L, Ho A, et al. The impact of chest wall boost on reconstruction complications and local control in patients treated for breast cancer. Int J Radiat Oncol Biol Phys. 2019;105:155–64.

42. Kronowitz SJ, Hunt KK, Kuerer HM, et al. Delayed-immediate breast reconstruction. Plast Reconstr Surg. 2004;113:1617–28.

43. Anderson PR, Freedman G, Nicolaou N, et al. Postmastectomy chest wall radiation to a temporary tissue expander or permanent breast implant—is there

a difference in complication rates? Int J Radiat Oncol Biol Phys. 2009;74:81–5.

44. Nava MB, Pennati AE, Lozza L, et al. Outcome of different timings of radiotherapy in implant-based breast reconstructions. Plast Reconstr Surg. 2011;128:353–9.

45. Ho A, Cordeiro P, Disa J, et al. Long-term outcomes in breast cancer patients undergoing immediate 2-stage expander/implant reconstruction and postmastectomy radiation. Cancer. 2012;118:2552–9.

46. Hvilsom GB, Holmich LR, Steding-Jessen M, et al. Delayed breast implant reconstruction: is radiation therapy associated with capsular contracture or reoperations? Ann Plast Surg. 2012;68:246–52.

47. Baschnagel AM, Shah C, Wilkinson JB, et al. Failure rate and cosmesis of immediate tissue expander/implant breast reconstruction after postmastectomy irradiation. Clin Breast Cancer. 2012;12:428–32.

48. Cordeiro PG, Albornoz CR, McCormick B, et al. What is the optimum timing of postmastectomy radio-therapy in two-stage prosthetic reconstruction: radiation to the tissue expander or permanent implant? Plast Reconstr Surg. 2015;135:1509–17.

49. Fowble B, Park C, Wang F, et al. Rates of reconstruction failure in patients undergoing immediate reconstruction with tissue expanders and/or implants and postmastectomy radiation therapy. Int J Radiat Oncol Biol Phys. 2015;92:634–41.

50. Santosa KB, Chen X, Qi J, et al. Postmastectomy radiation therapy and two-stage implant-based breast reconstruction: is there a better time to irradiate? Plast Reconstr Surg. 2016;138:761–9.

51. Lee KT, Mun GH. Optimal sequencing of postmas-tectomy radiotherapy and two stages of prosthetic reconstruction: a meta-analysis. Ann Surg Oncol. 2017;24:1262–8.

52. Weber WP, Shaw J, Pusic A, et al. Oncoplastic breast consortium recommendations for mastectomy and whole breast reconstruction in the setting of post-mas-tectomy radiation therapy. Breast. 2022;63:123–39.

保乳整形手术

Nicola Rocco，Naama Hermann，Marco Bernini

35.1 背景

在乳腺癌的治疗中，相比于标准的保乳手术，保乳整形手术技术可以提供更好的美容效果，能够潜在提高患者术后生活质量，同时可以降低切缘阳性率及再手术的概率[1]。特别是当肿瘤位于乳房的特殊位置（例如，位于内上象限或6点钟方向近腺体边缘处），或肿瘤与乳房的体积之比较大时。

通过系统性回顾已发表的文献资料，美国乳腺外科医师协会（ASBrS）提出了有关乳腺癌保乳整形手术定义及分类的共识[2]。ASBrS 将保乳整形手术定义为"从肿瘤学角度进行部分乳房切除，并对同侧乳房缺损部分通过容量移位或者容量替代技术进行修补，同时在适当情况下进行对侧乳房手术的手术"（表35.1）。

35.1.1 容量移位技术

容量移位技术是指肿块切除后的组织缺损由剩余的周边乳腺组织进行填充修补。Clough[3]将容量移位技术分为两个水平：I 水平技术适用于切除体积小于乳房总体积的 20% 且未切除乳房表面皮肤者；II 水平技术允许切除体积更大（占乳房总体积的 20%~50%），包含更为复杂的手术过程，其手术技术源自缩乳手术，也被称为治疗性乳房成形术，包括切除多余的乳房皮肤和乳房的重新塑形（图35.1）。

I 水平容量移位技术不切除皮肤，利用周围的腺体瓣，使其充分游离后填充病灶切除后的缺损。此项技术尤其适用于绝经前患者，因此类患者乳腺组织中腺体含量较高、脂肪含量相对较少，可以降低术后脂肪液化坏死的风险[4]。

II 水平容量移位技术源自乳房缩小整形术。当中、小体积的乳房伴有轻度或中度下垂时，可以使用由 Benelli 报道[5]的环乳晕入路的圆切技术，此项技术需要较为广泛的皮瓣和腺瓣游离，可应用于位于任何一个象限的肿瘤。

对于中、大体积乳房伴有严重下垂者，当肿瘤位于下象限或上象限时，可以分别使用以上蒂或者下蒂为基础的乳房缩小整形技术。位于下象限的肿瘤保乳整形手术利用上蒂保证乳头乳晕区血供，这一技巧借

表 35.1 保乳整形手术的技术

保乳整形技术	%切除乳房体积	切除皮肤	使用周边或远处皮瓣	与对侧乳房的不对称性	是否考虑针对对侧乳房行对称性手术
容量移位					
I 水平	<20	否	否	轻微	很少
II 水平	20~50	是	否	显著	通常
容量替代	20~50	是	是	轻微	很少

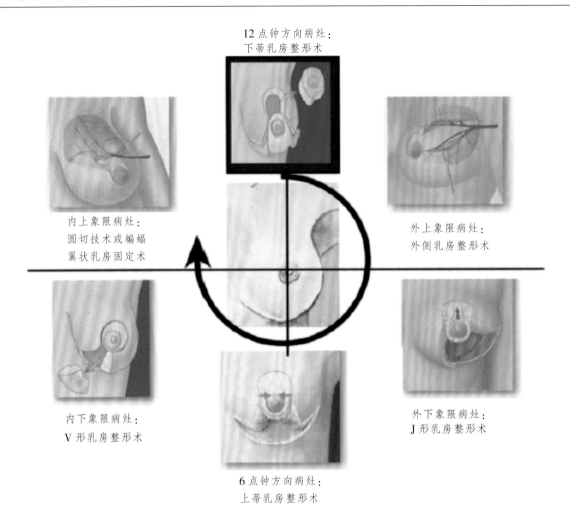

图 35.1 肿瘤保乳整形技术。(from Clough et al.[3])

鉴自整形外科学[6,7]。多余的皮肤根据乳房体积、下垂程度选择垂直切除或 Wise 术式切除[8]。当乳房体积大、下垂严重时,更倾向选择 Wise 术式切除(图35.1)。

如 Ribeiro 和 Robbins[9,10]所述,对位于上象限的肿瘤的保乳整形手术是利用下方及后方的血管蒂进行的。对多余皮肤的切除方法参照上述上蒂的方法。

当肿瘤位于其他象限时,也有多种血管蒂的选择,包括内侧蒂[11,12]、外侧蒂[13,14]和垂直双蒂皮瓣等(McKissok 技术)[15]。

当肿瘤位于中央区时,需根据乳房体积及下垂程度选择保乳整形手术的技术。对中小体积乳房伴有轻中度下垂的中央区肿瘤患者,可以参照 Grisotti 提出的旋转下外侧皮-腺体瓣的方法,下外侧皮瓣保留部分皮岛以替代被切除的 NAC[16]。对大中体积乳房伴有重度下垂的中央区肿瘤患者,可以采用上述的乳房缩小整形方法,同时保留部分皮岛以便即刻替代 NAC。

35.1.2 容量替代技术

保乳整形手术的容量替代技术是利用乳房以外周边的或远处的组织瓣,对部分乳房切除后的缺损进行修补填充的方法。乳房下象限的缺损可以使用来自周边的组织瓣如腹壁的脂肪-筋膜瓣或者胸腹壁穿支皮瓣修补。外象限的缺损可以利用外侧胸壁穿支皮瓣进行重建,包括外侧肋间动脉穿支皮瓣(LICAP)、胸外侧动脉穿支皮瓣(LTAP)及胸背动脉穿支皮瓣(TDAP)[17]。

远处的组织瓣(例如,背阔肌皮瓣、大网膜瓣),大多使用带蒂的瓣进行移植,也可用于修补内下象限的乳房缺损。

游离组织瓣替代技术也可应用于 BCS 后填充乳房缺损[18],并且可以用来修补任何一个象限的缺损。

有学者尝试通过算法模型或流程图帮助乳腺外

科医师针对不同肿瘤位置、乳房体积、下垂程度等选择最佳的保乳整形技术[4,19],另有学者建立并验证了一套决策支持系统,此系统依据肿瘤分期、保乳后切缘阳性的风险以及患者的意愿等协助制订手术方案[20]。

35.2 保乳整形手术与放射治疗计划

为接受保乳整形手术的患者制订放射治疗计划前,乳腺肿瘤外科医师与放射肿瘤医师的团队合作和充分沟通极其重要。

与常规肿块切除手术不同,肿瘤整形手术的切口通常不在瘤床表面。肿瘤整形技术将其他象限的乳腺腺瓣旋转折叠以填充保乳术后的缺损,或者通过移植乳房周围甚至远处的组织瓣填充修补缺损。因此,术后残腔的边缘可能会被旋转或折叠到其他象限,而不在原来肿瘤所在的部位。

放射肿瘤医师需要充分了解术后乳房组织的重新分布情况,以便明确术后残腔的边缘和瘤床位置。尤其是进行瘤床加量或 PBI 时,部分患者的瘤床范围难以分辨,甚至不能找到。

残腔标记(详见下文)和详细的手术记录会有一定帮助,直接与手术医师沟通会使放射肿瘤医师对于术后乳腺组织的重新分布情况有更直观和更准确的理解。

35.3 保乳整形手术的残腔标记

乳腺放射治疗与保乳手术紧密相伴[21,22]。随机临床研究显示,对瘤床给予 10~16Gy 或相当剂量的加量可以显著地降低局部复发风险[23,24]。

因此,相比于仅仅通过临床信息,在残腔放置外科标记夹可以更好地对瘤床进行识别,从而提高对瘤床加量靶区勾画的准确性[25-27]。尽管目前基于 CT 的靶区勾画逐渐增多,但更多的临床实践还是在传统模拟定位机下基于标记夹进行瘤床加量计划的制订[28]。

有许多基于 CT 勾画瘤床靶区的研究,根据术后血清肿和术前影像判断瘤床,其勾画的范围常常与标记夹标记的瘤床范围存在数毫米的差异,超出了常规根据标记夹确定的瘤床加量范围[29-32]。标记夹是对手术切缘的标记,而不是对瘤床的标记,因而标记夹不能十分准确地显示瘤床范围[33]。然而,标记夹可以协

助确定手术切缘是被广泛认可的[34]。接近半数的计划 CT 不能满意地显示瘤床[29-32]。基于上述情况,在术中常规应用标记夹,以及标记夹放置的位置和数量,是乳腺外科医师和放射肿瘤医师需要共同关注的问题。因此,标记夹放置的标准应作为手术流程中重要的一部分[35]。

近来,由于在保乳手术中引入了保乳整形手术和 PBI 这两项各自独立的革命性治疗方案,对手术残腔进行标记夹标记变得非常重要。采用体外放射治疗(EBRT)行 PBI 时,由于放射治疗仅针对瘤床周围的组织且不再进行 WBI,因此精确的靶区勾画至关重要。大多数研究中,PBI 都是根据在手术部位放置的标记夹实施放射治疗[35,36]。例如,APBI-IMRT-Florence 研究显示,手术残腔的边缘需放置至少 4 枚标记夹,以便对 PBI 的临床靶区进行勾画[36]。

IMPORT 研究[35]建议保乳整形手术常规在瘤床边缘成对放置 6mm 钛夹,具体放置位置如下:1-手术残腔的内侧、外侧、上切缘、下切缘,钛夹放置在皮肤与筋膜中间;2-深部(后方),钛夹放置在瘤床中点,通常位于胸肌筋膜上;3-前方,靠近手术切口缝线,避免皮肤凹陷。

也有为数不多的研究提示,在保乳整形术中放置标记夹是有用的,在腺体切缘至少需放置 4 枚标记夹,才有利于精准识别保乳整形术中的瘤床[37-41]。关于靶区的定义和瘤床的勾画,请参阅第 20 章。

35.4 保乳整形手术与标准保乳手术的对比:证据

35.4.1 患者报告的结局

在 PROM 中,保乳整形手术相比于标准保乳手术,有较为显著的优势。在这方面目前暂未进行深入的研究,相关报道仅为观察性的记录。在观察性研究中,接受保乳整形手术的患者和接受标准保乳手术的患者在 QoL 上没有显著差异[42-44]。

在患者对于美容效果的满意度方面,对两种手术方式的观察性研究的结果并不一致[43-49]。

Acosta-Marin[45]、Di Micco[42]、Lansu[50]、Plasdottir[47]、Rose[43]、Santos[48]及 Tenofsky[49]等的研究提示,保乳整形手术和标准保乳手术在患者报告的美容效果方面没

有显著性差异。

Schechter 等[44]的研究对患者进行 BREAST-Q 量表[51]评分,提示接受保乳整形手术的患者具有更好的美容效果。Ojala 等[46]的研究通过乳腺癌治疗结局量表(BCTOS)[52]评分,也认为接受保乳整形手术的患者具有更好的美容效果。

Lansu 等通过客观化标准评价工具(BCCT.core),发现保乳整形手术的美容效果优于标准保乳手术[50]。

35.4.2 外科手术结果

与标准保乳手术相比,保乳整形手术的手术并发症(感染、血清肿、血肿、术后出血、伤口不愈合、伤口裂开、皮瓣坏死、术区疼痛、脓肿形成等)的发病率并没有显著提高,也没有显著影响术后辅助治疗的开始时间[44,45,47,53-62]。

相反,保乳整形手术术后切缘阳性率显著低于标准保乳手术[42,47,54,55,58-60,63-68],因此也大大降低了因切缘阳性而需要再次手术的概率[42,47,49,53,58-61,63,67-69],即便接受保乳整形手术的患者的原发肿瘤的大小更大。

35.4.3 肿瘤学结果

接受保乳整形手术和标准保乳手术的患者,两者在局部区域复发[53,55,58,62]、无病生存(DFS)和总生存(OS)方面均无显著差异[54,62,64,69-72]。

35.5 总结

尽管支持使用保乳整形手术的证据级别不高,但是此项技术已被广泛接受,并已在世界范围内用于对许多乳腺癌患者的治疗。也使一部分原本无法保乳的患者通过此项技术可以保乳。保乳整形手术作为对保乳手术的扩展,可以完整切除更大体积的肿瘤、获得阴性切缘,以及获得较为满意的美容效果,并且不影响肿瘤学结果。但是,保乳整形手术也存在一些弊端,如手术时间较长、可能消耗更多的资源。成本-效益问题是当今的一个主要焦点话题。因此,必须合理使用保乳整形技术,这也是我们需要更多有力证据的原因。需要开展随机临床研究及运用标准化工具对结果进行评估。

由于缺乏循证医学证据,有关保乳整形手术术后放射治疗的众多问题尚无法回答。不仅对瘤床的确认充满挑战,而且瘤床可能已不复存在(既不存在一个潜在的腔隙,也不存在血清肿),残腔的乳腺腺体瓣也可能通过容量移位技术被旋转至乳房的其他象限。在这种情况下,使用依赖于对瘤床识别的放射治疗技术,例如 PBI 或瘤床加量,必须对此进行评估。在病灶切除后、整形前进行术中放射治疗,可能会克服上述瘤床确认困难的问题。仍需开展临床研究对术中放射治疗进行评估。

进行保乳整形手术术后放射治疗前,外科医师与放射肿瘤医师进行充分的沟通是至关重要的。目前暂无全球的标准共识。如有可能,了解外科手术操作和确认瘤床,应该成为多学科协作诊疗的一部分。

(刘晓岭 邓爱诗 译 谭志博 校)

参考文献

1. Clough KB, Kroll SS, Audretsch W. An approach to the repair of partial mastectomy defects. Plast Reconstr Surg. 1999;104(2):409–20.
2. Chatterjee A, Gass J, Patel K, Holmes D, Kopkash K, Peiris L, Peled A, Ryan J, El-Tamer M, Reiland J. A consensus definition and classification system of oncoplastic surgery developed by the American Society of Breast Surgeons. Ann Surg Oncol. 2019;26(11):3436–44.
3. Clough KB, Ihrai T, Oden S, Kaufman G, Massey E, Nos C. Oncoplastic surgery for breast cancer based on tumour location and a quadrant-per-quadrant atlas. Br J Surg. 2012;99(10):1389–95.
4. Urban C, Lima R, Schunemann E, Spautz C, Rabinovich I, Anselmi K. Oncoplastic principles in breast conserving surgery. Breast. 2011;20(Suppl 3):S92–5.
5. Benelli L. A new periareolar mammaplasty: the "round block" technique. Aesthetic Plast Surg. 1990;14(2):93–100.
6. Pitanguy I. Surgical treatment of breast hypertrophy. Br J Plast Surg. 1967;20(1):78–85.
7. Lejour M. Vertical mammaplasty: early complications after 250 personal consecutive cases. Plast Reconstr Surg. 1999;104(3):764–70.
8. Parsons RW, Burton FC, Shaw RC. The versatile mammaplasty pattern of wise. Plast Reconstr Surg. 1975;55(1):1–4.
9. Ribeiro L, Accorsi A Jr, Buss A, Marcal-Pessoa M. Creation and evolution of 30 years of the inferior pedicle in reduction mammaplasties. Plast Reconstr Surg. 2002;110(3):960–70.
10. Robbins TH. A reduction mammaplasty with the areola-nipple based on an inferior dermal pedicle. Plast Reconstr Surg. 1977;59(1):64–7.
11. Brown RH, Siy R, Khan K, Izaddoost S. The superomedial pedicle wise-pattern breast reduction: reproducible, reliable, and resilient. Semin Plast Surg.

2015;29(2):94–101.

12. Ron O, Inbal A, Arad E, Zaretski A, Leshem D, Yanko R, Gur E, Barnea Y. Superomedial pedicle vertical scar breast reduction: objective and subjective assessment of breast symmetry and aesthetics. Aesthetic Plast Surg. 2018;42(3):639–47.

13. Cárdenas-Camarena L, Vergara R. Reduction mammaplasty with superior-lateral dermoglandular pedicle: another alternative. Plast Reconstr Surg. 2001;107(3):693–9.

14. Blondeel PN, Hamdi M, Van de Sijpe KA, Van Landuyt KH, Thiessen FE, Monstrey SJ. The laterocentral glandular pedicle technique for breast reduction. Br J Plast Surg. 2003;56(4):348–59.

15. McKissock PK. Reduction mammaplasty by the vertical bipedicle flap technique rationale and results. Clin Plast Surg. 1976;3(2):309–20.

16. Galimberti V, Zurrida S, Zanini V, Callegari M, Veronesi P, Catania S, Luini A, Greco M, Grisotti A. Central small size breast cancer: how to overcome the problem of nipple and areola involvement. Eur J Cancer. 1993;29A(8):1093–6.

17. Munhoz AM, Montag E, Arruda E, Brasil JA, Aldrighi JM, Gemperli R, Filassi JR, Ferreira MC. Immediate conservative breast surgery reconstruction with perforator flaps: new challenges in the era of partial mastectomy reconstruction? Breast. 2011;20(3):233–40.

18. McCulley SJ, Macmillan RD, Rasheed T. Transverse Upper Gracilis (TUG) flap for volume replacement in breast conserving surgery for medial breast tumours in small to medium sized breasts. J Plast Reconstr Aesthet Surg. 2011;64(8):1056–60.

19. Munhoz AM, Montag E, Arruda E, Pellarin L, Filassi JR, Piato JR, de Barros AC, Prado LC, Fonseca A, Baracat E, Ferreira MC. Assessment of immediate conservative breast surgery reconstruction: a classification system of defects revisited and an algorithm for selecting the appropriate technique. Plast Reconstr Surg. 2008;121(3):716–27.

20. Catanuto G, Pappalardo F, Rocco N, Leotta M, Ursino V, Chiodini P, Buggi F, Folli S, Catalano F, Nava MB. Formal analysis of the surgical pathway and development of a new software tool to assist surgeons in the decision making in primary breast surgery. Breast. 2016;29:74–81.

21. Fisher B, Anderson S, Bryant J, et al. Twenty-year follow-up of a randomized trial comparing total mastectomy, lumpectomy, and lumpectomy plus irradiation for the treatment of invasive breast cancer. N Engl J Med. 2002;347:1233–41.

22. Clarke M, Collins R, Darby S, et al. Effects of radiotherapy and of differences in the extent of surgery for early breast cancer on local recurrence and 15-year survival: an overview of the randomised trials. Lancet. 2005;366:2087–106.

23. Romestaing P, Lehingue Y, Carrie C, et al. Role of a 10-Gy boost in the conservative treatment of early breast cancer: results of a randomized clinical trial in Lyon, France. J Clin Oncol. 1997;15:963–8.

24. Bartelink H, Horiot JC, Poortmans PM, et al. Impact of a higher radiation dose on local control and survival in breast-conserving therapy of early breast cancer: 10-year results of the randomized boost versus no boost EORTC 22881–10882 trial. J Clin Oncol. 2007;25:3259–65.

25. Machtay M, Lanciano R, Hoffman J, et al. Inaccuracies in using the lumpectomy scar for planning electron boosts in primary breast carcinoma. Int J Radiat Oncol Biol Phys. 1994;30:43–8.

26. Harrington KJ, Harrison M, Bayle P, et al. Surgical clips in planning the electron boost in breast cancer: a qualitative and quantitative evaluation. Int J Radiat Oncol Biol Phys. 1996;34:579–84.

27. Ringash J, Whelan T, Elliott E, et al. Accuracy of ultrasound in localization of breast boost field. Radiother Oncol. 2004;72:61–6.

28. Wolmark N, Curran WJ. On behalf of NSABP and RTOG of the American College of Radiology (ACR). NSABP Protocol B-39. RTOG Protocol 0413. A randomized phase III study of conventional whole breast irradiation versus partial breast irradiation for women with stage 0, I, or II breast cancer. National surgical adjuvant breast and bowel project (NSABP). Trial protocol March 13; 2007. p. 1–132.

29. Yang Z, Chen J, Hu W, Pan Z, Cai G, Yu X, Mei X, Zhang Q, Liu T, Guo X. Planning the breast boost: how accurately do surgical clips represent the CT scroma? Radiother Oncol. 2010;97(3):530–4.

30. Goldberg H, Prosnitz RG, Olson JA, et al. Definition of post lumpectomy tumour bed for radiotherapy boost field planning: CT versus surgical clips. Int J Radiat Oncol Biol Phys. 2005;63:209–13.

31. van der Laan HP, Dolsma WV, Maduro JH, et al. Dosimetric consequences of the shift towards computed tomography guided target definition, planning for breast conserving radiotherapy. Radiat Oncol. 2008;3:6.

32. Harris EJ, Donovan EM, Yarnold JR, et al. Characterization of target volume changes during breast radiotherapy using implanted fiducial markers and portal imaging. Int J Radiat Oncol Biol Phys. 2009;73:958–66.

33. Bartelink H, Bourgier C, Elkhuizen P. Has partial breast irradiation by IORT or brachytherapy been prematurely introduced into the clinic? Radiother Oncol. 2012;104(2):139–42.

34. Aznar MC, Meattini I, Poortmans P, Steyerova P, Wyld L. To clip or not to clip. That is no question! Eur J Surg Oncol. 2017;43(7):1145–7.

35. Coles CE, Wilson CB, Cumming J, et al. Titanium clip placement to allow accurate tumour bed localisation following breast conserving surgery: audit on behalf of the IMPORT Trial Management Group. Eur J Surg Oncol. 2009;35:578–82.

36. Meattini I, Marrazzo L, Saieva C, Desideri I, Scotti V, Simontacchi G, Bonomo P, Greto D, Mangoni M, Scoccianti S, Lucidi S, Paoletti L, Fambrini M, Bernini M, Sanchez J, Orzalesi L, Nori J, Bianchi S, Pallotta S, Livi L. Accelerated partial-breast irradiation compared with whole-breast irradiation for early breast cancer: long-term results of the randomized phase III APBI-IMRT-Florence trial. J Clin Oncol. 2020;24:JCO2000650. https://doi.org/10.1200/JCO.20.00650.

37. Riina MD, Rashad R, Cohen S, Brownlee Z, Sioshansi S, Hepel J, Chatterjee A, Huber KE. The effectiveness of intraoperative clip placement in improving radiation therapy boost targeting after oncoplastic surgery. Pract Radiat Oncol. 2020;10(5):e348–56.

38. Pezner RD, Tan MC, Clancy SL, Chen YJ, Joseph T, Vora NL. Radiation therapy for breast cancer patients who undergo oncoplastic surgery: localization of the tumour bed for the local boost. Am J Clin Oncol. 2013;36(6):535–9.

39. Pezner RD. The oncoplastic breast surgery challenge to the local radiation boost. Int J Radiat Oncol Biol

Phys. 2011;79(4):963–4.

40. Oden S, Thureau S, Baron M, Hanzen C. Conservative treatment for breast cancer: optimization of the tumour bed localization. Cancer Radiother. 2010;14(2):96–102.

41. Thomas K, Rahimi A, Spangler A, Anderson J, Garwood D. Radiation practice patterns among United States radiation oncologists for postmastectomy breast reconstruction and oncoplastic breast reduction. Pract Radiat Oncol. 2014;4(6):466–71.

42. Di Micco R, O'Connell RL, Barry PA, Roche N, MacNeill FA, Rusby JE. Standard wide local excision or bilateral reduction mammoplasty in large-breasted women with small tumours: surgical and patient-reported outcomes. Eur J Surg Oncol. 2017;43(4):636–41. https://doi.org/10.1016/j.ejso.2016.10.027.

43. Rose M, Svensson H, Handler J, Hoyer U, Ringberg A, Manjer J. Patient-reported outcome after oncoplastic breast surgery compared with conventional breast-conserving surgery in breast cancer. Breast Cancer Res Treat. 2020;180(1):247–56.

44. Shechter S, Friedman O, Inbal A, et al. Oncoplastic partial breast reconstruction improves patient satisfaction and aesthetic outcome for central breast tumours. ANZ J Surg. 2019;89(5):536–40. https://doi.org/10.1111/ans.15078.

45. Acosta-Marin V, Acosta-Freites V, Contreras A, et al. Oncoplastic breast surgery: initial experience at the Centro Clinico de Estereotaxia-CECLINES, Caracas, Venezuela. E Cancer Med Sci. 2014;8:470.

46. Ojala K, Meretoja TJ, Leidenius MH. Aesthetic and functional outcome after breast conserving surgery—comparison between conventional and oncoplastic resection. Eur J Surg Oncol. 2017;43(4):658–64.

47. Palsdottir EP, Lund SHL, Asgeirsson KSA. Oncoplastic breast-conserving surgery in Iceland: a population-based study. Scand J Surg. 2018;107(3):224–9.

48. Santos G, Urban C, Edelweiss MI, et al. Long-term comparison of aesthetical outcomes after oncoplastic surgery and lumpectomy in breast cancer patients. Ann Surg Oncol. 2015;22(8):2500–8.

49. Tenofsky PL, Dowell P, Topalovski T, Helmer SD. Surgical, oncologic, and cosmetic differences between oncoplastic and nononcoplastic breast conserving surgery in breast cancer patients. Am J Surg. 2014;207(3):398–402.

50. Lansu JT, Essers M, Voogd AC, Luiten EJ, Buijs C, Groenendaal N, Poortmans PM. The influence of simultaneous integrated boost, hypofractionation and oncoplastic surgery on cosmetic outcome and PROMs after breast conserving therapy. Eur J Surg Oncol. 2015;41(10):1411–6.

51. Pusic AL, Klassen AF, Scott AM, Klok JA, Cordeiro PG, Cano SJ. Development of a new patient-reported outcome measure for breast surgery: the BREAST-Q. Plast Reconstr Surg. 2009;124(2):345–53.

52. Stanton AL, Krishnan L, Collins CA. Form or function? Part 1. Subjective cosmetic and functional correlates of quality of life in women treated with breast-conserving surgical procedures and radiotherapy. Cancer. 2001;91:2273–81.

53. Calì Cassi L, Vanni G, Petrella G, et al. Comparative study of oncoplastic versus non-oncoplastic breast conserving surgery in a group of 211 breast cancer patients. Eur Rev Med Pharmacol Sci. 2016;20(14):2950–4.

54. Carter SA, Lyons GR, Kuerer HM, et al. Operative and oncologic outcomes in 9861 patients with operable breast cancer: single-institution analysis of breast conservation with oncoplastic reconstruction. Ann Surg Oncol. 2016;23(10):3190–8.

55. Chauhan A, Sharma MM. Evaluation of surgical outcomes following oncoplastic breast surgery in early breast cancer and comparison with conventional breast conservation surgery. Med J Armed Forces India. 2016;72(1):12–8.

56. Cil TD, Cordeiro E. Complications of oncoplastic breast surgery involving soft tissue transfer versus breast-conserving surgery: an analysis of the NSQIP database. Ann Surg Oncol. 2016;23(10):3266–71.

57. Dolan R, Patel M, Weiler-Mithoff E, et al. Imaging results following oncoplastic and standard breast conserving surgery. Breast Care (Basel). 2015;10(5):325–9.

58. Down SK, Jha PK, Burger A, Hussien MI. Oncological advantages of oncoplastic breast-conserving surgery in treatment of early breast cancer. Breast J. 2013;19(1):56–63.

59. Giacalone PL, Roger P, Dubon O, et al. Comparative study of the accuracy of breast resection in oncoplastic surgery and quadrantectomy in breast cancer. Ann Surg Oncol. 2007;14(2):605–14.

60. Giacalone PL, Roger P, Dubon O, El Gareh N, Daurés JP, Laffargue F. Traitement conservateur des cancers du sein: zonectomie vs oncoplastie. Etude prospective à propos de 99 patientes [Lumpectomy vs oncoplastic surgery for breast-conserving therapy of cancer. A prospective study about 99 patients]. Ann Chir. 2006;131(4):256–61.

61. Jonczyk MM, Jean J, Graham R, Chatterjee A. Trending towards safer breast cancer surgeries? Examining acute complication rates from a 13-year NSQIP analysis. Cancers (Basel). 2019;11(2):253.

62. Kelemen P, Pukancsik D, Újhelyi M, et al. Comparison of clinicopathologic, cosmetic and quality of life outcomes in 700 oncoplastic and conventional breast-conserving surgery cases: a single-centre retrospective study. Eur J Surg Oncol. 2019;45(2):118–24.

63. Bali R, Kankam HKN, Borkar N, Provenzano E, Agrawal A. Wide local excision versus oncoplastic breast surgery: differences in surgical outcome for an assumed margin (0, 1, or 2 mm) distance. Clin Breast Cancer. 2018;18(5):e1053–7.

64. Gulcelik MA, Dogan L, Yuksel M, Camlibel M, Ozaslan C, Reis E. Comparison of outcomes of standard and oncoplastic breast-conserving surgery. J Breast Cancer. 2013;16(2):193–7.

65. Kaur N, Petit JY, Rietjens M, et al. Comparative study of surgical margins in oncoplastic surgery and quadrantectomy in breast cancer. Ann Surg Oncol. 2005;12(7):539–45.

66. Losken A, Pinell-White X, Hart AM, Freitas AM, Carlson GW, Styblo TM. The oncoplastic reduction approach to breast conservation therapy: benefits for margin control. Aesthet Surg J. 2014;34(8):1185–91.

67. Nisiri A, Pour RO, Zadeh HM, Ramim T. Comparison of surgical margin after breast cancer surgery between oncoplastic technique and conventional breast-conserving surgery. Int J Cancer Manag. 2018;11(4):e9696.

68. Wijgman DJ, Ten Wolde B, van Groesen NR, Keemers-Gels ME, van den Wildenberg FJ, Strobbe LJ. Short term safety of oncoplastic breast conserving surgery for larger tumours. Eur J Surg Oncol. 2017;43(4):665–

71. https://doi.org/10.1016/j.ejso.2016.11.021.

69. Piper M, Peled AW, Sbitany H, Foster RD, Esserman LJ, Price ER. Comparison of mammographic findings following oncoplastic mammoplasty and lumpectomy without reconstruction. Ann Surg Oncol. 2016;23(1):65–71.

70. De Lorenzi F, Hubner G, Rotmensz N, et al. Oncological results of oncoplastic breast-conserving surgery: long term follow-up of a large series at a single institution: a matched-cohort analysis. Eur J Surg Oncol. 2016;42(1):71–7. https://doi.org/10.1016/j.

ejso.2015.08.160.

71. Mansell J, Weiler-Mithoff E, Stallard S, Doughty JC, Mallon E, Romics L. Oncoplastic breast conservation surgery is oncologically safe when compared to wide local excision and mastectomy. Breast. 2017;32:179–85.

72. Rose M, Svensson H, Handler J, Hoyer U, Ringberg A, Manjer J. Oncoplastic breast surgery compared to conventional breast-conserving surgery with regard to oncologic outcome. Clin Breast Cancer. 2019;19(6):423–32.

第 36 章

序贯加量与同步加量

Pierfrancesco Franco，Melanie Machiels

36.1 背景

保乳治疗包括 BCS 及术后的 WBI，其价值在多项随机对照研究中已经被证实[1,2]。在 WBI 后，对瘤床区域增加放射治疗剂量，可以提高特定患者的局部无复发生存(RFS)率[3]。

在体外放射治疗时，瘤床区加量可以采取两种方式：序贯加量，或者伴随加量/SIB。如果采取序贯加量的方式，放射治疗包括两个阶段：第一个阶段是针对全乳腺进行放射治疗，而后续的加量仅限于瘤床区域周边一定范围内，靶区范围缩小。

在乳腺癌的放射治疗中，序贯加量往往需要 4~8 次照射来完成，这样会将患者的整体治疗时间延长 1~2 周。需要注意的是，加量剂量与其他影响因素一起，会对患者的美容效果带来负面影响，特别是对于加量范围较大的患者[3-5]。

在近几十年中，乳腺癌放射治疗的伴随加量/SIB 技术越来越引起人们的兴趣。SIB 通过对全乳腺和瘤

床给予不同的放射治疗剂量，从而实现仅通过一个放射治疗计划完成整个放射治疗过程。Mohan 等引入了"同步加量"的概念，用以描述单次放射治疗中针对不同靶区给予不同剂量的方法，包括对整个靶区给予一个特定的剂量，而对于高危区域给予更高的剂量[6]。这也就意味着在放射治疗中可以根据肿瘤复发的风险，调节放射治疗的剂量水平。

在临床实际工作中，通常有两种不同的方式来实现 SIB。

1. SIB 时，在一般靶区(全乳腺加或不加淋巴引流区)的剂量基础上，对特定靶区(乳腺癌中为瘤床)附加一个额外的剂量。在这种方法中，一般靶区的处方剂量可以是常规分割剂量或大分割剂量，而对于瘤床区的加量剂量，则在同一个计划中的相同治疗分次中给予额外的剂量(SIB)，或使用不同的计算方法给予额外的剂量(伴随加量)。与序贯加量的方式相比，这种方法缩短了总体治疗时间(表 36.1 中的模式 2)。

2. SIB 时，在每个分次中对加量靶区给予一个恒定的剂量，分割次数更多，因而一般靶区的分次剂量

表 36.1 全乳腺放射治疗联合或不联合 SIB 的剂量和分割次数示例

SIB 的类型	处方	全乳腺放射治疗			加量			
		分割剂量	分割次数	总剂量	分割剂量	分割次数	总剂量	包括全乳腺放射治疗在内的总剂量
模式 1	不加量	2.67	15	40.05	0	0	0	40.05
	加量	2.18	20	43.6	0.49	20	9.8	53.4
模式 2	不加量	2.67	15	40.05	0	0	0	40.05
	加量	2.67	15	40.05	3.2	15	48	48

分割剂量单位(Gy)，总剂量单位(Gy)

有所降低。一般靶区的剂量可以是常规分割剂量或大分割剂量(表 36.1 中的模式 1)。

　　模式 2 在患者治疗的便利性、放射肿瘤科患者的周转方面带来很大的好处。两种模式都具有显著的剂量学优势,这使得发生副作用的风险更小(通过降低高剂量区体积,而最大剂量保持不变;或根据放射生物学原理计算降低最大剂量)。在其他情况下,例如头颈部恶性肿瘤, 往往采取较低的单次分割剂量 (通常≤1.8Gy)。这使得总体治疗时间略有缩短,并保证高剂量靶区受到足量的照射。

　　SIB 的应用,显著提高了患者的依从性、健康相关的 QoL,降低了患者的治疗费用,提高了保乳治疗的应用率[7,8]。从理论上讲,瘤床 SIB 能提高肿瘤的局部控制,这是因为与序贯加量相比,在加速分割模式中瘤床区的单次剂量增加。

　　本章节对计划接受保乳治疗的乳腺癌患者,使用序贯加量或 SIB 的现有证据,进行了严格的评读。

36.2 现有文献

36.2.1 剂量学

　　与瘤床区序贯加量的方式相比,SIB 对 WBI 与瘤床加量进行了整合,在 OAR 和靶区的剂量学上有潜在的优势(图 36.1)。图 36.2 显示了使用常规的 3DCRT 技术条件进行序贯加量和 SIB 的比较。多项放射治疗计划剂量学的对比研究探索了 SIB 模式的潜在优势。Singla 等对使用 IMRT 行 SIB 与使用切线野 3DCRT 行序贯加量进行了比较,两种方法均在全乳腺常规分割放射治疗 50.4Gy 的基础上,行瘤床区加量 16Gy。在 3DCRT 组,在全乳腺放射治疗 28 次后行瘤床加量 8 次;而在 IMRT SIB 组,全乳腺照射剂量为 1.8Gy/f×

28f,而瘤床区照射剂量为 2.37Gy/f×28f[9]。IMRT SIB 组显示出了更高的靶区适形度(高达 67%),同时肺平均剂量(MLD)和心脏最大剂量都有减低。Hurkmans 等开展了计划相关的研究,对使用逆向优化进行 SIB 和使用 3 野进行加量进行了比较[10]。研究显示,在两种方法中,接受大于 95% 处方剂量的全乳腺和瘤床的体积,以及心脏平均剂量(MHD)、MLD 均无明显差异。有趣的是,SIB 降低了全乳腺接受>95% 的处方剂量的体积(不包括加量靶区的体积)。随之而来的是,接受高的加量剂量的区域更小,以及适形度更佳[10]。这与其他研究的结果一致。Van der Laan 等在 30 例左侧乳腺癌患者中开展了 SIB 的计划对比研究,比较了常规放射治疗 (50Gy/25f+16Gy/8f, 序贯加量) 与正向 3DCRT 计划(全乳腺 1.81Gy/f×28f,同时加量区额外照射 0.49Gy/f,共计 2.3Gy/f)[11]。在整合了加量计划后,接受 ≥107% 的全乳腺处方剂量的平均体积减小了 20%,瘤床外乳腺组织接受 ≥95% 的加量剂量的平均体积减小了 54%,MHD 和 MLD 也减小了 10%。更多关于使用 SIB 技术适度减少总分次的数据(标准剂量和较高加量剂量时,SIB 与序贯加量的次数分别为:28 次与 33 次,31 次与 38 次)很快将在"Young Boost 研究"的分析后发表[12]。同样,在一项对比 3DCRT 和螺旋断层放射治疗技术进行 WBI 的研究中,Hijal 等证明了基于螺旋断层放射治疗的 SIB 方法可以减少对整个乳腺(不包括瘤床)的额外照射。在 3DCRT 中,大量瘤床以外的乳腺组织接受了不必要的射线照射[13]。这个问题在临床上也有相关的转化研究。已有研究表明,在进行序贯加量时,即使采用基于螺旋断层放射治疗的 IMRT,且计划上表现出陡峭的剂量梯度,但瘤床外的乳腺组织接受的放射治疗剂量也依然可能导致急性皮肤毒性反应[14]。在同一计划系统中,如果使用 SIB 的方法,能够限制瘤床外乳腺组织的非必要照

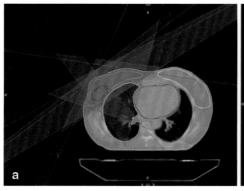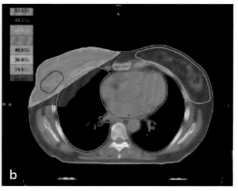

图 36.1　SIB 的典型剂量分布。

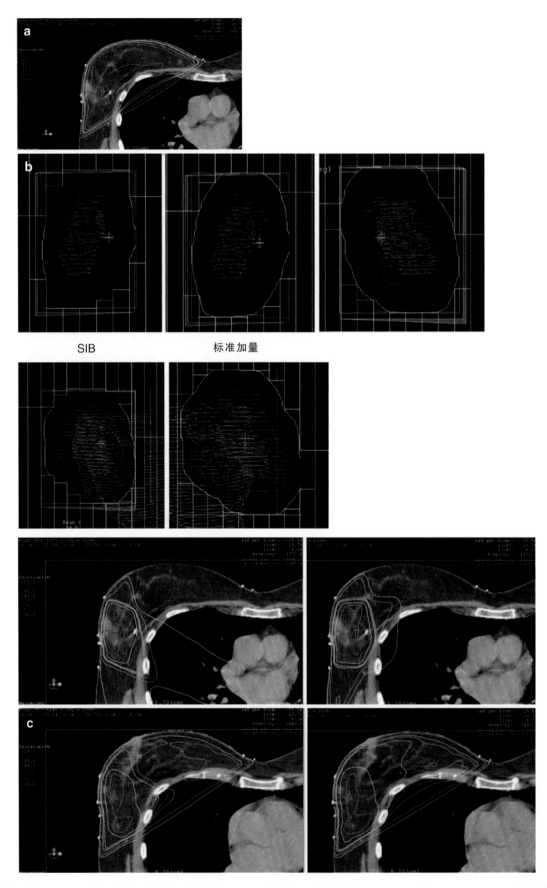

图 36.2　使用常规 3DCRT 进行序贯加量和 SIB 的比较,于 2012 年展示(ESTRO 课程)(Courtesy S. Hol,Tilburg,NL)。注意:仅显示加量 PTV 的中心轴层面的计划。左:SIB;右:序贯加量。(a)SIB 与序贯加量的全乳腺放射治疗计划是相同的。(b)对于 SIB 计划,可以将 MLC 设置于 PTV 边缘,而对于序贯加量计划,为了实现电子平衡,需要将边界扩展 0.5~0.8cm。(c)两段计划合并后,可以进一步优化。

射,并因此减少急性皮肤毒性反应,这一点将在下文中讨论[15]。然而,当使用 VAMT/vIMRT 技术,或其他与传统的乳腺癌切线技术不一致的射线设野时,必须注意非靶区组织的放射治疗剂量,如对侧乳房、肺、肝等脏器的低剂量受照区域。与序贯加量方法相比,SIB 的剂量学上的优势,关键在于其在设野时使用了较小的光束(参见第 5 部分)。

36.2.2　毒性反应

需要重视的是,当使用 SIB 技术时,由于部分乳腺的分次剂量较高,可能会增加毒性反应的发生率。但是正如前文所述,通过同时优化全乳腺和加量靶区的剂量,可以达到更好的剂量适形性。此外当进行序贯加量时,WBI 计划的热点可能会与加量计划的热点相重合,尽管现在的治疗计划系统会在加量计划设计时将 WBI 的计划纳入考虑,但是目前还没有将摆位误差或解剖变化纳入考量。

对于早期乳腺癌使用 SIB 进行 BCT 的主要毒性反应数据来自非对照队列,在 2016 年发表的系统综述中已经进行了全面总结[16]。只有 10 项研究中观察到了 3 级急性毒性反应,发生率为 1%~7%[7,15,17]。需要注意的是,各项研究中观察到的急性放射性皮炎是可逆的,有 6 项研究(46%)报道了中、重度毒性反应在放射治疗结束后 12 周内能够得到缓解。对于晚期毒性反应,目前最大样本的数据来自一项大型前瞻性队列研究,其纳入了 982 例接受常规分割 WBI 联合 SIB 的患者[18]。经过 3 年随访,分别有 8.5% 和 3.7% 的患者在加量区出现了 ≥2 级的纤维化和 ≥2 级的毛细血管扩张。在其他小样本的研究中,最长的中位随访时间为 5.1 年[19]。中到重度晚期毒性反应,包括乳腺纤维化和毛细血管扩张,发生率分别为 1%~9% 和 0~9%[15,19,20]。

最近,Cante 等发表了 178 例患者的数据,患者接受了 4 周的大分割 WBI(总剂量 45Gy)和同步的瘤床伴随加量(总剂量 50Gy)[21]。研究的中位随访时间为 117 个月(4~140 个月),分别观察到了 7% 和 5% 的 2 级(纤维化)和 3 级(毛细血管扩张)皮肤毒性反应,87.8% 的患者美容效果为优秀或良好。Lansu 等开展了一项回顾性研究,调查并比较了接受肿瘤整形手术的患者,在大分割放射治疗的情况下,SIB 与序贯加量的美容效果[22]。研究结果显示,SIB 和大分割放射治疗对美容效果没有影响,且对患者的生活质量有提高,但

肿瘤整形手术对美容效果有负面影响。Krug 等的研究表明,在 SIB 时对于 WBI 采用大分割模式,具有急性毒性反应低(皮肤毒性反应 ≥2 级的比例为 14.7%)、治疗依从性高的优势[23]。

对照研究的数据较少,只检索到 3 项随机对照研究。一项纳入 400 例患者的研究,在俯卧位下进行全乳腺放射治疗 40.05Gy/15f,并随机分配进入 0.5Gy/f、每日 1 次的 SIB 组(2.67Gy+0.5Gy)或 2Gy/f、每周 1 次的 SIB 组,中位随访时间 45 个月,结果显示两组的 2 级急性毒性反应、晚期毒性反应无显著差异[24]。在另一项纳入 69 例患者的随机对照研究中,随访 1 年后显示 SIB 组的毒性反应相对较小,且对心肺功能没有影响[25]。但是需要谨慎解读研究结果,因为在这项研究中,SIB 组和序贯加量组之间存在其他不同的影响因素。最近的一项 Ⅱ 期随机对照研究评估了与常规使用的大分割放射治疗方案(40.05Gy/15f+10Gy/4f 或 14.88Gy/6f)相比,SIB 联合俯卧位大分割 WBI 是否会增加急性毒性反应[26]。结果显示,两组之间的湿性脱皮发生率没有差异,均为 7%;然而 SIB 组 2~3 级皮炎和瘙痒的发生率降低了 1/3(P=0.037 和 P=0.015)。

如图 36.3 所示,所采用的治疗计划设计方法也会影响毒性反应的发生。在上述的回顾队列中,我们注意到在采用 IMRT(包括正向调强计划和逆向调强计划)或 VMAT 技术进行 SIB 的 5 项研究中,只有 3 项研究报道发生了 3 级急性皮肤毒性反应,占总队列的 0.4%[16]。相比之下,在使用传统的 3DCRT 技术进行 SIB 的研究中,3 级毒性反应的发生率明显升高。这些结果也验证了之前的研究,即 IMRT 与较低的急性放射性皮炎的发生率之间存在关联[7,27,28]。

总之,关于毒性反应和美容效果的随机证据有限,但表明 SIB 至少显示了与序贯加量相当的急性毒性反应。甚至在一些研究中,无论 WBI 采用何种分割方式,与序贯加量相比,SIB 的毒性甚至更小。然而随着目前 WBI 向超大分割模式转变,可能需要对上述发现进行重新评估。晚期毒性反应的发生情况似乎与使用序贯加量的历史对照组相当。

36.3　未来展望(和未被满足的需求)

目前,一些前瞻性研究探索在采用大分割模式的 WBI 中加入局部加量,这将有助于阐明 WBI 中联合

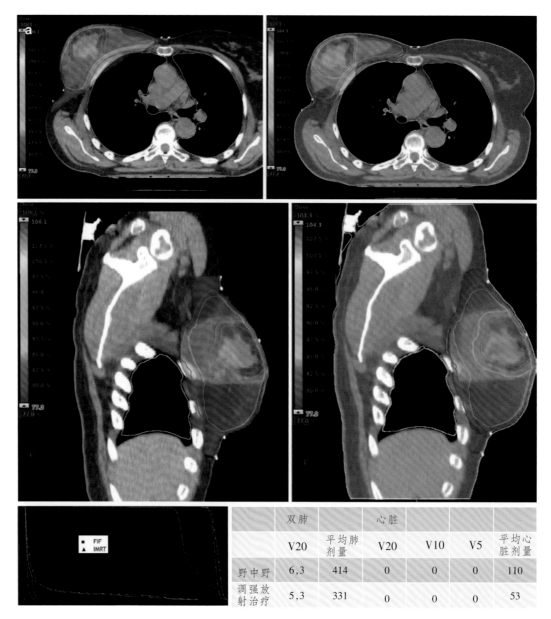

	双肺		心脏			
	V20	平均肺剂量	V20	V10	V5	平均心脏剂量
野中野	6,3	414	0	0	0	110
调强放射治疗	5,3	331	0	0	0	53

图 36.3　使用野中野和 IMRT 进行 SIB 的比较,于 2019 年展示(ESTRO 课程)(Courtesy S. Hol,Tilburg,NL)。注意:仅显示加量 PTV 的中心轴层面的计划。左:野中野;右:IMRT。处方剂量:全乳腺 21×2.17Gy,加量区 21×2.66Gy。(a)右侧乳腺癌 SIB。(b)左侧乳腺癌 SIB。注意:等剂量曲线以百分比(%)显示,心脏平均剂量和肺平均剂量单位为 cGy。(待续)

局部加量的临床优势。RTOG 1005 研究是一项探索早期乳腺癌加速 WBI 的 Ⅲ 期前瞻性临床研究,比较了常规放射治疗(50Gy/25f)或大分割放射治疗(42.7Gy/16f,每日 2.67Gy)联合序贯加量 12~14Gy/6~7f 与大分割放射治疗(40Gy/15f,每日 2.67Gy)联合瘤床伴随加量(48Gy/15f,每日 3.2Gy)。该研究目前已停止招募,亟待研究成果的发表[29]。IMPORT High 研究对局部复发风险高于平均水平的早期乳腺癌患者进行了剂量升级的 IMRT(包括正向调强计划和逆向调强计划),

主要研究终点是乳腺加量区内可触及的硬结[30]。标准组的放射治疗方案为 40.5Gy/15f 联合 16Gy/8f/1.6W 的瘤床序贯加量(总疗程为 23f、4.6W)。对两个不同的试验组,在接受全乳腺放射治疗 36Gy/15f 及受累象限放射治疗 2.67Gy/f×15f 的基础上,试验组 1 接受瘤床同步伴随加量 3.2Gy/f×15f(总剂量达 48Gy),试验组 2 接受瘤床同步伴随加量 3.53Gy/f×15f (总剂量达 53Gy)(图 36.4)。两个试验组中的等效生物剂量(肿瘤 α/β=3Gy)分别为 60Gy 和 69Gy。该项研究的全

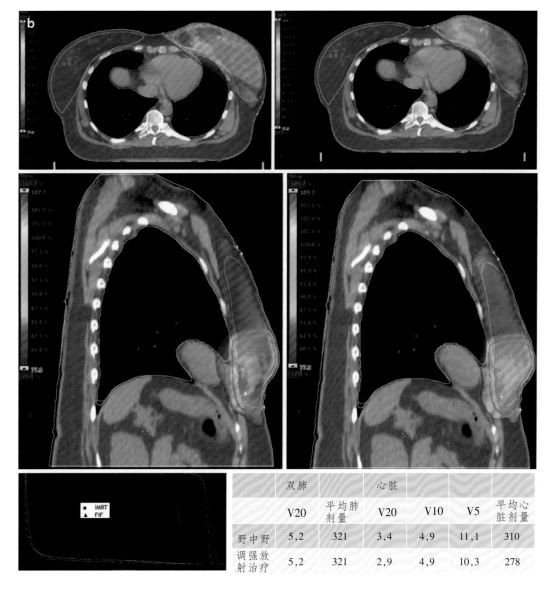

	双肺		心脏			
	V20	平均肺剂量	V20	V10	V5	平均心脏剂量
野中野	5,2	321	3,4	4,9	11,1	310
调强放射治疗	5,2	321	2,9	4,9	10,3	278

图 36.3(续)

球样本量为 2568 例患者。

此外,Skagen 研究 1 于 2015 年启动,研究建议将大分割和 SIB 作为丹麦乳腺癌小组的标准,用于早期乳腺癌的局部区域治疗。入组患者是分期 pT1-3pN0-3M0 的女性乳腺癌患者,在全乳房切除或 BCS 后行局部区域放射治疗。患者被随机分配为全乳/胸壁和

区域淋巴结放射治疗的常规分割组(50Gy/25f)或大分割放射治疗组(40Gy/15f),同时所有患者均接受SIB。该项研究的主要研究终点是患侧的淋巴水肿发生率。

上述研究和其他研究(表 36.2)将为早期乳腺癌保乳术后 WBI 期间的加量提供进一步依据。

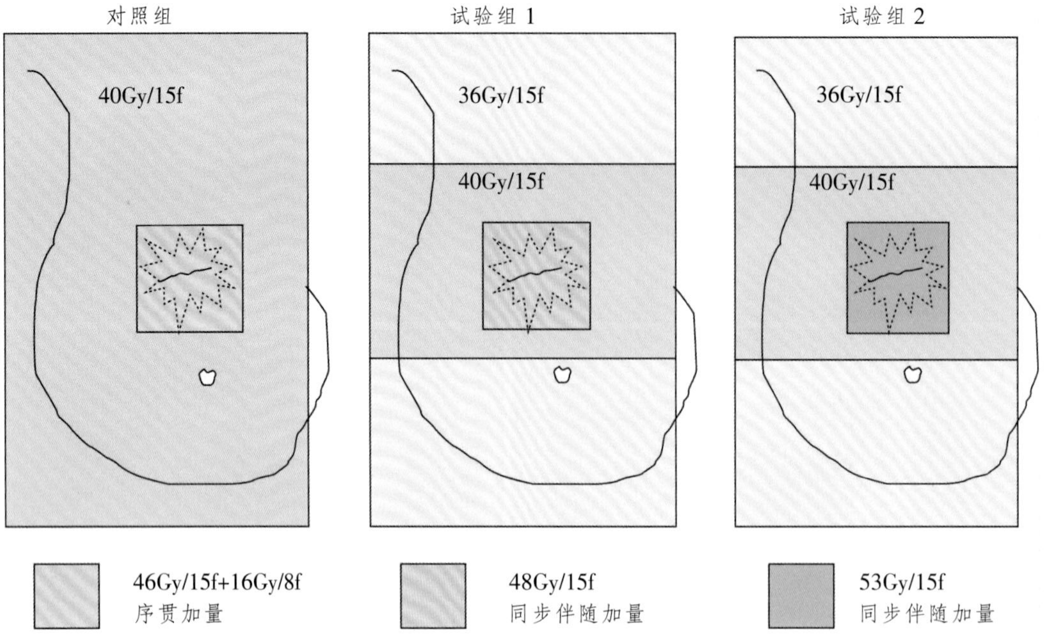

图 36.4 IMPORT HIGH 研究的设计。(完整方案可下载自:https://www.isrctn.com/ISRCTN47437448;NCT00818051)

表 36.2 正在开展的在全乳腺放射治疗期间进行瘤床加量的研究

研究	国家	主要研究终点	目标人数(n)	剂量和分割次数(试验组)		
				全乳腺	受累象限	瘤床
RTOG 1005	美国	乳腺内复发	2300	40.05Gy/15f (每日 2.67Gy)	/	48Gy/15f(每日 3.2Gy)
IMPORT HIGH	英国	可触及的硬结	2568	36Gy/15f (每日 2.4Gy)	40.05Gy/15f (每日 2.67Gy)	Ⅰ:48Gy/15f(每日 3.2Gy) Ⅱ:53Gy/15f(每日 3.53Gy)
IMRT MC-2	德国	美容效果	502	50.4Gy/28f (每日 1.8Gy)	/	64.4Gy/28f(每日 2.3Gy)
UZB	比利时	心肺功能 上肢活动度和淋 巴水肿	123	42Gy/15f (每日 2.8Gy)	/	51Gy/15f(每日 3.4Gy)
SKAGEN 1	丹麦	患侧淋巴水肿率	2000	40Gy/15f (每日 2.67Gy)	/	Ⅰ:52.2Gy/18f(每日 2.9Gy) Ⅱ:45.75Gy/15f(每日 3.05Gy)

36.4 总结

乳腺癌术后放射治疗中的瘤床加量策略是一个极具研究潜力的领域。SIB 提供了更好的适形性,并减少了整个乳腺靶区的剂量。尽管关于毒性反应和美容效果的证据有限,但 SIB 至少显示出了与序贯加量相当的急性毒性反应,甚至在一些研究中,与序贯加量相比其毒性反应更小。然而,SIB 的成功在很大程度上取决于正确的计划技术和靶区勾画,因为没有任何技术可以纠正不良的靶区勾画。由于目前在剂量和分割次数方面还没有达成共识,期待正在进行的随机对照研究的结果,以进一步提高对这个问题的认识。

(彭峰 译 陈敏 校)

参考文献

1. Fisher B, Anderson S, Bryant J, et al. Twenty-year follow-up of a randomized trial comparing total mastectomy, lumpectomy, and lumpectomy plus irradiation for the treatment of invasive breast cancer. N Engl J Med. 2002;347:1233–41.

2. Veronesi U, Cascinelli N, Mariani L, et al. Twenty-year follow-up of a randomized study comparing breast-conserving surgery with radical mastectomy for early breast cancer. N Engl J Med. 2002;347:1227–32.

3. Bartelink H, Maingon P, Poortmans P, et al. Whole-breast irradiation with or without a boost for patients treated with breast-conserving surgery for early breast cancer: 20-year follow-up of a randomised phase 3 trial. Lancet Oncol. 2015;16:47 56.

4. Immink JM, Putter H, Bartelink H, et al. Long-term cosmetic changes after breast-conserving treatment of patients with stage I-II breast cancer and included in the EORTC "boost versus no boost" trial. Ann Oncol Off J Eur Soc Med Oncol. 2012;23:2591–8.

5. Borger JH, Kemperman H, Smitt HS, et al. Dose and volume effects on fibrosis after breast conservation therapy. Int J Radiat Oncol Biol Phys. 1994;30:1073–81.

6. Mohan R, Wu Q, Manning M, Schmidt-Ullrich R. Radiobiological considerations in the design of fractionation strategies for intensity-modulated radiation therapy of head and neck cancers. Int J Radiat Oncol Biol Phys. 2000;46:619–30.

7. Teh AYM, Walsh L, Purdie TG, et al. Concomitant intensity modulated boost during whole breast hypofractionated radiotherapy--a feasibility and toxicity study. Radiother Oncol J Eur Soc Ther Radiol Oncol. 2012;102:89–95.

8. Osa E-OO, DeWyngaert K, Roses D, et al. Prone breast intensity modulated radiation therapy: 5-year results. Int J Radiat Oncol Biol Phys. 2014;89:899–906.

9. Singla R, King S, Albuquerque K, Creech S, Dogan N. Simultaneous-integrated boost intensity-modulated radiation therapy (SIB-IMRT) in the treatment of early-stage left-sided breast carcinoma. Med Dosim Off J Am Assoc Med Dosim. 2006;31:190–6.

10. Hurkmans CW, Meijer GJ, van Vliet-Vroegindeweij C, van der Sangen MJ, Cassee J. High-dose simultaneously integrated breast boost using intensity-modulated radiotherapy and inverse optimization. Int J Radiat Oncol Biol Phys. 2006;66:923–30.

11. van der Laan HP, Dolsma WV, Maduro JH, Korevaar EW, Hollander M, Langendijk JA. Three-dimensional conformal simultaneously integrated boost technique for breast-conserving radiotherapy. Int J Radiat Oncol Biol Phys. 2007;68:1018–23.

12. Brouwers PJAM, van Werkhoven E, Bartelink H, et al. Predictors for poor cosmetic outcome in patients with early stage breast cancer treated with breast conserving therapy: results of the young boost trial. Radiother Oncol J Eur Soc Ther Radiol Oncol. 2018;128:434–41.

13. Hijal T, Fournier-Bidoz N, Castro-Pena P, et al. Simultaneous integrated boost in breast conserving treatment of breast cancer: a dosimetric comparison of helical tomotherapy and three-dimensional conformal radiotherapy. Radiother Oncol J Eur Soc Ther Radiol Oncol. 2010;94:300–6.

14. Franco P, Zeverino M, Migliaccio F, et al. Intensity-modulated adjuvant whole breast radiation delivered with static angle tomotherapy (TomoDirect): a prospective case series. J Cancer Res Clin Oncol. 2013;139:1927–36.

15. Franco P, Zeverino M, Migliaccio F, et al. Intensity-modulated and hypofractionated simultaneous integrated boost adjuvant breast radiation employing statics ports of tomotherapy (TomoDirect): a prospective phase II trial. J Cancer Res Clin Oncol. 2014;140:167–77.

16. Hamilton DG, Bale R, Jones C, et al. Impact of tumour bed boost integration on acute and late toxicity in patients with breast cancer: a systematic review. Breast. 2016;27:126–35.

17. Formenti SC, Gidea-Addeo D, Goldberg JD, et al. Phase I-II trial of prone accelerated intensity modulated radiation therapy to the breast to optimally spare normal tissue. J Clin Oncol Off J Am Soc Clin Oncol. 2007;25:2236–42.

18. Bantema-Joppe EJ, Schilstra C, De Bock GH, et al. Simultaneous integrated boost irradiation after breast-conserving surgery: physician-rated toxicity and cosmetic outcome at 30 months' follow-up. Int J Radiat Oncol Biol Phys. 2012;83:e471–7.

19. Raza S, Lymberis SC, Ciervide R, et al. Comparison of acute and late toxicity of two regimens of 3- and 5-week concomitant boost prone IMRT to standard 6-week breast radiotherapy. Front Oncol. 2012;2:44.

20. Alford SL, Prassas GN, Vogelesang CR, Leggett HJ, Hamilton CS. Adjuvant breast radiotherapy using a simultaneous integrated boost: clinical and dosimetric perspectives. J Med Imaging Radiat Oncol. 2013;57:222–9.

21. Cante D, Petrucci E, Sciacero P, et al. Ten-year results of accelerated hypofractionated adjuvant whole-breast radiation with concomitant boost to the lumpectomy cavity after conserving surgery for early breast cancer. Med Oncol. 2017;34:152.

22. Lansu JTP, Essers M, Voogd AC, et al. The influence of simultaneous integrated boost, hypofractionation and oncoplastic surgery on cosmetic outcome and PROMs after breast conserving therapy. Eur J Surg Oncol J Eur Soc Surg Oncol Br Assoc Surg Oncol. 2015;41:1411–6.

23. Krug D, Baumann R, Krockenberger K, et al. Adjuvant hypofractionated radiotherapy with simultaneous integrated boost after breast-conserving surgery: results of a prospective trial. Strahlenther Onkol. 2020;197:48–55.

24. Cooper BT, Formenti-Ujlaki GF, Li X, et al. Prospective randomized trial of prone accelerated intensity modulated breast radiation therapy with a daily versus weekly boost to the tumor bed. Int J Radiat Oncol Biol Phys. 2016;95:571–8.

25. Van Parijs H, Miedema G, Vinh-Hung V, et al. Short course radiotherapy with simultaneous integrated boost for stage I-II breast cancer, early toxicities of a randomized clinical trial. Radiat Oncol. 2012;7:80.

26. Paelinck L, Gulyban A, Lakosi F, et al. Does an integrated boost increase acute toxicity in prone hypofractionated breast irradiation? A randomized controlled trial. Radiother Oncol J Eur Soc Ther Radiol Oncol. 2017;122:30–6.

27. Pignol J-P, Olivotto I, Rakovitch E, et al. A multicenter randomized trial of breast intensity-modulated

radiation therapy to reduce acute radiation dermatitis. J Clin Oncol Off J Am Soc Clin Oncol. 2008;26: v2085–92.

28. Freedman GM, Li T, Nicolaou N, Chen Y, Ma CC-M, Anderson PR. Breast intensity-modulated radiation therapy reduces time spent with acute dermatitis for women of all breast sizes during radiation. Int J Radiat Oncol Biol Phys. 2009;74:689–94.

29. RTOG 1005. A Phase III trial of accelerated whole breast irradiation with hypofractionation plus concurrent boost versus standard whole breast irradiation plus sequential boost for early-stage breast cancer.

30. Coles C, Yarnold J. The IMPORT trials are launched (September 2006). Clin Oncol (R Coll Radiol). 2006;18:587–90.

第 **37** 章

部分乳腺照射

Indrani S. Bhattacharya, Charlotte E. Coles

37.1 背景

RCT 中超过 10 000 例患者的数据表明，乳腺癌 BCS 后进行 WBI 能够降低局部复发风险和乳腺癌相关死亡率[1]。然而，放射治疗也存在某些风险，包括正常组织毒性[2]、心脏毒性[3]和第二原发肿瘤[4]。近几十年来，乳腺癌诊疗的进步使局部复发率大幅下降[5]。例如，根据英国一项于 1986—1998 年间进行的乳腺癌放射治疗研究报道，5 年局部复发率为 8.0%（95%CI 6.5%~9.5%）[6]。相比之下，于 1998—2002 年间进行的 START 研究显示，5 年局部复发率为 3.1%（95%CI 2.6%~3.7%）[2]。在 2007—2010 年间进行的 IMPORT LOW 研究[7]和在 2011—2014 年间进行的 FAST FOR-WARD 研究中[8]，5 年局部复发率进一步降低。尽管乳腺癌放射治疗的相对获益保持不变，但由于局部复发率降低，其绝对获益要小得多。然而，无论获益程度如何，放射治疗的风险都是相同的。

对于一些局部复发风险较低的患者，WBI 带来的获益可能并不会超过其带来的风险。局部复发风险最高的区域位于瘤床及其周围[9]，这意味着对于疾病风险较低的患者可能并不需要 WBI。对于此类患者，放射治疗的范围可以减少到瘤床及其周围的区域，即部分乳腺，从而减少副作用[10]，并可能减少治疗时间[11]。

然而，PBI 并不是一个新概念。在 20 世纪 80 年代进行的 PBI 研究表明，接受 PBI 的患者，其局部复发率明显高于接受 WBI 的患者[12]，这可能与较陈旧的放射治疗技术，以及欠缺对患者的优化筛选有关。

随着一系列国际研究的进行，人们又开始对 PBI 重拾兴趣。用于实现 PBI 的技术包括术中放射治疗 (IORT)、近距离放射治疗和体外放射治疗 (EBRT)。APBI 是指与"标准"的 WBI 相比，其总体治疗时间更短。需要指出的是，对于绝大多数 PBI 研究而言，"标准"的 WBI 是指 5 周 +/-加量。解读 PBI 研究结果的一个重要挑战是，各研究的放射治疗方案，包括总剂量、分次、总治疗时间、靶区体积等，存在巨大差异。此外，PBI 研究设计和实施的另一个挑战是早期乳腺癌的发生率低。

需要优先考虑的问题包括：使用易于推广的且患者可接受的和便利的技术，在毒性降低的情况下，需要达到至少同等的和明确非劣的局部控制率。

37.2 现有文献

PBI 可通过多种技术实现，包括 IORT、EBRT。IORT 和近距离放射治疗的技术细节在其他章节中有详细介绍。简而言之，IORT 展现了快速"一次性"治疗的潜力，无须每日进行放射治疗，但前提是具有良好的组织学类型。在 ELIOT[13]和 TARGIT[14,15]研究中，IORT 分别使用电子线 (IOeRT) 和光子线实现。ELIOT 研究将患者分为 50Gy/25f/5W 序贯加量组及针对瘤床区进行 IOeRT 21Gy 组[13]。IOeRT 组和 WBI 组的 5 年局部复发率分别为 4.4%（95%CI 2.7~6.1）和 0.4%（95% CI 0.0~1.0）[HR 9.3（95% CI 3.3~26.3）]（表 37.1）。尽管 IOeRT 组患者的局部复发率显著高于 WBI 组，但 IOeRT 组的局部复发率仍在预先设定的等效范围内，且两组的 OS 没有差异。回顾基线特征，发现此组中相当一部分患者具有高风险特征（>25% 为淋巴结阳性,20%组织学分级为 3 级)。该研究与其他许多研究一样,在 GEC-ESTRO/ASTRO 指南制订之前就已开始进行受试者招募[16,17]。当根据 GEC-ESTRO/ASTRO 指南中的风险组重新进行多变量分析时发现,对低风险者,两组的局部复发情况相似,这提示了对患者进行选择的重要性。尽管没有系统地记录毒副反应,但据报道,IOeRT 组患者的皮肤毒性反应更轻,但脂肪坏死的风险增加[13]。

TARGIT 研究将患者随机分为使用 50 kV 光子进行 IORT 组和 WBI 组。研究将患者分为两层:一层在乳腺癌手术时、获得病理结果前给予放射治疗,一层在乳腺癌手术后、获得病理结果后再次开放术区给予放射治疗[14,15](见表 37.1)。对照组的局部复发率实际上远低于研究设计时的最初预期。此外,在手术时、获得病理结果前给予术中放射治疗的分层组中,有 20% 的患者由于术后组织学提示存在不良因素,额外接受了 WBI[14]。此研究也没有系统地记录毒性反应。

GEC-ESTRO 研究将患者随机分配至 APBI 组和 WBI 组。APBI 组接受高剂量率或脉冲剂量率的组织间近距离放射治疗,WBI 组接受 50Gy 全乳腺放射治疗序贯 10Gy 瘤床区加量[18]。在 6.6 年的中位随访中,APBI 组和 WBI 组的局部复发率分别为 1.44%(95% CI 0.51~2.38)和 0.92%(95%CI 0.12~1.73)(组间差异 0.52%,95%CI −0.72~1.75;P=0.42)。患者和医师对毒性进行了全面评估[19]。两组的总体毒性均较低,但 5 年后 APBI 组的 2~3 级皮肤毒性反应较低(WBI 组:10.7%,95%CI 8.0~13.4;APBI 组:6.9%,95%CI 4.8~9.0;组间差异:−3.8%,95%CI −7.2~0.4,P=0.020)[20]。

使用 EBRT 进行 PBI 的研究包括 Florence[21]、IMPORT LOW[7]、RAPID[22] 和 NSABP B −39/RTOG 0413[23]。这些研究中较小型的一项是 Florence 研究,该研究将 520 例患者随机分为两组,APBI 组使用 IMRT 30Gy/5f、隔天一次,WBI 组给予 50Gy 全乳腺适形放射治疗联合序贯加量[21]。APBI 组和 WBI 组的 10 年局部复发率分别为 3.7% 和 2.5%[HR 1.56 (95%CI 0.55~4.37,P=0.40)],APBI 组的毒性反应降低。结果提示,使用 EBRT 进行 PBI 的安全性是令人放心的;同时,由于样本量较少,应谨慎解读 PBI 的疗效。

IMPORT LOW 研究将 2018 例患者随机分为:WBI 40Gy 组(对照组)、WBI 36Gy 序贯部分乳腺加量至 40Gy 组(减量组),以及仅行部分乳腺照射 40Gy 组(部分乳腺照射组),该组共放射治疗 15 次,每日一次,采用简单 FiF 技术[7]。中位随访时间为 72 个月,全乳腺放射治疗组(对照组)、减量组和部分乳腺照射组的局部复发率分别为 1.1%(95%CI 0.5~2.3)、0.2%(95%CI 0.02~1.2)和 0.5%(95%CI 0.2~1.4)。由于每组的剂量/分割方式均一致,因此 IMPORT LOW 研究是专注于评估照射体积与疾病控制和毒性反应的研究。与全乳腺放射治疗组(对照组)相比,减量组和部分乳腺照射组的毒性反应显著降低[7,24](见表 37.1)。

此外,目前使用 IMPORT LOW 研究中的技术,可以在 1 周内完成 PBI。近期发表的 FAST FORWARD 研究[8]的对照组与 IMPORT LOW 研究[7]的对照组采用同样的设计。FAST FORWARD 研究(26Gy/5f)的疗效非劣于 40Gy/15f,且两者的毒性反应相当。同时,IMPORT LOW 研究也提示部分乳腺照射相比于 40Gy/15f 具有非劣的疗效和降低的毒性。基于此,FAST FORWARD 的模式被用于 PBI,并以超过 90% 的共识通过率获得英国协会的批准[25]。值得注意的是,考虑到极低的事件发生率,PBI 1 周方案与 3 周方案的随机对照试验需要纳入数千例患者,且需要多年的随访,这对资金和伦理都是巨大的挑战,因此两种方案都是平行设计的。

RAPID 研究将患者随机分为 WBI 组:42.5Gy/16f 或 50Gy/25f 联合或不联合加量,以及 APBI 组:38.5Gy/10f,每日两次,3DCRT/FiF[22]。中位随访时间 8.6 年,APBI 组和 WBI 组的局部复发累积发生率分别为 3.0%(95% CI 1.9~4.0)和 2.8%(95%CI 1.8~3.9)(HR 1.27,90% CI 0.84~1.91)。据报道,该结果的主要研究终点达到了单侧非劣效性试验的预设条件(排除由 5 年预计复发率计算得到的 HR>2.02 的值)。

相比之下,NSABP B−39/RTOG 0413 随机将患者分为 APBI 组(使用体外放射治疗或近距离放射治疗)和 WBI 组(联合或不联合瘤床加量)[23]。APBI 组的放射治疗方案为体外放射治疗 38.5Gy/10f 或近距离放射治疗 34Gy/10f,每日两次,1 周完成。APBI 组和 WBI 组的 10 年局部复发率分别为 4.6%(95%CI 3.7~5.7)和 3.9%(95%CI 3.1~5.0)(HR 1.22,90%CI 0.94~1.58),因此没有达到预先规定的双侧等效条件,即相对风险最大增加 50%(即不论时间点,排除 HR ≤ 0.677 或 ≥1.50)。

RAPID 研究[22] 和 NSABP B−39/RTOG 0413 研究[23]

表 37.1 PBI 研究汇总

研究	纳入患者数	入组条件	对照组	试验组	预设界值	局部复发	毒性反应
ELIOT[13]	1305	48~75岁,≤2.5cm,组织学分级1~3级,N1~2	WBRT 50Gy/25f +序贯加量	针对瘤床行术中电子束放射治疗21Gy	IORT组局部复发率为75%,WBRT组局部复发率为3%	5年:IORT组4.4%,WBRT组0.4% [HR 9.3 (3.3~26.3)]	没有系统性记录。IORT组的皮肤毒性反应显著更高,但脂肪坏死更高
TARGIT[14,15]	3451	≥45岁,IDC	WBRT 45~50Gy/25f±序贯加量	施源器表面18~20Gy/1cm深度处衰减为5~7Gy	5年为2.5%	病理结果前分层 8.6年 IORT组167/1140 15% EBRT组147/1158 13% [HR 1.13 (0.91~1.41)] 病理结果后分层 9年 IORT组98/581 17% EBRT组72/572 13% [HR 0.75 (0.57~1.003)]	没有系统性记录
Florence[21]	520	>40岁,<25mm,手术切缘≥5mm	WBRT 50Gy/25f +序贯加量	IMRT 30Gy/5f,隔日一次	2%非劣效界值假设5年时局部复发率对照组为3%,APBI组不超过5%	10年 APBI组3.7%, WBRT组2.5% [HR 1.56(0.55~4.37)]	对毒性反应进行了系统性记录。经医师和患者评估发现,APBI组的急性和晚期毒性显著减少,且美容效果更优
IMPORT LOW[7]	2018	≥50岁,≤3cm,组织学分级1~3级,pN0~1,手术切缘≥2mm	WBRT 40.5Gy/15f	低剂量组:全乳腺IM-RT 36 Gy序贯部分乳腺放射治疗至40.5 Gy,共15次 部分乳腺照射组:部分乳腺行IMRT 40.5 Gy/15f	5年为2.5%	5年 WBRT组1.1% (95% CI 0.5~2.3) 低剂量组0.2%(0.02~1.2) 部分乳腺照射组0.5%(0.2~1.4)	通过患者报告,医师报告和拍照对毒性反应进行了系统记录。在低剂量组和部分乳腺照射组,患者报告,包括乳腺硬度和外观的变化

(待续)

表 37.1(续)

研究	纳入患者数	入组条件	对照组	试验组	预设界值	局部复发	毒性反应
RAPID[22]	2135	≥40岁,≤3cm,IDC/DCIS,N0	WBRT 42.5Gy/16f 或 50Gy/25f ±序贯加量	APBI 38.5Gy/10f,每日两次,3DCRT/IMRT	APBI 的局部复发率为 2.75%(假设 5 年后 WBRT 的局部复发率为 4%);调整后局部复发偏倚样本的预期 5 年局部复发率为 1.5%,非劣效界值为 1.5%(HR<2.02)	10 年 APBI 组 3%,WBRT 组 2.8% (1.27, 0.84-1.91)	通过患者报告,医师报告和拍照对毒性反应进行了系统记录。APBI 组的毒性和美容效果均显著更差
NSABP B-39/ RTOG 0413[23]	4216	≥18岁,≤3cm,IDC/DCIS,至多3枚阳性淋巴结	WBRT 50Gy/25f ±序贯加量	APBI 38.5Gy/10f,每日两次,3DCRT/IMRT; APBI HDR 近距离放射治疗:多通道或单通道	相对风险增加50%,HR<1.5	10 年 APBI 组 4.6%,WBRT 组 3.9% (1.22, 0.94-1.58)	治疗组间的数据相似,但尚待进一步报道
GEC-ESTRO[18]	1328	≥40岁,≤3cm,pN0,手术切缘≥2mm,无脉管侵犯	WBRT 50Gy/25f ±序贯加量	APBI:同质内近距离放射治疗,HDR:8×4Gy 或 7×4.3Gy,PDR:50Gy	5 年为 3%	5 年 APBI 组 1.44%,WBRT 0.92%,(相差 0.52%,-0.72~1.75)]	对毒性反应进行了系统记录。APBI 组的皮肤毒性更少

提出了非劣效性和等效性研究的一个重要观点。本质上，非劣效性研究旨在证明干预措施不比标准措施差，而等效性试验旨在证明干预措施不优于也不差于标准措施。非劣效或等效的界值必须事先指定。然而，确定这些界值并不总是轻而易举的。两项研究显示，APBI 与 WBI 相比，其相对效应的 HR 是相似的，然而，RAPID 研究的结论认为，局部复发的非劣效性条件达到了预先设定的界值，而 NSABP B−39/RTOG 0413 研究的结论则认为没有达到等效条件预先设定的界值。临床上，两项研究的 HR 和相应的 CI 均相似，对研究结果的解释上的任何差异都与统计设计有关[26]。

毒性方面，NSABP B−39/RTOG 0413 研究显示各组之间的毒性反应相似，但在当前报道主要研究终点的文献中缺乏详细信息，其计划在未来对毒性反应进行进一步报道[23]。然而，在 RAPID 研究中，接受 APBI 的患者的美容效果明显较差[22]。这可能是由于每日两次放射治疗的 2Gy 分次放射治疗 EQD2 约为 53Gy，并且如果考虑到分次放射治疗间存在不完全修复，则 EQD2 可能高达 65Gy[27]。在接受 APBI 的患者中，与美容效果欠佳的其他相关因素包括肿瘤位置、吸烟、年龄和血清肿体积（P<0.05）；此外，吸烟与美容效果恶化相关（P=0.02）[28]。我们期待进一步的报道，以进一步了解这两项研究之间的差异。

从上述研究中可以看出，PBI 的局部复发率低，其对风险较低的乳腺癌患者适用且安全，但 PBI 在技术、总剂量、分次、照射体积的异质性等方面仍面临挑战。此外，这些个体化的技术与正常组织毒性反应间的相互关系，值得更多关注。

当前正在进行的研究中，丹麦乳腺癌小组的 Natural 研究，将低风险患者随机分为 PBI 组（体外放射治疗 40Gy/15f）和豁免放射治疗组（在某些中心纳入了不进行内分泌治疗的患者）。纳入标准包括：≥60 岁的接受保乳手术的乳腺癌患者，pT1、pN0、ER≥10%、HER2 阴性、组织学分级 1~2 级、非小叶型、切缘≥2mm[29]。这是一项非劣效性研究，拟招募 926 例患者，阈值设定为：对于豁免放射治疗的患者，同侧局部复发率为 4%。

此外，除了上文中已经提及的 EBRT 技术和其他 IORT 技术，还有众多其他技术可用于 PBI 的实施，例如，Mammosite 放射治疗系统（RTS）[30]，虽然当前可及数据较少，但已运用于临床。

37.3　患者选择

PBI 对患者的选择十分重要。正如 ELIOT 研究[13] 所揭示的那样，高风险患者的局部复发率显著增加。这部分患者很可能只是在招募时因缺乏指南指导而被纳入。PBI 应该运用于低风险的患者，尤其是当患者的情况超出相应的临床研究所设定的纳入标准时。总体而言，尽管存在一些差异，但 PBI 的各个指南均大体相似[16,17,31-33]（表 37.2）。例如，在 ESTRO 指南[16]中，高级别或激素受体阴性的患者也符合纳入条件，这与英国指南[31,32]存在差异。此外，ESTRO 指南也规定了一个中风险组，该组患者可在临床研究中接受 PBI[16]；然而，ASTRO 定义了三类患者群体，包括适合、慎选和不适合[17]。值得注意的是，ASTRO 指南规定，使用电子线的 IORT 仅适用于"适合"类别的患者。一般而言，上述指南能够囊括 PBI 研究中的大多数患者的入组标准，但不一定完全契合某个特定研究的入组标准。PBI 的重点人群是低风险患者。对于具有任何高风险特征的患者，如组织学分级 3 级、三阴性、BRCA 突变者，不推荐进行 PBI。2022 年欧洲放射治疗与肿瘤学会放射肿瘤学实践咨询委员会（ESTRO-ACROP）共识对早期乳腺癌使用体外放射治疗进行 PBI 的患者选择、剂量及分割给出了建议，明确了低风险人群的判断标准：Luminal 型、肿瘤较小（≤3cm）、无脉管侵犯、非小叶浸润癌、组织学分级 1~2 级、低至中级别 DCIS（肿瘤≤2.5cm 且切缘>3mm）、确诊时年龄 50 岁或以上、单中心或单灶病变、手术切缘干净（≥2mm）、淋巴结阴性（包括孤立肿瘤细胞）、之前未进行系统性治疗或新辅助化学治疗[34]。

当前的指南很可能会进一步更新。鉴于局部复发率较低，可能存在一组患者，其放射治疗的风险完全大于获益，因而可以豁免放射治疗。豁免放射治疗的国际临床研究的结果尚待进一步成熟和公布[35-40]。

37.4　使用体外放射治疗进行部分乳腺照射的实践建议

使用 EBRT 进行 PBI 时，以下建议可供参考：

1. 选择患者时，应考虑具有低风险特征的患者，

表 37.2　部分乳腺照射(PBI)的指南汇总

	ASTRO[17]	GEC-ESTRO[16]	NICE[31]	RCR 共识[32]	IOERT[33]
年龄	≥50 岁	≥50 岁	≥50 岁	≥50 岁	≥50 岁
肿瘤大小	≤2cm	≤3cm	≤3cm	≤3cm	≤2cm
切缘	≥2mm	≥2mm	净切缘	≥1mm	—
组织学分级	任何	任何	G1-2	G1-2	G1-2
脉管侵犯	无	无	—	无	—
ER 状态	阳性	任何	阳性	阳性	阳性(Luminal A)
多病灶	单病灶	单病灶	—	—	单病灶
组织学	浸润性导管癌或其他预后良好的亚型	浸润性导管癌、黏液癌、小管癌、髓样癌和胶样癌	浸润性癌,但除外小叶癌	除外小叶癌	导管癌或其他预后良好的组织学类型
单纯导管原位癌	如果筛查发现,需要为低-中核级、大小≤2.5cm、切缘≥3mm	不允许	不允许	不允许	—
N 分期	N0	N0	N0	N0	N0
新辅助治疗	不允许	不允许	不允许	不允许	不允许

包括:肿瘤较小、淋巴结阴性、具有较好的组织学特征、老年患者。

2. 应根据当地的资源和专业技能因地制宜地选择适宜的技术,例如,对于某些中心,近距离放射治疗或 IORT 是优选,而对于另一些中心,EBRT 则是优选。

3. 采用 EBRT 时,应按照 IMPORT LOW 研究或 FLORENCE 研究的方法,给予每日一次或隔日一次的放射治疗,共 5 次。

4. 对于位于左侧的肿瘤,必须尽量减少心脏的受照剂量,DIBH 等技术可以用于实现这一目标,但当肿瘤位于左侧乳房的上半部分时,则可能无须使用这些技术。

37.5　总结

RCT 的数据表明,使用特定技术的 PBI 可以达到与 WBI 至少同等的、明确非劣的局部控制率,并能减少毒性反应,缩短疗程时间。由于不同技术间的巨大差异、剂量及分割方式的不同、照射体积和疗程时间的差异,需要对这些技术与正常组织的毒性反应间的关系进行更多了解。选择合适的患者进行 PBI 至关重要。最后,必须保证患者充分了解各治疗方案,以使他们积极参与到共同决策的过程中。

(谭志博　张志洵　王瑾 译　王颖 校)

参考文献

1. Darby S, McGale P, Correa C, et al. Effect of radiotherapy after breast-conserving surgery on 10-year recurrence and 15-year breast cancer death: meta-analysis of individual patient data for 10,801 women in 17 randomised trials. Lancet. 2011;378:1707–16.
2. Haviland JS, Owen JR, Dewar JA, et al. The UK Standardisation of Breast Radiotherapy (START) trials of radiotherapy hypofractionation for treatment of early breast cancer: 10-year follow-up results of two randomised controlled trials. Lancet Oncol. 2013;14:1086–94.
3. Darby SC, Ewertz M, McGale P, et al. Risk of ischemic heart disease in women after radiotherapy for breast cancer. N Engl J Med. 2013;368:987–98.
4. Grantzau T, Overgaard J. Risk of second non-breast cancer after radiotherapy for breast cancer: a systematic review and meta-analysis of 762,468 patients. Radiother Oncol. 2015;114:56–65.
5. Mannino M, Yarnold JR. Local relapse rates are falling after breast conserving surgery and systemic therapy for early breast cancer: can radiotherapy ever be safely withheld? Radiother Oncol. 2009;90:14–22.
6. Owen JR, Ashton A, Bliss JM, et al. Effect of radiotherapy fraction size on tumour control in patients with early-stage breast cancer after local tumour excision: long-term results of a randomised trial. Lancet Oncol. 2006;7:467–71.
7. Coles CE, Griffin CL, Kirby AM, et al. Partial-breast radiotherapy after breast conservation surgery for patients with early breast cancer (UK IMPORT LOW

trial): 5-year results from a multicentre, randomised, controlled, phase 3, non-inferiority trial. Lancet. 2017;390:1048–60.

8. Murray Brunt A, Haviland JS, Wheatley DA, et al. Hypofractionated breast radiotherapy for 1 week versus 3 weeks (FAST-Forward): 5-year efficacy and late normal tissue effects results from a multicentre, non-inferiority, randomised, phase 3 trial. Lancet. 2020;395:1613–26.

9. Salvadori B, Marubini E, Miceli R, et al. Reoperation for locally recurrent breast cancer in patients previously treated with conservative surgery. BJS (Br J Surg). 1999;86:84–7.

10. Borger JH, Kemperman H, Smitt HS, et al. Dose and volume effects on fibrosis after breast conservation therapy. Int J Radiat Oncol Biol Phys. 1994;30:1073–81.

11. Rippy EE, Ainsworth R, Sathananthan D, et al. Influences on decision for mastectomy in patients eligible for breast conserving surgery. Breast. 2014;23:273–8.

12. Ribeiro GG, Magee B, Swindell R, et al. The Christie Hospital breast conservation trial: an update at 8 years from inception. Clin Oncol (R Coll Radiol). 1993;5:278–83.

13. Veronesi U, Orecchia R, Maisonneuve P, et al. Intraoperative radiotherapy versus external radiotherapy for early breast cancer (ELIOT): a randomised controlled equivalence trial. Lancet Oncol. 2013;14:1269–77.

14. Vaidya JS, Bulsara M, Baum M, et al. Long term survival and local control outcomes from single dose targeted intraoperative radiotherapy during lumpectomy (TARGIT-IORT) for early breast cancer: TARGIT-A randomised clinical trial. BMJ. 2020;370:m2836.

15. Vaidya JS, Bulsara M, Saunders C, et al. Effect of delayed targeted intraoperative radiotherapy vs whole-breast radiotherapy on local recurrence and survival: long-term results from the TARGIT-a randomized clinical trial in early breast cancer. JAMA Oncol. 2020;6:e200249.

16. Polgár C, Van Limbergen E, Pötter R, et al. Patient selection for accelerated partial-breast irradiation (APBI) after breast-conserving surgery: recommendations of the Groupe Européen de Curiethérapie-European Society for Therapeutic Radiology and Oncology (GEC-ESTRO) breast cancer working group based on clinical evidence (2009). Radiother Oncol. 2010;94:264–73.

17. Correa C, Harris EE, Leonardi MC, et al. Accelerated partial breast irradiation: executive summary for the update of an astro evidence-based consensus statement. Pract Radiat Oncol. 2017;7:73–9.

18. Strnad V, Ott OJ, Hildebrandt G, et al. 5-year results of accelerated partial breast irradiation using sole interstitial multicatheter brachytherapy versus whole-breast irradiation with boost after breast-conserving surgery for low-risk invasive and in-situ carcinoma of the female breast: a randomised, phase 3, non-inferiority trial. Lancet. 2016;387:229–38.

19. Schafer R, Strnad V, Polgar C, et al. Quality-of-life results for accelerated partial breast irradiation with interstitial brachytherapy versus whole-breast irradiation in early breast cancer after breast-conserving surgery (GEC-ESTRO): 5-year results of a randomised, phase 3 trial. Lancet Oncol. 2018;19(6):834–44.

20. Polgár C, Ott OJ, Hildebrandt G, et al. Groupe Européen de Curiethérapie of European Society for Radiotherapy and Oncology (GEC-ESTRO). Late side-effects and cosmetic results of accelerated partial breast irradiation with interstitial brachytherapy versus whole-breast irradiation after breast-conserving surgery for low-risk invasive and in-situ carcinoma of the female breast: 5-year results of a randomised, controlled, phase 3 trial. Lancet Oncol. 2017;18(2):259–68. https://doi.org/10.1016/S1470-20451730011-6. Epub 2017 Jan 14. PMID: 28094198.

21. Meattini I, Marrazzo L, Saieva C, et al. Accelerated partial-breast irradiation compared with whole-breast irradiation for early breast cancer: long-term results of the randomized phase III APBI-IMRT-Florence trial. J Clin Oncol. 2020;38(35):4175–83.

22. Whelan TJ, Julian JA, Berrang TS, et al. External beam accelerated partial breast irradiation versus whole breast irradiation after breast conserving surgery in women with ductal carcinoma in situ and node-negative breast cancer (RAPID): a randomised controlled trial. Lancet. 2019;394:2165–72.

23. Vicini FA, Cecchini RS, White JR, et al. Long-term primary results of accelerated partial breast irradiation after breast-conserving surgery for early-stage breast cancer: a randomised, phase 3, equivalence trial. Lancet. 2019;394:2155–64.

24. Bhattacharya IS, Haviland JS, Kirby AM, et al. Patient-reported outcomes over 5 years after whole- or partial-breast radiotherapy: longitudinal analysis of the IMPORT LOW (CRUK/06/003) phase III randomized controlled trial. J Clin Oncol. 2018;37(4):305–17.

25. RCR. https://www.rcr.ac.uk/publication/postoperative-radiotherapy-breast-cancer-hypofractionation-rcr-consensus-statements

26. Coles CE. Another piece in the jigsaw of accelerated partial breast irradiation. Lancet Oncol. 2017;18:168–9.

27. Yarnold J, Bentzen SM, Coles C, et al. Hypofractionated whole-breast radiotherapy for women with early breast cancer: myths and realities. Int J Radiat Oncol Biol Phys. 2011;79:1–9.

28. Peterson D, Truong PT, Parpia S, et al. Predictors of adverse cosmetic outcome in the RAPID trial: an exploratory analysis. Int J Radiat Oncol Biol Phys. 2015;91:968–76.

29. Natural Trial. https://clinicaltrials.gov/ct2/show/NCT03646955. Accessed 9 Mar 2021.

30. Zauls AJ, Watkins JM, Wahlquist AE, et al. Outcomes in women treated with MammoSite brachytherapy or whole breast irradiation stratified by ASTRO Accelerated Partial Breast Irradiation Consensus Statement Groups. Int J Radiat Oncol Biol Phys. 2012;82:21–9.

31. PBI. https://www.nice.org.uk/guidance/ng101/evidence/h-breast-radiotherapy-pdf-4904666613.

32. RCR. https://www.rcr.ac.uk/clinical-oncology/service-delivery/postoperative-radiotherapy-breast-cancer-uk-consensus-statements#Consensus%20statements.

33. Fastner G, Gaisberger C, Kaiser J, et al. ESTRO IORT Task Force/ACROP recommendations for intraoperative radiation therapy with electrons (IOERT) in breast cancer. Radiother Oncol. 2020;149:150–7.

34. Icro, Meattini Carlotta, Becherini Liesbeth, Boersma Orit, Kaidar-Person Gustavo Nader, Marta Angel, Montero Birgitte Vrou, Offersen Marianne C, Aznar Claus, Belka Adrian Murray, Brunt Samantha, Dicuonzo Pierfrancesco, Franco Mechthild, Krause

Mairead, MacKenzie Tanja, Marinko Livia, Marrazzo Ivica, Ratosa Astrid, Scholten Elżbieta, Senkus Hilary, Stobart Philip, Poortmans Charlotte E, Coles. European Society for Radiotherapy and Oncology Advisory Committee in Radiation Oncology Practice consensus recommendations on patient selection and dose and fractionation for external beam radio-therapy in early breast cancer. The Lancet Oncology. 2022;23(1):e21–e31. https://doi.org/10.1016/S1470-2045(21)00539-8.

35. Meattini I, Poortmans PMP, Marrazzo L, Desideri I, Brain E, Hamaker M, et al. Exclusive endocrine ther-apy or partial breast irradiation for women aged ≥70 years with luminal A-like early stage breast cancer (NCT04134598 – EUROPA): Proof of concept of a randomized controlled trial comparing health related quality of life by patient reported outcome measures. J Geriatr Oncol. 2021;12(2):182–189. https://doi.org/10.1016/j.jgo.2020.07.013.

36. Kirwan CC, Coles CE, Bliss J. It's PRIMETIME. Postoperative avoidance of radio-therapy: biomarker selection of women at very low risk of local recurrence. Clin Oncol (R Coll Radiol). 2016;28: 594–6.

37. LUMINA. https://clinicaltrials.gov/ct2/show/NCT01791829?term=LUMINA+breast+cancer&rank=1. Accessed 1 Aug 2018.

38. EXPERT. https://clinicaltrials.gov/ct2/show/NCT02889874?term=EXPERT+breast+cancer&rank=1. Accessed 6 Aug 2019.

39. IDEA. https://clinicaltrials.gov/ct2/show/NCT02400190?term=IDEA+breast+cancer&rank=1. Accessed 6 Aug 2019.

40. PRECISION. https://clinicaltrials.gov/ct2/show/NCT02653755?term=PRECISION+breast+cancer&rank=1. Accessed 1 Aug 2018.

第 38 章

减少危及器官剂量的技术

Marianne Camille Aznar，Livia Marrazzo

38.1 引言

随着生存率的提高，人们越来越关注和重视治疗的毒性反应，从关注潜在致命的毒性反应(例如，第二原发癌、放射治疗相关的心脏疾病)到关注影响生活质量的毒性反应(例如，疼痛、疲乏)。根据大型流行病学研究而建立的剂量-效应关系(DER)表明，剂量与主要冠状动脉事件[1]及第二原发肿瘤发生率[2]之间存在线性关系。然而目前尚不清楚的是，针对整个器官的平均剂量和 3DCRT 切线野治疗计划而建立的DER，能够在多大程度上帮助我们优化现代的、通常是逆向调强的治疗计划中的剂量分布。虽然这是一个仍在探索的活跃的研究领域，但迄今为止的证据表明，减少 OAR 的受照剂量与降低毒性反应之间有临床相关性。

这些工作主要集中在心脏和肺的剂量上[3,4]。通过对 2003—2013 年间发表的文献进行系统性回顾，Taylor 等[3]报道左侧乳腺/胸壁照射的 MHD 约为 4Gy，当将 IMN 包括在照射野内时，MHD 增加到 8Gy。2010—2015 年间公布的对同侧肺剂量的统计表明，靶区只包括乳腺/胸壁时，MLD 为 8Gy，如果将淋巴引流区包括在靶区中，则 MLD 为 14Gy[4]。然而，应该指出的是，两项系统性评价都指出不同研究之间存在巨大差异。其他大型研究表明，在临床实践中[5]或近年来[6]，由于对降低 OAR 剂量认识的提高和工具的改进，可能会得到更低的剂量。

在本章中，我们将回顾为降低乳腺癌放射治疗中OAR 的剂量而开发的一些方法。其中一些技术得到了广泛实施，其他技术仅在特定的中心或学术环境中进行了研究，其大规模实施仍有待探讨。

38.2 靶区勾画的改进

靶区勾画是放射治疗计划中的关键步骤，普遍被认为有较高的不确定性[7]。共识指南可用于减少这种不确定性[8,9]，但仍需要一定程度的经验和理解。Feng等[10]制作了一个用于勾画心脏和冠状动脉轮廓的图谱，Duane 等[11]绘制了一个心脏各亚结构的图谱，用于放射治疗相关心脏毒性的回顾性研究。然而，在临床实践中，这种过于精细的勾画太耗时，并且如果着眼于心脏各亚结构的剂量限制，会影响对治疗计划的整体优化。

自动勾画已被作为解决方案，不仅可以节省时间及改善临床工作流程，还可以作为提高勾画一致性的工具，从而可能减少勾画的不确定性。有几种商业解决方案可供选择：①基于"模板"患者，进行可变形图像配准和轮廓转换；②采用人工智能方法，如深度学习(DL)。已发表的文献提示，自动勾画有明显的改进趋势(即自动化解决方案越来越接近人工勾画的质量)[12]。尽管低对比度区域中的微小结构(例如，冠状动脉)对于算法[13]和人工识别者[14]仍然具有挑战性，但这是一个不断发展的领域。例如，Morris 等[15]提出，在CT 和 MRI 上训练神经网络显著改善了冠状动脉分割的能力。

随着算法的改进，减少心脏亚结构受照剂量的潜力可能是相当大的。在霍奇金淋巴瘤患者中，Levis等[16]已经表明，通过在优化中加入限制条件，可以显著降低冠状动脉和左心室的剂量,而不会显著增加其他 OAR 的剂量。

然而,如果没有治疗团队(放射治疗师、放射肿瘤医师等)正确的勾画知识和经验,就无法可靠地监督和纠正自动勾画。因此,建议团队对靶区和 OAR 的勾画进行适当的学习,这可以在各种场合中完成,包括国家和国际课程(例如,ASTRO 和 ESTRO 课程),以及 ESTRO 的解剖与靶区勾画会员(FALCON)在线课程。

38.3 呼吸适应

适当地使用 DIBH 被认为是减少乳腺癌患者心脏剂量最常用的方法,但也用于其他疾病(例如,霍奇金淋巴瘤、肺癌)的患者。最近对"适应性放射治疗和实时放射治疗的实践模式"("POP-ART RT")[17] 的研究显示,在 200 个对调查进行了回复的中心中,超过 50% 的中心为乳腺癌患者提供了某种形式的呼吸适应(屏气或深吸气门控)。然而,从这种方法中受益的乳腺癌患者的百分比在各个机构之间差异很大。

通过肺部充气增加心脏和胸壁之间的距离,深吸气提供了更有利于照射的几何形状(图 38.1)。

依从性通常非常高(>90%),剂量学影响也相当大,特别是对于进行内乳淋巴结照射的患者[3]。然而,呼吸适应通常需要投入时间(在治疗模拟之前指导患者)和培训(患者和治疗人员之间的沟通对于确保良好的依从性和可重复性至关重要)(详见第 18 章)。随着 DIBH 的普及,许多报道都对剂量学的益处[18,19] 和不同技术方法的相对优势进行了回顾 (图 38.2 和图38.3)[20,21]。

值得强调的是,DIBH 不一定需要技术投入,并且

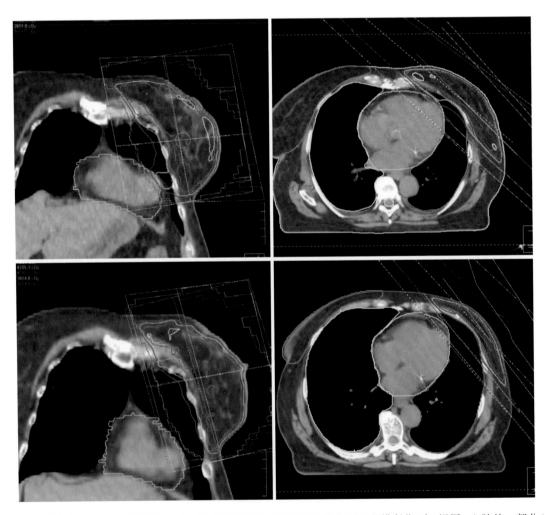

图 38.1　DIBH 时的解剖变化和心脏保护。上排:自由呼吸时相扫描时的冠状位(左)和横断位(右)视图。心脏的一部分(橙色轮廓)包含在切向射束(红色和绿色射束线)中。下排:DIBH 和肺部膨胀推动心脏向下、内、后方移动(左:在冠状位视图中清晰可见)。距胸壁的距离增加(右:与上排相同心脏水平的横断位视图)。

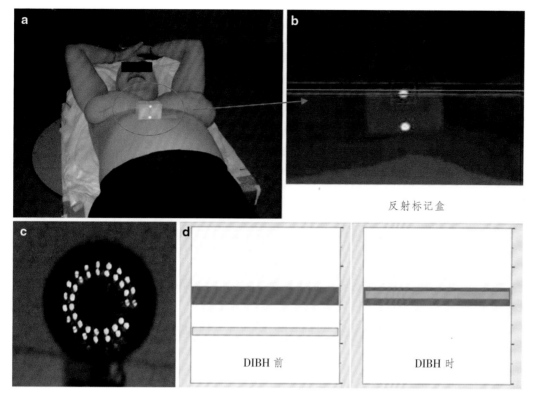

反射标记盒

图 38.2　DIBH 引导设备示例：RPM™ 来自 Varian Medical Systems (Palo Alto, USA)。当患者处于治疗位置(a)时，在胸骨或腹部放置一个小标记盒。标记盒上的反射标记(b)由红外摄像机(c)跟踪。(d)图片显示了对于患者的视觉引导。

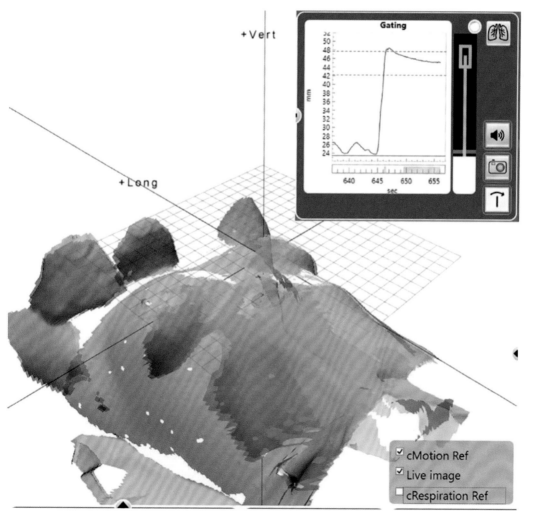

图 38.3　DIBH 引导设备示例：Catalyst 系统 (C-RAD, Uppsala, Sweden)。放射治疗师 (RTT) 通过监控屏幕对患者体表进行跟踪。测量"初始点"(图中红色)的运动并将其转化为呼吸信号。当患者处于正确的"门控窗"时，会自动发出射束(请参阅右上角的插入图片)。

已经提出了无设备解决方案[22]。尽管这种方法是针对乳腺癌患者的,并且没有使其他疾病的患者获益(如同商业解决方案一样),但它提供了快速"规模性扩大"的可能性,能为大量患者提供 DIBH 技术[23]。

　　最近,人们对可以帮助患者获得深度的呼吸或更长的屏气时间的技术产生了兴趣。例如,经常用于睡眠呼吸暂停患者的持续气道正压通气(CPAP)已成功用于乳腺癌放射治疗(图 38.4)[24]。更先进的技术方法,如机械通气,无论是否使用氧气,都能使健康志愿者的屏气时间长达 5 分钟以上[25]。虽然需要更多关于长时间屏气的潜在临床益处及其在癌症患者中的安全性的研究,但它可能在需要更长治疗时间的治疗中发挥作用,例如质子放射治疗。

38.4　计划因素

　　如第 26 章所述,不同的靶区需要不同的治疗计划技术。在考虑用于减少心脏和肺剂量的技术之前,需要指出的是,两个非技术因素对此的影响最大。一是靶区的范围,即靶区大小和几何形状:单独照射乳腺还是包括淋巴引流区,全乳腺照射还是部分乳腺照射。二是处方剂量:由 50Gy/25f 至较小的大分割方案(例如,40Gy/15f)的转变,可能可以解释近年来心脏物理剂量减少的趋势[3,6]。随着快速治疗方案的采用,这一趋势将变得更加明显[26]。然而,重要的是要注意,尽管物理剂量减少了,但这些新方案对心脏的相对生物学效应仍然是未知的。虽然从 50Gy/25f 转变为 40Gy/15f,有可能也减少了心脏和肺的等效生物学剂量[27],但 26Gy/5f 是否减少了心脏和肺的等效生物学剂量,同样需要确认。

　　在之前提到的系统性综述中[3,4],有几个技术因素系统性地减少了心脏和肺的剂量,如质子放射治疗、DIBH、俯卧位或侧卧位(图 38.5)。质子治疗在本书其他章节有专门讨论,但鉴于其可及性、复杂性和费用,有必要收集其使乳腺癌患者临床获益的更有力的证据。俯卧位在少数机构中使用,需要精细的设备使患者体位保持恒定(详见第 17 章)。虽然俯卧位也能兼顾淋巴引流区照射[28],但数据相当有限。侧卧位面临着同样的问题,使用得更少[29]。

　　正如 DEGRO 乳腺癌专家组所指出的那样[30],DIBH 发挥积极作用的数据非常明确。然而,VMAT/IMRT 的作用不太明确[31]。尽管研究存在分歧,但 IMRT/VMAT 似乎都能进一步降低 OAR 的高剂量,例如 MHD>3Gy 时,但无法降低甚至可能增加 OAR 的中低剂量[32]。虽然同时性双侧乳腺癌很罕见,但许多研究报道了 IMRT/VMAT 在这种具有挑战性的情况下的优势,包括靶区覆盖、均匀性及 OAR 剂量等方面[33-35]。

　　另一方面,VMAT 也能对尤为需要适形度的较小

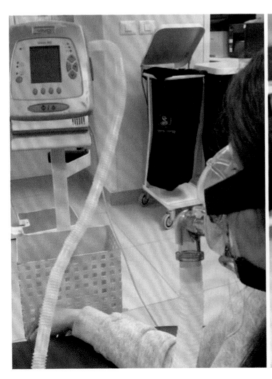
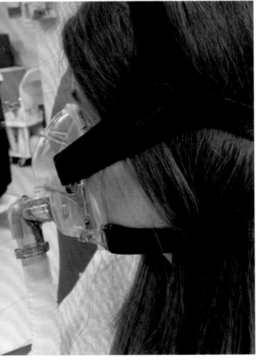

图 38.4　DIBH 引导设备示例:在 Sheba 医疗中心使用的 CPAP 设备。CPAP 机器(左)广泛用于治疗睡眠呼吸暂停,并有许多制造商。在治疗期间,患者戴上面罩(右),气压会使肺部充气。

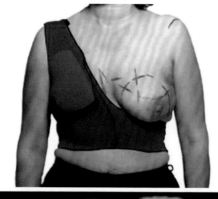
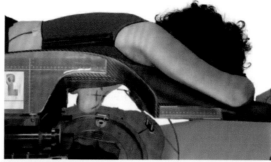
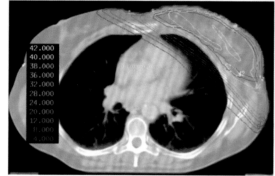
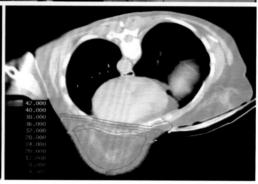

图 38.5 比利时根特大学医院使用"爬泳体位"进行俯卧位治疗。上排:患者摆位。下排:仰卧位(左)和俯卧位(右)时,左乳腺放射治疗的等剂量线。(Images courtesy of Vincent Vakaet and Bruno Speleers,Ghent University,Dept. of Human Structure and Repair,Ghent,Belgium)

的靶区发挥作用,例如 APBI[36]。混合技术,即开放的切线野与调强射野的组合,也越来越多地被使用:它们的优点是增强 VMAT/IMRT 的鲁棒性,同时仍然提供一些可调节性,并可以有针对性地避免照射某些 OAR。

基于放射治疗计划的基本知识,需要对位于射束范围/路径中的 OAR 进行勾画。与切线野的射束布置相比,使用 VMAT 时可能需要对射束布置进行调整,这可能导致各个 OAR 的剂量分布有所不同(例如,对侧乳腺的剂量、肝脏的低剂量)。

38.5 其他执行系统

如第 26 章所述,当靶区的形状或体积发生变化时,可能需要重新进行计划设计。已研发的 MRI 引导的放射治疗系统(例如,"MRI-加速器"或 MRI-钴系统,图 38.6)利于进行频繁的在线计划修改(患者躺在治疗床上时),一些版本还允许进行呼吸门控(例如,深吸气)。此外,MRI 对于软组织的优越成像可以使一些结构(例如,乳腺腺体组织、肿瘤切除术腔)[37]在分次间和分次内更好地被显示。这些监测能力甚至可以保障仅一个分次的治疗,如 APBI[38]。从理论上讲,每日自适应可以使 CTV 至 PTV 的外扩边距更小[37],从而减少 OAR 的剂量。

38.6 知识空白与未来研究

虽然关于剂量减少的报道一般集中在心脏和肺,但当用逆向调强的方法照射体积较大的靶区时,其他

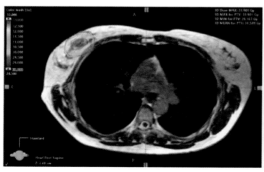
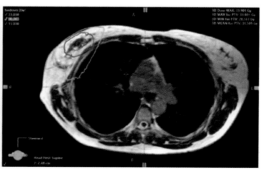

图 38.6 使用 ViewRay Mridian™系统进行部分乳腺照射。[Images courtesy of Dr. Jennifer Dolan,Henry Ford Health Systems (Michigan,USA)]

OAR 如食管、甲状腺或肝脏可能也会涉及其中。对于乳腺癌患者容积调强放射治疗的回顾性分析提示,较大的低剂量区会使发生恶心[39]或吞咽困难[40]的风险增加。尽管回顾性的毒性反应研究的结果一向难以解读,往往归因于错误的(过大的)靶区,尤其是胸壁靶区,以及新技术的"学习曲线"而未获得最优化的结果,但不应将这些担忧排除在外。众所周知,"中度"的毒性反应被低估了,它们至少会对患者的生活质量产生暂时的显著影响。

38.7 总结

随着更多的个体化治疗,以及可能需要对一些患者进行较大靶区的照射,开发心脏和肺以外的 OAR (例如,甲状腺、食管、甚至必要时的肝脏)的剂量反应关系图也变得越来越重要。此外,在等待这些数据的同时,我们也应该意识到,在常规勾画的 OAR 之外也存在剂量分布。

(张哲 译 农巧红 校)

参考文献

1. Darby S, Blom-goldman U, Brønnum D, Correa C, Cutter D, Gagliardi G, et al. Risk of is che mic heart disease in women after radiotherapy for breast cancer. New. 2013;368:987–98. https://doi.org/10.1056/NEJMoa1209825.
2. Morton LM, Gilbert ES, Hall P, Andersson M, Joensuu H, Vaalavirta L, et al. Risk of treatment-related esophageal cancer among breast cancer survivors. Ann Oncol. 2012;23:3081–91. https://doi.org/10.1093/annonc/mds144.
3. Taylor CW, Zhe W, Macaulay E, Jagsi R, Duane F, Darby SC. Exposure of the heart in breast cancer radiation therapy: a systematic review of heart doses published during 2003 to 2013. Int J Radiat Oncol Biol Phys. 2015;93:845–53. https://doi.org/10.1016/j.ijrobp.2015.07.2292.
4. Aznar MC, Duane FK, Darby SC, Wang Z, Taylor CW. Exposure of the lungs in breast cancer radiotherapy: a systematic review of lung doses published 2010-2015. Radiother Oncol. 2017;126(1):148–54. https://doi.org/10.1016/j.radonc.2017.11.022.
5. Pierce LJ, Feng M, Griffith KA, Jagsi R, Boike T, Dryden D, et al. Recent time trends and predictors of heart dose from breast radiation therapy in a large quality consortium of radiation oncology practices. Int J Radiat Oncol Biol Phys. 2017;99:1154–61. https://doi.org/10.1016/j.ijrobp.2017.07.022.
6. Drost L, Yee C, Lam H, Zhang L, Wronski M, Mccann C, et al. Review a systematic review of heart dose in breast radiotherapy. Clin Breast Cancer. 2018;18:e819–24. https://doi.org/10.1016/j.clbc.2018.05.010.
7. Vinod SK, Jameson MG, Min M, Holloway LC. Uncertainties in volume delineation in radiation oncology: a systematic review and recommendations for future studies. Radiother Oncol. 2016;121:169–79. https://doi.org/10.1016/j.radonc.2016.09.009.
8. Offersen BV, Boersma LJ, Kirkove C, Hol S, Aznar MC, Biete Sola A, et al. ESTRO consensus guideline on target volume delineation for elective radiation therapy of early stage breast cancer. Radiother Oncol. 2015;114:3–10. https://doi.org/10.1016/j.radonc.2014.11.030.
9. Offersen BV, Boersma LJ, Kirkove C, Hol S, Aznar MC, Sola AB, et al. ESTRO consensus guideline on target volume delineation for elective radiation therapy of early stage breast cancer, version 1.1 Radiother Oncol. 2016;118. https://doi.org/10.1016/j.radonc.2015.12.027.
10. Feng M, Moran J, Koelling T, Chughtai A, Chan J, Reedman LAF, et al. Development and validation of a heart atlas to study cardiac exposure to radiation following treatment for breast cancer. Cardiac Atlas. 2011;79:10–8. https://doi.org/10.1016/j.ijrobp.2009.10.058.
11. Duane F, Aznar MC, Bartlett F, Cutter DJ, Darby SC, Jagsi R, et al. A cardiac contouring atlas for radiotherapy. Radiother Oncol. 2017;122:416–22. https://doi.org/10.1016/j.radonc.2017.01.008.
12. Poortmans PMP, Takanen S, Nader G, Meattini I. Winter is over: the use of artificial intelligence to individualise radiation therapy for breast cancer. Breast. 2020;49:194–200. https://doi.org/10.1016/j.breast.2019.11.011.
13. Loap P, Tkatchenko N, Kirova Y. Evaluation of a delineation software for cardiac atlas-based autosegmentation: an example of the use of artificial intelligence in modern radiotherapy. Cancer Radiother. 2020;24(8):826–33.
14. Lorenzen EL, Taylor CW, Maraldo M, Nielsen MH, Offersen BV, Andersen MR, et al. Inter-observer variation in delineation of the heart and left anterior descending coronary artery in radiotherapy for breast cancer: a multi-centre study from Denmark and the UK. Radiother Oncol. 2013;108:254–8. https://doi.org/10.1016/j.radonc.2013.06.025.
15. Morris ED, Ghanem AI, Pantelic MV, Walker EM. Cardiac substructure segmentation with deep learning for improved cardiac sparing. Med Phys. 2020;47(2):576–86. https://doi.org/10.1002/mp.13940.
16. Levis M, Riccardo A, Fiandra C, De Luca V, Bartoncini S, Vella D, et al. Inclusion of heart substructures in the optimization process of volumetric modulated arc therapy techniques may reduce the risk of heart disease in Hodgkin's lymphoma patients. Radiother Oncol. 2019;138:52–8. https://doi.org/10.1016/j.radonc.2019.05.009.
17. Anastasi G, Bertholet J, Poulsen P, Roggen T, Garibaldi C, Tilly N, et al. Patterns of practice for adaptive and real-time radiation therapy (POP-ART RT) part I: intra-fraction breathing motion management. Radiother Oncol. 2020;153:79–87.
18. Smyth LM, Rt M, Knight KA, Rt M, Rt B, Aarons YK, et al. The cardiac dose-sparing benefits of deep inspiration breath-hold in left breast irradiation: a systematic review. J Med Radiat Sci. 2015;62(1):66–73. https://doi.org/10.1002/jmrs.89.
19. Bergom C, Currey A, Desai N, Tai A, Strauss JB, Bergom C. Deep inspiration breath hold: techniques and advantages for cardiac sparing during breast can-

cer irradiation. Front Oncol. 2018;8:1–10. https://doi.org/10.3389/fonc.2018.00087.

20. Boda-Heggemann J, Walter C, Mai S, Dobler B, Dinter D, Wenz F, et al. Frameless stereotactic radiosurgery of a solitary liver metastasis using active breathing control and stereotactic ultrasound. Strahlenther Onkol. 2006;182:216–37. https://doi.org/10.1007/s00066-006-1453-8.

21. Latty D, Stuart KE, Wang W, Ahern V. Review of deep inspiration breath-hold techniques for the treatment of breast cancer. J Med Radiat Sci. 2015;62:74–81. https://doi.org/10.1002/jmrs.96.

22. Bartlett FR, Colgan RM, Donovan EM, Carr K, Landeg S, Clements N, et al. Voluntary breath-hold technique for reducing heart dose in left breast radiotherapy. J Vis Exp. 2014;(89):51578. https://doi.org/10.3791/51578.

23. Estoesta RP, Attwood L, Naehrig D, Claridge-mackonis E, Odgers D, Martin D, et al. Assessment of voluntary deep inspiration breath-hold with CINE imaging for breast radiotherapy. J Med Imaging Radiat Oncol. 2017;61:689–94. https://doi.org/10.1111/1754-9485.12616.

24. Allen AM, Ceder YK, Shochat T, Fenig E, Popovtzer A, Bragilofsky D, et al. CPAP (Continuous Positive Airway Pressure) is an effective and stable solution for heart sparing radiotherapy of left sided breast cancer. Radiat Oncol. 2020;15:59.

25. Parkes M, Green S, Kilby W, Cashmore J, Ghafoor Q, Clutton-brock TH. The feasibility, safety and optimization of multiple prolonged breath-holds for radiotherapy. Radiother Oncol. 2019;141:296–303. https://doi.org/10.1016/j.radonc.2019.06.014.

26. Brunt AM, Haviland JS, Wheatley DA, Sydenham MA, Alhasso A, Bloomfield DJ, et al. Articles Hypofractionated breast radiotherapy for 1 week versus 3 weeks (FAST-Forward): 5-year efficacy and late normal tissue effects results from a multicentre, non-inferiority, randomised, phase 3 trial. Lancet. 2020;395:1613–26. https://doi.org/10.1016/S0140-6736(20)30932-6.

27. Yarnold J, Bentzen SM, Coles C, Haviland JS. Hypofractionated whole-breast radiotherapy for women with early breast cancer: myths and realities. Int J Radiat Oncol Biol Phys. 2011;79:1–9. https://doi.org/10.1016/j.ijrobp.2010.08.035.

28. Deseyne P, Speleers B, De Neve W, Boute B, Paelinck L, Van Hoof T, et al. Whole breast and regional nodal irradiation in prone versus supine position in left sided breast cancer. Radiat Oncol. 2017;12(1):89. https://doi.org/10.1186/s13014-017-0828-6.

29. Aznar MC, Duane FK, Darby SC, Wang Z, Taylor CW. Exposure of the lungs in breast cancer radiotherapy: a systematic review of lung doses published 2010–2015. Radiother Oncol. 2018;126:148–54.

30. Duma M, Wilfried B, Jürgen B, Petra D, Rainer F, Haase W, et al. Heart-sparing radiotherapy techniques in breast cancer patients: a recommendation of the breast cancer expert panel of the German society of radiation oncology (DEGRO). Strahlenther Onkol. 2019;195:861–71. https://doi.org/10.1007/s00066-019-01495-w.

31. Ashby O, Bridge P. Radiography late effects arising from volumetric modulated arc therapy to the breast: a systematic review. Radiography. 2020;27(2):650–3. https://doi.org/10.1016/j.radi.2020.08.003.

32. Osman SOS, Hol S, Poortmans PM, Essers M. Volumetric modulated arc therapy and breath-hold in image-guided locoregional left-sided breast irradiation. Radiother Oncol. 2014;112:17–22. https://doi.org/10.1016/j.radonc.2014.04.004.

33. Alongi F, Fogliata A, Clerici E, Navarria P, Tozzi A, Comito T, et al. Volumetric modulated arc therapy with flattening filter free beams for isolated abdominal/pelvic lymph nodes: report of dosimetric and early clinical results in oligometastatic patients. Radiat Oncol. 2012;7:204. https://doi.org/10.1186/1748-717X-7-204.

34. Cho Y, Cho YJ, Chang WS, Kim JW, Choi WH, Lee IJ. Evaluation of optimal treatment planning for radiotherapy of synchronous bilateral breast cancer including regional lymph node irradiation. Radiat Oncol. 2019;14:56.

35. Sun T, Lin X, Tong Y, Liu X, Pan L, Tao C, et al. Heart and cardiac substructure dose sparing in synchronous bilateral breast radiotherapy: a dosimetric study of proton and photon radiation. Therapy. 2020;9:1–11. https://doi.org/10.3389/fonc.2019.01456.

36. Essers M, Osman SOS, Hol S, Donkers T, Philip M. Accelerated partial breast irradiation (APBI): are breath-hold and volumetric radiation therapy techniques useful? Acta Oncolog (Stockholm, Sweden). 2014; 53(6). https://doi.org/10.3109/0284186X.2014.887226.

37. Koerkamp MLG, Vasmel JE, Russell NS, Shaitelman SF, Anandadas CN, Currey A, et al. Optimizing MR-guided radiotherapy for breast cancer patients. Front Oncol. 2020;10:1107. https://doi.org/10.3389/fonc.2020.01107.

38. Kennedy WR, Thomas MA, Stanley JA, Luo J, Ochoa LL, Clifton KK, et al. Single-institution phase 1/2 prospective clinical trial of single-fraction, high-gradient adjuvant partial-breast irradiation for hormone sensitive stage 0-I breast cancer. Radiat Oncol Biol. 2020;107:344–52. https://doi.org/10.1016/j.ijrobp.2020.02.021.

39. Lazzari G, Terlizzi A, Leo MG, Silvano G. VMAT radiation-induced nausea and vomiting in adjuvant breast cancer radiotherapy: the incidental effect of low-dose bath exposure. Clin Transl Radiat Oncol. 2017;7:43–8. https://doi.org/10.1016/j.ctro.2017.09.009.

40. Kaidar-Person O, Meattini I, Aznar MC, Poortmans P. Breast cancer outcomes and toxicity reduction with SGRT. In: Surface guided radiation therapy, vol. 227; 2020.

第 39 章

粒子治疗

Anna M. Kirby, Liesbeth J. Boersma

39.1 背景

39.1.1 乳腺癌粒子治疗的理论依据

粒子治疗是放射治疗的一种形式,使用高能量的电离粒子对靶区进行照射,最常用的粒子是质子或中子。在乳腺癌的治疗中,质子束治疗(PBT)是最常用的粒子治疗方法,因此这也是本章的重点关注内容。进行标准的光子和(或)电子的体外放射治疗时,射线的最高剂量沉积在射线进入身体后的几厘米深度范围内,与之不同的是,质子束治疗的大部分剂量聚集在组织内一个狭窄的深度内(称之为布拉格峰)。通过改变发射质子的能量,质子束治疗在患者体内的剂量分布与标准的光子治疗相比,会表现出更加陡峭的剂量跌落,特别是在靶区的背侧边缘和邻近非靶区组织之间的区域。对于临床上的某些情况,这可能有助于在照射肿瘤靶区的同时降低邻近组织(例如,心脏、肺)的受照剂量。然而,由于PBT的成本比光子治疗要高得多,因此如何筛选合适的、有望得到临床获益的患者至关重要。在此,我们围绕PBT在乳腺癌中应用的相关临床和技术文献,以及目前正在招募的PBT研究,讨论可能从PBT中获益最多的临床情况。

39.1.2 质子束治疗在乳腺癌中的潜在应用价值

将PBT应用于乳腺癌治疗的两个主要领域,分别是部分乳腺照射和局部区域放射治疗。对于部分乳腺照射,一项非随机对照研究显示,PBT患者的皮肤毒性反应较光子治疗的患者更大[1],并且考虑到最近的研究数据显示了其他部分乳房照射技术的有效性和相对较低的毒性[2,3],PBT似乎不太可能被证明会比目前基于临床证据的部分乳房照射技术有足够的优势,而成为一个具有成本–效益的治疗标准。

然而,在乳腺癌局部区域放射治疗中,PBT可能会带来更多获益。预计从PBT中获益最多的器官是心脏、肺和对侧乳腺,大多数相关的研究集中在预防心脏损伤方面[4]。最近的几项研究显示,将IMN纳入放射治疗靶区,可使患者的DFS和OS获益[5-8]。但是由于IMN距离心脏很近,因此会增加心脏的照射剂量,人们担心这会增加患者发生远期心脏毒性的风险[9],尤其是对于年轻女性患者,心脏毒性可能在治疗后持续几十年[10]。虽然IMN的放射治疗对许多患者的获益将大大超过其风险,但可能会有一小部分女性患者,由于胸壁形状和(或)心血管风险因素,即使是将最先进的VMAT与DIBH技术相结合,也难以在努力确保靶区覆盖,尤其是确保IMN的靶区覆盖的同时,避免发生不可接受的晚期心脏毒性反应[11]。在这些患者中,PBT的优势在于可更精确地照射靶区,在靶区和心脏之间的剂量陡然下降,从而满足靶区和正常组织的限制条件,以降低心脏损伤的长期风险。剂量的陡然下降也减少了肺和对侧乳腺的受照剂量,从而降低了这些器官发生第二原发癌的风险[12-15]。

39.1.3 剂量学、临床和技术文献

目前,还没有随机临床研究的数据支持在临床研究之外应用PBT。然而,关于PBT的剂量学获益、早期临床结果和技术方面的文献越来越多。

乳腺局部区域放射治疗的剂量学研究表明,PBT使正常组织的受照剂量有所降低。一项对14例接受放射治疗的乳腺癌患者的研究中,患者在自由呼吸和屏气状态下进行扫描,放射治疗靶区包括乳腺/胸壁和局部区域淋巴引流区(包括IMN),结果显示与在DIBH中表现最好的光子VMAT相比,PBT中心脏、同侧肺、对侧乳腺的受照剂量更低。PBT中DIBH时和自由呼吸时的心脏平均剂量均为0.5~1.0Gy,而光子容积旋转调强放射治疗-深吸气屏气(VMAT-DIBH)时的心脏平均剂量为2.6Gy;PBT与光子VMAT-DIBH上的同侧肺V_{17Gy}分别为16%~19%和28%,对侧乳腺平均剂量则分别为0.2Gy和1.5Gy[16]。一项类似的剂量学研究对20例乳腺/胸壁照射的患者进行了光子VMAT-DIBH与调强PBT的对比,结果同样显示PBT与VMAT相比,心脏(分别为0.4Gy和3.9Gy)、同侧肺(V_{20Gy}分别为12%和18%)和对侧乳腺(平均剂量分别为0.3Gy和3.1Gy)的受照剂量较低[12]。后一项研究表明,这种受照剂量的减少可以将对侧乳腺和肺发生第二原发恶性肿瘤的风险降低一个数量级。其他研究认为,在年轻女性患者中使用PBT(而不是VMAT和DIBH)会将放射治疗引起的对侧乳腺癌的风险降低1/6[14],肺癌的风险降低1/2[17]。

虽然剂量学研究显示,从纸面上看PBT的物理剂量较低,但应该记住,我们对PBT的生物学效应不如对常规光子放射治疗的生物学效应了解得清楚。目前的PBT计划系统假设PBT的生物学效应比光子的生物学效应约高10%[即相对生物学效应(RBE)为1.1]。实际上,RBE取决于多种因素,包括单次分割剂量、组织对放射治疗的反应性(以α/β表示)和线性能量传递(LET),即剂量沿着PBT射线的路径增加,在布拉格峰后达到峰值。现在已经开发出了一些模型(称为可变RBE模型),将这些因素纳入了考量,尽管在随机对照研究之外对这些模型进行临床验证是困难的。患者在每日(分次间)和分次内的体位变化也会影响照射的剂量,特别是布拉格峰末端的高剂量沉积位置。对生物学效应估计不准确和(或)患者体位、体形不能保持一致,可能会导致包括对质子束远端边缘处的关键结构[包括肋骨和(或)冠状动脉左前降支]的照射剂量显著增加。为了应对这些不确定性,PBT的计划设计[12,18]、生物学剂量计算的算法[19]及体位验证的方法[20]都在不断优化中。尽管如此,建议在临床研究之外应用剂量学研究的结果时要谨慎。

虽然人们正在努力开展研究以期能更好地预测PBT的生物学结果,但在乳腺癌患者中使用最现代的PBT技术所获得的最新的临床研究数据相对令人放心。麻省总医院的Jimenez及其同事报道了2011—2016年间69例接受乳腺/胸壁和局部区域淋巴结放射治疗的乳腺癌患者的结果[21]。在研究的早期,采用三维被动散射PBT,后期采用笔形束扫描(PBS)治疗。患者的处方剂量为45~50.4Gy(RBE),单次剂量为1.8~2.0Gy。最大的毒性反应是3例患者(2%)出现了3级皮炎,1例患者(1%)出现了2级放射性肺炎。16例患者(11%)出现了1级毛细血管扩张,但都发生在早期的三维被动散射PBT组,没有发生在PBS组。7例患者(5%)出现了1级肋骨骨折,略高于光子放射治疗的相关文献报道[22]。有鉴于此,下面提到的正在进行的PBT研究也将肋骨不良反应作为研究终点。梅奥诊所的Smith及其同事报道了2015—2017年间51例患者的结果,这些患者接受了针对胸壁和植入假体的调强PBT[23]。共有37例患者接受了50Gy/25f的治疗,14例患者接受了40Gy/15f的治疗。急性皮炎在63%的患者中为1级,33%的患者中为2级,4%的患者中为3级。在这51例进行乳房重建的患者中,放射治疗后有8例发生重建失败(优于光子放射治疗相关文献中报道的20%~30%的植入失败率[24-26])。在14例放射治疗剂量为40Gy/15f的患者中,有5例患者发生了重建失败,而在37例放射治疗剂量为50Gy/25f的患者中,有3例患者发生了重建失败。虽然这在统计学上有意义,但作者认为样本量很小。事实上,可以预见的是,40Gy/15f对晚期反应组织的影响应该比50Gy/25f更小。展望未来,前瞻性[包括(随机)对照]研究对于进一步了解PBT后所有肿瘤和正常组织的结果是极具价值的。

在开展PBT RCT的同时,有关乳腺癌患者PBT的计划设计和实施技术的相关文献也在增加。在过去的10~20年中,PBT的技术有了长足的进步,通过使用PBS技术进行的现代调强质子治疗(IMPT),允许修改皮肤剂量以满足预先设定的限制条件。与既往的PBT技术相比,IMPT的皮肤毒性更低。使用多野的计划设计优化方法,将减少在重要组织器官(例如,肋骨和冠状动脉左前降支)的同一位点上沉积超过布拉格峰边缘的高剂量的可能性。同时,通过不确定性分析等方法,也正在将处理摆位误差和患者形变对 PBT 照射的影响的方法进行标准化[27]。这些方法在不同的不确定性情况下评估 PBT 计划,以检查 PBT 计划在一系列条件下是否都能满足靶区剂量和正常组织剂量限制[12,18,27]。这类方法也需要在临床上进行评估,最好是在随机对照研究或前瞻性对照队列研究中进行。

39.1.4 目前开展的质子束治疗临床研究

如上所述,在乳腺癌的治疗中,仍然缺乏质子治疗比光子治疗更能使患者获益的一级临床证据。目前有两项大型随机临床研究正在招募患者,旨在填补这一领域的空白:RADCOMP 研究 (NCT02603341) 和 DBCG 研究(NCT04291378)。RADCOMP 研究计划纳入 1278 例乳腺癌患者,随机分为 PBT 组(PBS)或被动散射 PBT 和光子治疗组,照射范围至少包括内乳淋巴引流区,采用传统的分割模式(1.8~2.0Gy/f)。该研究假设将放射治疗后 10 年的主要心脏事件从 6.3%减少到 3.5%,把握度为 80%,单侧 α 为 0.05[28]。其他研究终点包括肿瘤控制、其他正常组织毒性反应和生活质量。该研究计划在 2016—2020 年间完成招募;截至2019 年,该项研究已经招募了 700 例患者。

DBCG 研究使用类似的主要研究终点,即放射治疗后 10 年的放射治疗相关缺血性和瓣膜性心脏病。该研究计划纳入了 1502 例在光子治疗计划中心脏平均剂量≥4Gy 或同侧肺 $V_{17/20Gy}$≥37%的患者。对这些患者采用光子治疗或 PBT,剂量为 50Gy/25f,联合或不联合瘤床推量。假设心脏平均剂量将从光子治疗的 4Gy 减少到 PBT 的 0.5Gy,并假设心脏平均剂量每增加 1Gy,会使相对风险增加 20%[29]。该研究的效力是 10 年的心脏事件相关风险从光子治疗的 10.2%减少到 PBT 的 6.3%。该研究计划在 2027 年前完成招募。

虽然 RCT 仍然被大多数医师认为是最有价值的证据,但也有人认为,对于评估技术的改进而言,RCT并不总是必须的,甚至是不适合的[30]。上述研究的缺陷是,结果可能受到新技术研究中固有的学习曲线的影响[31]。此外,对患者的选择可能过于宽泛,例如,所有接受 IMN 放射治疗的患者,或所有光子计划中心脏平均剂量≥4Gy 的患者。虽然 PBT 有可能为大多数患者提供较低的 MHD,但只有一个亚组的 MHD 的降低能够引起有临床意义的晚期心脏毒性风险的降低(取

决于其他心脏风险因素)。此外,只有用于预后更好的患者时,PBT 才会具有成本效益[32]。有人认为,如果剂量学上的优势有望转化为临床获益,那么对患者进行随机分组可能就不再符合伦理的要求。因此,在荷兰,如果预测急性冠状动脉事件(ACE)的终身风险降低大于 2%,则乳腺癌患者进行 PBT 可以报销,前提是配合进行前瞻性数据的登记,以验证所使用的预测模型[33]。这个被批准的预测 ACE 终身风险的模型是基于 Darby 等的模型[9]。Darby 等发现 MHD 每增加 1Gy,ACE 的相对风险增加 7%(相比较而言,DBCG 研究中 MHD 每增加 1Gy,ACE 的风险增加 20%[29])。ACE 的绝对发病率是通过将 Darby 的 ACE 相对风险模型应用于荷兰人口中 ACE 的绝对发病率来估计的,适用于有或没有心血管危险因素、40~70 岁的男性或女性患者。从 2019 年 1 月到 2020 年 10 月,基于这种筛选方法,在荷兰有 200 多例乳腺癌患者接受了 PBT 治疗,采用了适度的大分割方案(2.67Gy×15~22f)[34]。

此外,梅奥诊所招募了 109 例 2016—2020 年间全乳房切除术后的患者,随机分配进行 15 次或 25 次的 PBT,主要观察终点是 3 级晚期反应(NCT 02783690)。在一项后续研究中,患者被随机分为 15 次光子治疗与 5 次 PBT,目前正在招募,目标是在 2020 年 6 月至 2022 年 6 月间招募 98 例患者,主要研究终点是 2 年时≥3 级的并发症发病率(NCT04443413)。

39.2 小结

质子治疗是当前快速发展的一种新技术,目前认为仅有一小部分患者可以从质子治疗中取得临床获益,因此我们更应该进行仔细筛选。人们急切期待有关现代质子治疗技术的大型随机对照研究和患者队列的全面的临床数据。

(彭峰 译　陈敏 校)

参考文献

1. Galland-Girodet S, Pashtan I, MacDonald SM, Ancukiewicz M, Hirsch AE, Kachnic LA, Specht M, Gadd M, Smith BL, Powell SN, Recht A, Taghian AG. Long-term cosmetic outcomes and toxicities of proton beam therapy compared with photon-based 3-dimensional conformal accelerated partial-breast irradiation: a phase 1 trial. Int J Radiat Oncol Biol

Phys. 2014;90(3):493–500. https://doi.org/10.1016/j.ijrobp.2014.04.008.

2. Coles CE, Griffin CL, Kirby AM, Titley J, Agrawal RK, Alhasso A, Bhattacharya IS, Brunt AM, Ciurlionis L, Chan C, Donovan EM, Emson MA, Harnett AN, Haviland JS, Hopwood P, Jefford ML, Kaggwa R, Sawyer EJ, Syndikus I, Tsang YM, Wheatley DA, Wilcox M, Yarnold JR, Bliss JM, IMPORT Trialists. Partial-breast radiotherapy after breast conservation surgery for patients with early breast cancer (UK IMPORT LOW trial): 5-year results from a multicentre, randomised, controlled, phase 3, non-inferiority trial. Lancet. 2017;390(10099):1048–60. https://doi.org/10.1016/S0140-6736(17)31145-5.

3. Strnad V, Ott OJ, Hildebrandt G, Kauer-Dorner D, Knauerhase H, Major T, et al. Groupe Européen de Curiethérapie of European Society for Radiotherapy and Oncology (GEC-ESTRO). 5-year results of accelerated partial breast irradiation using sole interstitial multicatheter brachytherapy versus whole-breast irradiation with boost after breast-conserving surgery for low-risk invasive and in-situ carcinoma of the female breast: a randomised, phase 3, non-inferiority trial. Lancet. 2016;387(10015):229–38. https://doi.org/10.1016/S0140-6736(15)00471-7.

4. Braunstein LZ, Cahlon O. Potential morbidity reduction with proton radiation therapy for breast cancer. Semin Radiat Oncol. 2018;28(2):138–49. https://doi.org/10.1016/j.semradonc.2017.11.009.

5. Whelan TJ, Olivotto IA, Parulekar WR, Ackerman I, Chua BH, Nabid A, et al. Regional nodal irradiation in early-stage breast cancer. NEJM. 2015;373:307–16.

6. Poortmans PM, Collette S, Kirkove C, Van Limbergen E, Budach V, Struikmans H, et al. Internal mammary and medial supraclavicular irradiation in breast cancer. NEJM. 2015;373:317–27.

7. Poortmans PM, Weltens C, Fortpied C, Kirkove C, Peignaux-Casasnovas K, Budach V, et al. Internal mammary and medial supraclavicular lymph node chain irradiation in stage I-III breast cancer (EORTC 22922/10925): 15-year results of a randomised, phase 3 trial. Lancet Oncol. 2020;21(12):1602–10.

8. Thorsen LB, Offersen BV, Dano H, Berg M, Jensen I, Pedersen AN, et al. DBCG-IMN: a population-based cohort study on the effect of internal mammary node irradiation in early node-positive breast cancer. JCO. 2016;34:314–20.

9. Darby SC, Ewertz M, McGale P, Bennet AM, Blom-Goladman U, Bronnum D, et al. Risk of ischaemic heart disease in women after radiotherapy for breast cancer. NEJM. 2013;368:987–98.

10. Henson KE, McGale P, Darby SC, Parkin M, Wang Y, Taylor CW. Cardiac mortality after radiotherapy, chemotherapy and endocrine therapy for breast cancer: cohort study of 2 million women from 57 cancer registries in 22 countries. Int J Cancer. 2020;147(5):1437–49.

11. Stick L, Lorenzen EB, Yates ES, Anandadas C, Andersen K, et al. Selection criteria for early breast cancer patients in the DBCG proton trial – the randomised phase III strategy. Clin Transl Radiat Oncol. 2021;27:126–31.

12. De Rose F, Cozzi L, Meattini I, Fogliata A, Franceschini D, Franzese C, et al. The potential role of intensity-modulated proton therapy in the regional nodal irradiation of breast cancer: a treatment planning study. Clin Oncol (R Coll Radiol). 2020;32:26–34.

13. Stovall M, Smith SA, Langholz BM, Boice JD Jr, Shore RE, Andersson M, et al. Dose to the contra-

lateral breast from radiotherapy and risk of second primary breast cancer in the WECARE study. Int J Radiat Oncol Biol Phys. 2008;72:1021–30.

14. Settatree S, Brand D, Ranger A, Dunlop A, Harris E, Gulliford S, Kirby A. Estimating contralateral breast cancer risk from photons versus protons in patients undergoing internal mammary nodal breast cancer radiotherapy. Clin Onc (R Coll Radiol). 2019;32:342–5.

15. Paganetti H, DePauw N, Johnson A, Forman RB, Lau J, Jimenez R. The risk for developing a secondary cancer after breast radiation therapy: comparison of photon and proton techniques. Radiother Oncol. 2020;149:212–8.

16. Ranger A, Dunlop A, Hutchinson K, Convery H, Maclennan MK, Chantler H, et al. A dosimetric comparison of breast radiotherapy techniques to treat locoregional lymph nodes including the internal mammary chain. Clin Oncol (RCR). 2018;30(6):346–53.

17. Cartechini G, Fracchiolla F, Menegotti L, Scifoni E, La Tessa C, Schwarz M, et al. Proton pencil beam scanning reduces secondary cancer risk in breast cancer patients with internal mammary chain involvement compared to photon radiotherapy. Radiat Oncol. 2020;15:228.

18. Korevaar EW, Habraken SJM, Scandurra D, Kierkels RGJ, Unipan M, Eenink MGC, Steenbakkers RJHM. Practical robustness evaluation in radiotherapy- a photon and proton-proof alternative to PTV-based plan evaluation. Radiother Oncol. 2019;141:267–74.

19. Wang CC, McNamara AL, Shin J, Schuemann J, Grassberger C, Taghian AG, et al. End-of-range radiobiological effect on rib fractures in patients receiving proton therapy for breast cancer. Int J Radiat Oncol Biol Phys. 2020;107(3):449–54.

20. Liang X, Vega RBM, Li Z, Zeng D, Mendenhall N, Bradley JA. Dosimetric consequences of image guidance techniques on robust optimized intensity-modulated proton therapy for treatment of breast cancer. Radiat Oncol. 2020;15(1):47.

21. Jimenez RB, Hickey S, DePauw N, Yeap BY, Batin E, Gadd MA, et al. Phase II study of proton beam radiation therapy for patients with breast cancer requiring regional nodal irradiation. J Clin Oncol. 2019;37(30):2778–85.

22. Smith GL, Xu Y, Buchholz TA, et al. Association between treatment with brachytherapy vs whole-breast irradiation and subsequent mastectomy, complications, and survival among older women with invasive breast cancer. JAMA. 2012;307:1827–37.

23. Smith NL, Jethwa KR, Viehman JK, Harmsen WS, Gonuguntla K, Elswick SM, et al. Post-mastectomy intensity modulated proton therapy after immediate breast reconstruction: initial report of reconstruction outcomes and predictors of complications. Radiother Oncol. 2019;140:76–83.

24. Khan AJ, Poppe MM, Goyal S, et al. Hypofractionated postmastectomy radiation therapy is safe and effective: first results from a prospective phase II trial. J Clin Oncol. 2017;35:2037–43.

25. Whitfield GA, Horan G, Irwin MS, Malata CM, Wishart GC, Wilson CB. Incidence of severe capsular contracture following implant-based immediate breast reconstruction with or without postoperative chest wall radiotherapy using 40 gray in 15 fractions. Radiother Oncol. 2009;90(1):141–7.

26. Momoh AO, Ahmed R, Kelley BP, Aliu O, Kidwell KM, Kozlow JH, Chung KC. A systematic review of

complications of implant-based reconstruction with prereconstruction and postreconstruction radiotherapy. Ann Surg Oncol. 2014;21:118–24.

27. Lowe M, Gosling A, Nichols O, Underwood T, Miles E, Chang YC, et al. Comparing proton to photon radiotherapy plans: UK consensus guidance for reporting under uncertainty for clinical trials. Clin Oncol (R Coll Radiol). 2020;32(7):459–66. https://doi.org/10.1016/j.clon.2020.03.014.

28. Bekelman JE, Lu H, Pugh S, Baker K, Berg CD, Berrington de Gonzalez A, Braunstein LZ, Bosch W, Chauhan C, Ellenberg S, Fang LC, Freedman GM, Hahn EA, Haffty BG, Khan AJ, Jimenez RB, Kesslering C, Ky B, Lee C, Lu H-M, Mishra MV, Mullins CD, Mutter RW, Nagda S, Pankuch M, Powell SN, Prior FW, Schupak K, Taghian AG, Wilkinson JB, MacDonald SM, Cahlon O, RadComp (Radiotherapy Comparative Effectiveness Consortium). Pragmatic randomised clinical trial of proton versus photon therapy for patients with non-metastatic breast cancer: the Radiotherapy Comparative Effectiveness (RadComp) Consortium trial protocol. BMJ Open. 2019;9(10):e025556. https://doi.org/10.1136/bmjopen-2018-025556.

29. Lorenzen EL, Rehammar JC, Jensen M-B, Ewertz M, Brink C. Radiation-induced risk of ischemic heart disease following breast cancer radiotherapy in Denmark, 1977–2005. Radiother Oncol. 2020;152:103–10. https://doi.org/10.1016/j.radonc.2020.08.007.

30. Goitein M, Cox JD. Should randomized clinical trials be required for proton radiotherapy? J Clin Oncol. 2008;26(2):175–6.

31. Liao Z, Lee J, Komaki R, Gomez DR, O'Reilly MS, Fossella FV, Blumenschein GR, Heymach JV, Vaporciyan AA, Swisher SG, Allen PK, Choi NC, DeLaney TF, Hahn SM, Cox JD, Lu CS, Mohan R. Bayesian adaptive randomization trial of passive scattering proton therapy and intensity-modulated photon radiotherapy for locally advanced non–small-cell lung cancer. J Clin Oncol. 2018;36(18):1813–22.

32. Ramaekers BLT, Grutters JPC, Pijls-Johannesma M, Lambin P, Joore MA, Langendijk JA. Protons in head-and-neck cancer: bridging the gap of evidence. Int J Radiat Oncol Biol Phys. 2013;85(5):1282–8.

33. Langendijk JA, Boersma LJ, Rasch CRN, van Vulpen M, Reitsma JB, van der Schaaf A, Schuit E. Clinical trial strategies to compare protons with photons. Semin Radiat Oncol. 2018;28(2):79–87.

34. Haviland JS, Owen JR, Dewar JA, Agrawal RK, Barrett J, Barrett-Lee PJ, Dobbs HJ, Hopwood P, Lawton PA, Magee BJ, Mills J, Simmons S, Sydenham MA, Venables K, Bliss JM, Yarnold JR, START Trialists' Group. The UK Standardisation of Breast Radiotherapy (START) trials of radiotherapy hypofractionation for treatment of early breast cancer: 10-year follow-up results of two randomised controlled trials. Lancet Oncol. 2013;14(11):1086–94.

Sara Lightowlers，Yazid Belkacemi

第 **40** 章

术前放射治疗

40.1 背景

40.1.1 基本原理和目标

40.1.1.1 降低肿瘤分期有利于行 BCS

全乳腺放射治疗后

对于乳腺肿瘤太大而无法行 BCS 的患者，使用 PST 可以降低肿瘤分期[1]。然而，低级别的 ER 阳性乳腺癌通常对化学治疗的反应较差[2]，以至于不太可能接受 BCS[2]。在某些病例中可以使用初始内分泌治疗，但通常只用于老年或虚弱的患者[3]。来自其他部位肿瘤的临床经验表明，放射治疗可以作为局部晚期肿瘤术前降低分期的手段[4]。既往研究中也有一些有限的证据支持在乳腺癌中使用这种治疗手段。Calitchi 等[5] 的一项研究收集了 1977—1992 年诊断为 T2/T3 N0-2 的 75 例乳腺癌患者，这些患者由于原发病灶体积较大，不适合行初始的 BCS。该项研究未报道激素受体状态，但大多数患者(61%)为良好-中分化的浸润性导管癌。在术前放射治疗 5 周至 45Gy 后，所有患者都成功地进行了 BCS(乳房肿瘤切除术或乳房缩小成形术)。其中 55% 的患者美容效果优良。在另一项研究中，纳入了 41 例 ER 阳性的乳腺癌患者，这些患者均被认为不符合 BCS 条件，在接受了初始放射治疗和内分泌治疗后，45% 的患者成功接受了 BCS[6]。

部分乳腺照射后

目前在多个国家和国际性的肿瘤指南中，PBI 被公认为是某些特定乳腺癌患者术后的一种治疗选择[7-9]。

PBI 用于乳腺癌术前治疗可能也存在潜在的优势。乳腺癌术后原发肿瘤的瘤床可能很难被界定(参见第 20 章)；研究发现在这种情况下，不同肿瘤学医师对靶区的勾画存在很高的观察者间的变异性[10]。现代肿瘤整形技术使这一点进一步复杂化。据报道，肿瘤学医师对肿瘤瘤床的定义与外科医师之间存在显著差异[11] (参见第 35 章)。术前放射治疗可能会降低靶区漏照的风险，同时也可以减少靶区体积，因为这样避免了在肿瘤整形术后照射复杂的大瘤床，包括可能的术后血清肿或血肿。高剂量照射后的组织通过手术切除，减少了纤维化和美容效果不良的风险。研究术前 PBI 的 PAPBI Ⅰ 研究显示，100% 的患者在 3 年时有优良的美容效果。上述结果还需要进一步研究支持[12](表 40.1)。

改善生存

辅助性全身治疗和术前全身治疗已证明，全身治疗可以使 OS 获益[13]。术前治疗的优势在于危险分层，目的是进一步改善预后。例如，HER2 阳性型和三阴性乳腺癌对 PST 的局部病理反应可用于指导后续治疗及预测预后；无病理反应的患者可分别从 T-DM1[14] 或卡培他滨[15] 中获益。此外，HER2 阳性型和三阴性乳腺癌的 pCR 被认为可以预示更好的生存[16]。因此，在后续的研究中，对于所有亚型的乳腺癌而言，提高局部反应率都是一个具有吸引力的目标。目前，许多 Ⅰ 期和 Ⅱ 期研究都在探索放射治疗与靶向治疗或免疫治疗的联合使用，以增加局部治疗反应。通过放射治疗增强肿瘤原发部位的免疫反应的想法尤其令人感兴趣；Formenti 和 Ye[17] 系统回顾了乳腺癌中放射治疗联合免疫治疗的临床前研究和临床运用原理。这种对于

表 40.1　晚期毒性反应治疗总结

研究名称	计划入组	研究设计	患者人群	放射治疗靶区	放射治疗的总剂量/分次	初始全身治疗
PRADA(NCT02771938)	60	非随机干预性研究	需行乳房全切术的乳腺癌	全乳腺	42.72Gy/16f 或 40Gy/15f,3 周完成	序贯化学治疗
NeoRT(NCT03818100)	43	I 期非随机可行性研究	ER+,HER2-,肿瘤>2cm	全乳腺±局部推量	40Gy/15f±同步推量至 48Gy 或序贯推量,3 周完成;或 26Gy/5f±序贯推量,1 周完成	序贯内分泌治疗
早期乳腺癌术前加速放射治疗可行性研究(NCT02858934)	24	非随机干预性研究	单病灶,cT1~2N0,ER+	全乳腺+局部推量	25Gy/5f 联合同步推量至 30Gy,1 周完成	无
基于 MRI 的术前部分乳腺短程照射研究(NCT02728076)[a]	40	II 期非随机研究	单病灶,ER+,肿瘤<3cm	部分乳腺	不明确	无
Néo-APBI-01(NCT02806258)	362	I/II 期随机对照研究	中高危 Luminal B 型和三阴性乳腺癌	部分乳腺	25Gy/10f,1 周完成	序贯蒽环类和(或)紫杉类化学治疗
PRECISE(NCT03359954)	25	II 期非随机研究	ER+/HER2-	肿瘤	不明确	无
CBCV(NCT03804944)	100	II 期随机对照研究	临床分期 II~III 期,ER+,HER2-	肿瘤	24Gy/3f,1 周完成	无/联合帕博利珠单抗/联合重组 FLT-3 配体/联合两者
NeoCheckRay(NCT03875573)	147	II 期随机对照研究	ER+,HER2-,MammaPrint 基因组评分为高风险	肿瘤	24Gy/3f,3 天完成	紫杉类和蒽环类化学治疗/化学治疗+德瓦鲁单抗/化学治疗+德瓦鲁单抗+奥来武单抗(抗 CD73)
PANDoRA(NCT03872505)	140	II 期随机对照研究	临床分期为 II~III 期的三阴性乳腺癌	肿瘤	24Gy/3f,1 周完成	卡铂,紫杉醇和德瓦鲁单抗
ROCK(NCT03520894)	25	非随机干预性研究	T1,ER+,HER2-	肿瘤[b]	21Gy,单次	无

a,MRI 计划。

b,未明确定义靶区。

乳腺癌放射治疗生物反应日益深入的理解，可用于后续指导放射治疗与药物联合的精准医疗。

40.2　现有文献

40.2.1　单纯全乳腺放射治疗

术前 WBI 的早期数据来自 20 世纪 70 年代、80 年代和 90 年代对不同患者人群的回顾性研究和单臂研究[5,18-20]。这些研究发现，10~15 年的局部区域控制率为 76%~91%，pCR 率为 8%~19%。在 Riet 等[20]的回顾性研究中，按乳腺癌亚型分析了术前放射治疗的反应。1970—1984 年，187 例患者接受了 45Gy 的全乳腺和区域淋巴结放射治疗，结果发现总体 pCR 率为 10%，而三阴性乳腺癌的 pCR 率为 26%。中位随访 32 年后，20 年和 30 年的局部控制率均为 89%，20 年和 30 年的 DFS 率分别为 35% 和 27%。

既往文献中唯一报道的术前放射治疗的随机研究是一项瑞典的乳腺癌研究[21]。该项研究纳入了 1977—1992 年间诊断的 960 例早期乳腺癌患者，这些患者仅接受了全乳房切除，或接受了全乳房切除联合术后放射治疗，或全乳房切除联合术前放射治疗。在 16 年的中位随访中，术前放射治疗组和术后放射治疗组的 OS 没有差异。

40.2.2　单纯部分乳腺照射

术前 PBI 的首项研究是荷兰的 PAPBI 研究[12,22]，这是一项针对淋巴结阴性的低风险乳腺癌患者（MRI 显示肿瘤直径<3cm，治疗前 SLNB 病理阴性）的 APBI 照射（4Gy/10f/2W 或 6Gy/5f/1W）的 Ⅱ 期临床研究。该研究显示，70 例接受治疗的患者中有 4 例发生了局部复发，其中 3 例的局部复发被认为与病理活检的路径相关。1 年时美容效果优良的比例为 89%，3 年时为 100%。相比之下，Nichols 等[23]在美国 APBI 可行性研究中，对 27 例患者进行了研究，患者在 1 周内接受了每次 3.85Gy、每日 2 次、共 10 次的放射治疗，没有患者发生局部复发，但 1 年后美容效果优良的比例较低，为 79%。两项研究的 pCR 率分别为 10% 和 15%。美国的研究中还报道了其中 19 例患者在放射治疗后 Ki67% 表达有所下降。Horton 等[24]进一步研究了在术前 PBI 中采用超大分割放射治疗，

他们对 32 例原发灶小于 2cm 的乳腺癌患者进行剂量高达 21Gy/f 的单次 SBRT 放射治疗，没有出现剂量限制性毒性。

40.2.3　全乳腺放射治疗联合系统治疗

在既往文献中也有几项术前放射治疗联合化学治疗的研究[18,25-33]。这些研究中报道的急性毒性反应与术后同步放化疗的毒性反应一致[34]。对部分病例，可能会导致手术的延迟和影响术后伤口愈合。关于患者预后的报道也不尽相同，有报道 pCR 率高达 45%[30]。在最近一项名为 S14 的 Ⅱ 期临床研究中 [35,36]，60 例不符合 BCS 条件的患者接受了 4 个周期氟尿嘧啶和长春瑞滨的化学治疗，并联合放射治疗（全乳腺放射治疗 50Gy，区域淋巴结放射治疗 46Gy，5 周）。经术前治疗后，69% 的患者进行了保乳手术，27% 的患者达到了 pCR。然而，有 36% 的患者出现了 3~4 级的毒性反应，5 年 OS 率和无远处转移生存率分别为 88% 和 83%。

40.2.4　部分乳腺照射联合系统治疗

Bondiau 等[37]在一项 Ⅰ 期剂量递增研究中联合运用 SBRT 和系统治疗：25 例乳腺癌患者在术前使用 3 次分割的 SBRT，并联合多西他赛化学治疗。其中 9 例（36%）患者达到了 pCR，23 例（92%）初始被认为需要行全乳房切除的患者接受了 BCS。1 例患者接受了 28.5Gy/3f 的放射治疗后出现了 3 度皮肤毒性反应，但未观察到其他剂量限制性毒性。作者最终得出结论，SBRT 剂量不超过 31.5Gy 是安全的，但权衡疗效与毒性反应，建议进一步的 Ⅱ 期研究使用 25.5Gy/3f 的剂量。术前放射治疗被认为是一种加量放射治疗，研究中的所有受试者在术后还接受了全乳腺和区域淋巴结 50Gy/25f 的放射治疗。截至目前，还没有发布任何更新数据。

40.3　正在进行的研究

40.3.1　开放性 Ⅲ 期临床研究

PAPBI 研究的后续研究 PAPB Ⅰ~Ⅱ（NCT02913729）[38]是 2016 年开始入组的 Ⅲ 期临床试验。将低风险（组织学分级 1~2 级、ER 阳性、HER2 阴性、原发灶<3cm）的患者随机分为术前 PBI 组和术后 PBI 组（28.5Gy/5f）。

主要研究终点是美容效果,次要研究终点包括肿瘤缓解和术后并发症。一项德国Ⅲ期临床研究 NEORAD (NCT04261244)[39] 于 2020 年 7 月启动,旨在招募1826 例患者。本研究拟纳入具有术前化学治疗指征的高风险患者,并将其随机分为术前 WBI 组和术后全乳腺放射治疗组(40.5Gy/15f),并联合全身治疗。研究的主要终点为 DFS。

40.3.2　正在进行的早期临床研究

有几项乳腺癌术前放射治疗的Ⅰ~Ⅱ期临床研究正在进行中。给予 WBI 的研究包括英国的 PRADA 研究(NCT02771938)[40],纳入术前全身治疗后行全乳房切除,并希望行即刻乳房重建的患者。英国的一项可行性研究 Neo-RT(NCT03818100)[41]正在招募组织学分级为低级别、ER 阳性、HER2 阴性、原发灶大于 2cm 的乳腺癌患者,对此类患者放射治疗可能有助于后续的保乳手术,首先行 WBI 40Gy/15f 或 26.5Gy/5f 伴或不伴 SIB,随后患者接受 20 周的内分泌治疗,以保证有充足的时间利于肿瘤消退。

比利时的一项早期乳腺癌术前加速放射治疗可行性研究(NCT02858934)[42]也是一项单臂研究,对组织学分级为低级别、ER 阳性、HER2 阴性的患者进行术前全乳腺短程照射 25Gy/5f 联合肿瘤 SIB。在术前部分乳腺短程照射的临床研究方面,美国的一项基于 MRI 的术前部分乳腺短程照射研究(NCT02728076)[43]正在持续进行。该研究拟招募临床分期Ⅰ~Ⅱ期、ER 阳性的乳腺癌患者,使用 MRI 图像进行治疗计划设计。主要研究终点为术后并发症,次要研究指标包括基于 MRI 的治疗计划设计的可行性。

术前放射治疗序贯系统治疗的早期临床研究包括法国的 Néo-APBI-01 研究(NCT02806258)[44],这是一项Ⅰ/Ⅱ期随机研究,对照组进行 6~8 个周期的全身治疗,试验组在全身治疗的疗程间歇期加上部分乳腺短程照射。入组患者为高风险 Luminal B 型和三阴性乳腺癌患者,这些患者在乳腺手术前需要进行化学治疗。主要研究终点为 pCR 率。Ⅰ期研究中将放射治疗剂量设定为 25Gy/10f、每日两次,后续将对与 pCR 相关的预测参数进行转化研究。

基于 Horton 等[24]和 Bondiau 等[37]的研究数据,一

系列仅针对瘤床行术前加量放射治疗,联合或不联合全身治疗的早期临床研究正在进行中。PRECISE 研究(NCT03359954)[45]是一项针对 ER 阳性、HER2 阴性乳腺癌患者行术前瘤床加量放射治疗的单臂临床研究,其主要目的是评估放射治疗前后肿瘤浸润淋巴细胞的变化。CBCV 研究(NCT03804944)[46]对术前接受来曲唑的 ER 阳性、HER2 阴性的乳腺癌患者随机分为:单纯加量放射治疗组(24Gy/3f,隔日一次)、放射治疗联合帕博利珠单抗组、放射治疗联合重组 FLT-3 配体组、放射治疗联合帕博利珠单抗和重组 FLT-3 配体组。欧洲的 NeoCheckRay 研究(NCT03875573)[47]针对瘤床行术前 SBRT(24Gy/3f,每日一次)联合紫杉醇化学治疗,加或不加抗 PD-L1 抗体德瓦鲁单抗和抗 CD73 抗体奥来鲁单抗。在三阴性乳腺癌中,PANDo-RA 研究(NCT03872505)[48]将 140 例患者随机分为术前仅行系统治疗组(卡铂、紫杉醇和德瓦鲁单抗),以及术前系统治疗联合瘤床加量 SBRT(24Gy/3f,隔日一次)组。以上临床研究中的放射治疗剂量都使用了类似于 Formenti[17]和 Bondiau[37]推荐的中度大分割术前放射治疗模式,这些研究中的患者也将由临床医师酌情给予标准的术后放射治疗。

不同于上述研究,意大利的单臂 ROCK 研究(NCT03520894)[49]在治疗 25 例组织学分级为低级别、ER 阳性、HER2 阴性的乳腺癌患者时,给予术前部分乳腺单次放射治疗 21Gy。

40.4　总结

众多有关乳腺癌术前放射治疗的研究正在进行中,一部分研究最近已经完成。包括 PBI 和 SBRT 在内的现代放射治疗技术都被运用于术前放射治疗的研究中。此外,一些研究还专门针对特定的乳腺癌亚型。初步结果表明,术前放射治疗是安全可行的。针对原发肿瘤的术前放射治疗,为我们提供了理解肿瘤生物学,包括免疫学、乳腺癌对放射治疗的反应等知识的大好机会。同时,术前放射治疗不仅可以提高患者的生活质量,还有可能改善生存结局。

(赵玉洁 译　谭志博 校)

参考文献

1. Fisher B, et al. Effect of preoperative chemotherapy on local-regional disease in women with operable breast cancer: findings from National Surgical Adjuvant Breast and Bowel Project B-18. J Clin Oncol. 1997;15:2483–93.

2. Loibl S, et al. Response and prognosis after neoadjuvant chemotherapy in 1,051 patients with infiltrating lobular breast carcinoma. Breast Cancer Res Treat. 2014;144:153–62.

3. Morgan J, Wyld L, Collins KA, Reed MW. Surgery versus primary endocrine therapy for operable primary breast cancer in elderly women (70 years plus). Cochrane Database Syst Rev. 2014;(1):CD004272.

4. Renehan AG, et al. Watch-and-wait approach versus surgical resection after chemoradiotherapy for patients with rectal cancer (the OnCoRe project): a propensity-score matched cohort analysis. Lancet Oncol. 2016;17:174–83.

5. Calitchi E, et al. Long-term results of neoadjuvant radiation therapy for breast cancer. Int J Cancer. 2001;259:253–9.

6. Bollet MA, et al. Responses to concurrent radiotherapy and hormone-therapy and outcome for large breast cancers in post-menopausal women. Radiother Oncol. 2007;85(3):336–45. https://doi.org/10.1016/j.radonc.2007.10.003.

7. Postoperative radiotherapy for breast cancer: UK consensus statements. 2016. www.rcr.ac.uk.

8. Strnad V, et al. DEGRO practical guideline for partial-breast irradiation. Strahlenther Onkol. 2020;196:749–63.

9. Correa C, et al. Accelerated partial breast irradiation: executive summary for the update of an ASTRO evidence-based consensus statement. Pract Radiat Oncol. 2017;7:73–9.

10. Yang TJ, et al. Tumor bed delineation for external beam accelerated partial breast irradiation: a systematic review. Radiother Oncol. 2013;108:181–9.

11. Garreffa E, Hughes-Davies L, Russell S, Lightowlers S, Agrawal A. Definition of tumor bed boost in oncoplastic breast surgery: an understanding and approach. Clin Breast Cancer. 2020;20:e510–5.

12. Van Der Leij F, et al. First results of the preoperative accelerated partial breast irradiation (PAPBI) trial. Radiother Oncol. 2015;114:322–7.

13. Asselain B, et al. Long-term outcomes for neoadjuvant versus adjuvant chemotherapy in early breast cancer: meta-analysis of individual patient data from ten randomised trials. Lancet Oncol. 2018;19:27–39.

14. von Minckwitz G, et al. Trastuzumab emtansine for residual invasive HER2-positive breast cancer. N Engl J Med. 2019;380:617–28.

15. Masuda N, et al. Adjuvant capecitabine for breast cancer after preoperative chemotherapy. N Engl J Med. 2017;376:2147–59.

16. Spring LM, et al. Pathologic complete response after neoadjuvant chemotherapy and impact on breast cancer recurrence and survival: a comprehensive meta-analysis. Clin Cancer Res. 2020;26:2838–48.

17. Ye JC, Formenti SC. Integration of radiation and immunotherapy in breast cancer - treatment implications. Breast. 2018;38:66–74.

18. Semiglazov VF, et al. Primary (neoadjuvant) chemotherapy and radiotherapy compared with primary radiotherapy alone in stage IIb-IIIa breast cancer. Ann Oncol Off J Eur Soc Med Oncol. 1994;5:591–5.

19. Touboul E, et al. Possibility of conservative local treatment after combined chemotherapy and preoperative irradiation for locally advanced noninflammatory breast cancer. Int J Radiat Oncol Biol Phys. 1996;34:1019–28.

20. Riet FG, et al. Preoperative radiotherapy in breast cancer patients: 32 years of follow-up ScienceDirect. Eur J Cancer. 2017;76:S62–9.

21. Rutqvist LE, Pettersson D, Johansson H. Adjuvant radiation therapy versus surgery alone in operable breast cancer: long-term follow-up of a randomized clinical trial. Radiother Oncol. 1993;26:104–10.

22. Bosma SCJ, et al. Five-year results of the preoperative accelerated partial breast irradiation (PAPBI) trial. Int J Radiat Oncol Biol Phys. 2020;106:958–67.

23. Nichols E, et al. Preoperative accelerated partial breast irradiation for early-stage breast cancer: preliminary results of a prospective, phase 2 trial. Int J Radiat Oncol Biol Phys. 2017;97:747–53.

24. Horton JK, et al. Preoperative single-fraction partial breast radiation therapy: a novel phase 1, dose-escalation protocol with radiation response biomarkers. Int J Radiat Oncol Biol Phys. 2015;92:846–55.

25. Skinner KA, et al. Pre-operative 5-fluorouracil and radiation therapy for locally advanced breast cancer. Am J Surg. 1997;174:705–8.

26. Skinner KA, et al. Preoperative paclitaxel and radiotherapy for locally advanced breast cancer: surgical aspects. Ann Surg Oncol. 2000;7:145–9.

27. Formenti SC, et al. Concurrent paclitaxel and radiation therapy for breast cancer. Semin Radiat Oncol. 1999;9:34–42.

28. Lerouge D, et al. Combined chemotherapy and preoperative irradiation for locally advanced noninflammatory breast cancer: updated results in a series of 120 patients. Int J Radiat Oncol. 2004;59:1062–73.

29. Chakravarthy AB, et al. Neoadjuvant concurrent paclitaxel and radiation in stage II/III breast cancer. Clin Cancer Res. 2006;12:1570–6.

30. Shanta V, Swaminathan R, Rama R, Radhika R. Retrospective analysis of locally advanced noninflammatory breast cancer from Chennai, South India, 1990-1999. Int J Radiat Oncol Biol Phys. 2008;70:51–8.

31. Alvarado-Miranda A, et al. Concurrent chemoradiotherapy following neoadjuvant chemotherapy in locally advanced breast cancer. Radiat Oncol. 2009;4:24.

32. Adams S, et al. Preoperative concurrent paclitaxel-radiation in locally advanced breast cancer: pathologic response correlates with five-year overall survival. Breast Cancer Res Treat. 2010;124:723–32.

33. Matuschek C, et al. Long-term outcome after neoadjuvant radiochemotherapy in locally advanced noninflammatory breast cancer and predictive factors for a pathologic complete remission. Strahlenther Onkol. 2012;188:777–81.

34. Fernando IN, et al. Synchronous versus sequential chemo-radiotherapy in patients with early stage breast cancer (SECRAB): a randomised, phase III, trial. Radiother Oncol. 2020;142:52–61.

35. Bollet MA, et al. Pathological response to preoperative concurrent chemo-radiotherapy for breast cancer: results of a phase II study. Eur J Cancer. 2006;42:2286–95.

36. Bollet MA, et al. Preoperative radio-chemotherapy in early breast cancer patients: long-term results of a phase II trial. Radiother Oncol. 2012;102:82–8.

37. Bondiau PY, et al. Phase 1 clinical trial of stereotactic body radiation therapy concomitant with neoadjuvant chemotherapy for breast cancer. Int J Radiat Oncol Biol Phys. 2013;85:1193–9.

38. Pre- versus postoperative accelerated partial breast irradiation. Full text view.ClinicalTrials.gov. https://clinicaltrials.gov/ct2/show/NCT02913729.

39. No title. https://clinicaltrials.gov/ct2/show/NCT04261244.

40. No title. https://clinicaltrials.gov/ct2/show/NCT02771938.

41. https://clinicaltrials.gov/ct2/show/NCT03818100.

42. No title. https://clinicaltrials.gov/ct2/show/NCT02858934.

43. No title. https://clinicaltrials.gov/ct2/show/NCT02728076.

44. Comparing sequential neoadjuvant treatment including chemotherapy and accelerated radiation focused to the tumor bed vs neoadjuvant chemotherapy alone. Full text view. ClinicalTrials.gov. https://clinicaltrials.gov/ct2/show/NCT02806258.

45. No title. https://clinicaltrials.gov/ct2/show/NCT03359954.

46. No title. https://clinicaltrials.gov/ct2/show/NCT03804944.

47. No title. https://clinicaltrials.gov/ct2/show/NCT03875573.

48. No title. https://clinicaltrials.gov/ct2/show/NCT03872505.

49. No title. https://clinicaltrials.gov/ct2/show/study/NCT03520894.

第 **41** 章

近距离放射治疗

Vratislav Strnad

41.1 背景

近距离放射治疗是一种微创的放射治疗技术,能对乳腺内靶区进行精准的高剂量照射,同时最大限度地减少周围 OAR 的受照剂量,从而减轻放射治疗的毒性反应,因而带来了极好的局部控制和较低的副作用发生率。因此,近距离放射治疗通常用于低风险乳腺癌患者的 APBI,或用于有明确危险因素的患者 WBI 后的加量照射[1-10]。因此,据报道,在 APBI 或 BCT 后复发的挽救性 APBI 时,近距离放射治疗是被采用最多的技术之一[1,11,12]。重要的是,一般来说,PBI 使用多通道近距离治疗与使用 EBRT 的长期随访结果相似[1,13-18]。相比之下,关于近距离放射治疗作为加量照射的已发表的数据不足,其结果与使用不同 EBRT 技术的结果没有区别[19-22]。到目前为止,近距离放射治疗和其他加量技术在局部控制、毒性反应和美容效果方面没有明显的差异。然而,目前还没有前瞻性头对头对比研究的支持。由于不同的加量技术和不同的 APBI 技术都具有类似疗效,因此,目前的挑战是如何确定可以指导治疗决策的因素。

重点是,对于加量照射或 APBI,组织间插植近距离放射治疗是一种高精度的技术,它适形度高,能根据每例患者的肿瘤和乳房的解剖结构及手术切缘,个体化地从不同方向进行布针。此外,对于 APBI,近距离放射治疗与其他可应用的 EBRT 技术[包括基于射波刀(CyberKnife®)的技术]相比,在大多数临床应用中,可以大大减少周围正常组织和器官的受照剂量,尤其是肺部的受照剂量[2,23,24]。Hoekstra 等最近发表的

剂量学分析起到了非同小可的作用[24]。首先,意料之中的是,相比于 WBI,使用多通道近距离放射治疗进行 PBI 时,周围 OAR 的受照剂量显著降低;甚至,进行 PBI 时,多通道近距离放射治疗相比所有其他技术都大大减少了对周围 OAR 的剂量。除此之外,值得注意且有临床意义的是有关第二原发肿瘤的结果。众所周知,对于复发风险较低的老年患者,PBI 可能降低其对侧乳腺和肺部的第二原发肿瘤风险[25],其中肺癌占乳腺癌患者第二原发肿瘤的 75%~97%[24]。用改良的电离辐射生物学效应报告(BEIR-Ⅶ)计算"第二原发肿瘤终身可归因风险",发现对于 50 岁的早期患者,多通道 HDR 近距离放射治疗导致继发性肺癌的风险是 1.1%,3DCRT 或射波刀(CyberKnife®)为 2.2%~2.5%,APBI 的 VMAT 为 3.5%,而 WBI 为 3.8%[24]。其他年龄组也有类似的差异。最后,基于上述分析,使用多通道近距离放射治疗的 APBI 与 WBI 相比,有可能将肺部继发肿瘤的风险降低 25%~50%,与其他 APBI 技术相比,有可能降低 10%~30%。换句话说,多通道近距离放射治疗很好地反映了合理最低剂量(ALARA)原则,即对周围结构的保护。因此,作为乳腺专家,我们既要考虑近距离放射治疗的这一优势,也要考虑乳腺癌患者进行加量放射治疗和 APBI 的指征。

41.2 用于临床实践的关键问题

许多近距离放射治疗技术可用于 APBI 或加量放射治疗。组织间插植近距离放射治疗是目前研究最多的近距离放射治疗技术,既可用于 APBI,也可用于瘤床加量[1,5,6,10,11,20,26]。然而,为了使 APBI 的近距离放射

治疗更容易，北美开发了单管施源器作为替代方案，首先是单管球囊施源器(MammoSite®)[27,28]，其次是多管和支架施源器[29-31]。该施源器由充气气囊导管组成，在开放腔手术后放置在残腔内。通常情况下，单管球囊施源器(MammoSite®)填充残腔后，可形成球形或椭球形剂量分布。单管球囊施源器(MammoSite®)设备的主要限制是很难改变参考等剂量的形状和大小，因此，缺乏从不同角度对大多数切缘的参考等剂量的形状和大小进行调整的可能性。同时避开皮肤等OAR的能力十分有限。为了克服使用单管球囊施源器(MammoSite®)时遇到的这些问题，开发了其他单通道设备，如Contura®、ClearPath®、SAVI®和电子近距离放射治疗[29,31,32]。Contura®与MammoSite®施源器非常相似，在球囊内增加了导管，能够在充气球囊的表面引导照射剂量。其他设备如ClearPath®和SAVI®使用不同架构的球囊分散源导管。此外，还发明了电子近距离放射治疗设备，如Axxent®系统，这是一种微型X射线管，它通过类似于铱(Ir)源的导管实施放射治疗。该X射线管工作电压为50kV，剂量分布与碘125相似。重要的是，所有这些单腔球囊施源器都以行BCS作为前提条件，这限制了其使用。最后，目前还没有随机研究评估单腔施源器近距离放射治疗在PBI中的应用。这两个事实限制了它的广泛应用。因此，单通道设备在PBI的临床应用仅限于北美地区。此外，对于单通道设备，目前没有公认的国际指南，下面我们对多通道近距离放射治疗的临床实践进行描述。

值得一提的是，多通道近距离放射治疗设备可以与单通道放射治疗设备一样用于BCS患者，也可以在以后单独使用。我们强调，强烈推荐并倾向于在BCS后(通常在8~10周后)进行PBI，原因很简单，只有在规定时间内实施放射治疗，才有可能遵循诊疗指南所要求的关键信息，如肿瘤大小、切缘和相关预后因素[12]。

41.3 治疗计划和置管

为了制订治疗计划，放射肿瘤医师需要获得一份详细的手术记录和病理报告，包括6个方向上的切缘距离，手术标记夹的数量和位置，术前的乳房钼靶、超声，以及必要时MRI影像。多通道近距离治疗的导管插入的标准程序(图41.1和图41.2)是经皮和图像引导插入适当数量的导管——借助CT扫描、超声或X射线监测，最好使用模板引导。三角形或正方形的导管布局都是合理的[12,33]。当采用开放腔手术时，大多数情况下很容易确定血清肿腔并决定合适的针头排列。在闭合腔手术或肿瘤整形术后，皮肤瘢痕上的标记和瘤床区域的手术标记夹是识别瘤床位置的重要依据。值得注意的是，在任何情况下，放射肿瘤医师都必须在插入第一根导针前预估CTV的区域和大小，并在植入过程中不断检查所有导管的位置，以保证植入的准确性、植入区域具有合适的大小和形状。CT引导的植入前治疗计划和在开放腔或闭合腔术后连续插入导管都有着各种各样的方案，一般来说，首先通过三维渲染的靶区、患者解剖结构，以及基于植入前CT图像虚拟模拟的最佳导管位置，初步确定导管的位置。随后，通过预先设定的皮肤标记和统一的模板参数进行导管插入。基于超声的导管插入特别适用于开放腔手术后有血清肿的患者。在闭合腔或开放腔手术后基于X射线的导管植入可以类似于基于CT的导管植入的方式进行，但一个重要的前提条件是必须用适当数量的手术标记夹(至少4个，最好是6个)标记乳房内瘤床的边界。更多细节，请见相应的指南[12]。此外，我们强烈推荐按照目前公布的指南[34,35]来定义靶区，更多细节见序贯加量/部分乳腺照射/同步加量的靶区定义和勾画章节。

41.4 治疗计划

首先，我们建议PBI的分割剂量应对应于生物等效剂量(EQD2)(α/β=4~5Gy)的42~45Gy之间。因此，在前瞻性研究中，PBI的HDR近距离放射治疗最常用的处方是32Gy/8f、30.1Gy/7f、34.2Gy/9f或34Gy/10f。APBI的HDR近距离放射治疗通常安排每日两次，间隔至少6小时，总治疗时间为4~5天。PBI脉冲式剂量率(PDR)近距离放射治疗的标准方案是脉冲剂量0.5~0.8Gy/脉冲，总剂量50Gy，每小时治疗一次，每日24小时，总治疗时间为4~5天。

目前推荐的HDR近距离加量放射治疗方案为8~12Gy/2f，或9~15Gy/3f，每日两次，间隔至少为6小时，总治疗时间1~2天；或采用单次分割，剂量为7~10Gy，具体取决于所选的EQD2[12,26]。PDR近距离加量放射治疗的推荐总剂量与APBI时相同，为10~20Gy。

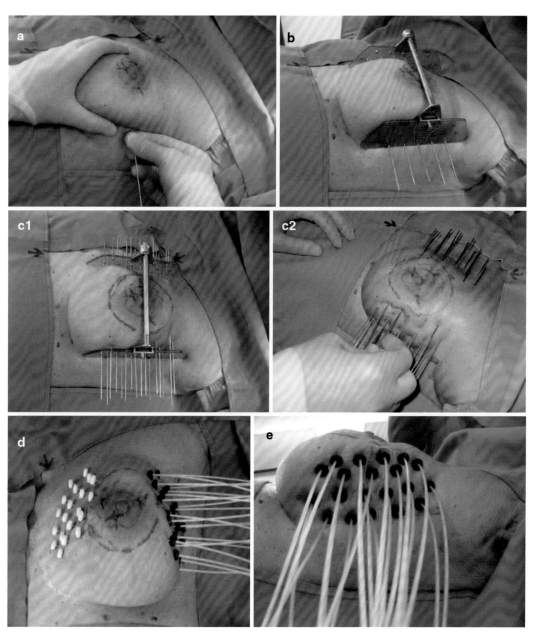

图 41.1 APBI 多通道近距离放射治疗单通道插植技术的操作顺序。(a)插入导针。(b)按顺序穿过模板插入导针。(c)模板固定排列导管,无模板固定排列导管。(d)末端固定导管。(e)导管排列,可见皮肤表面的固定器。

41.5 剂量-体积参数和剂量限制

为了对乳腺近距离放射治疗计划进行适当的客观评估,必须对定量参数进行分析、考量和记录。根据 ESTRO-ACROP 的指南[12]和美国乳腺与肠道外科辅助治疗研究组(NSABP)方案 B-39/RTOG 0413[36],我们推荐以下剂量-体积限制。

1. 覆盖指数(CI):V_{100}≥90%~95%(即至少 90%的 CTV/PTV 接受处方剂量)

2. V_{150}<65cm³

3. V_{200}<15cm³

4. 受到处方剂量照射的绝对体积≤300cm³

5. 剂量不均匀比(DNR)≤35

6. 适形指数(COIN)≥65

根据公布的数据和指南,将目前推荐的对 OAR 的剂量-体积限制[12,24,36]总结于表 41.1,对每例接受 PBI 的患者,都应记录 OAR 的剂量-体积数据,并遵循上述推荐的限制。

41.6 总结

乳腺近距离放射治疗是一种介入的放射治疗技术,需要局部麻醉或全身麻醉,能够在非常局限的乳

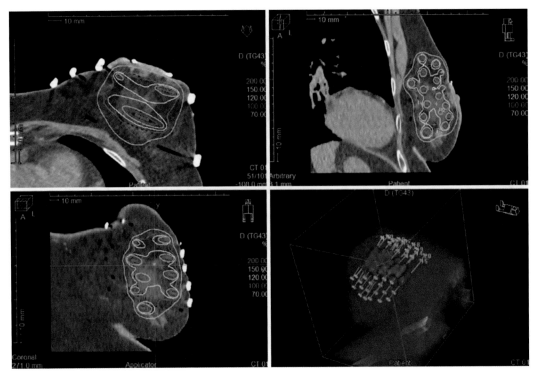

图 41.2　采用多通道近距离放射治疗技术行 APBI 时的剂量分布示例。

表 41.1　推荐的 OAR 剂量-体积限制（Modified according to[12.24]）

器官	剂量限制
患侧靶区外乳腺组织	$V_{90} < 10\%$
	$V_{50} < 40\% \sim 50\%$
皮肤	$D_{1cm^3} < 90\%$
	$D_{0.2cm^3} < 100\%$
肋骨	$D_{0.1cm^3} < 90\%$
	$D_{1cm^3} < 80\%$
心脏	MHD<2.5Gy
肺	随机效应：MLD<1~1.5Gy
	确定性效应：MLD<3~4Gy

缩略词：MHD，平均心脏剂量；MLD，平均肺剂量。

房靶区内极其精准地给予剂量，同时最大限度地避免肺、心脏和皮肤的受照剂量。尽管如此，也必须遵守最新的诊疗标准和指南，以确保取得最佳的结果。

（张蕾 译　张晓敏 校）

参考文献

1. Strnad V, Ott OJ, Hildebrandt G, et al. 5-year results of accelerated partial breast irradiation using sole interstitial multicatheter brachytherapy versus whole-breast irradiation with boost after breast-conserving surgery for low-risk invasive and in-situ carcinoma of the female breast: a randomised, phase 3, non-inferiority trial. Lancet. 2016;387(10015):229–38.
2. Lettmaier S, Kreppner S, Lotter M, et al. Radiation exposure of the heart, lung and skin by radiation therapy for breast cancer: a dosimetric comparison between partial breast irradiation using multicatheter brachytherapy and whole breast teletherapy. Radiother Oncol. 2011;100(2):189–94.
3. Major T, Gutierrez C, Guix B, et al. Interobserver variations of target volume delineation in multicatheter partial breast brachytherapy after open cavity surgery. Brachytherapy. 2015;14(6):925–32.
4. Ott OJ, Schulz-Wendtland R, Uter W, et al. Fat necrosis after conserving surgery and interstitial brachytherapy and/or external-beam irradiation in women with breast cancer. Strahlenther Onkol. 2005;181(10):638–44.
5. Strnad V, Hildebrandt G, Potter R, et al. Accelerated partial breast irradiation: 5-year results of the German-Austrian multicenter phase II trial using interstitial multicatheter brachytherapy alone after breast-conserving surgery. Int J Radiat Oncol Biol Phys. 2011;80(1):17–24.
6. Polgar C, Major T, Fodor J, et al. Accelerated partial-breast irradiation using high-dose-rate interstitial brachytherapy: 12-year update of a prospective clinical study. Radiother Oncol. 2010;94(3):274–9.

7. Polgar C, Fodor J, Major T, Sulyok Z, Kasler M. Breast-conserving therapy with partial or whole breast irradiation: ten-year results of the Budapest randomized trial. Radiother Oncol. 2013;108(2):197–202.

8. Rabinovitch R, Winter K, Kuske R, et al. RTOG 95-17, a Phase II trial to evaluate brachytherapy as the sole method of radiation therapy for Stage I and II breast carcinoma--year-5 toxicity and cosmesis. Brachytherapy. 2014;13(1):17–22.

9. Khan AJ, Arthur D, Vicini F, et al. Six-year analysis of treatment-related toxicities in patients treated with accelerated partial breast irradiation on the American Society of Breast Surgeons MammoSite Breast Brachytherapy registry trial. Ann Surg Oncol. 2012;19(5):1477–83.

10. Hepel JT, Arthur D, Shaitelman S, et al. American Brachytherapy Society consensus report for accelerated partial breast irradiation using interstitial multicatheter brachytherapy. Brachytherapy. 2017;16(5):919–28.

11. Hannoun-Levi JM, Resch A, Gal J, et al. Accelerated partial breast irradiation with interstitial brachytherapy as second conservative treatment for ipsilateral breast tumour recurrence: multicentric study of the GEC-ESTRO Breast Cancer Working Group. Radiother Oncol. 2013;108(2):226–31.

12. Strnad V, Major T, Polgar C, et al. ESTRO-ACROP guideline: interstitial multi-catheter breast brachytherapy as Accelerated Partial Breast Irradiation alone or as boost - GEC-ESTRO Breast Cancer Working Group practical recommendations. Radiother Oncol. 2018;128(3):411–20.

13. Coles CE, Griffin CL, Kirby AM, et al. Partial-breast radiotherapy after breast conservation surgery for patients with early breast cancer (UK IMPORT LOW trial): 5-year results from a multicentre, randomised, controlled, phase 3, non-inferiority trial. Lancet. 2017;390(10099):1048–60.

14. Livi L, Meattini I, Marrazzo L, et al. Accelerated partial breast irradiation using intensity-modulated radiotherapy versus whole breast irradiation: 5-year survival analysis of a phase 3 randomised controlled trial. Eur J Cancer. 2015;51(4):451–63.

15. Vicini FA, Cecchini RS, White JR, et al. Long-term primary results of accelerated partial breast irradiation after breast-conserving surgery for early-stage breast cancer: a randomised, phase 3, equivalence trial. Lancet. 2019;394(10215):2155–64.

16. Bhattacharya IS, Haviland JS, Kirby AM, et al. Patient-reported outcomes over 5 years after whole- or partial-breast radiotherapy: longitudinal analysis of the IMPORT LOW (CRUK/06/003) phase III randomized controlled trial. J Clin Oncol. 2019;37(4):305–17.

17. Polgar C, Ott OJ, Hildebrandt G, et al. Late side-effects and cosmetic results of accelerated partial breast irradiation with interstitial brachytherapy versus whole-breast irradiation after breast-conserving surgery for low-risk invasive and in-situ carcinoma of the female breast: 5-year results of a randomised, controlled, phase 3 trial. Lancet Oncol. 2017;18(2):259–68.

18. Schafer R, Strnad V, Polgar C, et al. Quality-of-life results for accelerated partial breast irradiation with interstitial brachytherapy versus whole-breast irradiation in early breast cancer after breast-conserving surgery (GEC-ESTRO): 5-year results of a randomised, phase 3 trial. Lancet Oncol. 2018;19(6):834–44.

19. Poortmans P, Bartelink H, Horiot JC, et al. The influence of the boost technique on local control in breast conserving treatment in the EORTC 'boost

20. Kindts I, Laenen A, Christiaens M, Janssen H, Van Limbergen E, Weltens C. Comparison of brachytherapy and external beam radiotherapy boost in breast-conserving therapy: patient-reported outcome measures and aesthetic outcome. Strahlenther Onkol. 2019;195(1):21–31.

21. Polgar C, Major T, Fodor J, et al. High-dose-rate brachytherapy alone versus whole breast radiotherapy with or without tumor bed boost after breast-conserving surgery: seven-year results of a comparative study. Int J Radiat Oncol Biol Phys. 2004;60(4):1173–81.

22. Guinot JL, Baixauli-Perez C, Soler P, et al. High-dose-rate brachytherapy boost effect on local tumor control in young women with breast cancer. Int J Radiat Oncol Biol Phys. 2015;91(1):165–71.

23. Major T, Frohlich G, Lovey K, Fodor J, Polgar C. Dosimetric experience with accelerated partial breast irradiation using image-guided interstitial brachytherapy. Radiother Oncol. 2009;90(1):48–55.

24. Hoekstra N, Fleury E, Merino Lara TR, et al. Long-term risks of secondary cancer for various whole and partial breast irradiation techniques. Radiother Oncol. 2018;128(3):428–33.

25. Donovan EM, James H, Bonora M, Yarnold JR, Evans PM. Second cancer incidence risk estimates using BEIR VII models for standard and complex external beam radiotherapy for early breast cancer. Med Phys. 2012;39(10):5814–24.

26. Polo A, Polgar C, Hannoun-Levi JM, et al. Risk factors and state-of-the-art indications for boost irradiation in invasive breast carcinoma. Brachytherapy. 2017;16(3):552–64.

27. Benitez PR, Keisch ME, Vicini F, et al. Five-year results: the initial clinical trial of MammoSite balloon brachytherapy for partial breast irradiation in early-stage breast cancer. Am J Surg. 2007;194(4):456–62.

28. Shah C, Badiyan S, Ben Wilkinson J, et al. Treatment efficacy with accelerated partial breast irradiation (APBI): final analysis of the American Society of Breast Surgeons MammoSite((R)) breast brachytherapy registry trial. Ann Surg Oncol. 2013;20(10):3279–85.

29. Arthur DW, Vicini FA, Todor DA, Julian TB, Cuttino LW, Mukhopadhyay ND. Contura Multi-Lumen Balloon breast brachytherapy catheter: comparative dosimetric findings of a phase 4 trial. Int J Radiat Oncol Biol Phys. 2013;86(2):264–9.

30. Yashar C, Attai D, Butler E, et al. Strut-based accelerated partial breast irradiation: report of treatment results for 250 consecutive patients at 5 years from a multicenter retrospective study. Brachytherapy. 2016;15(6):780–7.

31. Cuttino LW, Arthur DW, Vicini F, Todor D, Julian T, Mukhopadhyay N. Long-term results from the Contura multilumen balloon breast brachytherapy catheter phase 4 registry trial. Int J Radiat Oncol Biol Phys. 2014;90(5):1025–9.

32. Yashar CM, Scanderbeg D, Kuske R, et al. Initial clinical experience with the Strut-Adjusted Volume implant (SAVI) breast brachytherapy device for accelerated partial-breast irradiation (APBI): first 100 patients with more than 1 year of follow-up. Int J Radiat Oncol Biol Phys. 2011;80(3):765–70.

33. Pierquin B, Wilson JF, Chassagne D. The Paris system. In: Modern brachytherapy. Masson Publishing; 1987.

34. Major T, Gutierrez C, Guix B, et al. Recommendations from GEC ESTRO Breast Cancer Working Group

(II): target definition and target delineation for accelerated or boost partial breast irradiation using multicatheter interstitial brachytherapy after breast conserving open cavity surgery. Radiother Oncol. 2016;118(1):199–204.

35. Strnad V, Hannoun-Levi JM, Guinot JL, et al. Recommendations from GEC ESTRO Breast Cancer Working Group (I): target definition and target delineation for accelerated or boost Partial Breast Irradiation using multicatheter interstitial brachy-

therapy after breast conserving closed cavity surgery. Radiother Oncol. 2015;115(3):342–8.

36. RTOG. NSABP PROTOCOL B-39/RTOG PROTO-COL 0413 : a randomized phase III study of conventional whole breast irradiation (WBI) versus partial breast irradiation (PBI) for women with stage 0, I, or II breast cancer. 2007. https://www.atc-wustledu/protocols/nsabp/b-39/0413.pdf. Accessed 31 Jan 2018.

第 42 章

术中放射治疗

Gerd Fastner, Douglas Zippel, Vered Noy

42.1 背景

在 BCT 中,WBI 已被证明是 BCS 后不可缺少的治疗手段,可以将局部复发风险显著降低 2/3,并使长期生存明显获益[1]。对瘤床进行加量(10~16Gy)进一步提高了乳腺的局部控制(LC)。其中年轻患者的绝对获益最大[2]。可以采用不同的技术进行剂量的增加,例如通过近距离放射治疗和 IORT 提高瘤床剂量(详见第41章)[3],能够使具有各种肿瘤学高危因素的患者获得良好的 LC。

此外,在局部复发风险较低的特定亚组中,BCS 后对乳腺的受累象限进行 PBI,已被证实是一种可行的治疗方案,可采用体外放射治疗[4]、近距离放射治疗[5]或 IORT[6]。APBI 被定义为加速的 PBI,整个治疗时间大大缩短,这与 IMPROT LOW 研究中使用的 PBI 方案完全不同[4]。所有用于 APBI 的方法都是为了通过减少照射体积和治疗时间来减轻患者的治疗负担。IORT 可以通过低能量光子 IORT 设备(50kV X 线设备)[7]或术中电子束放射治疗(IOeRT)[8]进行。

移动式 IORT 技术,主要包括 50kV 低能量 X 线[9]和 IOeRT[8],使术中部分乳腺照射(IORT-PBI)的运用日益增多。然而,这些技术并不完全相同,在手术技术、剂量分布、剂量均匀性和皮肤剂量方面存在很大差异[10]。50kV 的球形施源器使用起来比较简单,将它放置在手术残腔内,除止血外无须特殊准备。施源器表面为周围组织提供放射治疗剂量(施源器的大小可以根据手术残腔大小进行选择),剂量梯度陡峭,在距离施源器 1cm 处的剂量仅为处方剂量的 25%。在手术过程中,肿瘤残腔的出血会降低腔内放射治疗的剂量,因此需要彻底止血。施源器应与皮肤保持足够的距离,因为小于 1cm 的距离会明显增加皮肤受照剂量和并发症[11]。一项大型随机临床研究报道了 50kV 低能量 X 线 IORT 的结果,然而它未能证明与 WBI 相比具有优势。因此,根据指南,除临床研究或事先注册外,不允许在临床上运用[12]。

本章重点介绍使用 IOeRT 进行加量和 APBI。根据最近发表的 ESTRO IORT 工作组的建议[8],将对 IOeRT 的现有文献、患者选择标准、手术、技术和物理方面进行详细介绍,以便能够在日常临床实践中实施这一技术。

42.2 理论依据和临床结果

42.2.1 使用术中电子束放射治疗进行加量

据报道,为了提高治疗的准确性,以及最大限度地减少正常组织发生晚期毒性反应的风险,IOeRT 以 10~11Gy(最大剂量 Dmax)作为瘤床加量的限定剂量,这在临床实践中具有一些优势:避免在空间和时间上对靶区漏照,完全保护皮肤,以及严格的照射区域[3,13]。有报道指出[14-21],从生物学的角度来看,IOeRT 可能通过阻断伤口渗出物对细胞增殖的潜在刺激来增加抗肿瘤效果。在未经选择的回顾性大型队列分析中,使用 IOeRT 进行加量显示出较高的 LC,6 年和 10 年的局部复发率(LR)分别为 0.8% 和 2.7%[13,22]。此外,对于乳腺 LR"高风险"患者亚组,如局部晚期乳腺癌或三阴性亚型术前化学治疗/免疫治疗后,分析显示 IOeRT

显示出有利的结果,至少可与传统加量方法相媲美[23,24]。此外,从急性/亚急性毒性反应及乳房美容效果来看,将IOeRT加量与适度的大分割WBI相结合似乎是可行的[25]。

42.2.2 使用术中电子束放射治疗进行部分乳腺短程照射

前瞻性随机研究ELIOT对使用IOeRT进行APBI进行了探索,剂量为21Gy一次完成。中期随访发现,接受IOeRT的患者与接受WBI的患者相比,具有更高的LR(分别为4.4%和0.4%,P<0.0001),但在生存率方面没有显著差异[6]。重要的是,试验组中69.5%的患者被归为低风险(不存在以下危险因素:≥4个阳性淋巴结、组织学分级3级、肿瘤>2cm和三阴性亚型),这部分患者的LR仅为1.5%,这与目前ASTRO指南[26,27]中"适合"APBI患者的5年数据一致。欧洲近距离治疗学组-欧洲放射治疗与肿瘤学会(GEC-ESTRO)[28]对1822例患者进行了分类,这些患者在ELIOT研究之外接受了全剂量IOeRT[29],其中32%(n=573)的患者的5年LR为1.9%[30],可以被归类为APBI的"合适人选"。此外,对于上述患者队列的类似研究显示,根据ASTRO的标准,16%(n=294)的患者被评为"适合",其5年LR为1.5%[26]。此外,ASTRO[26]和ESTRO[30]指南对于"适合"APBI的分类,已得到其他几个已发表的临床数据集的支持[31,32]。

42.3 毒性反应和美容效果(加量和部分乳腺短程照射)

42.3.1 急性毒性反应和正常组织晚期反应

据报道,使用IOeRT进行瘤床加量的伤口并发症(感染、血肿、伤口愈合延迟和血清肿)的发生率为3%~4.9%,使用IOeRT进行APBI后的并发症发生率为1%~16%[13,25,29,31,33-41]。在APBI后,作为亚急性/晚期毒性反应,3级纤维化的发生率为2%~6%,2级纤维化的发生率高达30%[33,39,40,42]。在使用IOeRT进行瘤床加量后,3级纤维化的发生率低于2%,1~2级纤维化的发生率为10%~25%[25,43-45]。这些关于IOeRT后的急性和晚期毒性反应的数据,并不劣于WBI的平均数据。在ELIOT研究中,很少观察到急性皮肤反应,在这一点上优于WBI,但在晚期毒性反应(纤维

化、挛缩、疼痛或烧灼感)方面没有差异[6]。然而,IOeRT后的脂肪坏死明显多于WBI(P=0.04)[6]。此外,在TARGIT研究中,与标准的EBRT相比,使用50kV X线IORT进行APBI并没有显示出更高的伤口并发症发生率[46]。根据一些单中心的经验,使用IORT进行加量或APBI,血清肿、血肿和围术期感染的发生率分别为11%~15.8%、5.8%和2%~3%[47-49]。Ebner F等观察到术后血清肿发生情况在术中放射治疗组和不行IORT的对照组中没有差异[50]。2012年,基于"TARGIT"的概念,Mannheim小组发表了关于IORT晚期毒性反应的补充报告[11]。与传统的WBI相比,使用IORT进行APBI或使用IORT进行加量并联合后续的WBI,并没有观察到放射治疗相关毒副反应(例如,疼痛、纤维化、乳房水肿溃疡、挛缩、色素沉着和淋巴水肿)的增加,但有明显的毛细血管扩张(P=0.049)。值得注意的是,在亚组分析中,与单独的WBI(18.4%)或IOeRT(5.9%)相比,使用IOeRT进行加量,并联合WBI(37.5%)时,较高级别(2/3)的纤维化发生率较高[11]。

42.3.2 乳房美容效果

在使用IOeRT加量后,86%的病例的首次客观乳房美容效果为优秀/良好[51],长期随访后对客观乳房美容效果的临床总体评价也为优秀/良好[45]。对261~583例纳入分析的患者,经过45个月和56个月的中位随访,医师和患者分别认为64%~75%的患者和86%~91%的患者的美容效果为优秀/良好[13,25]。医师对患者使用规定姿势拍摄的照片进行客观评分。使用国际评分系统[52]对乳房美容效果进行了评估,并没有显示出基线评分和之后每年的评分之间存在显著差异[25]。医师和患者也对APBI后的美容效果使用多种评分系统进行了评估,医师和患者都认为有90%以上的患者的美容效果为优秀/良好[36,37,53-55]。然而,在一些分析中,患者和医师对美容效果的评估存在一些差异[36,37]。表42.1[13,22-25,43-45,51,54,56]和表42.2[6,26,29-38,40-42,57-60]总结了目前使用IOeRT进行加量或APBI的文献中的临床结果数据。

42.4 患者选择(加量和部分乳腺短程照射)

根据国际指南和推荐,经过肿瘤多学科讨论后确定患者是否需要进行加量或PBI,随后决定是否使用

表 42.1 使用术中电子束放射治疗进行加量 (IOeRT-Boost) 的证据 (Reused with the agreement of Elsevier on 22nd of September 2020, G et al., Radiother Oncol 2020; 249:150-157, page 153)

作者	随访时间	患者数	患者筛选	技术	术中放射治疗剂量(范围)	体位放射治疗	局部控制	总生存/无病生存
Merrick 等[144]	[a]71 个月(最长达 144 个月)	21	I~II 期	IOeRT	D_{max}:10~15Gy	45~50Gy 1.7~2.0Gy/f	约 100%	总生存:约 90.5%
Dubois 等[54]	最短 24 个月	101 51/50	I~II(III)期	IOeRT/无	$D_{90\%}$:10Gy	45Gy 2Gy/f	约 100%/未报道	未报道
Lemanski 等[45]	[a]109 个月 (60~180)	50	I~II 期	IOeRT	$D_{90\%}$:9~20Gy	50Gy 2Gy/f	约 96%	未报道
Ciabattoni 等[51]	未报道	234 122/112	I~II 期	IOeRT/电子线外照射	D_{max}:10Gy	50Gy 单次剂量:未报道	约 100%/98.2%(ns)	未报道
Reitsamer 等[56]	[a]51/81 个月	378 190/188	I~II 期	IOeRT/电子线外照射	D_{max}:10Gy	51~56Gy 1.7Gy/f	[b]100%/95.7%(ss)	未报道
Ivaldi GB 等[43]	[a]8.9 个月 (0.8~32.4)	204	(0) I~III 期	IOeRT	D_{max}:13.3Gy	37.05Gy 2.85Gy/f	[c]100%	未报道
Fastner 等[22]	[a]72.4 个月 (0.8~239)	1109	I~III 期	IOeRT	D_{max}:6~15Gy	50~54Gy 1.7~2Gy/f	[d]99.2%	总生存:[e]91.4%
Fastner 等[23]	[a]59/67.5 个月 (3~120)	107 81/26	II~III 期	IOeRT/电子线外照射	D_{max}:10Gy	51~57Gy 1.7~1.8Gy/f	[d]98.5%/88.1%(ns)	总生存:[d]86.4%/92%(ns)
Fastner 等[24]	[a]97 个月 (20~170)	71	I~II 期	IOeRT	D_{max}:7~12Gy	[a]54Gy 1.6~1.85Gy/f	[e]89%	总生存:[e]69%
Kaiser 等[13]	[a]121 个月 (4~200)	770	I~III 期	IOeRT	D_{max}:5~12Gy	[a]54Gy 1.6~2Gy/f	[f]97.2%	总生存:[f]85.7%
Fastner 等[25]	[a]45 个月 (0~74)	583	I~II 期	IOeRT	D_{max}:11Gy	40.5Gy 2.7Gy/f	约 100%	无病生存:[g]97.8%

缩略词:IOeRT,术中电子束放射治疗;ss,存在统计学差异;ns,无显著差异;$D_{90\%}$,90% 参考剂量。

[a] 中位。
[b] 实际 5 年率。
[c] 实际 9 个月率。
[d] 实际 6 年率。
[e] 实际 8 年率。
[f] 实际 10 年率。
[g] 实际 3 年率。

表42.2　使用术中电子束进行全剂量照射的证据（Reused with the agreement of Elsevier on 22nd of September 2020, G et al., Radiother Oncol 2020; 249:150-157, page 153）

作者	研究时间	随访时间（月）	患者数	患者选择	全乳腺放射治疗	局部复发率（%）	无病生存（%）	总生存（%）	评述
Mussari 等[33]	10/2000—11/2002	中位 48	47	>45 岁，肿瘤≤2cm, N0，组织学分级 1~2 级，激素受体阳性，活检整无广泛导管内癌成分	无	0%	—	100%	I ~ III 期研究，包括小叶癌（13%）
VanderWalde 等[57], Ollila 等[34], Kimple 等[37]	3/2003—7/2007	中位 69	71	>48 岁，浸润性导管癌，肿瘤≤3cm, cN0	11 例患者（46Gy/2Gy/f）	15%（5 例证实，3 例其他部位）	—	94.4%	切除前行 IOeRT 的 II 期研究
Lemansku 等[35,36]	11/2004—11/2007	中位 72	42	≥65 岁，浸润性导管癌，肿瘤≤2mm, N0，切缘距离>2mm，激素受体阳性，原发灶活检无脉管侵犯或广泛导管内癌成分	无	9.5%（3 例证实，1 例其他部位）	92.7%	100%	II 期研究
Veronesi 等[29], Leonardi 等[26,30]	1/2000—12/2008	中位 36.1	1822	中位年龄 58 岁，肿瘤中位大小 1.3cm, 71.4%cN0	无	3.3%（2.3% 证实，1%其他部位）；根据 ASTRO-GEC-ESTRO 分组：1.5%（低风险）8.8%（高风险）	—	94.4%；根据 ASTRO-GEC-ESTRO 分组 98.6%（低风险）94.4%（高风险）	排除 22 例被纳入剂量爬坡研究的患者，根据 ASTRO 和 GEC-ESTRO 指南进行患者分组
Maluta 等[31,38]	6/2006—12/2009	中位 62	226	≥50 岁，浸润性导管癌，肿瘤≤3cm,无广泛导管内癌成分	无	1.80%	—	100%	—
Osti 等[40]	6/2007—10/2011	中位 27	110	>48 岁，肿瘤<2.5cm,cN0，无广泛导管内癌成分	无	2.7%（2 例证实，1 例其他部位）	92.9%	97.3%	—
Veronesi 等[6]	11/2000—12/2007	中位 69.6	1305（654 例全乳腺放射治疗，651 例 IOeRT）	48~75 岁，肿瘤≤2.5cm, cN0	对照组行全乳腺放射治疗（50Gy/2Gy/f）	分别为 4.4% 和 0.4%（全乳腺放射治疗组），P<0.0001	—	96.8%	随机对照等效研究

（待续）

表 42.2（续）

作者	研究时间	随访时间（月）	患者数	患者选择	全乳腺放射治疗	局部复发率（%）	无病生存（%）	总生存（%）	评述
Hanna 等[58]，Barros 等[59]	5/2004—7/2012	中位 50.7	187	≥40 岁（修改后≥50 岁），浸润性导管癌，肿瘤<3cm（修改后≤2cm），cN0	无	3.7%（4 例证实，1 例其他部位）	92.5%	97.8%	术前 MRI；术中放射治疗的可行性：81.2%；拍摄平片以检查准直器屏蔽是否到位；ASTRO/GEC-ESTRO 指南颁布后对入选标准进行了修改
Celolini 等[60]	1/2005—12/2009	平均 69.46	77	≥48 岁，浸润性导管癌，肿瘤 4 名<48 岁<3cm，N0，N1mi，切缘>5mm 的患者	-	2%（IOeRT 联合体外放射治疗组为 0%）	-	98.7%	术中放射治疗的可行性：95.1%；5 名患者因切缘阳性再次手术
Philippson 等[42]	2/2010—2/2012	中位 23.3	200	≥40 岁，浸润性导管癌和其他有利因素，肿瘤≤2cm，pN0（前哨淋巴结），切缘≥1mm，无广泛导管内癌成分	无	0.5%	97.5%	98.9%	根据风险调整的靶区：靶区直径至少比肿瘤大 40mm
Kawamura 等[41]	12/2007—3/2010	中位 72	38	>50 岁，肿瘤<2.5cm，切缘阴性，自 2/2009 起 cN0	无	0%	100%	100%（乳腺癌特异总生存）	I/II 期剂量爬坡研究；术中放射治疗的可行性：84.2%
Takanen 等[32]	2/2006—1/2016	中位 62.4	758	中位年龄 64 岁；T1-T2，任何 N，任何组织学分级，任何切缘状态，任何组织学类型，单发或多发病灶	无	1.2%（低风险）13.5%（高风险）	-	99%（低风险）90.8%（高风险）	根据 ASTRO 和 GEC-ESTRO 指南进行患者分组

缩略词：ASTRO，美国放射肿瘤学会；GEC-ESTRO，欧洲近距离治疗学组-欧洲放射治疗与肿瘤学会；MRI，磁共振成像。

IOeRT[8,12]。如果使用 IOeRT 进行 APBI，由于在照射时缺乏最终的病理学结果，进行乳腺 MRI 检查能获得更多的关于禁忌证的临床信息(例如，多发病灶或可疑淋巴结)，这已被证明是有好处的。通过乳腺 MRI 检查，发现多达 12.5% 的病例不符合条件[61,62]，特别是具有高危因素的病例，如肿瘤大小大于 T2、组织学为浸润性小叶癌或绝经前状态[62]。对于 APBI，患者筛选的标准列举如下[27,28,63]：年龄≥50 岁，单病灶肿瘤≤2cm，激素受体阳性和 HER2 阴性，组织学分级为 1~2 级的导管癌或其他预后良好的组织学类型，淋巴结阴性 [pN0(i-/i+)]。更多内容请参阅 PBI 和豁免放射治疗章节。

拟使用 IOeRT 进行加量或 APBI 时，必须在 BCS 前通过活检证实存在浸润性乳腺癌。然而，对以下情况应特别考虑应用 IOeRT 作为加量治疗，包括：组织病理学证明恶性肿瘤具有较高的局部复发风险，以及根据国内和国际指南具有一个或多个高危因素的患者，例如，年龄较小(<50 岁)、肿瘤组织学分级为 3 级、激素受体阴性、三阴性、Her2 阳性、脉管侵犯(LVI)、非净切缘、广泛导管内癌成分(EIC)和肿瘤大小>2cm[64-67]。

42.5 术中电子束放射治疗的外科手术和技术程序(加量和部分乳腺短程照射)

IOeRT 可以在专科手术室内使用移动式或标准的直线加速器(图 42.1)进行。如果触诊时未能明确触及肿块，应在术前对肿瘤进行定位；如果进行 SLNB，用同位素对前哨淋巴结进行标记。手术室的设计应方便加速器进入，患者仰卧位，患侧手臂伸展至 90°方位。此外，床的位置必须允许射线吸收器放置到手术台的下方，以防止任何射线通过地板污染至手术室之外。手术开始时，先进行腋窝 SLNB，在进行放射治疗之前，将其送去进行快速冰冻，以确认淋巴结状态。同时进行外科手术，以及将加速器与施源器对接。肿块切除术是以标准方式进行的，重点是实现切缘阴性，并将乳房肿块切除至胸肌筋膜。切口的部位和长度分别取决于乳腺肿瘤所在象限和肿瘤的大小。值得注意的是，如果肿瘤位于外象限或下象限的边缘位置，可能会影响皮瓣移植，因此可能不太适合行 IOeRT。切

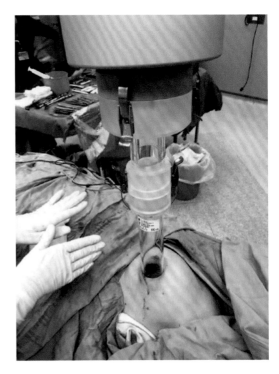

图 42.1　使用 LIAC HWL®加速器(Sordina Technologies, Vicenza, Italy)行 IOeRT 的"硬对接"技术(也可以使用"软对接"技术，Mobetron-system®, IntraOp Medical, Sunnyvale, United States)。

口应足够大，以便放入最小直径为 3~4cm 的管状施源器和(或)屏蔽器。手术切除肿瘤后，调整各个方向的皮下移植瓣，并用缝线临时固定，以创造一个瘤床作为照射的靶区。考虑到 90% 的亚临床病灶在距离肿块 4cm 的范围内[68]，建议适宜的 CTV 应包括：基于外科医师净切缘的距离，CTV 应在各个方向上包括距离大体肿瘤的边缘至少 2cm 的范围，并将其包括在 90% 的等剂量线内(加量和 APBI)。为了从技术角度实现这一目标，适当大小的导管(直径为 3~12cm，倾斜角度为 0°、15°、30°和 45°)和能量(4MeV 和 12MeV)的选择至关重要。从实用的角度来看，对于 APBI，有报道认为施源器直径应比瘤腔直径大 4cm[42]。此外，可以通过超声测量或将探针插入直到触及 4 个方向(12、3、6 和 9 点钟方向)的内壁并用无菌尺测量距离来确定瘤床的范围。

此时可以将加速器移动至患者。如果使用"硬对接"系统，施源器的上部直接连接到加速器的头部，这种连接是通过三个金属扣连接的。加速器的机头可以旋转，以便在上部连接器和下部施源器之间进行直接对接。此外，也可以倾斜手术台以实现更好的对接。下部施源器被插入残腔内，使其位于切口内、与缝合的

皮下移植瓣紧密贴合。第二种方法是电子管和加速器头部之间没有直接的固定,在激光灯对准的基础上的"软对接"(图 42.1)。如果胸壁的弧度不允许直接覆盖移植瓣,可以选择一个斜面的施源器。当上接头和下管对接后,用另一组金属夹固定,就可以对患者进行治疗了。手术台下的射线吸收器的位置由一个屏蔽定位装置来验证,以确保它能有效地阻挡向手术室地板发出的射线。在进行放射治疗时,手术室里所有人员要离开手术室或到安全的屏蔽位置。术中放射治疗通常需要 1~2 分钟。当治疗结束时,从术区取出施源器、打开移植瓣、移除屏蔽装置,随后以常规手术方式缝合切口[6]。

为了保证手术的安全和工作人员的安全,我们建议在开始这项技术之前,各小组需要进行培训,并就每个病例的准备工作制订术前讨论。应该对每个病例进行记录,包括放射治疗深度、剂量、斜面、角度、能量和其他相关的治疗信息。此外,手术室的设置应方便所有的施源器和器械的使用。

42.6 计划和剂量推荐

一般来说,对于后续拟进行 WBI 者,使用 IOeRT 进行加量时,可以推荐 9~10Gy 的剂量作为 90% 的等效剂量(D_{90})[13],骨性结构的剂量限制为 5(7)Gy(D_{45})。对于这一处方剂量,并不强制使用胸前屏蔽盘。

如果使用 IOeRT 行 APBI,通常采用单次剂量 21Gy(D_{90})作为"全剂量"放射治疗。在这种情况下,肋骨表面通常需要铅质屏蔽盘进行保护(见图 42.1),它被临时固定在胸壁上,塑料面朝上以吸收散射剂量,金属面朝下贴合胸壁。这种屏蔽盘的直径应比施源器管尺寸大 1~2cm,以避免在放射治疗过程中出现任何外溢。

42.7 术中放射治疗后的全乳腺放射治疗

一个特殊的情况是,当使用 IORT,例如 IOeRT 进行 PBI(21Gy),而最终的病理报告显示具有未曾预料的高危因素,需要再次切除或进一步放射治疗,如 WBI(例如,淋巴结阳性)。在这种情况下,可以使用 IMRT 进行 WBI。对乳腺行全剂量放射治疗,同时将已

被照射的组织(在 IOeRT 的情况下通常为 100cm³ 左右)的剂量限制在处方剂量的 70%~80%。

42.8 总结

总之,有多种不同的 APBI 方法,IOeRT 是其中的一种技术,如果条件允许且准备充分,可以充分覆盖靶区,同时保护 OAR。另外,根据 ESRTO IORT 工作组的意见[8],IOeRT 作为一种加量手段,在一些高危人群中可以实现很好的 LC。使用 IOeRT 行 APBI 现已被推荐作为 WBI 的替代方案,用于高度选择的低风险乳腺癌患者[8],占所有 BCT 病例的 15%~25%[69]。

(张蕾 译 张晓敏 校)

参考文献

1. Correa C, McGale P, Taylor C, Wang Y, Clarke M, Davies C, et al. Overview of the randomized trials of radiotherapy in ductal carcinoma in situ of the breast. J Natl Cancer Inst Monogr. 2010;2010:162–77.
2. Bartelink H, Maingon P, Poortmans P, Weltens C, Fourquet A, Jager J, et al. Whole-breast irradiation with or without a boost for patients treated with breast-conserving surgery for early breast cancer: 20-year follow-up of a randomised phase 3 trial. Lancet Oncol. 2015;16:47–56.
3. Kaiser J, Reitsamer R, Kopp P, Gaisberger C, Kopp M, Fischer T, et al. Intraoperative electron radiotherapy (IOERT) in the treatment of primary breast cancer. Breast Care (Basel, Switzerland). 2018;13:162–7.
4. Coles CE, Griffin CL, Kirby AM, Titley J, Agrawal RK, Alhasso A, et al. Partial-breast radiotherapy after breast conservation surgery for patients with early breast cancer (UK IMPORT LOW trial): 5-year results from a multicentre, randomised, controlled, phase 3, non-inferiority trial. Lancet. 2017;390:1048–60.
5. Strnad V, Ott OJ, Hildebrandt G, Kauer-Dorner D, Knauerhase H, Major T, et al. 5-year results of accelerated partial breast irradiation using sole interstitial multicatheter brachytherapy versus whole-breast irradiation with boost after breast-conserving surgery for low-risk invasive and in-situ carcinoma of the female breast: a randomised, phase 3, non-inferiority trial. Lancet. 2016;387:229–38.
6. Veronesi U, Orecchia R, Maisonneuve P, Viale G, Rotmensz N, Sangalli C, et al. Intraoperative radiotherapy versus external radiotherapy for early breast cancer (ELIOT): a randomised controlled equivalence trial. Lancet Oncol. 2013;14:1269–77.
7. Vaidya JS, Tobias JS, Baum M, Keshtgar M, Joseph D, Wenz F, et al. Intraoperative radiotherapy for breast cancer. Lancet Oncol. 2004;5:165–73.
8. Fastner G, Gaisberger C, Kaiser J, Scherer P, Ciabattoni A, Petoukhova A, et al. ESTRO IORT Task Force/ACROP recommendations for intraoperative radiation therapy with electrons (IOERT) in breast

cancer. Radiother Oncol. 2020;149:150–7.

9. Vaidya JS, Bulsara M, Baum M, Wenz F, Massarut S, Pigorsch S, et al. Long term survival and local control outcomes from single dose targeted intraoperative radiotherapy during lumpectomy (TARGIT-IORT) for early breast cancer: TARGIT-A randomised clinical trial. BMJ. 2020;370:m2836.

10. Kaidar-Person O, Meattini I, Zippel D, Poortmans P. Apples and oranges: comparing partial breast irradiation techniques. Rep Pract Oncol Radiother. 2020;25:780–2.

11. Sperk E, Welzel G, Keller A, Kraus-Tiefenbacher U, Gerhardt A, Sütterlin M, et al. Late radiation toxicity after intraoperative radiotherapy (IORT) for breast cancer: results from the randomized phase III trial TARGIT a. Breast Cancer Res Treat. 2012;135:253–60.

12. Strnad V, Krug D, Sedlmayer F, Piroth MD, Budach W, Baumann R, et al. DEGRO practical guideline for partial-breast irradiation. Strahlenther Onkol. 2020;196:749–63.

13. Kaiser J, Kronberger C, Moder A, Kopp P, Wallner M, Reitsamer R, et al. Intraoperative tumor bed boost with electrons in breast cancer of clinical stages I through III: updated 10-year results. Int J Radiat Oncol Biol Phys. 2018;102:92–101.

14. Belletti B, Vaidya JS, D'Andrea S, Entschladen F, Roncadin M, Lovat F, et al. Targeted intraoperative radiotherapy impairs the stimulation of breast cancer cell proliferation and invasion caused by surgical wounding. Clin Cancer Res. 2008;14:1325–32.

15. Veldwijk MR, Neumaier C, Gerhardt A, Giordano FA, Sütterlin M, Herskind C, et al. Comparison of the proliferative and clonogenic growth capacity of wound fluid from breast cancer patients treated with and without intraoperative radiotherapy. Transl Cancer Res. 2015;4:173–7.

16. Kulcenty K, Piotrowski I, Rucinski M, Wroblewska JP, Jopek K, Murawa D, et al. Surgical wound fluids from patients with breast cancer reveal similarities in the biological response induced by intraoperative radiation therapy and the radiation-induced bystander effect-transcriptomic approach. Int J Mol Sci. 2020;21(3):1159.

17. Kulcenty K, Piotrowski I, Wróblewska JP, Wasiewicz J, Suchorska AWM. The composition of surgical wound fluids from breast cancer patients is affected by intraoperative radiotherapy treatment and depends on the molecular subtype of breast cancer. Cancers. 2019;12:11.

18. Kulcenty K, Piotrowski I, Zaleska K, Wichtowski M, Wróblewska J, Murawa D, et al. Wound fluids collected postoperatively from patients with breast cancer induce epithelial to mesenchymal transition but intraoperative radiotherapy impairs this effect by activating the radiation-induced bystander effect. Sci Rep. 2019;9:7891.

19. Kulcenty KI, Piotrowski I, Zaleska K, Murawa D, Suchorska WM. Wound fluids collected from patients after IORT treatment activates extrinsic apoptotic pathway in MCF7 breast cancer cell line. Ginekol Pol. 2018;89:175–82.

20. Piotrowski I, Kulcenty K, Murawa D, Suchorska W. Surgical wound fluids from patients treated with intraoperative radiotherapy induce radiobiological response in breast cancer cells. Medical Oncol (Northwood, London, England). 2018;36:14.

21. Zaleska K, Przybyła A, Kulcenty K, Wichtowski M, Mackiewicz A, Suchorska W, et al. Wound fluids affect miR-21, miR-155 and miR-221 expression in breast cancer cell lines, and this effect is partially abrogated by intraoperative radiation therapy treatment. Oncol Lett. 2017;14:4029–36.

22. Fastner G, Sedlmayer F, Merz F, Deutschmann H, Reitsamer R, Menzel C, et al. IORT with electrons as boost strategy during breast conserving therapy in limited stage breast cancer: long term results of an ISIORT pooled analysis. Radiother Oncol. 2013;108:279–86.

23. Fastner G, Reitsamer R, Ziegler I, Zehentmayr F, Fussl C, Kopp P, et al. IOERT as anticipated tumor bed boost during breast-conserving surgery after neoadjuvant chemotherapy in locally advanced breast cancer--results of a case series after 5-year follow-up. Int J Cancer. 2015;136:1193–201.

24. Fastner G, Hauser-Kronberger C, Moder A, Reitsamer R, Zehentmayr F, Kopp P, et al. Survival and local control rates of triple-negative breast cancer patients treated with boost-IOERT during breast-conserving surgery. Strahlenther Onkol. 2016;192:1–7.

25. Fastner G, Reitsamer R, Urbański B, Kopp P, Murawa D, Adamczyk B, et al. Toxicity and cosmetic outcome after hypofractionated whole breast irradiation and boost-IOERT in early stage breast cancer (HIOB): first results of a prospective multicenter trial (NCT01343459). Radiother Oncol. 2020;146:136–42.

26. Leonardi MC, Maisonneuve P, Mastropasqua MG, Morra A, Lazzari R, Rotmensz N, et al. How do the ASTRO consensus statement guidelines for the application of accelerated partial breast irradiation fit intraoperative radiotherapy? A retrospective analysis of patients treated at the European Institute of Oncology. Int J Radiat Oncol Biol Phys. 2012;83:806–13.

27. Correa C, Harris EE, Leonardi MC, Smith BD, Taghian AG, Thompson AM, et al. Accelerated partial breast irradiation: executive summary for the update of an ASTRO evidence-based consensus statement. Pract Radiat Oncol. 2017;7:73–9.

28. Polgár C, Van Limbergen E, Pötter R, Kovács G, Polo A, Lyczek J, et al. Patient selection for accelerated partial-breast irradiation (APBI) after breast-conserving surgery: recommendations of the Groupe Européen de Curiethérapie-European Society for Therapeutic Radiology and Oncology (GEC-ESTRO) breast cancer working group based on clinical evidence (2009). Radiother Oncol. 2010;94:264–73.

29. Veronesi U, Orecchia R, Luini A, Galimberti V, Zurrida S, Intra M, et al. Intraoperative radiotherapy during breast conserving surgery: a study on 1,822 cases treated with electrons. Breast Cancer Res Treat. 2010;124:141–51.

30. Leonardi MC, Maisonneuve P, Mastropasqua MG, Morra A, Lazzari R, Dell'Acqua V, et al. Accelerated partial breast irradiation with intraoperative electrons: using GEC-ESTRO recommendations as guidance for patient selection. Radiother Oncol. 2013;106:21–7.

31. Maluta S, Dall'Oglio S, Marciai N, Gabbani M, Franchini Z, Pietrarota P, et al. Accelerated partial breast irradiation using only intraoperative electron radiation therapy in early stage breast cancer. Int J Radiat Oncol Biol Phys. 2012;84:e145–52.

32. Takanen S, Gambirasio A, Gritti G, Kalli M, Andreoli S, Fortunato M, et al. Breast cancer electron intraoperative radiotherapy: assessment of preoperative selection factors from a retrospective analysis of 758 patients and review of literature. Breast Cancer Res

Treat. 2017;165:261–71.

33. Mussari S, Sabino Della Sala W, Busana L, Vanoni V, Eccher C, Zani B, et al. Full-dose intraoperative radiotherapy with electrons in breast cancer. First report on late toxicity and cosmetic results from a single-institution experience. Strahlenther Onkol. 2006;182:589–95.

34. Ollila DW, Klauber-DeMore N, Tesche LJ, Kuzmiak CM, Pavic D, Goyal LK, et al. Feasibility of breast preserving therapy with single fraction in situ radiotherapy delivered intraoperatively. Ann Surg Oncol. 2007;14:660–9.

35. Lemanski C, Azria D, Gourgon-Bourgade S, Gutowski M, Rouanet P, Saint-Aubert B, et al. Intraoperative radiotherapy in early-stage breast cancer: results of the Montpellier phase II trial. Int J Radiat Oncol Biol Phys. 2010;76:698–703.

36. Lemanski C, Azria D, Gourgou-Bourgade S, Ailleres N, Pastant A, Rouanet P, et al. Electrons for intraoperative radiotherapy in selected breast-cancer patients: late results of the Montpellier phase II trial. Radiat Oncol. 2013;8:191.

37. Kimple RJ, Klauber-DeMore N, Kuzmiak CM, Pavic D, Lian J, Livasy CA, et al. Cosmetic outcomes for accelerated partial breast irradiation before surgical excision of early-stage breast cancer using single-dose intraoperative radiotherapy. Int J Radiat Oncol Biol Phys. 2011;79:400–7.

38. Maluta S, Dall'Oglio S, Goer DA, Marciai N. Intraoperative electron radiotherapy (IOERT) as an alternative to standard whole breast irradiation: only for low-risk subgroups? Breast Care (Basel, Switzerland). 2014;9:102–6.

39. Leonardi MC, Ivaldi GB, Santoro L, Lazzari R, Ferrari A, Morra A, et al. Long-term side effects and cosmetic outcome in a pool of breast cancer patients treated with intraoperative radiotherapy with electrons as sole treatment. Tumori. 2012;98:324–30.

40. Osti MF, Carnevale A, Bracci S, Amanti C, Lombardi A, Maggi S, et al. Exclusive electron intraoperative radiotherapy in early-stage breast cancer: a monoinstitutional experience. Anticancer Res. 2013;33:1229–35.

41. Kawamura M, Itoh Y, Sawaki M, Kikumori T, Tsunoda N, Kamomae T, et al. A phase I/II trial of intraoperative breast radiotherapy in an Asian population: 5-year results of local control and cosmetic outcome. Radiat Oncol. 2015;10:150.

42. Philippson C, Simon S, Vandekerkhove C, Hertens D, Veys I, Noterman D, et al. Early invasive cancer and partial intraoperative electron radiation therapy of the breast: experience of the jules bordet institute. Int J Breast Cancer. 2014;2014:627352.

43. Ivaldi GB, Leonardi MC, Orecchia R, Zerini D, Morra A, Galimberti V, et al. Preliminary results of electron intraoperative therapy boost and hypofractionated external beam radiotherapy after breast-conserving surgery in premenopausal women. Int J Radiat Oncol Biol Phys. 2008;72:485–93.

44. Merrick HW 3rd, Battle JA, Padgett BJ, Dobelbower RR Jr. IORT for early breast cancer: a report on long-term results. Front Radiat Ther Oncol. 1997;31:126–30.

45. Lemanski C, Azria D, Thezenas S, Gutowski M, Saint-Aubert B, Rouanet P, et al. Intraoperative radiotherapy given as a boost for early breast cancer: long-term clinical and cosmetic results. Int J Radiat Oncol Biol Phys. 2006;64:1410–5.

46. Vaidya JS, Wenz F, Bulsara M, Tobias JS, Joseph DJ, Keshtgar M, et al. Risk-adapted targeted intraoperative radiotherapy versus whole-breast radiotherapy for breast cancer: 5-year results for local control and overall survival from the TARGIT-A randomised trial. Lancet. 2014;383:603–13.

47. Falco M, Masojć B, Rolla M, Czekała A, Pietruszewska J, Rubik-Leszczyńska A, et al. Risk factors for seroma evacuation in breast cancer patients treated with intraoperative radiotherapy. Rep Pract Oncol Radiother. 2016;21:225–31.

48. Ahn SG, Bae SJ, Lee HW, Yoon CI, Kim JW, Lee IJ, et al. A phase II study investigating the acute toxicity of targeted intraoperative radiotherapy as tumor-bed boost plus whole breast irradiation after breast-conserving surgery in Korean patients. Breast Cancer Res Treat. 2019;174:157–63.

49. Tejera Hernández AA, Vega Benítez VM, Rocca Cardenas JC, Ortega Pérez N, Rodriguez Ibarria N, Díaz Chico JC, et al. Complications and local relapse after intraoperative low-voltage X-ray radiotherapy in breast cancer. Ann Surg Treat Res. 2020;98:299–306.

50. Ebner F, Schramm A, Bottke D, Friedl TW, Wiegel T, Fink V, et al. Comparison of seroma production in breast conserving surgery with or without intraoperative radiotherapy as tumour bed boost. Arch Gynecol Obstet. 2016;294:861–6.

51. Ciabattoni A, Fortuna G, Ciccone V, Drago S, Grassi G, Consorti R, et al. IORT in breast cancer as boost: preliminary results of a pilot randomized study on use of IORT for stage I and II breast cancer. Radiother Oncol. 2004;73:35–6.

52. Van Limbergen E, van der Schueren E, Van Tongelen K. Cosmetic evaluation of breast conserving treatment for mammary cancer. 1. Proposal of a quantitative scoring system. Radiother Oncol. 1989;16:159–67.

53. Beal K, McCormick B, Zelefsky MJ, Borgen P, Fey J, Goldberg J, et al. Single-fraction intraoperative radiotherapy for breast cancer: early cosmetic results. Int J Radiat Oncol Biol Phys. 2007;69:19–24.

54. Dubois JB, Hay M, Gely S, Saint-Aubert B, Rouanet P, Pujol H. IORT in breast carcinomas. Front Radiat Ther Oncol. 1997;31:131–7.

55. Wazer DE, DiPetrillo T, Schmidt-Ullrich R, Weld L, Smith TJ, Marchant DJ, et al. Factors influencing cosmetic outcome and complication risk after conservative surgery and radiotherapy for early-stage breast carcinoma. J Clin Oncol. 1992;10:356–63.

56. Reitsamer R, Sedlmayer F, Kopp M, Kametriser G, Menzel C, Deutschmann H, et al. The Salzburg concept of intraoperative radiotherapy for breast cancer: results and considerations. Int J Cancer. 2006;118:2882–7.

57. Vanderwalde NA, Jones EL, Kimple RJ, Moore DT, Klauber-Demore N, Sartor CI, et al. Phase 2 study of pre-excision single-dose intraoperative radiation therapy for early-stage breast cancers: six-year update with application of the ASTRO accelerated partial breast irradiation consensus statement criteria. Cancer. 2013;119:1736–43.

58. Hanna SA, de Barros AC, de Andrade FE, Bevilacqua JL, Piato JR, Pelosi EL, et al. Intraoperative radiation therapy in early breast cancer using a linear accelerator outside of the operative suite: an "image-guided" approach. Int J Radiat Oncol Biol Phys. 2014;89:1015–23.

59. Barros AC, Hanna SA, Carvalho HA, Martella E, Andrade FE, Piato JR, et al. Intraoperative full-dose of partial breast irradiation with electrons delivered by standard linear accelerators for early breast cancer.

Int J Breast Cancer. 2014;2014:568136.

60. Cedolini C, Bertozzi S, Seriau L, Londero AP, Concina S, Moretti E, et al. Feasibility of concervative breast surgery and intraoperative radiation therapy for early breast cancer: a single-center, open, non-randomized, prospective pilot study. Oncol Rep. 2014;31:1539–46.

61. Paudel N, Bethke KP, Wang LC, Strauss JB, Hayes JP, Donnelly ED. Impact of breast MRI in women eligible for breast conservation surgery and intra-operative radiation therapy. Surg Oncol. 2018;27:95–9.

62. Di Leo G, Trimboli RM, Benedek A, Jereczek-Fossa BA, Fossati P, Leonardi MC, et al. MR imaging for selection of patients for partial breast irradiation: a systematic review and meta-analysis. Radiology. 2015;277:716–26.

63. Smith BD, Arthur DW, Buchholz TA, Haffty BG, Hahn CA, Hardenbergh PH, et al. Accelerated partial breast irradiation consensus statement from the American Society for Radiation Oncology (ASTRO). Int J Radiat Oncol Biol Phys. 2009;74:987–1001.

64. Wöckel A, Festl J, Stüber T, Brust K, Krockenberger M, Heuschmann PU, et al. Interdisciplinary screening, diagnosis, therapy and follow-up of breast cancer. Guideline of the DGGG and the DKG (S3-Level, AWMF Registry number 032/045OL, December 2017) - Part 2 with recommendations for the therapy

of primary, recurrent and advanced breast cancer. Geburtshilfe Frauenheilkd. 2018;78:1056–88.

65. Smith BD, Bellon JR, Blitzblau R, Freedman G, Haffty B, Hahn C, et al. Radiation therapy for the whole breast: executive summary of an American Society for Radiation Oncology (ASTRO) evidence-based guideline. Pract Radiat Oncol. 2018;8:145–52.

66. Burstein HJ, Curigliano G, Loibl S, Dubsky P, Gnant M, Poortmans P, et al. Estimating the benefits of therapy for early-stage breast cancer: the St. Gallen International Consensus Guidelines for the primary therapy of early breast cancer 2019. Ann Oncol. 2019;30:1541–57.

67. Cardoso F, Kyriakides S, Ohno S, Penault-Llorca F, Poortmans P, Rubio IT, et al. Early breast cancer: ESMO Clinical Practice Guidelines for diagnosis, treatment and follow-up†. Ann Oncol. 2019;30:1194–220.

68. Holland R, Veling SH, Mravunac M, Hendriks JH. Histologic multifocality of Tis, T1-2 breast carcinomas. Implications for clinical trials of breast-conserving surgery. Cancer. 1985;56:979–90.

69. Wenz F, Sedlmayer F, Herskind C, Welzel G, Sperk E, Neumaier C, et al. Accelerated partial breast irradiation in clinical practice. Breast Care (Basel, Switzerland). 2015;10:247–52.

第 9 部分

有关疾病的特定话题

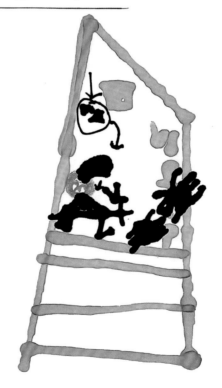

被肿瘤追赶的人！

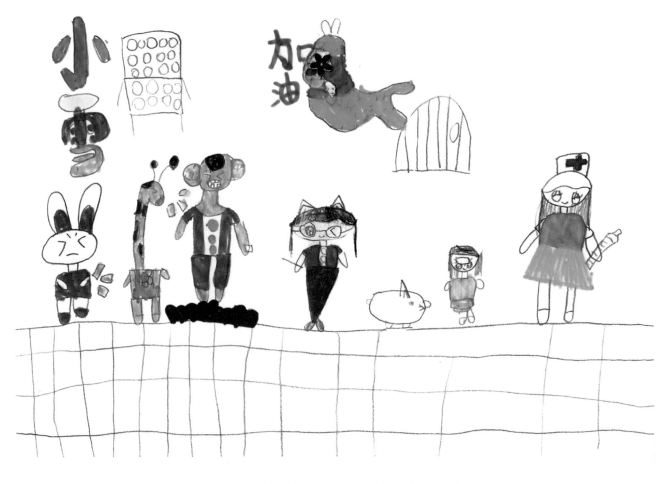

童话王国的小动物们排着队，找护士姐姐看病。

（绘画者：彭沐娴　女　6岁）

第 43 章

初始全身治疗后的靶区勾画与放射治疗剂量

Shira L. Galper，Galia Jacobson，Angel Montero

43.1 初始全身治疗后的放射治疗

乳腺癌采用多模式的治疗方法，包括全身治疗、手术和放射治疗的联合运用。近年来，在手术和放射治疗之前进行 PST 变得越来越普遍。一项对多项随机对照研究中 5500 例患者的分析显示，PST 与辅助全身治疗对生存的作用是相当的。然而，经过 PST 后，25% 初始不适合 BCS 的患者可以避免乳房全切，同时，仅有 <5% 初始适合 BCS 的患者，因为在 PST 后疾病进展而需要进行乳房全切[1]。

目前，PST 正逐步运用于具有不良预后因素的乳腺癌患者。pCR 已被认为是生存预后的预测指标，尤其是对于 HER2 阳性(HER2+)/激素受体阴性的乳腺癌患者和三阴性乳腺癌(TNBC)患者[2,3]。

PST 后，无论病理反应如何，目前的共识均推荐在 BCS 后进行 WBI。相反，由于缺乏高水平的证据，PST 和全乳房切除术后，放射治疗的作用仍需进一步研究。由于缺乏回答这一问题的随机对照研究的数据，当前各个指南均基于回顾性研究的可用证据，其中一些回顾性研究使用了前瞻性研究中有关全身治疗的数据，但这些数据的样本量、初始分期均具有异质性，化学治疗方案陈旧且不统一，PMRT 的方式也不一致。表 43.1 总结了数个有关 PST 序贯全乳房切除术，联合或不联合术后放射治疗的研究中与局部治疗失败相关的临床和病理危险因素[4-27]。如何筛选出 PST 及全乳房切除术

后局部治疗失败风险低至足以避免术后放射治疗的亚组人群，仍然是一项挑战[28](参见第 45 章)。

43.2 PST 后的瘤床加量

BCS 后，对绝大多数患者而言，无论 PST 的疗效如何，均应进行术后 WBI。现已证明，所有接受 BCS 的患者都能从瘤床加量中获益，其获益程度与绝对复发风险无关。据报道，以下人群的绝对获益较大：年轻、组织学分级 3 级、肿瘤较大、存在脉管侵犯、TNBC[29-31]。

有关瘤床加量获益的数据主要来自辅助化学治疗的研究。PST 后的患者能否从瘤床加量中获益或能否豁免瘤床加量，数据有限。Cho 等在 KROG12-05 和 16-16 研究[24]中报道了对 pCR 的患者进行瘤床加量的结果。180 例患者达 pCR，其中 12.2% 的患者未行瘤床加量。尽管未进行瘤床加量组有更多具有侵袭性特征(例如，N2-3)的患者及更多接受了区域淋巴结放射治疗的患者，但与接受瘤床加量组具有相当的 5 年 LRC、DFS 和 OS。鉴于这是一项非计划性分析，且未进行瘤床加量的患者数较少，因此这项研究有其局限性，限制了结果的推广。一项针对 HERA 研究中 1082 例接受曲妥珠单抗治疗的 HER2+乳腺癌患者的分析显示，瘤床加量并未能提高 11 年的局部控制(分别为 93% 与 91%，$P=0.33$)，表明这一亚组人群并未从瘤床加量中获益[32]。目前，对于达到 pCR 者，可考虑豁免瘤

表 43.1　初始全身治疗和全乳房切除术后影响局部区域复发风险的临床和病理危险因素

作者	研究类型	目的	病例数	中位随访时间(月)	全乳房切除术后放射治疗	与局部区域复发风险增加相关的因素
ⅡB 期（cT3N0）						
Garg 2004[4]	回顾性	对早期乳腺癌初始全身治疗及全乳房切除术后不行放射治疗者，探索与局部区域复发相关的临床病理因素	132	46	0%	cT3（P=0.0057）
Huang 2004[5]	回顾性	评估初始全身治疗全乳房切除术后放射治疗的作用	676	69	80%	cT3（P=0.002）
Nagar 2011[6]	回顾性	评估对于 cT3N0 者，初始全身治疗全乳房切除术后放射治疗的作用	162	75	73.45%	cT3（P<0.001）
Meattini 2014[7]	回顾性	评估初始全身治疗全乳房切除术后放射治疗的作用	170	92.4	57.60%	cT3（P=0.015）
ypN0						
Le Scodan 2012[9]	回顾性	评估Ⅱ–Ⅲ期乳腺癌、初始全身治疗后达 ypN0 者，全乳房切除术后放射治疗的作用	134	91.4	58.2%	对 ypN0 者豁免放射治疗没有增加局部区域失败风险（P=0.18）
Shim 2014[10]	回顾性	评估初始全身治疗后达 ypN0 者，全乳房切除术后放射治疗的作用	151	59	69.5%	对 ypN0 者豁免放射治疗没有增加局部区域失败风险（P=0.148）
Rong 2017[13]	回顾性	评估初始全身治疗后达 ypN0 者，全乳房切除术后放射治疗的作用	185	70	48%	对 ypN0 者豁免放射治疗没有增加局部区域失败风险（P=0.071）
Cao 2018[14]	回顾性	评估临床分期为 T1-2N1 的患者，初始全身治疗后全乳房切除术后放射治疗的作用	88	67	85.2%	术后放射治疗降低了 ypN0 者的局部区域失败风险（94.7% 对 72.9%，P 值未报道）
Krug 2019[15]	回顾性	评估初始全身治疗全乳房切除术后放射治疗的作用	817	51.5	82.7%	对 ypN0 者豁免放射治疗没有增加局部区域失败风险（P=0.06）
Miyashita 2019[25]	回顾性	评估初始全身治疗全乳房切除术后放射治疗的作用	3226	>60	30.7%	对 ypN0 者豁免放射治疗没有增加局部区域失败风险（P=0.81）
Zhang 2020[16]	回顾性	探索哪类患者能从全身治疗全乳房切除术后的放射治疗中获益	4236	未报道	69%	术后放射治疗降低了 ypN0 者的局部区域失败风险（P=0.0003）
Wang 2020[18]	回顾性	评估 cT1-2N1M0、初始全身治疗后达 ypN0 者，全乳房切除术后放射治疗的作用	142	72	77.5%	术后放射治疗降低了 ypN0 者的局部区域失败风险（P=0.006）

（待续）

表43.1(续)

作者	研究类型	目的	病例数	中位随访时间(月)	全乳房切除术后放射治疗	与局部区域复发风险增加相关的因素
分子亚型						
Wright 2013[19]	回顾性	寻找初始全身治疗后全乳房切除术后放射治疗可用于预测局部区域失败的标志物	464	50.5	100%	三阴性($P<0.0001$)
Yang 2015[20]	回顾性	探寻初始全身治疗后全乳房切除术后序贯放射治疗这一治疗模式中，与局部区域失败相关的分子亚型	233	62	100%	三阴性($P=0.003$)
Arsenault 2015[21]	回顾性	探寻可预测接受初始全身治疗的HER2+患者局部区域失败的标志物	157 (142为全乳房切除)	43	79.6%	ER阴性($P=0.006$)
Cho 2019[24]	回顾性	在不同分子亚型中，初始全身治疗后达ypN0后全乳房切除术后进行放射治疗的作用	189	78	58.7%	没有明确的分子亚型与局部区域失败有关($P=0.708$)
年龄						
Garg 2004[4]	回顾性	对早期乳腺癌初始全身治疗及全乳房切除术后不行放射治疗者，探索与局部区域复发相关的临床病理因素	132	46	0%	年龄<40岁($P=0.0001$)
Garg 2007[26]	回顾性	对年龄<35岁的患者,评估初始全身治疗全乳房切除术后放射治疗的作用	107	72	75%	对年龄<35岁者，全乳腺切除术后放射治疗降低了局部区域失败风险($P=0.001$)

床加量;而对于未达pCR者,如存在以下因素,应给予瘤床加量:年轻、组织学分级3级、肿瘤较大和(或)TNBC[33-35](请参阅有关瘤床靶区定义和勾画–加量/同步加量的内容)。

43.3 PST后的区域淋巴结放射治疗

乳腺的淋巴引流包括腋窝1~4水平组和IMN组。对于PST前cN+、影像学提示达完全缓解者,使用双示踪剂进行SLNB并获得>2枚淋巴结,联合或不联合对先前标记夹标记的淋巴结进行切除都是可行的,因为影像学的假阴性率低于10%,是可接受的[33,34]。如果PST前的cN+经病理证实为ypN0,则无须进一步手术,此时区域淋巴结放射治疗(RNI)的范围应包括所有腋窝淋巴结组。对于原发灶位于中央或内侧象限者,需包含IMN组。NSABP 51研究探索了对于ⅠB–Ⅱ期乳腺癌患者在上述情况下豁免区域淋巴结放射治疗的可能性(https://clinicaltrials.gov/ct2/show/NCT01872975)。

对于PST后临床或影像学检查考虑存在阳性淋巴结者,ALND是经典的治疗方案。对于PST后,仅有活检的前哨淋巴结经病理证实存在残留病灶时,是否免除ALND尚存争议,相关研究正在进行中。ALLIANCE A011202研究对PST后淋巴结达临床完全缓解(cCR)但SLNB时又发现阳性者,比较ALND与腋窝放射治疗的疗效(https://clinicaltrials.gov/ct2/show/NCT01901094)。

对于进行了ALND且ypN+时,放射治疗的靶区范围应包括乳腺/胸壁和所有腋窝淋巴结组,对于原发灶位于中央或内侧象限者,需包含 IMN 组。对于已行清扫的腋窝区域,通常为 1 组和部分 2 组,则不应包含在靶区范围内,除了那些为了避免淋巴水肿而没有进行彻底清扫的区域[35-37]。

43.3.1 未切除的阳性淋巴结的加量

影像学技术的进展,包括 PET/CT 和 MRI 日益广泛的应用,有助于明确腋窝或内乳淋巴结是否存在转移。通常,这些淋巴结区域不适合进行手术切除,在这种情况下,可以考虑在区域淋巴结放射治疗的基础上针对阳性淋巴结进行加量[38,39]。

IMN 阳性被认为是乳腺癌患者生存的不良预后因素[40]。最近的研究通过使用现代影像学技术如 CT、MRI、PET/CT 等发现,对于具有较多阳性淋巴结(cN2-N3)者,有 11%~16% 存在影像学上的 IMN 受侵[41,42]。过去,对于 IMN 受侵者采取根治性全乳房切除和 IMN 清扫,但由于 IMN 清扫具有较高的并发症发生率且无生存获益,现已不再采用[43]。近年来,对于 IMN 阳性的乳腺癌患者采取了综合治疗的模式,包括不行 IMN 清

扫的乳腺手术、全身治疗和放射治疗。对于 IMN 临床阳性、针对此区域不行手术而行放射治疗者的长期随访数据还很缺乏。此外,加量放射治疗是否获益,以及何为最佳剂量,仍不得而知。很少有研究针对诊断时存在影像学上 IMN 阳性的乳腺癌患者,评估 IMN 加量放射治疗的临床结局及探讨最佳放射治疗剂量(表43.2)[41,44-49]。

如表 43.2 所示,在多模式治疗下,IMN 的控制率很好,其复发率为 0~11%。在这些研究中,对内乳淋巴结区域给予了 6~16 Gy 的加量。图 43.1 显示了基于电子线的加量。

几项回顾性研究表明,对于广泛淋巴结受侵的患者,PST 序贯手术及术后放射治疗达到了可接受的野内区域控制率。对于此类患者,更高的放射治疗加量反而预示着较差的 PFS[45,50,51]。下列说法可能对此现象做出部分解释,即:淋巴结肿瘤负荷较高的患者更可能接受较高的放射治疗剂量。然而,失败的主要模式是远处转移,这表明术前化学治疗后的残留肿瘤负荷可以作为 LRC 和 PFS 的预后指标[50]。尽管存在争议,但由于对于持续阳性的淋巴结的治疗存在困难,一些专家建议

表 43.2 对于存在内乳淋巴结转移的乳腺癌患者,不行内乳淋巴结清扫而采用多模式治疗的研究的总结[48][Table adopted from open-access publication: K. Yang, H. Kim, D.H. Choi, W. Park, J.M. Noh, W.K. Cho, Optimal radiotherapy for patients with internal mammary lymph node metastasis from breast cancer, Radiation Oncology 15(1) (2020) 1-12]

作者	患者数	中位随访时间(月)	病理学证实内乳淋巴结阳性	化学治疗方案	内乳淋巴结中位放射治疗剂量(范围)	内乳淋巴结复发率	5 年生存率
Zhang 等[16]	96	41	9%	基于 AT(100%)	60.0Gy (50.0~72.0Gy)	11%	DFS:56%,OS:76%
Joo 等[44]	70	51	57%	基于 T(94%)	60.0Gy (56.0~66.0Gy)	2.9%	DFS:72%,OS:77%
Park 等[45]	15	38	0%	基于 T(73%),基于 A(20%)	50.4Gy (50.4~55.8Gy)	6.7%	DFS:67%,OS:79%
Noh 等[46]	45	57	40%	AT(54.5%),AC(29.1%)	50.0~50.4Gy +/-加量	0%	DFS:66%,OS:76%
Sachdev 等[47]	25	38	未报道	未报道	50.4Gy (45.0~64.4Gy)	0%	未报道
Yang 等[48]	84	58	48%	基于 T(100%)	62.5Gy (50.0~66.5Gy)	2.4%	DFS:72%,OS:81%
Kim 等[49]	95	43	2%	未报道	50.0Gy +/-加量	3.2%	DFS:70%,OS:84%

缩略词:A,阿霉素;T,紫杉类;DFS,无病生存;OS,总生存。

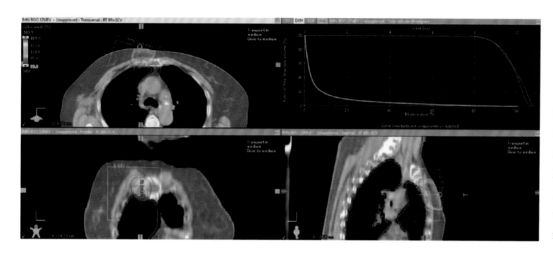

图 43.1 对于 PST 前 PET 检查阳性、治疗后 PET 提示完全缓解的 IMN，在胸壁放射治疗后序贯内乳淋巴结加量，采用 12MeV 电子线野，10Gy/5f。

对受侵淋巴结进行加量。在此种情况下，重要的是对臂丛等 OAR 的勾画并确保其受照剂量低于限量。

43.4 剂量

乳腺/胸壁的推荐剂量为 2Gy 分次放射治疗 EQD2 44~50Gy。这相当于既往常规的放射治疗剂量 45~50Gy/25~28f（长疗程方案）或 40~42.56Gy/15~16f（大分割方案）。区域淋巴结的放射治疗剂量，可按长疗程方案 45~50Gy/25~28f 或大分割方案 37.5~42.56Gy/15~16f[52]。对于瘤床加量，长疗程方案通常推荐给予 10~16Gy，大分割方案可采用 10~12.5Gy/4~5f 的序贯加量，或采用 3~3.4Gy/f 的同步加量[48]。

当决策是否针对淋巴结进行加量及具体放射治疗剂量时，推荐在 PST 后进行 PET/CT 检查。如果初始阳性的未切除的淋巴结不再具有 FDG 活性，可以考虑给予 2Gy 分次放射治疗 EQD2 10Gy 的加量；当受侵的淋巴结仍然具有 FDG 活性时，推荐至少给予 2Gy 分次放射治疗 EQD2 16Gy 的加量。

43.5 总结

既往仅在术后使用的全身治疗，目前已越来越多地在术前使用。尽管始终推荐在 PST 和 BCS 后进行放射治疗，前瞻性研究正着眼于评估 PST 后 RNI 的价值。在此章中，我们基于现有文献提供了特定亚组人群全乳房切除术后豁免放射治疗的相关证据，同时也提供了 PST 后行 RNI（包括时机及范围）的建议。

（谭志博 译 王颖 校）

参考文献

1. van der Hage JH, van de Velde CC, Mieog SJ. Preoperative chemotherapy for women with operable breast cancer. Cochrane Database Syst Rev. 2007;2:CD005002.
2. Broglio KR, Quintana M, Foster M, Olinger M, McGlothlin A, Berry SM, Boileau J-F, Brezden-Masley C, Chia S, Dent S. Association of pathologic complete response to neoadjuvant therapy in HER2-positive breast cancer with long-term outcomes: a meta-analysis. JAMA Oncol. 2016;2(6):751–60.
3. Li J, Chen S, Chen C, Di G, Liu G, Wu J, Shao Z. Pathological complete response as a surrogate for relapse-free survival in patients with triple negative breast cancer after neoadjuvant chemotherapy. Oncotarget. 2017;8(11):18399.
4. Garg AK, Strom EA, McNeese MD, Buzdar AU, Hortobagyi GN, Kuerer HM, Perkins GH, Singletary SE, Hunt KK, Sahin A. T3 disease at presentation or pathologic involvement of four or more lymph nodes predict for locoregional recurrence in stage II breast cancer treated with neoadjuvant chemotherapy and mastectomy without radiotherapy. Int J Radiat Oncol Biol Phys. 2004;59(1):138–45.
5. Huang EH, Tucker SL, Strom EA, McNeese MD, Kuerer HM, Buzdar AU, Valero V, Perkins GH, Schechter NR, Hunt KK. Postmastectomy radiation improves local-regional control and survival for selected patients with locally advanced breast cancer treated with neoadjuvant chemotherapy and mastectomy. J Clin Oncol. 2004;22(23):4691–9.
6. Nagar H, Mittendorf EA, Strom EA, Perkins GH, Oh JL, Tereffe W, Woodward WA, Gonzalez-Angulo AM, Hunt KK, Buchholz TA. Local-regional recurrence with and without radiation therapy after neoadjuvant chemotherapy and mastectomy for clinically staged T3N0 breast cancer. Int J Radiat Oncol Biol Phys. 2011;81(3):782–7.
7. Meattini I, Cecchini S, Di Cataldo V, Saieva C, Francolini G, Scotti V, Bonomo P, Mangoni M, Greto D, Nori J. Postmastectomy radiotherapy for locally advanced breast cancer receiving neoadjuvant chemotherapy. Biomed Res Int. 2014;2014:719175.
8. Liu J, Mao K, Jiang S, Jiang W, Chen K, Kim BY, Liu Q, Jacobs LK. The role of postmastectomy radiotherapy in clinically node-positive, stage II-III breast

cancer patients with pathological negative nodes after neoadjuvant chemotherapy: an analysis from the NCDB. Oncotarget. 2016;7(17):24848.

9. Le Scodan R, Selz J, Stevens D, Bollet MA, de la Lande B, Daveau C, Lerebours F, Labib A, Bruant S. Radiotherapy for stage II and stage III breast cancer patients with negative lymph nodes after preoperative chemotherapy and mastectomy. Int J Radiat Oncol Biol Phys. 2012;82(1):e1–7.

10. Shim SJ, Park W, Huh SJ, Choi DH, Shin KH, Lee NK, Suh C-O, Keum KC, Kim YB, Do Ahn S. The role of postmastectomy radiation therapy after neoadjuvant chemotherapy in clinical stage II-III breast cancer patients with pN0: a multicenter, retrospective study (KROG 12-05). Int J Radiat Oncol Biol Phys. 2014;88(1):65–72.

11. Rusthoven C, Rabinovitch R, Jones B, Koshy M, Amini A, Yeh N, Jackson M, Fisher C. The impact of postmastectomy and regional nodal radiation after neoadjuvant chemotherapy for clinically lymph node-positive breast cancer: a National Cancer Database (NCDB) analysis. Ann Oncol. 2016;27(5):818–27.

12. Kantor O, Pesce C, Singh P, Miller M, Tseng J, Wang CH, Winchester DJ, Yao K. Post-mastectomy radiation therapy and overall survival after neoadjuvant chemotherapy. J Surg Oncol. 2017;115(6):668–76.

13. Rong Q, Wang S, Tang Y, Jin J, Song Y, Wang W, Liu Y, Fang H, Ren H, Liu X. The role of postmastectomy radiotherapy in clinical T1-3N1M0 breast cancer patients with pathological negative lymph nodes after neoadjuvant chemotherapy and mastectomy. Zhonghua Zhong liu za zhi [Chinese Journal of Oncology]. 2017;39(6):445–52.

14. Cao L, Ou D, Shen K-W, Cai G, Cai R, Xu F, Zhao S-G, Xu C, Adedjouma NG, Kirova Y. Outcome of postmastectomy radiotherapy after primary systemic treatment in patients with clinical T1-2N1 breast cancer. Cancer/Radiothérapie. 2018;22(1):38–44.

15. Krug D, Lederer B, Seither F, Nekljudova V, Ataseven B, Blohmer J-U, Costa SD, Denkert C, Ditsch N, Gerber B. Post-mastectomy radiotherapy after neoadjuvant chemotherapy in breast cancer: a pooled retrospective analysis of three prospective randomized trials. Ann Surg Oncol. 2019;26(12):3892–901.

16. Zhang J, Lu C-Y, Chen C-H, Chen H-M, Wu S-Y. Effect of pathologic stages on postmastectomy radiation therapy in breast cancer receiving neoadjuvant chemotherapy and total mastectomy: a cancer database analysis. Breast. 2020;54:70–8.

17. Shah R, Hunter-Smith AE, Botes A, Rayter Z. Does post mastectomy radiotherapy reduce loco-regional recurrence rates in all clinical stages of breast cancer following a complete pathological response to neoadjuvant chemotherapy? A systematic review and meta-analysis of the literature. Breast Cancer Manag. 2020;9:2.

18. Wang Q, Zhao J, Han X, Er P, Meng X, Shi J, Sun H, Zhu J, Zhu L, Wu S. Is there a role for postmastectomy radiotherapy for T1-2N1 breast cancers with node-positive pathology after patients become node-negative pathology following neoadjuvant chemotherapy? Front Oncol. 2020;10:892.

19. Wright JL, Takita C, Reis IM, Zhao W, Saigal K, Wolfson A, Markoe A, Moller M, Hurley J. Predictors of locoregional outcome in patients receiving neoadjuvant therapy and postmastectomy radiation. Cancer. 2013;119(1):16–25.

20. Yang TJ, Morrow M, Modi S, Zhang Z, Krause K, Siu C, McCormick B, Powell SN, Ho AY. The effect of molecular subtype and residual disease on locoregional recurrence in breast cancer patients treated with neoadjuvant chemotherapy and postmastectomy radiation. Ann Surg Oncol. 2015;22(3):495–501.

21. Arsenault D, Hurley J, Takita C, Reis IM, Zhao W, Rodgers S, Wright JL. Predictors of locoregional outcome in HER2-overexpressing breast cancer treated with neoadjuvant chemotherapy. Am J Clin Oncol. 2015;38(4):348–52.

22. Chen X, Xia F, Luo J, Ma J, Yang Z, Zhang L, Feng Y, Shao Z, Yu X, Guo X. Postmastectomy radiotherapy reduces locoregional and disease recurrence in patients with stage ii–iii triple-negative breast cancer treated with neoadjuvant chemotherapy and mastectomy. Onco Targets Ther. 2018;11:1973.

23. Fowble B, Jairam AK, Wang F, Peled A, Alvarado M, Ewing C, Esserman L, Park C, Lazar A. Indications for postmastectomy radiation after neoadjuvant chemotherapy in ypN0 and ypN1-3 axillary node-positive women. Clin Breast Cancer. 2018;18(1):e107–13.

24. Cho WK, Park W, Choi DH, Kim YB, Kim JH, Kim SS, Kim K, Kim JH, Ahn S-J, Lee SY. The benefit of post-mastectomy radiotherapy in ypN0 patients after neoadjuvant chemotherapy according to molecular subtypes. J Breast Cancer. 2019;22(2):285–96.

25. Miyashita M, Niikura N, Kumamaru H, Miyata H, Iwamoto T, Kawai M, Anan K, Hayashi N, Aogi K, Ishida T. Role of postmastectomy radiotherapy after neoadjuvant chemotherapy in breast cancer patients: A study from the Japanese breast cancer registry. Ann Surg Oncol. 2019;26(8):2475–85.

26. Garg AK, Oh JL, Oswald MJ, Huang E, Strom EA, Perkins GH, Woodward WA, Yu TK, Tereffe W, Meric-Bernstam F. Effect of postmastectomy radiotherapy in patients< 35 years old with stage II-III breast cancer treated with doxorubicin-based neoadjuvant chemotherapy and mastectomy. Int J Radiat Oncol Biol Phys. 2007;69(5):1478–83.

27. Fowble BL, Einck JP, Kim DN, McCloskey S, Mayadev J, Yashar C, Chen SL, Hwang ES, A.B.H. Network, role of postmastectomy radiation after neoadjuvant chemotherapy in stage II-III breast cancer. Int J Radiat Oncol Biol Phys. 2012;83(2):494–503.

28. Montero Á, Ciérvide R, Poortmans P. When can we avoid postmastectomy radiation following primary systemic therapy? Curr Oncol Rep. 2019;21(11):1–10.

29. Romestaing P, Lehingue Y, Carrie C, Coquard R, Montbarbon X, Ardiet J-M, Mamelle N, Gerard J-P. Role of a 10-Gy boost in the conservative treatment of early breast cancer: results of a randomized clinical trial in Lyon, France. J Clin Oncol. 1997;15(3):963–8.

30. Bartelink H, Horiot J-C, Poortmans P, Struikmans H, Van den Bogaert W, Barillot I, Fourquet A, Borger J, Jager J, Hoogenraad W. Recurrence rates after treatment of breast cancer with standard radiotherapy with or without additional radiation. N Engl J Med. 2001;345(19):1378–87.

31. Jones HA, Antonini N, Hart A, Peterse JL, Horiot J-C, Collin F, Poortmans PM, Oei SB, Collette L, Struikmans H. Impact of pathological characteristics on local relapse after breast-conserving therapy: a subgroup analysis of the EORTC boost versus no boost trial. J Clin Oncol. 2009;27(30):4939–47.

32. Abi Jaoude J, Kayali M, de Azambuja E, Makki M, Tamim H, Tfayli A, El Saghir N, Geara F, Piccart M, Poortmans P. De-intensifying radiation therapy in HER-2 positive breast cancer: to boost or not to boost?

Int J Radiat Oncolgy Biol Phys. 2020;108(4):1040–6.

33. Kuehn T, Bauerfeind I, Fehm T, Fleige B, Hausschild M, Helms G, Lebeau A, Liedtke C, von Minckwitz G, Nekljudova V. Sentinel-lymph-node biopsy in patients with breast cancer before and after neoadjuvant chemotherapy (SENTINA): a prospective, multicentre cohort study. Lancet Oncol. 2013;14(7):609–18.

34. Caudle AS, Yang WT, Krishnamurthy S, Mittendorf EA, Black DM, Gilcrease MZ, Bedrosian I, Hobbs BP, DeSnyder SM, Hwang RF. Improved axillary evaluation following neoadjuvant therapy for patients with node-positive breast cancer using selective evaluation of clipped nodes: implementation of targeted axillary dissection. J Clin Oncol. 2016;34(10):1072.

35. Boughey JC, Suman VJ, Mittendorf EA, Ahrendt GM, Wilke LG, Taback B, Leitch AM, Kuerer HM, Bowling M, Flippo-Morton TS. Sentinel lymph node surgery after neoadjuvant chemotherapy in patients with node-positive breast cancer: the ACOSOG Z1071 (Alliance) clinical trial. JAMA. 2013;310(14):1455–61.

36. Ling DC, Iarrobino NA, Champ CE, Soran A, Beriwal S. Regional recurrence rates with or without complete axillary dissection for breast cancer patients with node-positive disease on sentinel lymph node biopsy after neoadjuvant chemotherapy. Adv Radiat Oncol. 2020;5(2):163–70.

37. Riogi B, Sripadam R, Barker D, Harris O, Innes H, Chagla L. Management of the axilla following neoadjuvant chemotherapy for breast cancer-A change in practice. Surgeon. 2020;19:1–7.

38. Davidson T, Ben-David M, Galper S, Haskin T, Howes M, Scaife R, Kanana N, Amit U, Weizman N, Chikman B. Use of 18F-FDG PET-CT imaging to determine internal mammary lymph node location for radiation therapy treatment planning in breast cancer patients. Pract Radiat Oncol. 2017;7(6):373–81.

39. Wu S-G, Sun J-Y, Zhou J, Li F-Y, Lin Q, Lin H-X, He Z-Y. The value of radiotherapy in breast cancer patients with isolated ipsilateral supraclavicular lymph node metastasis without distant metastases at diagnosis: a retrospective analysis of Chinese patients. Onco Targets Ther. 2014;7:281.

40. Sugg SL, Ferguson DJ, Posner MC, Heimann R. Should internal mammary nodes be sampled in the sentinel lymph node era? Ann Surg Oncol. 2000;7(3):188–92.

41. Zhang Y-J, Oh JL, Whitman GJ, Iyengar P, Yu T-K, Tereffe W, Woodward WA, Perkins G, Buchholz TA, Strom EA. Clinically apparent internal mammary nodal metastasis in patients with advanced breast cancer: incidence and local control. Int J Radiat Oncol Biol Phys. 2010;77(4):1113–9.

42. Jochelson MS, Lebron L, Jacobs SS, Zheng J, Moskowitz CS, Powell SN, Sacchini V, Ulaner GA, Morris EA, Dershaw DD. Detection of internal mammary adenopathy in patients with breast cancer by PET/CT and MRI. Am J Roentgenol. 2015;205(4):899–904.

43. Lacour J, Le M, Caceres E, Koszarowski T, Veronesi U, Hill C. Radical mastectomy versus radical mastectomy plus internal mammary dissection. Ten year results of an international cooperative trial in breast cancer. Cancer. 1983;51(10):1941–3.

44. Joo JH, Kim SS, Ahn S-D, Choi EK, Jung JH, Jeong Y, Ahn SH, Son BH, Lee JW, Kim HJ. Impact of pathologic diagnosis of internal mammary lymph node metastasis in clinical N2b and N3b breast cancer patients. Breast Cancer Res Treat. 2017;166(2):511–8.

45. Park HJ, Shin KH, Cho KH, Park IH, Lee KS, Ro J, Jung S-Y, Lee S, Kim SW, Kang H-S. Outcomes of positron emission tomography–staged clinical N3 breast cancer treated with neoadjuvant chemotherapy, surgery, and radiotherapy. Int J Radiat Oncol Biol Phys. 2011;81(5):e689–95.

46. Noh JM, Kim KH, Park W, Suh CO, Huh SJ, Choi DH, Keum KC, Kim YB. Prognostic significance of nodal involvement region in clinical stage IIIc breast cancer patients who received primary systemic treatment, surgery, and radiotherapy. Breast. 2015;24(5):637–41.

47. Sachdev S, Goodman CR, Neuschler E, Kalakota K, Cutright D, Donnelly ED, Hayes JP, Prescott AE, Mirabelli G, Strauss JB. Radiotherapy of MRI-detected involved internal mammary lymph nodes in breast cancer. Radiat Oncol. 2017;12(1):1–7.

48. Yang K, Kim H, Choi DH, Park W, Noh JM, Cho WK. Optimal radiotherapy for patients with internal mammary lymph node metastasis from breast cancer. Radiat Oncol. 2020;15(1):1–12.

49. Kim J, Chang JS, Choi SH, Kim YB, Keum KC, Suh C-O, Yang G, Cho Y, Kim JW, Lee IJ. Radiotherapy for initial clinically positive internal mammary nodes in breast cancer. Radiat Oncol J. 2019;37(2):91.

50. Huang EH, Strom EA, Valero V, Fornage B, Perkins GH, Oh JL, Yu T-K, Tereffe W, Woodward WA, Hunt KK. Locoregional treatment outcomes for breast cancer patients with ipsilateral supraclavicular metastases at diagnosis. Int J Radiat Oncol Biol Phys. 2007;67(2):490–6.

51. Kim K, Jeong Y, Shin KH, Kim JH, Do Ahn S, Kim SS, Suh C-O, Kim YB, Choi DH, Park W. Impact of regional nodal irradiation for breast cancer patients with supraclavicular and/or internal mammary lymph node involvement: a multicenter, retrospective study (KROG 16-14). Cancer Res Treat. 2019;51(4):1500.

52. Koulis TA, Phan T, Olivotto IA. Hypofractionated whole breast radiotherapy: current perspectives. Breast Cancer: Targets and Therapy. 2015;7:363.

第 44 章

淋巴结放射治疗靶区

Giulio Francolini, Sileida Oliveros, David Dodwell

44.1 背景

2005 年,早期乳腺癌临床试验协作组(EBCTCG)荟萃分析纳入了 8500 例接受了全乳房切除联合 ALND 的淋巴结阳性的早期乳腺癌患者,旨在评估是否针对胸壁及区域淋巴结行 PMRT。研究显示,PMRT 绝对降低了 17% 的局部区域复发率、5.4% 的 15 年乳腺癌死亡风险和 4.4% 的总死亡风险 [1]。然而,没有对 PMRT 在 ALND 后 1~3 枚淋巴结阳性的患者中的作用进行单独报道。进一步的 EBCTCG 荟萃分析纳入了 8135 例患者,其中 3786 例患者接受了全乳房切除及至少达 2 组的 ALND,这些患者无阳性淋巴结(N0),或有 1~3 枚阳性淋巴结,或有 ≥4 枚阳性淋巴结。这些患者参加了有关局部区域放射治疗的研究,放射治疗范围包括胸壁、腋窝及 IMN。分析显示,对于淋巴结阳性的患者,无论阳性淋巴结的数目及辅助化学治疗的方案,区域放射治疗都降低了局部区域复发和乳腺癌相关死亡的风险[2]。

44.2 区域淋巴结放射治疗的证据基础

在以下四项关键的研究发表之前,区域淋巴结放射治疗的证据来源于 EBCTCG 荟萃分析和大量的回顾性研究。然而,由于担心晚期毒性反应,且缺乏单个淋巴引流区放射治疗对获益的贡献证据,临床实践千差万别。

EORTC 22922 研究纳入了 4004 例 I~III 期的早期乳腺癌患者,这些患者或是原发灶位于中央区或内象限(无论有无腋窝受累),或是原发灶位于外象限且伴有腋窝受累。BCS 后或全乳房切除术后,患者被随机分为全乳腺或胸壁放射治疗联合或不联合 RNI。RNI 对乳腺癌相关死亡风险和任何乳腺癌复发风险存在轻度但具有统计学意义的改善,但对 OS 无提高[3]。

MA.20 研究纳入了 183 例淋巴结阳性或具有高风险的淋巴结阴性、接受 BCS 和辅助全身治疗的早期乳腺癌患者。这些患者被随机分配接受全乳腺放射治疗联合或不联合 RNI。经过 10 年随访发现,RNI 改善了 DFS,但对 OS 无显著影响[4]。

在 IMN-RT 这项随机对照研究中,Hennequin 及其同事通过对 1334 例患者的研究,发现内乳淋巴放射治疗并不能使 OS 获益。但这项研究并不足以推翻内乳淋巴结放射治疗能使患者轻度获益的结论,且该研究并没有披露乳腺癌相关死亡和复发情况的数据[5]。

2003—2007 年,丹麦进行了一项基于人群的前瞻性队列研究。对于淋巴结阳性的早期乳腺癌患者,如果原发灶位于右侧则接受内乳淋巴结放射治疗,如果原发灶位于左侧则不接受内乳淋巴结放射治疗。中位随访时间为 9 年,发现接受内乳淋巴结放射治疗的右侧乳腺癌患者的 OS 明显更优(HR 0.82;P=0.005)[6]。

44.3 区域淋巴结放射治疗的靶区范围

2013/2014 年,EORTC 开展了 NORA 调查,以了解其附属医疗中心的实践模式。

• 对存在淋巴结宏转移、接受 BCS 及 ALND 后的患者,分别有 13%、65%和 2%的中心推荐靶区范围包括 IMN、锁骨上下区(腋窝 3~4 组)、腋窝区(腋窝 1~2 组),当进行 SLNB 但未进行腋窝淋巴结清扫时,分别有 15%、65%和 57%的中心推荐上述靶区范围。

　　• 在全乳房切除和 ALND 后,当存在 pN0(i+)、pN(mi)和 LN+时,分别有 6%、63%和 61%的中心选择对腋窝 3~4 组淋巴结进行放射治疗。包膜外侵犯被认为是推荐腋窝淋巴结放射治疗的最重要因素。此外,在阳性淋巴结≥3 枚时,无论受检的淋巴结数目如何,40%的中心都选择对腋窝淋巴结进行放射治疗[7]。

　　由于 RNI 的证据大多来自随机对照研究,这些研究的放射治疗范围包括了 IMN 和腋窝淋巴结。因此,有理由认为,RNI 的范围应该包括除了腋窝淋巴结清扫区域之外的所有淋巴引流区[8](表 44.1)。

44.4　腋窝 1~2 组淋巴结

　　对于腋窝 1~2 组淋巴结的管理,需要放射科、外科和肿瘤中心密切合作。目的是获得预后信息,同时将复发风险和治疗相关并发症风险降至最低。对于临床和影像学上腋窝淋巴结阴性的患者,SLNB 是目前腋窝治疗的关键。

　　如果前哨淋巴结经病理证实为阴性,或仅存在孤立肿瘤细胞(ITC),或仅存在微转移(<2mm),则无须对腋窝进行进一步治疗。

　　对于前哨淋巴结发现 1~2 枚宏转移者,选择 ALND 或腋窝放射治疗都是有证据支持的。随机对照研究包括 AMAROS 研究、OTOASAR 研究及早期的 Edinburgh 研究,均已证实,对于淋巴结临床阴性(cN0)但 SLNB 或腋窝淋巴结采样确认为阳性者,腋窝放射治疗在预防复发方面与 ALND 效果相当,且淋巴水肿的风险显著降低[13-16]。因此,在此种情况下,腋窝放射治疗越来越成为优选。

　　如果存在≥3 枚淋巴结宏转移,通常仍推荐进行 ALND。ALND 术后,不应常规对术区进行放射治疗,但如果外科医师、病理专家或影像学检查认为仍然存

表 44.1　可获得的国际指南中对 RNI 的患者选择

国际共识指南	≥4 枚阳性腋窝淋巴结(通常为腋窝淋巴结清扫术后)	1~3 枚阳性腋窝淋巴结(ALND 后或 SLNB 后)	N0—原发灶位于中央区或内侧象限,或具有其他高危因素
ESMO[9]a	RNI:腋窝 1~4 组,内乳淋巴结	RNI:腋窝 1~4 组,内乳淋巴结	不常规推荐行 RNI
皇家放射学院(UK)[10]	应考虑行 RNI,尤其是对于 N2-N3(>3 枚阳性淋巴结)者	应考虑行 RNI,尤其是原发灶位于中央区或内侧象限者	对 T4N0 者考虑行 RNI 不常规推荐行 RNI
NCCN[11]	推荐行 RNI,包括锁骨上区、锁骨下区、内乳淋巴结,以及任何存在风险的腋窝区域	强烈推荐行 RNI,包括锁骨上区、锁骨下区、内乳淋巴结,以及任何存在风险的腋窝区域	全乳房切除术后:肿瘤>5cm 或切缘阳性者,考虑胸壁放射治疗±RNI;肿瘤<5cm 且切缘阴性但<1mm 者,考虑胸壁放射治疗±RNI(存在高危因素时);肿瘤<5cm 且切缘>1mm 者,不推荐行放射治疗。BCS 后:存在高危因素时考虑行 RNI 不常规推荐行 RNI
ASCO 2016[12]b	推荐行 RNI(锁骨上区、锁骨下区、腋顶淋巴结、内乳淋巴结)	推荐行 RNI(锁骨上区、锁骨下区、腋顶淋巴结、内乳淋巴结),即便原发灶为 T1-T2 也应推荐	

对 T1~2、1~3 枚淋巴结阳性、ALND 后的乳腺癌患者,全乳房切除术后放射治疗可降低局部复发风险、任何复发风险和乳腺癌相关死亡率。

[a]ESMO 指南[9]:对于存在淋巴结受侵、SLNB 后未行 ALND 的患者,推荐行 RNI,但很难区分放射治疗对哪一组区域淋巴结更重要。对于已行 ALND 者,不应对已行 ALND 的术区部分行常规放射治疗。

[b]ASCO 指南:对于 SLNB 后未行 ALND 者和已行 ALND 者,特定数量的阳性淋巴结对预后和治疗的影响可能不同,因为仅行 SLNB 时,总的阳性淋巴结数目可能仅能靠推测得出。

在宏转移病灶,则可以考虑对术区进行放射治疗。

44.5 患者选择与指南

目前,RNI 的患者选择主要基于传统的预后因素(分期和分级)和原发灶的位置,因为中央区/内象限的肿瘤更可能侵犯 IMN。EBCTCG 荟萃分析对 RNI 进行了分析,中期结果表明,无论依据淋巴结受侵情况进行分组(pN0、pN1–3 和 pN4+)还是依据原发灶部位进行分组,各组从 RNI 中的相对获益没有显著差异;然而,基于病理判断的淋巴结肿瘤负荷越大,RNI 带来的绝对获益越大[17]。

表 44.1 总结了不同的国际指南中关于 RNI 的建议。另请参阅有关乳房和淋巴结解剖,以及靶区勾画章节的内容(参见第 11 章和第 19 章)。

基于淋巴结受侵数目推荐 RNI 的方法并不适用于未接受 ALND 的患者。建议行腋窝放射治疗或不进一步行腋窝治疗的做法都越来越普遍[13,18]。如果不行 ALND,使用列线图和预测工具预测更多淋巴结受侵的风险,可以为 RNI 的决策提供参考[19]。

对于此类人群,基于分子特征选择个体化的治疗方法,是当前正在进行的研究所追求的目标,但尚缺乏充分证据而暂未被纳入指南[20]。

44.6 剂量分割

对绝大多数患者而言,中等程度的大分割放射治疗(2.6~2.7Gy/f,15~16f)应作为术后放射治疗的常规推荐。近期,26Gy/5f、每日一次的分割方案被用于全乳腺和胸壁的放射治疗[21],这促使我们考虑将这一分割方案用于 RNI,FAST Forward 研究中淋巴结亚组的研究结果尚待公布。

44.7 PST 后的 RNI

目前没有关于 PST 后 RNI 的强有力的前瞻性研究证据。许多指南建议,依据对 PST 的反应做出个体化的放射治疗决策时应谨慎。相比于依据全身治疗,目前普遍依据临床和影像学分期及病理证实的腋窝淋巴结状态来做出放射治疗决策。应当优先参照那些有关 PST 后术后行局部区域放射治疗的临床研究(参见第 43 章)。

44.8 临床靶区定义

既往依据解剖边界确定二维照射野,以确保将区域淋巴结包含在内。对靶区的勾画是现代放射治疗计划流程的重要一环。因此,ESTRO 和 RTOG[22,23]制定了靶区勾画指南,旨在为现代三维适形放射治疗下的淋巴引流区 CTV 勾画提供建议。ESTRO 和 RTOG 图谱中对于淋巴引流区 CTV 的解剖学描述/边界的建议详见靶区勾画章节(参见第 19 章)。

44.9 RNI 的相关毒性

EBCTCG 对 28 项 PMRT 研究的非乳腺癌死亡风险进行了报道。在包括和不包括 IMN 放射治疗的研究中,非乳腺癌死亡的比值比分别为 1.54 和 1.22。这一发现虽然不是来自随机研究的直接数据,但也自然加剧了人们对于心脏毒性的担忧。然而,随机研究的直接证据更适合量化毒性。EORTC 22922/10925 研究显示,肺纤维化显著增加(分别为 4.4% 和 1.7%),但心脏事件没有增加。在现代放射治疗中,对淋巴引流区 CTV 和胸壁/乳腺 CTV 的正确勾画,能够优化肺组织的受照剂量,因而肺纤维化的比例预计会更低。MA.20 研究报道,RNI 增加了急性放射性皮肤反应(分别为 49.5% 和 40.1%)、肺炎(分别为 1.2% 和 0.2%)、淋巴水肿(分别为 6.9% 和 4.5%)、毛细血管扩张(分别为 8.4% 和 4.5%)和皮下组织纤维化(分别为 4.1% 和 2%)的发生率。臂丛损伤和心脏毒性的风险大致相当[4]。值得注意的是,EORTC 研究中,淋巴水肿的发生率没有增加,这可能是因为该研究明确规定,对于进行了 ALND 的区域不允许进行放射治疗。对比 ALND 与腋窝放射治疗的 AMAROS 研究,对淋巴水肿和肩部活动性进行了评估。5 年后,接受腋窝放射治疗的患者的淋巴水肿的风险显著降低。两组间的肩部活动性没有显著差异,但在对生活质量的评估中发现,腋窝放射治疗组的患者的肩部外展更困难,结果具有边界显著性。ESTRO 指南建议保护肱骨头,这可能有助于降低肩部活动受损的风险。

44.10 总结

RNI 相关研究的进一步随访及基于患者的荟萃分析将进一步揭示 RNI 的治疗价值。现代放射治疗技术——容积调强放射治疗(VMAT)和屏气技术,都能显著减少 OAR 的受照剂量,并有可能在确保 RNI 靶区的同时降低相关的毒性反应[25,26]。综合考虑各种因素,现代的 RNI 引起严重毒性反应的风险极低。近期的数项研究证实,与 RNI 带来的获益相比,其引起的毒性是可以接受的。

(谭志博 译　陈敏 校)

参考文献

1. Clarke M, Collins R, Darby S, Davies C, Elphinstone P, Evans V, Godwin J, Gray R, Hicks C, James S, MacKinnon E, McGale P, McHugh T, Peto R, Taylor C, Wang Y, Early Breast Cancer Trialists' Collaborative Group (EBCTCG). Effects of radiotherapy and of differences in the extent of surgery for early breast cancer on local recurrence and 15-year survival: an overview of the randomised trials. Lancet. 2005;366(9503):2087–106.

2. EBCTCG (Early Breast Cancer Trialists' Collaborative Group), McGale P, Taylor C, Correa C, Cutter D, Duane F, Ewertz M, Gray R, Mannu G, Peto R, Whelan T, Wang Y, Wang Z, Darby S. Effect of radiotherapy after mastectomy and axillary surgery on 10-year recurrence and 20-year breast cancer mortality: meta-analysis of individual patient data for 8135 women in 22 randomised trials. Lancet. 2014;383(9935):2127–35.

3. Poortmans PM, Weltens C, Fortpied C, Kirkove C, Peignaux-Casasnovas K, Budach V, van der Leij F, Vonk E, Weidner N, Rivera S, van Tienhoven G, Fourquet A, Noel G, Valli M, Guckenberger M, Koiter E, Racadot S, Abdah-Bortnyak R, Van Limbergen EF, Engelen A, De Brouwer P, Struikmans H, Bartelink H, European Organisation for Research and Treatment of Cancer Radiation Oncology and Breast Cancer Groups. Internal mammary and medial supraclavicular lymph node chain irradiation in stage I-III breast cancer (EORTC 22922/10925): 15-year results of a randomised, phase 3 trial. Lancet Oncol. 2020;21(12):1602–10.

4. Whelan TJ, Olivotto IA, Parulekar WR, Ackerman I, Chua BH, Nabid A, Vallis KA, White JR, Rousseau P, Fortin A, Pierce LJ, Manchul L, Chafe S, Nolan MC, Craighead P, Bowen J, McCready DR, Pritchard KI, Gelmon K, Murray Y, Chapman JA, Chen BE. Levine MN; MA.20 study investigators. Regional nodal irradiation in early-stage breast cancer. N Engl J Med. 2015;373(4):307–16.

5. Hennequin C, Bossard N, Servagi-Vernat S, Maingon P, Dubois JB, Datchary J, Carrie C, Roullet B, Suchaud JP, Teissier E, Lucardi A. Ten-year survival results of a randomized trial of irradiation of internal mammary nodes after mastectomy. Int J Radiat Oncol Biol Phys. 2013;86(5):860–6.

6. Thorsen LB, Offersen BV, DanøH BM, Jensen I, Pedersen AN, Zimmermann SJ, Brodersen HJ, Overgaard M, Overgaard J. DBCG-IMN: a population-based cohort study on the effect of internal mammary node irradiation in early node-positive breast cancer. J Clin Oncol. 2016;34(4):314–20.

7. Belkacemi Y, Kaidar-Person O, Poortmans P, Ozsahin M, Valli MC, Russell N, Kunkler I, Hermans J, Kuten A, van Tienhoven G, Westenberg H, Breast Working Party of the EORTC Radiation Oncology Group (ROG). Patterns of practice of regional nodal irradiation in breast cancer: results of the European Organization for Research and Treatment of cancer (EORTC) NOdal radiotherapy (NORA) survey. Ann Oncol. 2015;26(3):529–35.

8. Haussmann J, Budach W, Tamaskovics B, Bölke E, Corradini S, Djiepmo-Njanang FJ, Kammers K, Matuschek C. Which target volume should be considered when irradiating the regional nodes in breast cancer? Results of a network-meta-analysis. Radiat Oncol. 2019;14(1):102.

9. Cardoso F, Kyriakides S, Ohno S, Penault-Llorca F, Poortmans P, Rubio IT, Zackrisson S, Senkus E, ESMO Guidelines Committee. Early breast cancer: ESMO clinical practice guidelines for diagnosis, treatment and follow-up. Ann Oncol. 2019;30(10):1674.

10. Royal College of Radiologists (UK) (n.d.). https://www.rcr.ac.uk/clinical-oncology/service-delivery/postoperative-radiotherapy-breast-cancer-uk-consensus-statements.

11. NCCN (2022). https://www.nccn.org/professionals/physician_gls/pdf/breast.pdf.

12. Recht A, Comen EA, Fine RE, Fleming GF, Hardenbergh PH, Ho AY, Hudis CA, Hwang ES, Kirshner JJ, Morrow M, Salerno KE. Postmastectomy radiotherapy: an american society of clinical oncology, american society for radiation oncology, and society of surgical oncology focused guideline update. Pract Radiat Oncol. 2016;6(6):e219–34.

13. Donker M, van Tienhoven G, Straver ME, Meijnen P, van de Velde CJ, Mansel RE, Cataliotti L, Westenberg AH, Klinkenbijl JH, Orzalesi L, Bouma WH. Radiotherapy or surgery of the axilla after a positive sentinel node in breast cancer (EORTC 10981-22023 AMAROS): a randomised, multicentre, open-label, phase 3 non-inferiority trial. Lancet Oncol. 2014;15(12):1303–10.

14. Sávolt Á, Péley G, Polgár C, Udvarhelyi N, Rubovszky G, Kovacs E, Győrffy B, Kasler M, Matrai Z. Eight-year follow up result of the OTOASOR trial: the optimal treatment of the axilla–surgery or radiotherapy after positive sentinel lymph node biopsy in early-stage breast cancer: a randomized, single centre, phase III, non-inferiority trial. Eur J Surg Oncol. 2017;43(4):672–9.

15. Forrest AP, Everington D, McDonald CC, Steele RJ, Chetty U, Stewart HJ. The Edinburgh randomized trial of axillary sampling or clearance after mastectomy. Br J Surg. 1995;82(11):1504–8.

16. Chetty U, Jack W, Prescott RJ, Tyler C, Rodger A. Management of the axilla in operable breast cancer treated by breast conservation: a randomized clinical trial. Br J Surg. 2000;87(2):163–9.

17. Early Breast Cancer Trialists' Collaborative Group; Dodwell D, Taylor CW, McGale P, Kühn T, Poortmans

PM, Whelan T, et al. Regional lymph node irradiation in early stage breast cancer: an EBCTCG meta-analysis of 13,000 women in 14 trials. San Antonio Breast Cancer Symp; 2018 Dec 4–8; San Antonio, USA.

18. Giuliano AE, Ballman KV, McCall L, Beitsch PD, Brennan MB, Kelemen PR, Ollila DW, Hansen NM, Whitworth PW, Blumencranz PW, Leitch AM, Saha S, Hunt KK, Morrow M. Effect of axillary dissection vs no axillary dissection on 10-year overall survival among women with invasive breast cancer and sentinel node metastasis: the ACOSOG Z0011 (Alliance) Randomized Clinical Trial. JAMA. 2017;318(10):918–26.

19. Dingemans SA, de Rooij PD, van der Vuurst de Vries RM, Budel LM, Contant CM, van der Pool AE. Validation of six nomograms for predicting non-sentinel lymph node metastases in a Dutch breast cancer population. Ann Surg Oncol. 2016;23(2):477–81.

20. Algara López M, Rodríguez García E, Beato Tortajada I, Martínez Arcelus FJ, Salinas Ramos J, Rodríguez Garrido JR, Sanz Latiesas X, Soler Rodríguez A, Juan Rijo G, Flaquer García A. OPTimizing irradiation through molecular assessment of lymph node (OPTIMAL): a randomized open label trial. Radiat Oncol. 2020;15(1):229.

21. Brunt AM, Haviland JS, Wheatley DA, Sydenham MA, Alhasso A, Bloomfield DJ, Chan C, Churn M, Cleator S, Coles CE, Goodman A. Hypofractionated breast radiotherapy for 1 week versus 3 weeks (FAST-forward): 5-year efficacy and late normal tissue effects results from a multicentre, non-inferiority, randomised, phase 3 trial. Lancet. 2020;395:1613.

22. Offersen BV, Boersma LJ, Kirkove C, et al. ESTRO consensus guideline on target volume delineation for elective radiation therapy of early stage breast cancer. Radiother Oncol. 2015;114:3–10.

23. White et al. https://www.nrgoncology.org/Portals/0/Scientific%20Program/CIRO/Atlases/BreastCancerAtlas_corr.pdf?ver=2018-04-18-144201-270. Accessed 1.11.2020 2018.

24. Early Breast Cancer Trialists' Collaborative Group. Effects of radiotherapy and surgery in early breast cancer. N Engl J Med. 1995;333:1444–55.

25. Duma MN. An update on regional nodal irradiation: indication, target volume delineation, and radiotherapy techniques. Breast Care (Basel). 2020;15(2):128–35.

26. Osman SO, Hol S, Poortmans PM, Essers M. Volumetric modulated arc therapy and breath-hold in image-guided locoregional left-sided breast irradiation. Radiother Oncol. 2014;112(1):17–22.

第 45 章

豁免放射治疗

Elisabetta Bonzano，Icro Meattini

45.1 背景

45.1.1 低风险乳腺癌 BCS 后豁免放射治疗

WBI 是大多数乳腺癌患者 BCS 后的标准治疗方法，其显著降低了同侧乳腺癌的复发率和乳腺癌死亡率[1]。

20 世纪 80 年代至 90 年代进行了第一代前瞻性随机Ⅲ期临床研究，旨在寻找一组低风险患者，能够在乳腺癌 BCS 后豁免放射治疗。这些研究的纳入标准非常广泛，因此界定了一个十分模糊的低复发风险的标准[2]。

安大略临床肿瘤学组（OCOG）研究（1984—1989年）将 837 例淋巴结阴性（原发灶不超过 4cm）的乳腺癌患者随机分为 WBI 组（416 例患者）和豁免放射治疗组（421 例患者）。WBI 组给予全乳腺 42.5Gy/16f/3W 序贯瘤床加量 12.5Gy/5f。没有进行内分泌治疗。中位随访 43 个月时，WBI 组和豁免放射治疗组的局部复发率分别为 5.5% 和 25.7%。中位随访 91 个月时，WBI 组和豁免放射治疗组的局部复发率分别为 11% 和 35%，但总生存率两者无差异。研究发现，年轻（<50岁）、肿瘤较大（>2cm）和较高的组织学分级是局部复发的预测因素[3]。

米兰Ⅲ研究（1987—1989 年）共招募了 567 例患者（年龄<71 岁、肿瘤大小<25mm），接受 WBI（294 例患者）或豁免放射治疗（273 例患者）。WBI 组给予全乳腺 50Gy/25f 序贯瘤床加量 10Gy/5f。淋巴结阳性、ER 阴性者（17%）给予辅助化学治疗，淋巴结阳性、ER

阳性者（12%）给予内分泌治疗。长期随访结果显示，WBI 组和豁免放射治疗组的 10 年局部复发率分别为 5.8% 和 23.5%。两组的 10 年总生存率无差异，但发现年龄是影响局部控制率的重要因素[4-5]。

NSABP B-21 研究（1989—1998 年）是针对肿瘤大小这一因素的研究，该研究纳入了 1009 例淋巴结阴性的浸润性乳腺癌患者，肿瘤大小不超过 1cm。患者被随机分为：仅接受辅助内分泌治疗组（336 例患者）、WBI（50Gy/25f 联合或不联合瘤床加量）联合安慰剂组（336 例患者）、WBI 联合内分泌治疗组（337 例患者）。仅他莫昔芬组、仅 WBI 组、WBI 联合他莫昔芬组的 8 年累计同侧乳腺肿瘤复发率（IBTR）分别为16.5%、9.3% 和 2.8%。WBI 带来的局部控制的获益与 ER 状态无关。三组的总生存率无差异[6]。

SweBCG 91 RT 研究（1991—1997 年）将 1187 例T1-2N0 的患者随机分为接受 WBI 组（593 例患者）（48~54Gy/24~27f）或豁免放射治疗组（594 例患者）。Ⅱ期患者接受辅助内分泌治疗或化学治疗。豁免放射治疗组和 WBI 组的 5 年局部复发率分别为 14% 和 4%；中位随访时间达 15.6 年时，两组的局部复发率分别为 23.9% 和 11.5%。两组的总生存无显著差异[7,8]。

各研究对于肿瘤大小、腋窝淋巴结阴性状态、乳腺癌 BCS 后的切缘距离、入组年龄的定义各不相同，患者的入组标准也差异巨大，因而难以明确地筛选出极低复发风险的患者进行术后治疗的降级[9-12]。虽然在确诊时的临床特征仍然是早期乳腺癌的主要预后因素，但对于目前而言，这些特征并不再是进行复发风险分组和优化术后治疗分层的唯一评估因素。

第二代研究试图通过综合分析年龄阈值、激素受体状态、肿瘤生物学因素,以便更确切地了解低风险患者,并进行精准分层。严格的筛选标准能够更好地针对适应人群,从而进行可靠的亚组分析。

多伦多和不列颠哥伦比亚省的研究(1992—2000年),将 769 例年龄>50 岁的 T1-2 的患者随机分为仅接受辅助内分泌治疗组(386 例患者)或内分泌治疗联合 WBI 组(383 例患者)[13]。

WBI 为中等程度的大分割 40Gy/16f 序贯加量12.5Gy/5f。仅内分泌治疗组和内分泌治疗联合 WBI 组的 5 年局部复发率分别为 7.7% 和 0.6%,两组的 8 年局部复发率分别增加至 17.6% 和 3.5%。联合放射治疗组的 5 年无疾病进展生存率相对更优(分别为 91%和 84%),但两组的 5 年总生存无显著差异。

在老年乳腺癌患者中,激素受体阳性的肿瘤比例增加,因而这类人群的肿瘤侵袭性可能较低。根据 EBCTCG 的荟萃分析显示,年龄≥70 岁、肿瘤较小、ER阳性、接受他莫昔芬治疗的患者,放射治疗带来的总生存获益相对较少。已进行的数项研究,目的在于明确对于极低风险的患者群体是否可以进行豁免放射治疗[1,13-16]。根据健康状况、合并疾病和依从性,对于早期乳腺癌老年患者接受放射治疗或豁免放射治疗的权衡,是不断争论和正在研究的问题。因此,尽量减少老年患者的治疗,既确保良好的健康相关的 QoL,又不影响生存,是问题的关键所在[17]。

PRIME Ⅱ[18] 和 CALGB 9343[19] 两项随机临床研究,调查了接受 BCS 和术后内分泌治疗的低复发风险的老年患者豁免放射治疗的可能性。

PRIME Ⅱ 研究纳入了 ER 阳性、年龄>65 岁、局部复发风险低(cT1-T2N0、肿瘤≤3cm、切缘阴性、激素受体阳性)的女性患者。全乳腺给予 40~50Gy 的放射治疗,分 15~25 次,持续 3~5 周,允许瘤床加量 10~15Gy。研究表明,豁免放射治疗组的 5 年局部复发率为 3.3%,而放射治疗组则为 1.2%,由于复发率低,因此足以考虑对于精心筛选的亚组患者豁免术后放射治疗[18]。豁免全乳腺放射治疗是预测局部控制率的唯一危险因素(HR 4.87),除此之外,没有发现其他可用于预测局部控制率的危险因素。最近的 10 年随访数据更新显示[20],放射治疗进一步降低了局部复发率,区域复发率存在显著差异(分别为 9.8% 与 0.9%,放射治疗组获益;P=0.0008);豁免放射治疗的 ER 低表达患者亚组的10 年局部复发率为 18.8%(P=0.007)。两组在次要研

究终点,包括远处转移、对侧乳腺肿瘤发生率和总生存方面,没有差异。

在 CALGB 9343 研究中,共有 636 例 70 岁以上的 ER 阳性的 I 期患者,在 BCS 后及腋窝淋巴结活检或切除后,被随机分为仅他莫昔芬辅助治疗组(319 例患者)及他莫昔芬联合 WBI 组(317 例患者)[19]。WBI为 45Gy/25f/5W,包括 I~Ⅱ组腋窝淋巴结,其后序贯14Gy/7f 电子线补量。他莫昔芬治疗 5 年。他莫昔芬联合 WBI 组和仅他莫昔芬辅助治疗组的 5 年同侧乳腺肿瘤复发(IBTR)分别为 1% 和 4%[21],中位随访时间12.6 年时的 IBTR 分别为 2% 和 9%[19]。两组在总生存、出现远处转移的时间、最终乳房保留方面没有显著差异[19]。

值得注意的是,这两项研究的主要研究终点均为阴性,且次要研究终点均缺乏统计效力。同时,CALGB 9343 研究未报告肿瘤组织学分级;PRIME Ⅱ 研究中只有 3% 的患者的肿瘤组织学分级为 3 级。此外,两项研究均未对合并疾病进行报道。考虑到局部复发的发生情况,应该在经过筛选的患者中,经过仔细地进行多因素和多学科评估后,才能做出豁免放射治疗的决定。

英国肿瘤外科协会(BASO)Ⅱ 期研究是一项采用2×2 析因设计的随机临床研究,旨在评估早期乳腺癌BCS 后进行 WBI 或内分泌治疗或两者联合治疗的价值。入组标准包括年龄<70 岁、淋巴结阴性、浸润癌大小<20mm、组织学分级为 1 级或为预后良好的特殊组织学类型、无脉管侵犯的证据[14]。按治疗分为 4 组:仅BCS 组、BCS 联合 WBI 组、BCS 联合内分泌治疗组、BCS 联合 WBI 及内分泌治疗组。中位随访时间为 10年,未接受放射治疗的患者(仅 BCS 组、BCS 联合内分泌治疗组)和接受放射治疗的患者(BCS 联合 WBI 组、BCS 联合 WBI 及内分泌治疗组)的累积局部复发率分别为 10.2% 和 3.9%;未接受内分泌治疗的患者(仅 BCS组、BCS 联合 WBI 组)和接受他莫昔芬治疗的患者(BCS 联合内分泌治疗组、BCS 联合 WBI 及内分泌治疗组)的累积局部复发率分别为 11.7% 和 4.2%。对接受 WBI 或内分泌治疗的患者,其年局部复发率为0.4%,而对于未接受 WBI 和未接受他莫昔芬治疗的患者,其年局部复发率分别为 1.2% 和 1.3%。WBI 或内分泌治疗均降低了局部复发的风险,但对总生存并无显著改善。

表 45.1 总结了筛选特定的早期乳腺癌患者豁免放射治疗的主要研究。

对于患者的筛选至关重要。有关肿瘤生物学行为影响预后的文献越来越多。尽管生物学特征并不能取代临床特征进行预后判断，但应将其充分整合至决策过程中，以避免过度或不充分治疗，并促进个体化放射治疗的实施。为了帮助医师和患者做出治疗决策，基于预后因素的列线图也被广泛用于量化特定事件发生的可能性。MD 安德森癌症中心制定了一个评估老年乳腺癌患者 BCS 后放射治疗获益程度的列线图。该列线图基于年龄（66~79 岁）、种族、肿瘤大小、ER状态和淋巴结状态[74]。

还开发和验证了另一列线图，用于评估不符合 CALGB 9343 入组标准的老年患者在 BCS 后接受放射治疗的获益程度。该列线图将 ER、PR、组织学分级、种族、T 分期和 N 分期作为预测因素[25]。

45.1.2 术后放射治疗与辅助内分泌治疗间的相互作用

虚弱是死亡的危险因素之一，充分了解治疗前的虚弱程度对老年患者的治疗决策至关重要。对于 70岁以上、激素受体阳性的低风险乳腺癌患者，当前研究正在探索如何降低系统治疗的强度。

Ferreira 及其同事[26]报道了内分泌治疗如何对健康相关的 QoL 产生重要的负面影响，尤其是对绝经后女性。估算模型预测结果显示，对于一般状况良好、具有较好生物学行为的乳腺癌老年女性患者，术后放射治疗和内分泌治疗的 5 年生存率没有差异[27]。因此，对老年患者而言，放射治疗单独运用或联合其他疗法运用时，需要重视对其副作用的处理。同时，鉴于内分泌治疗具有广泛的潜在不良反应（例如，骨折风险、血栓栓塞事件、性和认知功能障碍、关节痛/肌痛），老年患者对内分泌治疗的依从性随着时间的推移而下降[28]。

持续的辅助内分泌治疗是至关重要的。应该意识到，老年女性患者对内分泌治疗的依从性差是常见现象，可能存在反复且长期的治疗中断[29]。BIG 1–98 前瞻性研究（一项四臂、三期、双盲、随机对照试验，比较来曲唑与他莫昔芬辅助治疗）显示，75 岁以上患者的治疗中断比例为 38.4%[30]。随着放射治疗技术的进步，当前能够使用中等程度或更大程度的大分割缩短治疗疗程，以及使用部分乳腺照射减少放射治疗范围，

因此大多数患者对乳腺辅助放射治疗具有良好的耐受性[31-32]。此外，内分泌治疗的维持时间在增加，因此，在权衡内分泌治疗与豁免放射治疗时，需要考虑生活质量[33]。应充分告知患者各种选择的利弊，以及局部复发风险与不同治疗负担之间的平衡，以使患者做出明智的抉择。

45.1.3 高风险乳腺癌 PST 后豁免放射治疗

PST 是部分乳腺癌的标准治疗手段，既往是为了通过该手段将无法手术的肿瘤转化为可手术的肿瘤，降低原发肿瘤的分期，并根据病理反应提供预后信息。由于可以根据 PST 的反应对特定疗效指标进行预测，因此目前越来越多的患者接受 PST，即使并不处于局部进展期。基于此，越来越多的相对高危的早期乳腺癌患者也会接受术前全身治疗。然而，PST 后辅助放射治疗的适应证是一个充满争议的话题[34,35]。其关键点在于，放射治疗的范围和强度应像既往推荐的那样基于治疗前的临床肿瘤分期，还是应基于 PST 后的肿瘤情况，或需要结合治疗前、后的情况进行综合考虑[34,36]。

事实上，在高风险的乳腺癌患者中，可能存在一个亚组，其从放射治疗中的获益较小，且豁免放射治疗并不会影响生存[37]。一些旨在确定 PST 后行 BCS 达到 pCR 的患者能否从放射治疗中获益的研究仍在进行中[34,35]。临床肿瘤分期和肿瘤生物学特征是预测接受 PST 的乳腺癌患者能否达到 pCR 的最重要预测指标：较早的临床 T 分期与较高的 pCR 率相关[38]，pCR似乎也是一个强有力的预后指标，尤其是对于三阴性或人表皮生长因子受体 2（Her2）过表达的乳腺癌[36]。

MD 安德森癌症中心的一组研究，提供了关于降低放射治疗强度的一系列数据。Huang 等在 2004 年报道了 676 例 I - IV 期患者的数据，这些患者接受了 PST 和乳房切除术，其后接受或不接受 PMRT。对于初始临床分期 I - II B 期且达到 pCR 者，及对于 II 期达到 ypN1a（1~3 枚阳性淋巴结）者，放射治疗与否其 10 年 LRR 率没有显著差异[39]。2007 年，McGuire 等通过分析 106 例 I - III 期患者验证了上述结果。106 例患者中，1/3 为 I 期或 II 期且在接受 PST 后达到 pCR 的患者。截至报道时，32 例临床分期为 I 期或 II 期的患者，均没有出现 LRR；无论是否接受 PMRT，10 年 LRR率均为 0%[40]。两项报道均提到，仅在临床分期为 III 期

表 45.1 部分早期乳腺癌患者免放射治疗的主要研究

研究	年代	患者数	年龄（岁）	分期	HR 状态	大小 (mm)	切缘	研究设计	局部控制率	总生存
Fisher 等[6]	1989—1994 年 1996—1998 年	673	任何	T1N0	任何	<10	阴性	ET 对 ET+RT 对 RT+安慰剂	16.5% 对 9.3% 对 2.8%	93% 对 94% 对 93%
Fyles 等 Toronto–BC[13,22]	1992—2000 年	769	>50（平均 68）	T1—2N0	未报道	<50	阴性	ET+RT 对 ET	5.1%对 13.7%	84%
Potter 等 ABCSG 8A[16,23]	1996—2004 年	869	绝经后（平均 66）	T1—2N0	ER 阳性/PR 阳性 或均阳性	<31	阴性	ET+RT 对 ET	2.22%对 7.2%	87.6% 对 86.6%
Blamey 等 BASO II[14]	1992—2000 年	1135	<70（平均 57）	T1N0	ER/PR 阳性	<20	阴性	仅 BCS 对 BCS+ET 对 BCS+RT 对 BCS +ET + RT	2.2%/年（BCS） 0.8%/年（RT 或 ET） 0.2%/年（ET+RT）	96%
Hughes 等 CALGB 9343[19]	1994—1999 年	636	≥70	T1N0	ER 阳性	<20	阴性	ET+RT 对 ET	2%对 9%[a]	67%对 66%[a]
Kunkler 等 PRIME II[20]	2003—2009 年	1326	≥65	T1N0	ER/PR 阳性或均阳性	<30	>0.9mm	ET+RT 对 ET	1.3%对 4.1% 0.9%对 9.8%[a,b]	93.9%对 93.9%

缩略词：ER，雌激素受体；PR，孕激素受体；BCS，保乳手术；ET，内分泌治疗；RT，放射治疗。

[a]10 年时。

[b]10 年的结果在 2020 年圣安东尼奥乳腺癌虚拟大会上进行了报道。

及以上的乳腺癌患者中,可以观察到 PMRT 对于局部控制的益处。

然而,应当注意到,上述研究中纳入的绝大多数患者在同一机构接受治疗,观察时间段有重叠。因此,这些回顾性研究可能存在队列重叠偏倚和选择偏倚。

2012 年,Mamounas 及其同事整合了 NSABP B-18 研究和 NSABP B-27 研究的数据,证实了 MD 安德森癌症中心系列研究的结果,证明了对于 PST 后达 pCR 的 II 期患者,LRR 的总体风险较低[35]。总之,这些数据表明,在决定术后放射治疗的益处时,化学治疗前的初始肿瘤负荷至关重要[36](表 45.2)。

此外,Krug 等对 3 项大型前瞻性随机 III 期研究(GeparTrio、GeparQuattro 和 GeparQuinto)进行了回顾性探索性分析,以研究 PMRT 对于 LRR 和生存的影响[46]。在 3481 例患者中,平均随访时间为 55.9 个月,与未接受放射治疗相比,接受放射治疗可提高 5 年无局部区域复发的比率,但对 DFS 无改善。值得注意的是,61.3% 的患者存在临床阳性淋巴结,45.6% 的患者为 cT3-4 期。两个亚组接受放射治疗后,LRR 均显著降低,但 DFS 均无改善;cN0 的患者并没有从放射治疗中获益,其 DFS 反而变差[46]。

45.1.4 正在进行的研究及未来展望

目前有几项研究正在依据精准医疗的策略,针对低风险患者探索如何降低治疗强度(例如,EUROPA NCT04134598、EXPERT NCT02889874、NATURAL NCT03646955、PRECISION NCT02653755、PRIME-TIME ISRCTN41579286、IDEA NCT02400190、LU-MINA NCT01791829)(表 45.3)。

值得注意的是,所有针对这一亚组患者的已发表的研究都是为了评估豁免放射治疗而设计和实施的,没有考虑内分泌治疗的使用情况和依从性如何。唯一的例外是正在进行的 EUROPA 研究,针对预后较好的原发性乳腺癌老年患者(≥70 岁),评估单独使用术后放射治疗是否能够避免内分泌治疗的长期毒性,以及是否能对这类潜在脆弱人群的健康相关 QoL 带来益处[47]。

内分泌治疗个体化决策(IDEA)研究(NCT02400190)是一项多中心前瞻性单臂观察性研究(密歇根大学癌症中心),评估 BCS 后计划接受内分泌治疗的绝经后患者(50~69 岁)的局部区域复发率。纳入标准包括:

单灶 T1N0、激素受体阳性、HER2 阴性患者,根据能预测 LR 风险的 21 基因复发风险评分 OncotypeDX(Genomic Health Inc.,Redwood City,CA)对患者进行分层[52]。

早期乳腺癌豁免放射治疗(PRECISION)研究是一项非随机的 II 期研究(Dana Farber 癌症研究所 NCT02653755),评估 50~75 岁 BCS 后接受辅助内分泌治疗的低风险患者是否可豁免 WBI。由于潜在的多重死亡风险,75 岁以上的患者被排除在外。该研究依赖于 Prosigna 乳腺癌检测(NanoString Technologies Inc.,Seattle,WA)中的 PAM50 基因标签进行基因表达谱分析。该分析依据 50 个分类基因的转录谱生成一个预测 10 年远处转移风险的临床验证分数[50]。

由澳大利亚和新西兰乳腺癌研究小组负责的 Expert(探索低风险早期乳腺癌个体化放射治疗)III 期研究,其纳入标准与 PRECISION 研究类似,将使用 Prosigna 来筛选低风险乳腺癌患者(年龄>50 岁、I 期、ER 阳性、HER2 阴性)[48]。

LUMINA 研究是一项多中心单臂前瞻性队列试验(OCOG),验证免疫组化 4(IHC4)阳性联合临床因素可能用于识别低风险患者的假设。该研究评估 BCS 后接受辅助内分泌治疗的 55 岁以上的患者 IBTR 风险。低风险人群的特征包括:腋窝阴性、Luminal A 型、病灶<2cm、切缘阴性、组织学分级非 3 级、无脉管侵犯、无广泛的导管内肿瘤成分。IHC4 评分是一种基于 ER、PR、HER2 和 Ki67 指数预测早期乳腺癌患者远处转移风险的廉价工具[53]。

在英国,PRIMETIME 研究是一项以生物标志物为主导的前瞻性病例-队列研究,计划招募 2400 例 60 岁以上、T1N0、激素受体阳性、HER2 阴性、组织学分级 1~2 级的患者。计划使用专用算法根据 IHC4 及临床因素对患者进行评分。被分层为"极低风险"的患者将豁免 WBI[51]。在丹麦,基于 UK IMPORT LOW 研究和 DBCG RT PBI 研究的结果,自 2016 年 4 月以来,40Gy/15f 体外部分乳腺照射(EBRT-PBI)已成为部分低风险乳腺癌患者的标准治疗手段。目前,一项前瞻性随机对照研究正在探讨,对于特定的低风险乳腺癌患者,能否豁免 PBI 而不会导致不可接受的较高的局部失败风险。该研究于 2018 年 9 月 5 日开始,旨在纳入 926 例受试者,预计于 2035 年完成

表 45.2　PST 后进行放射治疗的主要研究

研究	年代	患者数	化学治疗方案	分期	pCR(%)	全乳腺切除术后放射治疗(%)	研究设计	接受术后放射治疗的局部复发率(pCR)	不接受术后放射治疗的局部复发率(pCR)	中位随访时间（年）
Huang 等 (2004)[39]	1974—2000 年	744	蒽环类药物 100% 紫杉醇 15%	I 期 0.15% IIA 期 4.3% IIB 期 18.9% IIIA 期 28.5% IIIB 期 39.2% IV 期 8.8%	86	74	回顾性，单中心	3%（III/IV 期）	33%（III/IV 期）	5.75
McGuire 等 (2007)[40]	1982—2002 年	106	蒽环类药物 92% 紫杉醇 38%	I 期 2% II 期 31% IIIA 期 30% IIIB 期 25% IIIC 期 11%	106	68	回顾性，单中心	0%（I/II 期） 7.3%（III 期）	0%（I/II 期） 17.7%（III 期）	5.2
Le Scodan 等 (2011)[41]	1990—2004 年	134	蒽环类药物 100% 紫杉醇 9.7%	I 期 0.74% II 期 61.9% III 期 37.3%	24	58	回顾性，单中心	未报道	未报道	7.6
Mamounas 等 (2012)[35]	1988—1993 年	1122	蒽环类药物 + 紫杉醇	IIA 期 36.4% IIB 期 41.8% IIIA 期 18.9%	94	未报道	对 NSABP B18 研究和 B27 研究的汇总分析	未报道	6.5%（IIA 期） 8.1%（IIB 期）	11.7
Shim 等 (2014)[42]	1998—2009 年	151	蒽环类药物 38.4% 紫杉醇 6% 蒽环类药物 + 紫杉醇 55.6%	IIA 期 4.6% IIB 期 55.6% IIIA 期 31.1% IIIB 期 8.6%	36	70	回顾性，多中心	0%	0%	4.8
Meattini 等 (2014)[43]	1997—2011 年	170	蒽环类药物 40% 蒽环类药物 + 紫杉醇 54%	IIA 期 10% IIB 期 30% IIIA 期 21% IIIB 期 37% IIIC 期 2%	未报道	58	回顾性，单中心	16.7%（III 期）	38.7%（III 期）	7.7
Nagar 等 (2015)[44]	2003—2010 年	161	蒽环类药物 93% 紫杉醇 80%	I 期 8.4% II 期 44.8% III 期 28.6%	33	73	回顾性，单中心	0%	2.3%	4
Fowble 等 (2017)[45]	2004—2013 年	81	蒽环类药物 + 紫杉醇	I 期 7.4% IIA 期 49.3% IIB 期 28.9% IIIA 期 14.8%	35	0	回顾性，单中心	未报道	3%	4.9

表45.3 正在进行的优化极低复发风险乳腺癌患者的治疗方案的研究

	EUROPA[47]	EXPERT[48]	NATURAL[49]	PRECISION[50]	PRIMETIME[51]	IDEA[52]	LUMINA[53]
研究编号	NCT04134598	NCT02889874	NCT03646955	NCT02653755	ISRCTN:41579286	NCT02400190	NCT01791829
研究类型	随机	随机	随机	单臂	单臂	单臂	单臂
年龄(岁)	≥70	≥50	≥60	≥50且≤75	≥60	≥50且≤69(绝经后)	≥55
分期	pT1N0	pT1N0	pT1N0	pT1N0	pT1N0	pT1N0	pT1N0
组织学分级及类型	任何组织学分级(pT≤10mm) 组织学分级1~2级(pT=11~19mm)	组织学分级1~2级 非多病灶,非多中心 浸润	组织学分级1~2级 非小叶癌 单病灶单一组织学类型	组织学分级1~2级 非多中心浸润	极低风险患者(基于IHC4+C)	任何组织学分级 非多中心,非多病灶	组织学分级1~2级 非小叶瘤 可为多灶多中心 无广泛的导管内成分
分型	Luminal A	Luminal A	Luminal A	Luminal A	IHC4+C		Luminal A
评估方法	免疫组化,HER2++者需FISH	PAM50,HER2++者需FISH	免疫组化,HER2++者需FISH	PAM50,HER2++者需FISH	IHC4+C,HER2++者需FISH	Oncotype-DX,HER2++者需FISH	免疫组化,HER2++者需FISH
生物学指标	ER≥10%;PR≥10%;HER2阴性;Ki67≤20%	ER/PR≥10%;HER2阴性;复发风险评分≤60	ER≥10%阴性	ER/PR≥10%;HER2阴性	ER/PR阳性;HER2阴性	ER/PR阳性;HER2阴性	ER≥1%;PR≥20%;HER2阴性
切缘	阴性	阴性	≥2mm	阴性	≥1mm	≥2mm	≥1mm
干预措施	ET对RT(exp)	ET+RT对ET(exp)	ET+APBI对ET(exp)	仅ET	仅ET	仅ET	仅ET
主要研究终点	局部复发(等效性) HRQoL(优效性)	局部复发	局部复发(等效性)	局部区域复发(等效性)	局部复发	局部区域复发	局部复发
入组患者数	926	1167	926	690	2400	202	500

缩略词:ET,内分泌治疗;IHC,免疫组织化学;FISH,荧光原位杂交技术;HRQoL,健康相关的QoL;APBI,部分乳腺短程照射;IHC4+C,免疫组织化学生物标志物加临床信息;ER,雌激素受体;PR,孕激素受体;exp,实验用药组。

（NCT03646955）[49]。

精准医学的未来在于将临床特征（患者相关的和疾病相关的）与生物标志物及基因特征结合。另一个有趣的例子是基于基因组调整的放射治疗剂量（GARD）评分，该评分采用基于基因表达的放射敏感性指数和线性二次模型来确定放射治疗的疗效。该评分可以作为放射治疗特异性疗效的独立预测因子，也能用于预测无复发生存和无远处转移生存[54]。然而，这种多模态评估的成本-效益和可靠性尚需通过各临床研究进行仔细评估。

对于高危患者，NSABP B51/RTOG 1304 Ⅲ 期临床研究希望能够优化 PST 后的局部区域治疗策略。研究的主要目的是针对临床阳性淋巴结经 PST 后转为 ypN0 的患者，评估增加区域淋巴结放射治疗是否能提高 DFS 率。对于临床分期 T1-3N1、接受 PST 后病理评估淋巴结阴性（SLNB 或 ALND）的 BCS 后患者，被随机分为 WBI 加或不加 RNI（包括 IMN）。乳房切除术后的患者将被随机分为 PMRT（包括 RNI）或豁免放射治疗。主要研究终点为 5 年内浸润性乳腺癌无复发的间隔期，优效性界值为 4.6%，计划样本量为 1636 例患者。第一批结果预计将于 2023 年 7 月公布。NSABP-B51 研究将提供前瞻性随机数据，在今后为 PST 后 pCR 或 ypN0 的患者是否接受 PMRT 提供建议[55]。

45.2 总结

我们应该毫不犹豫地使用优化治疗这一术语，而不仅仅是寻求治疗降级。因为治疗降级是一个容易被误解的术语，并可能与过度治疗或不足治疗相对应。需要强有力的证据来为乳腺癌患者寻求优化的、高性价比的和个体化的治疗。同时，每一位乳腺癌患者都是独特的，我们应当竭尽全力为他们提供个体化的放射治疗方案，这一点毋庸置疑。

（谭志博 译 陈敏 校）

参考文献

1. Early Breast Cancer Trialists' Collaborative Group (EBCTCG), Darby S, Mc Gale P, Correa C, et al. Effects of radiotherapy after breast-conserving surgery on 10-year recurrence and 15-year breast cancer death: meta-analysis of individual patient data for 10,801 women in 17 randomised trials. Lancet. 2011;378:1707–16.

2. Clark RM, McCulloch PB, Levine MN, et al. Randomized clinical trial to assess the effectiveness of breast irradiation following lumpectomy and axillary dissection for node-negative breast cancer. J Natl Cancer Inst. 1992;84:683–9.

3. Clark RM, Whelan T, Levine M, et al. Randomized clinical trial of breast irradiation following lumpectomy and axillary dissection for node-negative breast cancer: an update. J Natl Cancer Inst. 1996;88:1659–64.

4. Veronesi U, Luini A, Del Vecchio M, et al. Radiotherapy after breast-preserving surgery in women with localized cancer of the breast. N Engl J Med. 1993;328:1587–91.

5. Veronesi U, Marubini E, Mariani L, et al. Radiotherapy after breast-conserving surgery in small breast carcinoma: long-term results of a randomized trial. Ann Oncol. 2001;12:997–1003.

6. Fisher B, Bryant J, Dignam JJ, et al. Tamoxifen, radiation therapy, or both for prevention of ipsilateral breast tumor recurrence after lumpectomy in women with invasive breast cancers of one centimeter or less. J Clin Oncol. 2002;20:4141–9.

7. Malmstrom P, Holmberg L, Anderson H, et al. Breast conserving surgery, with and without radiotherapy, in women with lymph node-negative breast cancer: a randomised clinical trial in a population with access to public mammography screening. Eur J Cancer. 2003;39:1690–7.

8. Killander F, Karlsson P, Anderson H, et al. No breast cancer subgroup can be spared postoperative radiotherapy after breast-conserving surgery. Fifteen year results from the Swedish Breast Cancer Group randomised trial, SweBCG 91 RT. Eur J Cancer. 2016;67:57–65.

9. Uppsala-Orebro Breast Cancer Study Group. Sector resection with or without postoperative radiotherapy for stage I breast cancer: a randomized trial. J Natl Cancer Inst. 1990;82:277–82.

10. Liljegren G, Holmberg L, Adami HO, et al. Sector resection with or without postoperative radiotherapy for stage I breast cancer: five-year results of a randomized trial. J Natl Cancer Inst. 1994;86:717–22.

11. Liljegren G, Holmberg L, Bergh J, et al. Ten-year results after sector resection with or without postoperative radiotherapy for stage I breast cancer: a randomized trial. J Clin Oncol. 1999;17: 2326–33.

12. Liljegren G, Lindgren A, Bergh J, et al. Risk factors for local recurrence after conservative treatment in stage I breast cancer. Definition of a subgroup not requiring radiotherapy. Ann Oncol. 1997;8:235–41.

13. Fyles AW, McCready DR, Manchul LA, et al. Tamoxifen with or without breast irradiation in women 50 years or older with early breast cancer. N Engl J Med. 2004;351:963–70.

14. Blamey RW, Bates T, Chetty U, et al. Radiotherapy or tamoxifen after conserving surgery for breast cancer of excellent prognosis: British Association of Surgical Oncology (BASO) II trial. Eur J Cancer. 2013;49:2294–302.

15. Chesney TR, Yin JX, Rajaee N, Tricco AC, Fyles AW, Acuna SA, Scheer AS. Tamoxifen with radiotherapy compared with tamoxifen alone in elderly women with early-stage breast cancer treated with breast

analysis. Radiother Oncol. 2017;123(1):1–9. https://doi.org/10.1016/j.radonc.2017.02.019.

16. Potter R, Gnant M, Kwasny W, et al. Lumpectomy plus tamoxifen with or without whole breast irradiation in women with favourable breast cancer. Int J Radiat Oncol Biol Phys. 2007;68:334–40.

17. Poortmans PMP, Arenas M, Livi L. Over-irradiation. Breast. 2017;31:295–302. https://doi.org/10.1016/j.breast.2016.07.022. Epub 2016 Aug 10

18. Kunkler IH, Williams LJ, Jack WJL et al. Breast-conserving surgery with or without irradiation in women aged 65 years or older with early breast cancer (PRIME II): a randomised controlled trial. https://doi.org/10.1016/S1470-2045(14)71221-5.

19. Hughes KS, Schnaper LA, Bellon JR, et al. Lumpectomy plus tamoxifen with or without irradiation in women age 70 years or older with early breast cancer: long-term follow-up of CALGB 9343. doi: https://doi.org/10.1200/JCO.2012.45.2615.

20. Kunkler IH, Williams LJ, Jack WJL, et al; PRIME 2 Trial Investigators. PRIME 2 randomized trial (Postoperative Radiotherapy in Minimum-Risk Elderly): wide local excision and adjuvant hormonal therapy +/− whole breast irradiation in women ≥65 years with early invasive breast cancer: 10 year results. Presented at: 2020 San Antonio Breast Cancer Symposium; December 8–12, 2020; Virtual. Abstract GS2–03.

21. Hughes KS, Schnaper LA, Berry D, et al. Lumpectomy plus tamoxifen with or without irradiation in women 70 years of age or older with early breast cancer. N Engl J Med. 2004;351(10):971–7.

22. Liu FF, Shi W, Done SJ, Miller N, et al. Identification of a low-risk luminal a breast cancer cohort that may not benefit from breast radiotherapy. J Clin Oncol. 2015;33(18):2035–40. https://doi.org/10.1200/JCO.2014.57.7999. Epub 2015 May 11

23. Fastner G, Sedlmayer F, Widder J et al. Endocrine therapy with or without whole breast irradiation in low-risk breast cancer patients after breast-conserving surgery: 10-year results of the Austrian Breast and Colorectal Cancer Study Group 8A trial. https://doi.org/10.1016/j.ejca.2019.11.024.

24. Albert JM, Liu DD, Shen Y, Pan IW, Shih YC, Hoffman KE, Buchholz TA, Giordano SH, Smith BD. Nomogram to predict the benefit of radiation for older patients with breast cancer treated with conservative surgery. J Clin Oncol. 2012;30(23):2837–43.

25. Chen K, Su F, Jacobs LK. A nomogram to predict the benefit of radiation therapy after breast-conserving surgery in elderly patients with stage I & ER-negative, or stage II/III disease. Ann Surg Oncol. 2015;22:3497–503. https://doi.org/10.1245/s10434-015-4393-7.

26. Ferreira AR, Di Meglio A, Pistilli B, Gbenou AS, El-Mouhebb M, Dauchy S, et al. Differential impact of endocrine therapy and chemotherapy on quality of life of breast cancer survivors: a prospective patient-reported outcomes analysis. Ann Oncol. 2019;30:1784–95.

27. Ward MC, Vicini F, Chadha M, Pierce L, Recht A, Hayman J, et al. Radiation therapy without hormone therapy for women age 70 or above with low-risk early breast cancer: a microsimulation. Int J Radiat Oncol Biol Phys. 2019;105:296–306.

28. Brett J, Fenlon D, Boulton M, Hulbert-Williams NJ, Walter FM, Donnelly P, et al. Factors associated with intentional and unintentional non-adherence to adjuvant endocrine therapy following breast cancer. Eur J Cancer Care (Engl). 2018;27:1.

29. Nekhlyudov L, Li L, Ross-Degnan D, Wagner AK. Five-year patterns of adjuvant hormonal therapy use, persistence, and adherence among insured women with early-stage breast cancer. Breast Cancer Res Treat. 2011;130(2):681–9. https://doi.org/10.1007/s10549-011-1703-z. Epub 2011 Aug 13

30. Crivellari D, Sun Z, Coates AS, Price KN, Thürlimann B, Mouridsen H, Mauriac L, Forbes JF, Paridaens RJ, Castiglione-Gertsch M, Gelber RD, Colleoni M, Láng I, Del Mastro L, Gladieff L, Rabaglio M, Smith IE, Chirgwin JH, Goldhirsch A. Letrozole compared with tamoxifen for elderly patients with endocrine-responsive early breast cancer: the BIG 1-98 trial. J Clin Oncol. 2008;26(12):1972–9. https://doi.org/10.1200/JCO.2007.14.0459. Epub 2008 Mar 10

31. Escott CE, Zaenger D, Switchencko JM, Lin JY, Abugideiri M, Arciero CA, Pfister NT, Xu KM, Meisel JL, Subhedar P, Torres M, Curran WJ, Patel PR. The influence of histologic grade on outcomes of elderly women with early stage breast cancer treated with breast conserving surgery with or without radiotherapy. Clin Breast Cancer. 2020;20(6):e701–10. https://doi.org/10.1016/j.clbc.2020.05.007. Epub 2020 May 13

32. Franco P, Iorio GC, Bartoncini S, et al. De-escalation of breast radiotherapy after conserving surgery in low-risk early breast cancer patients. Med Oncol. 2018;35:62. https://doi.org/10.1007/s12032-018-1121-8.

33. Davies C, Pan H, Godwin J, et al. Long-term effects of continuing adjuvant tamoxifen to 10 years versus stopping at 5 years after diagnosis of oestrogen receptor-positive breast cancer: ATLAS, a randomised trial. Lancet. 2013;381:805–16.

34. Mandish SF, Gaskins JT, Yusuf MB, Amer YM, Eldredge-Hindy H. The effect of omission of adjuvant radiotherapy after neoadjuvant chemotherapy and breast conserving surgery with a pathologic complete response. Acta Oncol. 2020;59(10):1210–7. https://doi.org/10.1080/0284186X.2020.1797161. Epub 2020 Jul 27

35. Mamounas EP, Anderson SJ, Dignam JJ, et al. Predictors of locoregional recurrence after neoadjuvant chemotherapy: results from combined analysis of National Surgical Adjuvant Breast and bowel project B-18 and B-27. J Clin Oncol. 2012;30(32):3960–6.

36. Morrow M, Khan AJ. Locoregional management after neoadjuvant chemotherapy. J Clin Oncol. 2020;38(20):2281–9.

37. Esposito AC, Crawford J, Sigurdson ER, et al. Omission of radiotherapy after breast conservation surgery in the postneoadjuvant setting. J Surg Res. 2018;221:49–57. https://doi.org/10.1016/j.jss.2017.08.008.

38. Goorts B, van Nijnatten TJ, de Munck L, Moossdorff M, Heuts EM, de Boer M, Lobbes MB, Smidt ML. Clinical tumor stage is the most important predictor of pathological complete response rate after neoadjuvant chemotherapy in breast cancer patients. Breast Cancer Res Treat. 2017;163(1):83–91. https://doi.org/10.1007/s10549-017-4155-2. Epub 2017 Feb 15. PMID: 28205044; PMCID: PMC5387027

39. Huang EH, Tucker SL, Strom EA, McNeese MD, Kuerer HM, Buzdar AU, Valero V, Perkins GH, Schechter NR, Hunt KK, Sahin AA, Hortobagyi GN, Buchholz TA. Postmastectomy radiation improves local-regional control and survival for selected patients with locally advanced breast cancer treated

with neoadjuvant chemotherapy and mastectomy. J Clin Oncol. 2004;22(23):4691–9. https://doi.org/10.1200/JCO.2004.11.129. Erratum in: J Clin Oncol 2005 Jan 1;23(1):248

40. McGuire SE, Gonzalez-Angulo AM, Huang EH, et al. Postmastectomy radiation improves the outcome of patients with locally advanced breast cancer who achieve a pathologic complete response to neoadjuvant chemotherapy. Int J Radiat Oncol Biol Phys. 2007;68(4):1004–9. https://doi.org/10.1016/j.ijrobp.2007.01.023.

41. Le Scodan R, Bruant S, Selz J, et al. Rôle de l'irradiation locorégionale adjuvante en l'absence d'envahissement ganglionnaire après chimiothérapie néoadjuvante, mastectomie totale et lymphadénectomie axillaire pour un cancer du sein. Expérience de l'hôpital René-Huguenin-institut Curie [Role of locoregional radiation therapy in breast cancer patients with negative lymph nodes after preoperative chemotherapy and mastectomy. The Institut Curie-Hôpital René-Huguenin experience]. Cancer Radiother. 2011;15(8):675–82. https://doi.org/10.1016/j.canrad.2011.04.004. French. Epub 2011 Aug 9

42. Shim SJ, Park W, Huh SJ, et al. The role of postmastectomy radiation therapy after neoadjuvant chemotherapy in clinical stage II-III breast cancer patients with pN0: a multicenter, retrospective study (KROG 12-05). Int J Radiat Oncol Biol Phys. 2014;88(1):65–72. https://doi.org/10.1016/j.ijrobp.2013.09.021. Epub 2013 Oct 22

43. Meattini I, Cecchini S, Di Cataldo V, et al. Postmastectomy radiotherapy for locally advanced breast cancer receiving neoadjuvant chemotherapy. BioMed Res Int. 2014; Article ID 719175, 12 pages, 2014

44. Nagar H, Boothe D, Ginter PS, et al. Disease-free survival according to the use of postmastectomy radiation therapy after neoadjuvant chemotherapy. Clin Breast Cancer. 2015;15(2):128–34. https://doi.org/10.1016/j.clbc.2014.09.012. Epub 2014 Nov 11

45. Fowble B, Jairam AK, Wang F, et al. Indications for postmastectomy radiation after neoadjuvant chemotherapy in ypN0 and ypN1-3 axillary node-positive women. Clin Breast Cancer. 2018;18(1):e107–13. https://doi.org/10.1016/j.clbc.2017.07.016. Epub 2017 Aug 1

46. Krug D, Baumann R, Budach W, Dunst J, Feyer P, Fietkau R, Haase W, Harms W, Hehr T, Piroth MD, Sedlmayer F, Souchon R, Wenz F, Sauer R. Individualization of post-mastectomy radiotherapy and regional nodal irradiation based on treatment response after neoadjuvant chemotherapy for breast cancer: a systematic review. Strahlenther Onkol. 2018;194(7):607–18. https://doi.org/10.1007/s00066-018-1270-x. English. Epub 2018 Jan 30

47. Meattini I, Poortmans PMP, Marrazzo L, Desideri I, Brain E, Hamaker M, et al. Exclusive endocrine therapy or partial breast irradiation for women aged >/=70 years with luminal A-like early stage breast cancer (NCT04134598 - EUROPA): proof of concept of a randomized controlled trial comparing health related quality of life by patient reported outcome measures. J Geriatr Oncol. 2020;12:182.

48. The EXPERT trial (examining personalised radiation therapy for low-risk early breast cancer. https://clinicaltrials.gov/ct2/show/NCT02889874.

49. Partial breast vs no irradiation for women with early breast cancer at ClinicalTrials.gov; https://clinicaltrial.gov/ct2/show/NCT03646955.

50. The PRECISION Trial (profiling early breast cancer for radiotherapy omission): a phase II study of breast-conserving surgery without adjuvant radiotherapy for favorable-risk breast cancer. https://clinicaltrials.gov/ct2/show/NCT02653755.

51. Kirwan CC, Coles CE, Bliss J. It's PRIMETIME postoperative avoidance of radiotherapy: biomarker selection of women at very low risk of local recurrence cli. Oncologia. 2016;28:594–6.

52. The IDEA (Individualized Decisions for Endocrine therApy) study at ClinicalTrials.gov; https://clinical-trials.gov/ct2/show/NCT02400190

53. A prospective cohort study evaluating risk of local recurrence following breast conserving surgery and endocrine therapy in low risk LUMINAL A Breast cancer (LUMINA) at ClinicalTrials.gov; https://clinicaltrials.gov/ct2/show/NCT01791829.

54. Scott JG, Berglund A, Schell MJ, et al. A genome-based model for adjusting radiotherapy dose (GARD): a retrosepective, cohort-based study. Lancet Oncol. 2016;18:202–11.

55. Mamounas EP, Bandos H, et al. NRG oncology/NSABP B-51/RTOG 1304: phase III trial to determine if chest wall and regional nodal radiotherapy (CWRNRT) post mastectomy (Mx) or the addition of RNRT to whole breast RT post breast-conserving surgery (BCS) reduces invasive breast cancer recurrence-free interval (IBCR-FI) in patients (pts) with pathologically positive axillary (PPAx) nodes who are ypN0 after neoadjuvant chemotherapy (NC). J Clin Oncol. 37(15_suppl) https://doi.org/10.1200/JCO.2019.37.15_suppl.TPS600.

第 46 章

老年乳腺癌患者

Isacco Desideri, Theodora Karnakis, Etienne Brain

46.1 背景

46.1.1 老年人的定义和老年医学评估

全球人口不仅增长迅速，而且老龄化速度加快，预计至 2040 年时 80 岁以上老年人将达到 4.34 亿[1]。这种流行病学的转变使得发生各种疾病，包括各类癌症的老年人的数量越来越多[2,3]。超过 60% 的癌症患者在 65 岁后确诊，这与随年龄增长而改变的各种体内和体外因素（例如，炎症、免疫、环境、社会心理因素）相关[4]。对于这种多因素引发的疾病，仅根据年龄确定治疗方案未免有所偏颇，需要对每位患者进行更深入、全面的评估，以避免治疗强度不足或过度治疗[5]。国际老年肿瘤学会（SIOG，www.siog.org）强烈建议使用针对老年人的评估方法来指导老年癌症患者的治疗决策[6]。

对于老年人的评估是多维度的。评估的范围包括身体功能、认知功能、营养状况、基础疾病、心理状态和社会支持等。根据评估中发现的缺陷的可逆性，将患者状态分为健康、虚弱和脆弱。它可以筛选出需要特定干预措施才能使治疗顺利进行的相关老年性问题[7]，借此建立竞争风险模型判定预后，并最终提高治疗获益/风险比。然而，实施常规的老年评估仍然存在挑战，需要进行更多的培训和教育，将肿瘤学和老年病学融合在一起，创造一种通行的标准和术语，并将此筛查工具用作任何癌症治疗决策的起点[8]。

SIOG 已经发布了一项对于早期到转移性的老年乳腺癌患者的管理指引（最近一次更新发布于 2021 年，*Lancet Oncology*）[9]。

46.1.2 放射治疗

在 BCS 后行 WBI 仍然是金标准，牛津大学所进行的综述也支持这一建议[10]。然而，CALGB 9343 研究入组了 636 例 70 岁及以上的女性患者，在 BCS 后分别给予他莫昔芬单药辅助治疗或与 WBI 联合治疗，结果显示，未行放射治疗对患者的总生存没有影响[11]。因此，多个指南[例如，英国国家卫生与临床卓越研究院（NICE）、NCCN]目前已经针对预后较好的 Luminal 型肿瘤予以豁免放射治疗，但豁免放射治疗后局部复发风险有所增高。然而，最近发表的 PRIME-2 研究更新了 10 年的随访结果，该研究将 65 岁或 65 岁以上的低风险患者随机分为内分泌治疗组和内分泌治疗联合 WBI 组，结果显示未行 WBI 组的患者局部复发率持续增加（10 年时分别为 9.8% 和 0.9%，P=0.0008），WBI 组区域复发风险降低（分别为 0.5% 和 2.3%，P=0.014），而是否放射治疗对其他研究终点无任何影响。与 ER 高表达组（未行 WBI 者的局部复发率为 9.2%）相比，ER 低表达组（未行 WBI 者的局部复发率为 18.8%）更能从 WBI 中获益，P=0.007（I Kunkler 在 2020 年 SABCS 会议中报道）。

相较于标准的 WBI，应用大分割放射治疗模式缩短治疗时间更具有吸引力，尤其对于老年患者，可以避免多次繁冗的交通往返。尽管没有特别关注这部分人群，但几项随机研究已经证明，不同放射治疗方案的局部控制率和晚期毒性反应（美容效果）相当。目前正在 FAST Forward 研究（26Gy/5f/1W）取得成功的基础上，进一步开展超大分割的 WBI 的研究[12]。

表 46.1　已发表的关于部分乳腺照射的重要 3 期临床研究

研究	研究时间	总患者数(老年患者数)	老年患者比例(%)	放射治疗技术,研究设计	总生存率	局部复发率	老年患者的亚组分析
IMRT APBI Florence[21]	2005—2013 年	520(117)	22.5(≥70 岁)	短程调强放射治疗 APBI 对 WBI	10 年:91.9%(APBI)对 91.9%(WBI);P=0.86	10 年:3.7%(APBI)对 2.5%(WBI);P=0.40	是
GEC-ESTRO[20]	2004—2009 年	1184(190)	16(>70 岁)	近距离治疗 APBI 对 WBI	5 年:97.27%(APBI)对 95.55%(WBI);P=0.11	5 年:1.44%(APBI)对 0.92%(WBI);P=0.42	否
TARGIT-A[16]	2000—2012 年	3451(未报道)	未报道	术中放射治疗ᵃ IORT 对 WBI	5 年:96.1%(IORT)对 94.7%(WBI);P=0.099	5 年:3.3%(IORT)对 1.3%(WBI);P=0.042	否
ELIOT[17]	2000—2007 年	1305(137)	10.5(≥70 岁)	术中放射治疗ᵃ IORT 对 WBI	5 年:96.8%(IORT)对 96.9%(WBI);P=0.59	5 年:4.4%(IORT)对 0.4%(WBI);P<0.0001	是
OCOG-RAPID[18]	2006—2011 年	2135(未报道)	未报道	APBI 对 WBI	8 年时无差别	8 年:3%(APBI)对 2.7%(WBI)	否
NSABP-B39/RTOG0413[19]	2005—2013 年	4216(515)	25(>70 岁)	APBI 对 WBI	10 年时无差别	10 年:4.6%(APBI)对 3.9%(WBI)[未达到等效标准]	否

缩略词:APBI,部分乳腺短程照射;IORT,术中放射治疗;WBI,全乳腺放射治疗。

ᵃ 实验用药组。

对于老年乳腺癌患者 BCS 后是否行瘤床加量一直存在争议。尽管瘤床加量减少了局部复发[13],但绝对获益随着年龄的增长而降低,而晚期毒性反应(例如,纤维化)的风险却有增加[14,15]。因此,在大多数现行指南中,只有在局部复发风险较高的情况下,才建议针对 60 岁以上患者进行瘤床加量。

PBI 的特点包括单次照射剂量增加及限于瘤床的较小照射体积,并可通过缩短治疗时间来强化治疗,即 APBI。虽然没有专门针对老年患者的临床研究,但几项前瞻性Ⅲ期临床研究的结果表明,这种治疗方式对老年乳腺癌患者更具吸引力(见表 46.1)[16-21]。然而,只有一个亚组分析侧重于 70 岁及以上、预后良好(ER 阳性、腋窝淋巴结阴性、pT<3cm、切缘阴性)的早期乳腺癌患者的 PBI。研究表明,与 WBI 相比,PBI 患者的生活质量有所提高,两组局部复发率相当[22]。因此,英国共识建议对于具有上述良好预后特征的 50 岁及以上的女性患者进行 PBI[23],ESTRO[24,25]和 ASTRO[26]也给予相同建议。

有关单次 IORT 的两项大型Ⅲ期随机临床研究,应用了不同的 IORT 技术[电子线与千伏(kV)级光子线],得到了相互矛盾的结果,因而是否在老年患者中推荐此种治疗方式仍存在争议[16,17]。为了进一步减少放射治疗天数,部分研究尝试创新的、基于近距离治疗的大分割放射治疗计划,包括应用高剂量率近距离治疗在 2 天内完成 APBI[27],应用多通道高剂量率近距离治疗的单次 18Gy 方案[28],或 3 次分割的放射治疗计划[29]。尽管与标准方案相比,上述方案具有良好的局部控制率和可接受的毒性反应,但在老年患者中没有进一步的研究。这也提醒我们急需开展针对老年患者人群的研究,以填补对这一患者群体的知识空白。目前仅有一项针对老年患者的回顾性分析[30]和一个小样本(26 例老年患者)的高剂量率近距离治疗研究[31],这远远不够。

46.2　全身治疗

对于老年患者的治疗,最引人思考的方面或许来自全身治疗。药品说明书常提示年龄对治疗结果无影响或影响轻微,然而,这常常与现实中观察到的情况存在差异。在实践中,年龄为 65~70 岁的患者会发生多于两次的药物调整和依从性问题。这种情况不仅存在

于化学治疗药中,也存在于靶向药物例如抗 HER2 药物中[32]或其他生物制剂如 CDK4/6 抑制剂中[33],这反映了预测化学治疗毒性的量表,如 CARG[34]和 CRASH 评分[35],以及近来用于预测乳腺癌辅助化学治疗毒性的 CARG-Breast Cancer 评分[36]的局限性。即使是毒性较低的全身治疗,也会影响超过 50%的老年患者的依从性[37]。

无论是辅助治疗,还是对于转移性疾病的治疗,主要工作是更加严格地筛选需要化学治疗的患者,以及进一步优化 ER 阳性患者的内分泌治疗和 HER2 阳性患者的抗 HER2 治疗。尽管辅助化学治疗的副作用是急性的,持续时间短,但仍会过度消耗老年患者的身体功能储备,成为老年患者群体的挑战。辅助内分泌治疗也可能引发慢性肌肉骨骼事件并延长不适的时间。这些均凸显了制订良好的治疗策略的重要性,需要平衡治疗周期、强度、预期寿命、患者意愿以及癌症预后。

这一挑战在 EUROPA 研究(NCT04134598)中得到了最好的体现,该研究入组了 70 岁及以上的 Luminal 型早期乳腺癌女性患者,在 BCS 后分别仅进行内分泌治疗或仅进行放射治疗,根据患者报告的结局,对比两组患者健康相关的生活质量[38]。

(李新 译　郭灵玲 校)

参考文献

1. www.un.org/en/development/desa/population/publications/pdf/ageing/WorldPopulationAgeing2019-Report.pdf. Accessed March 1, 2021.
2. Kanesvaran R, Mohile S, Soto-Perez-de-Celis E, Singh H. The globalization of geriatric oncology: from data to practice. Am Soc Clin Oncol Educ Book. 2020;40:e107–15.
3. White MC, Holman DM, Goodman RA, et al. Cancer risk among older adults: time for cancer prevention to go silver. Gerontologist. 2019;59(suppl 1):S1–6.
4. Zhang X, Meng X, Chen Y, Leng SX, Zhang H. The biology of aging and cancer: frailty, inflammation, and immunity. Cancer J. 2017;23(4):201–5.
5. Soto-Perez-de-Celis E, Li D, Yuan Y, Lau YM, Hurria A. Functional versus chronological age: geriatric assessments to guide decision making in older patients with cancer. Lancet Oncol. 2018;19(6):e305–16.
6. Wildiers H, Heeren P, Karnakis T, Hurria A, et al. International Society of Geriatric Oncology Consensus on Geriatric Assessment in Older Patient with Cancer. J Clin Oncol. 2014;32:2595.
7. Puts MT, Santos B, Hardt J, Monette J, Atenafu EG, Girre V, et al. An update on a systematic review of the

use of geriatric assessment for older adults in oncology. Ann Oncol. 2014;25(2):307–15.

8. Decoster L, Van Puyvelde K, Mohile S, Wedding U, Basso U, Colloca G, Rostoft S, Overcash J, Wildiers H, Steer C, Kimmick G, Kanesvaran R, Luciani A, Terret C, Hurria A, Kenis C, Audisio R, Extermann M. Screening tools for multidimensional health problems warranting a geriatric assessment in older cancer patients: an update on SIOG recommendations†. Ann Oncol. 2015;26(2):288–300. https://doi.org/10.1093/annonc/mdu210. Epub 2014 Jun 16

9. Biganzoli L, Wildiers H, Oakman C, et al. Management of elderly patients with breast cancer: updated recommendations of the International Society of Geriatric Oncology (SIOG) and European Society of Breast Cancer Specialists (EUSOMA). Lancet J Oncol. 2012;13:e148–60.

10. Early Breast Cancer Trialists' Collaborative Group (EBCTCG), McGale P, Taylor C, Correa C, Cutter D, Duane F, Ewertz M, et al. Effect of radiotherapy after mastectomy and axillary surgery on 10-year recurrence and 20-year breast cancer mortality: meta-analysis of individual patient data for 8135 women in 22 randomised trials. Lancet. 2014;383(9935):2127–35.

11. Hughes KS, Schnaper LA, Bellon JR, et al. Lumpectomy plus tamoxifen with or without irradiation in women age 70 years or older with early breast cancer: long-term follow-up of CALGB 9343. J Clin Oncol. 2013;31(19):2382–7.

12. Murray Brunt A, Haviland JS, Wheatley DA, Sydenham MA, Alhasso A, Bloomfield DJ, et al. Hypofractionated breast radiotherapy for 1 week versus 3 weeks (FAST-forward): 5-year efficacy and late normal tissue effects results from a multicentre, non-inferiority, randomised, phase 3 trial. Lancet. 2020;395(10237):1613–26.

13. Bartelink H, Horiot JC, Poortmans PM, et al. Impact of a higher radiation dose on local control and survival in breast-conserving therapy of early breast cancer: 10-year results of the randomized boost versus no boost EORTC 22881-10882 trial. J Clin Oncol. 2007;25(22):3259–65.

14. Collette S, Collette L, Budiharto T, et al. Predictors of the risk of fibrosis at 10 years after breast conserving therapy for early breast cancer: a study based on the EORTC trial 22881-10882 'boost versus no boost'. Eur J Cancer. 2008;44(17):2587–99. https://doi.org/10.1016/j.ejca.2008.07.032.

15. Vrieling C, Collette L, Fourquet A, et al. The influence of patient, tumor and treatment factors on the cosmetic results after breast-conserving therapy in the EORTC 'boost vs. no boost' trial. EORTC Radiotherapy and Breast Cancer Cooperative Groups. Radiother Oncol. 2000;55(3):219–32. https://doi.org/10.1016/s0167-8140(00)00210-3.

16. Vaidya JS, Wenz F, Bulsara M, Tobias JS, Joseph DJ, Keshtgar M, Flyger HL, Massarut S, Alvarado M, Saunders C, Eiermann W, Metaxas M, Sperk E, Sütterlin M, Brown D, Esserman L, Roncadin M, Thompson A, Dewar JA, Holtveg HMR, Pigorsch S, Falzon M, Harris E, Matthews A, Brew-Graves C, Potyka I, Corica T, Williams NR, Baum M. Risk-adapted targeted intraoperative radiotherapy versus whole-breast radiotherapy for breast cancer: 5-year results for local control and overall survival from the TARGIT-A randomised trial. Lancet. 2014;383(9917):603–13.

17. Veronesi U, Orecchia R, Maisonneuve P, Viale G, Rotmensz N, Sangalli C, Luini A, Veronesi P, Galimberti V, Zurrida S, Leonardi MC, Lazzari R, Cattani F, Gentilini O, Intra M, Caldarella P, Ballardini B. Intraoperative radiotherapy versus external radiotherapy for early breast cancer (ELIOT): a randomised controlled equivalence trial. Lancet Oncol. 2013;14(13):1269–77.

18. Whelan TJ, Julian JA, Berrang TS, Kim DH, Germain I, Nichol AM, et al. External beam accelerated partial breast irradiation versus whole breast irradiation after breast conserving surgery in women with ductal carcinoma in situ and node-negative breast cancer (RAPID): a randomised controlled trial. Lancet. 2019;394(10215):2165–72.

19. Vicini FA, Cecchini RS, White JR, Arthur DW, Julian TB, Rabinovitch RA, et al. Long-term primary results of accelerated partial breast irradiation after breast-conserving surgery for early-stage breast cancer: a randomised, phase 3, equivalence trial. Lancet. 2019;394(10215):2155–64.

20. Polgar C, Ott OJ, Hildebrandt G, Kauer-Dorner D, Knauerhase H, Major T, et al. Late side-effects and cosmetic results of accelerated partial breast irradiation with interstitial brachytherapy versus whole-breast irradiation after breast-conserving surgery for low-risk invasive and in-situ carcinoma of the female breast: 5-year results of a randomised, controlled, phase 3 trial. Lancet Oncol. 2017;18(2):259–68.

21. Meattini I, Marrazzo L, Saieva C, Desideri I, Scotti V, Simontacchi G, Bonomo P, Greto D, Mangoni M, Scoccianti S, Lucidi S, Paoletti L, Fambrini M, Bernini M, Sanchez L, Orzalesi L, Nori J, Bianchi S, Pallotta S, Livi L. Accelerated partial-breast irradiation compared with whole-breast irradiation for early breast cancer: long-term results of the randomized phase III APBI-IMRT-Florence trial. J Clin Oncol. 2020;24:JCO2000650. https://doi.org/10.1200/JCO.20.00650. Epub ahead of print

22. Meattini I, Saieva C, Marrazzo L, et al. Accelerated partial breast irradiation using intensity-modulated radiotherapy technique compared to whole breast irradiation for patients aged 70 years or older: subgroup analysis from a randomized phase 3 trial. Breast Cancer Res Treat. 2015;153(3):539–47. https://doi.org/10.1007/s10549-015-3565-2.

23. Bloomfield DJ. Development of postoperative radiotherapy for breast cancer: UK Consensus Statements—a Model of Patient, Clinical and Commissioner Engagement? Clin Oncol (R Coll Radiol). 2017;29(10):639–41.

24. Polgár C, van Limbergen E, Pötter R, et al. Patient selection for accelerated partial-breast irradiation (APBI) after breast-conserving surgery: recommendations of the Groupe Européen de Curiethérapie-European Society for Therapeutic Radiology and Oncology (GEC-ESTRO) breast cancer working group based on clinical evidence (2009). Radiother Oncol. 2010;94(3):264–73.

25. Icro, Meattini Carlotta, Becherini Liesbeth, Boersma Orit, Kaidar-Person Gustavo Nader, Marta Angel, Montero Birgitte Vrou, Offersen Marianne C, Aznar Claus, Belka Adrian Murray, Brunt Samantha, Dicuonzo Pierfrancesco, Franco Mechthild, Krause Mairead, MacKenzie Tanja, Marinko Livia, Marrazzo Ivica, Ratosa Astrid, Scholten Elżbieta, Senkus Hilary, Stobart Philip, Poortmans Charlotte E, Coles. European Society for Radiotherapy and Oncology Advisory Committee in Radiation Oncology Practice

consensus recommendations on patient selection and dose and fractionation for external beam radiotherapy in early breast cancer. The Lancet Oncology. 2022;23(1):e21–e31. https://doi.org/10.1016/S1470-2045(21)00539-8.

26. Correa C, Harris EE, Leonardi MC, et al. Accelerated partial breast irradiation: executive summary for the update of an ASTRO evidence-based consensus statement. Pract Radiat Oncol. 2017;7(2):73–9.

27. Wilkinson JB, Chen PY, Wallace MF, Shah CS, Benitez PR, Martinez AA, Vicini FA. Six-year results from a phase I/II trial for hypofractionated accelerated partial breast irradiation using a 2-day dose schedule. Am J Clin Oncol. 2018;41(10):986–91.

28. Latorre JA, Galdós P, Buznego LA, et al. Accelerated partial breast irradiation in a single 18 Gy fraction with high-dose-rate brachytherapy: preliminary results. J Contemp Brachytherapy. 2018;10(1):58–63. https://doi.org/10.5114/jcb.2018.73994.

29. Jethwa KR, Park SS, Gonuguntla K, et al. Three fraction intracavitary accelerated partial breast brachytherapy: early provider and patient-reported outcomes of a novel regimen. Int J Radiat Oncol Biol Phys. 2019;104(1):75–82.

30. Kinj R, Chand ME, Gal J, et al. Five-year oncological outcome after a single fraction of accelerated partial breast irradiation in the elderly. Radiat Oncol. 2019;14(1):234.

31. Hannoun-Lévi JM, Lam Cham Kee D, Gal J, et al. Accelerated partial breast irradiation in the elderly: 5-year results of the single fraction elderly breast irradiation (SiFEBI) phase I/II trial. Brachytherapy. 2020;19(1):90–6.

32. Brain E, Caillet P, de Glas N, Biganzoli L, Cheng K, Lago LD, et al. HER2-targeted treatment for older patients with breast cancer: an expert position paper from the International Society of Geriatric Oncology. J Geriatr Oncol. 2019;10(6):1003–13.

33. Howie LJ, Singh H, Bloomquist E, Wedam S, Amiri-Kordestani L, Tang S, Sridhara R, Sanchez J, Prowell TM, Kluetz PG, King-Kallimanis BL, Gao JJ, Ibrahim A, Goldberg KB, Theoret M, Pazdur R, Beaver JA. Outcomes of older women with hormone receptor-positive, human epidermal growth factor receptor-negative metastatic breast cancer treated with a CDK4/6 inhibitor and an aromatase inhibitor: an FDA pooled analysis. J Clin Oncol. 2019;37(36):3475–83.

34. Hurria A, Togawa K, Mohile SG, Owusu C, Klepin HD, Gross CP, et al. Predicting chemotherapy toxicity in older adults with cancer: a prospective multicenter study. J Clin Oncol. 2011;29(25):3457–65.

35. Extermann M, Boler I, Reich RR, Lyman GH, Brown RH, DeFelice J, et al. Predicting the risk of chemotherapy toxicity in older patients: the chemotherapy risk assessment scale for high-age patients (CRASH) score. Cancer. 2012;118(13):3377–86.

36. Magnuson A, Sedrak MS, Gross CP, Tew WP, Klepin HD, Wildes TM, Muss HB, Dotan E, Freedman RA, O'Connor T, Dale W, Cohen HJ, Katheria V, Arsenyan A, Levi A, Kim H, Mohile S, Hurria A, Sun CL. Development and validation of a risk tool for predicting severe toxicity in older adults receiving chemotherapy for early-stage breast cancer. J Clin Oncol. 2021;39(6):608–18.

37. Kalsi T, Babic-Illman G, Fields P, Hughes S, Maisey N, Ross P, Wang Y, Harari D. The impact of low-grade toxicity in older people with cancer undergoing chemotherapy. Br J Cancer. 2014;111(12):2224–8. https://doi.org/10.1038/bjc.2014.496. Epub 2014 Sep 30. PMID: 25268369; PMCID: PMC4264435

38. Meattini I, Poortmans PMP, Marrazzo L, Desideri I, Brain E, Hamaker M, Lambertini M, Miccinesi G, Russell N, Saieva C, Strnad V, Visani L, Kaidar-Person O, Livi L. Exclusive endocrine therapy or partial breast irradiation for women aged ≥70 years with luminal A-like early stage breast cancer (NCT04134598 - EUROPA): proof of concept of a randomized controlled trial comparing health related quality of life by patient reported outcome measures. J Geriatr Oncol. 2021;12(2):182–9. https://doi.org/10.1016/j.jgo.2020.07.013. Epub 2020 Jul 29. PMID: 32739355

第 47 章

不可切除的乳腺癌

Einav Gal-Yam, Philip Poortmans

47.1 背景

不可切除(不可手术)的乳腺癌是指通过前期手术无法完整切除肿物并取得阴性切缘,可细分为:暂无转移的原发性局部晚期肿瘤;原发性乳腺癌治疗后局部区域复发;治疗后出现的或新诊断的转移性乳腺癌。总的来说,即便未发生远处转移,不可切除的乳腺癌的预后也很差[1]。与其他临床病例一样,实现最佳管理需要多学科团队参与,针对每位患者制订个性化的治疗方案,在根治与姑息治疗间进行平衡[2]。即使无法根治,局部晚期疾病患者也可生存数年。

47.2 无远处转移的局部区域不可切除的乳腺癌

初始不可切除的乳腺癌 局部和(或)区域晚期不可切除的乳腺癌,通常指Ⅲ期乳腺癌,包括T0-3/N2-3,侵犯同侧腋窝和(或)同侧锁骨上、下或内乳淋巴结,或肿瘤累及胸壁结构或皮肤的T4肿瘤。尽管在欧洲和美国,初始不可切除的局部晚期肿瘤的发病率不到10%,但这类病例在发展中国家很常见,可高达60%[3]。HER2阳性和三阴性局部晚期乳腺癌(LABC)通常发生在年轻患者群体中,而激素受体阳性局部晚期乳腺癌更多发生在老年或贫困患者中[3]。

应由肿瘤内科、放射治疗科和肿瘤外科等专家共同参与综合治疗方案的制订。治疗前,应进行全身检查以排除远处转移。如果未发现远处转移,则有必要采用旨在治愈的PST方案。对于大多数HER2阳性乳腺癌和三阴性乳腺癌给予6~8周期的联合化学治疗。对于HER2阳性乳腺癌,应在化学治疗的基础上联合使用抗HER2双靶治疗(通常使用曲妥珠单抗和帕妥珠单抗)。这种治疗方式可使大部分肿瘤转化为可切除,并有20%~70%的患者能达到完全缓解[4]。近期研究表明,在程序性死亡配体(PDL-1)阳性的三阴性乳腺癌患者中,在化学治疗的基础上加入免疫治疗可显著提高完全缓解率,最高可达约65%[5,6]。对于ⅢB期乳腺癌患者,化学治疗联合帕博利珠单抗的获益最大,48.6%的患者达病理学完全缓解,而安慰剂组为23.1%[7]。

相比之下,激素受体阳性患者对全身化学治疗或内分泌治疗的应答较弱,只有不到10%的病例达到完全缓解[8]。由于内分泌治疗尚未在绝经前患者中得到充分研究,组织学分级较高的Luminal型年轻乳腺癌患者通常会接受化学治疗,而肿瘤增殖性较低的老年患者可能会接受内分泌治疗,通常使用芳香化酶抑制剂。在对此类患者的研究中,化学治疗和内分泌治疗显示出相似的疗效[8]。正在进行的研究评估了在新辅助内分泌治疗中加入靶向药物如CDK4/6抑制剂的疗效,该方案可能在某些Luminal型乳腺癌中发挥作用[9]。所有不可切除的乳腺癌经治疗降期为可切除的乳腺癌后都需要进行手术,然后进行术后局部区域放射治疗,以达到最终治愈的目的[3]。治疗后不能行手术切除的情况多见于Luminal型乳腺癌患者,此时可采用术前放射治疗联合2~3个月后的延迟手术切除,或采用根治性放射治疗,随后长期内分泌维持治疗,可延长无病生存期[10]。

在局部晚期乳腺癌患者开始治疗之前,放射肿瘤医师应仔细记录患者初始淋巴结受累情况,最好以放射治疗时的体位和条件行 CT 扫描,以便后续治疗中进行图像配准(图 47.1)。

炎性乳腺癌是 LABC 的一种特殊类型,其特征是癌细胞侵犯皮肤淋巴管引起乳腺红肿。炎性乳腺癌更多见于激素受体阴性和年轻的患者,在确诊时通常无远处转移,但如果对 PST 无反应,则极有可能发展为局部区域进展等不良病程。但是,即使在这种情况下,局部区域根治性治疗也能降低局部区域进展的肿瘤负荷。如果 PST 反应良好,应计划行乳房根治性切除及腋窝淋巴结清扫术,不行即刻重建,并应迅速进行局部区域放射治疗[3]。

局部区域复发乳腺癌　指同侧乳腺/胸壁或区域淋巴结的复发。局部区域复发的危险因素包括原发肿瘤较大、淋巴结阳性、激素受体阴性和年轻患者[11]。此外,需要进行全身检查以排除远处转移。大多数孤立的同侧局部区域复发是可切除的,应进行手术切除及术后放射治疗和全身治疗,包括雌激素受体阴性患者的再程化学治疗和激素受体阳性患者的内分泌治疗[12]。然而,表现为皮疹、多发性皮肤丘疹、胸壁肿块的弥漫性皮肤复发,或侵犯骨骼肌或神经的淋巴结复发,或锁骨上、内乳淋巴结复发时,通常不适合首先进行手术切除。在这些情况下,应选择 PST。PST 的方案选择在很大程度上取决于先前的治疗方案,以及从初次治疗到肿瘤复发的时间。所采用的全身治疗方案通常与发生远处转移时的治疗方案类似。如果肿瘤经过治疗后可切除,则可以尝试手术切除。然而,目前较少进行广泛的胸壁和锁骨上/内乳淋巴结切除术,可以用放射治疗代替。在疾病不适合手术的情况下,持续给予全身治疗以达到最好的治疗效果,然后给予巩固放射治疗。

对于既往接受过放射治疗的患者,是否可以行再程放射治疗要根据个体差异及后续局部区域复发的风险来判断。对于胸壁复发的患者,可将热疗加入再程放射治疗中(参见"再程放射治疗"和"热疗部分)[13]。

医疗条件导致的不可切除　因身体状况无法进行手术或拒绝手术的患者,根治性放射治疗仍能提供持久的疾病控制并可能最终治愈。然而,与选择性术后或术前放射治疗相比,为获得持续肿瘤控制,根治性放射治疗所需剂量更高,因此常常会发生毒性反应,包括纤维化、皮肤改变,极少数可能出现放射性坏死和溃疡。早在 1980 年,Pierquin 等就报道了 43 例仅接受放射治疗的 T3 期乳腺癌患者,在 5 年内仅有 23%的患者出现局部区域残留或疾病复发,总的无病生存率达 56%[14]。在另一项研究中,187 例 T2-T4 或 N2 期乳腺癌患者在 1970—1984 年接受了术前放射治疗,随后进行了全乳房切除和 ALND。10%的患者获得了病理学完全缓解,在三阴性乳腺癌患者中达到 26%。随访 32 年后,25 年的局部区域控制率为 89%,DFS 和 OS 率均为 30%。令人欣慰的是,术后 2 级以上不良反应发生率仅为 19%[10]。因此,不行手术而行放射治疗可作为控制疾病症状、延缓甚至控制局部进展的一种选择(图 47.2)[15]。

47.3 存在远处转移的局部区域不可切除的乳腺癌

总的来说,大约有 5%的新发乳腺癌在初诊时已为Ⅳ期。此外,高达 25%的早期乳腺癌患者随着时间

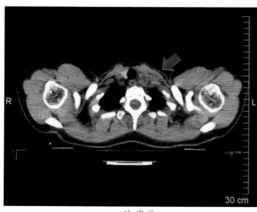
治疗前

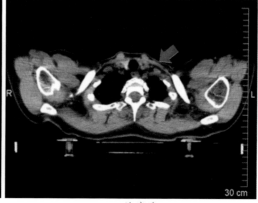
治疗后

图 47.1　局部晚期乳腺癌患者全身治疗前(左)和治疗后(右)的放射治疗定位 CT 图像。左侧腋窝第 4 水平(锁骨上)初始转移淋巴结完全消失。

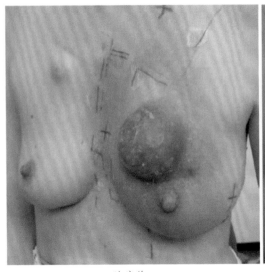 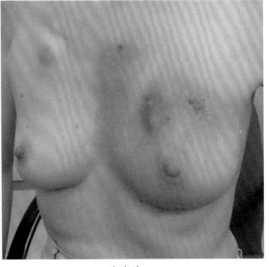

治疗前　　　　　　　　　　　　　治疗后

图 47.2 患者放射治疗与化学治疗联合治疗前后的临床图像。患者原本无法接受手术治疗。左:诱导化学治疗后、开始放射治疗前 1 天。右:放射治疗后 3 周。(Reproduced with permission from[15])

的推移将发展为不可治愈的疾病,最常见的原因就是远处转移。这些患者中有一部分同时患有局部或区域不可切除的疾病,这类局部区域疾病虽未危及生命,但可能引发严重症状而需要有效治疗。此外,在特定的转移性病例中,积极治疗局部肿瘤可能会带来获益。

对于已发生远处转移的患者,应进行仔细评估,以预测患者的病程。评估内容包括:肿瘤负荷、肿瘤的分子亚型、全身治疗的选择、并发症和个人的生活习惯等,从而制订不同的治疗方案。

对乳房局部病情的缓解 在已有多发转移的情况下,对于巨大、疼痛或溃烂的乳房肿瘤患者,治疗目的通常是缓解症状。这可以通过局部手术实现,早在 1988 年已有记载[16]。然而,大多数情况下,会根据患者局部区域肿瘤负荷和预计生存期来选择不同分割形式的放射治疗。虽然通过 8~10Gy/1f 或 20Gy/4f 的短程放射治疗可以获得令人满意的缓解,但预期寿命较长的患者可能会受益于更高剂量的放射治疗,例如 39~45Gy/13~15f[17]。随着 FAST-Forward 研究结果的公布,26Gy/5f/1W 的分割模式也应被纳入考虑,但该研究缺乏在晚期疾病中的数据,且仍在等待子研究的结果[18]。此外,也可以考虑对肿块局部增加 6Gy 的照射剂量[19]。

转移性乳腺癌的局部区域治疗 关于 IV 期乳腺癌患者初始行手术和(或)放射治疗能否获益,既往回顾性研究的结果好坏参半,使之成为多年来争论的焦点[20]。第一项报道的随机研究入组了 350 例 IV 期乳腺癌患者,未能显示出早期开始局部区域治疗的优势,中位的生存期仅为 20 个月[21]。一项前瞻性多中心的 III 期临床研究(MF07-01)入组了 274 例 IV 期乳腺癌患者,随机分配至局部区域治疗(LRT)序贯全身治疗组及仅进行全身治疗组。通过中位随访时间达 40 个月的较长随访发现,中位生存显著提高:联合治疗组可达 45 个月,仅全身治疗组也有 40 个月。此外,一项非计划的亚组分析显示,在 ER/PR 阳性亚组($P=0.01$)、HER2 阳性亚组($P=0.01$)、年龄小于 55 岁亚组($P=0.007$)、单纯骨转移亚组($P=0.04$)中,LRT 的死亡风险在统计学上低于全身治疗[22]。这可能是由于生物和靶向治疗(内分泌和抗 HER2 治疗)可以同放射治疗起到协同作用。最近报道的一项随机 III 期临床研究纳入 256 例初次接受全身治疗的初发 IV 期乳腺癌患者,分别进行全身治疗及早期局部治疗(手术和放射治疗)或仅行全身治疗,结果显示中位总生存期为 54 个月,接受局部治疗的患者中位生存期没有得到延长,生活质量也没有得到提高。此外,接受局部治疗的三阴性乳腺癌(TNBC)患者($n=20$)的总生存期更短,考虑和化学治疗中断有关[23]。在同一研究中,对随机分组后存活至少 3 年的患者队列进行长期生活质量评估。共分析了 81 例患者,其中 55 例接受了局部区域治疗和全身治疗。与确诊时相比,局部区域治疗对治疗 3 年后的患者的身体健康、心理健康、日常活动或精力无显著影响($P>0.05$)。然而,这些指标在 I~III 期乳腺癌患者中明显得到改善($P<0.001$)[23]。

因此,对于选择性的病例,尤其是肿瘤负荷低和(或)全身影像学检查仅发现寡转移(通常认为少于 5

个转移灶)时,参考 ESTRO 和 EORTC 的共识,结合生物学因素,可以考虑给予与无转移乳腺癌相同的局部区域治疗,尤其是对初始治疗取得良好效果的患者[24]。对于没有转移的患者也应该同样给予手术和放射治疗的联合治疗,但不应对初始治疗时未涉及的淋巴结区行选择性治疗。如果不能行手术,则需要通过放射治疗来强化治疗,对高复发风险的区域局部加量。具体的放射治疗剂量可参照上文所述的分割模式。

图 47.3 总结了对不可手术的乳腺癌患者的临床治疗方法。图 47.4 和图 47.5 显示了对累及胸壁的晚期病例的治疗,治疗目的为姑息和局部控制。

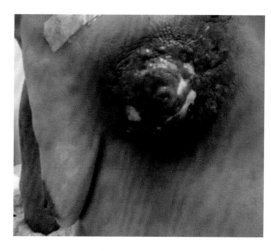

图 47.4　局部晚期不可切除的乳腺癌。

47.4　总结

我们详尽列举了不同情况的无法手术的乳腺癌患者的各种治疗方案(总结于图 47.3)。随着针对分子亚型的特异性药物和生物靶向药物的应用,全身治疗变得越来越有效,同时放射治疗技术也在发展,它们

的联合运用有助于延长乳腺癌患者的生存期和提高患者的生活质量。多学科团队的良好协作仍然是乳腺癌患者治疗的关键。

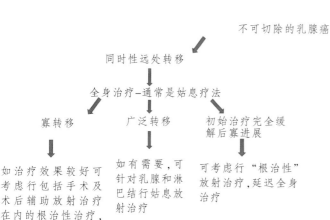

图 47.3　不可切除乳腺癌治疗决策示意图。

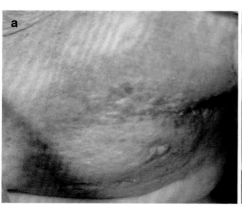
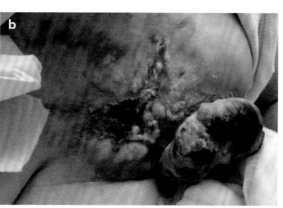

图 47.5　(a,b)局部晚期不可手术的乳腺癌,两例病变均导致患者进行乳房切除。

(李新译　郭灵玲 校)

参考文献

1. Garg PK, Prakash G. Current definition of locally advanced breast cancer. Curr Oncol. 2015;22:e409–10.
2. Cardoso F, et al. 5th ESO-ESMO international consensus guidelines for advanced breast cancer (ABC 5). Ann Oncol. 2020;31:1623–49.
3. Tryfonidis K, Senkus E, Cardoso MJ, Cardoso F. Corrigendum: management of locally advanced breast cancer—perspectives and future directions. Nat Rev Clin Oncol. 2015;12:312.
4. Wuerstlein R, Harbeck N. Neoadjuvant therapy for HER2-positive breast cancer. Rev Recent Clin Trials. 2017;12:81–92.
5. Mittendorf EA, et al. Neoadjuvant atezolizumab in combination with sequential nab-paclitaxel and anthracycline-based chemotherapy versus placebo and chemotherapy in patients with early-stage triple-negative breast cancer (IMpassion031): a randomised, double-blind, phase 3 trial. Lancet. 2020;396:1090–100.
6. Schmid P, et al. Pembrolizumab for early triple-negative breast cancer. N Engl J Med. 2020;382:810–21.
7. Suppan C, Balic M. Treatment options in early triple-negative breast cancer: update from the San Antonio Breast Cancer Symposium 2019. Memo Mag Eur Med Oncol. 2020;13:346–8.
8. Spring LM, et al. Neoadjuvant endocrine therapy for estrogen receptor-positive breast cancer a systematic review and meta-analysis. JAMA Oncol. 2016;2:1477–86.
9. Brandão M, Ignatiadis M. CDK4/6 inhibitors as neoadjuvant treatment in breast cancer-what can we learn? Ann Oncol. 2018;29:2274–8.
10. Riet FG, et al. Preoperative radiotherapy in breast cancer patients: 32 years of follow-up. Eur J Cancer. 2017;76:45–51.
11. Wapnir IL, Khan A. Current strategies for the management of locoregional breast cancer recurrence. Oncology (United States). 2019;33:19–25.
12. Wapnir IL, et al. Efficacy of chemotherapy for ER-negative and ER-positive isolated locoregional recurrence of breast cancer: final analysis of the CALOR trial. J Clin Oncol. 2018;36:1073–9.
13. Kaidar-Person O, Oldenborg S, Poortmans P. Re-irradiation and hyperthermia in breast cancer. Clin Oncol. 2018;30:73–84.
14. Pierquin B, et al. Radical radiation therapy of breast cancer. Int J Radiat Oncol Biol Phys. 1980;6:17–24.
15. Chargari C, Kirova YM, Cottu P, Salmon RJ, Fourquet A. Progressive inflammatory breast cancer in patient receiving chemotherapy: the importance of radiotherapy as a part of locoregional treatment. Radiother Oncol. 2009;90:160–1.
16. Meurette J, Leroy-Brasme T, Laurent JC, Cambier L, Depadt G. Ulcerated cancers of the breast: results of modified mastectomy. Apropos of 64 cases. J Chir (Paris). 1988;125:183–8.
17. Vempati P, et al. Palliation of ulcerative breast lesions with radiation. Anticancer Res. 2016;36:4701–5.
18. Murray Brunt A, et al. Hypofractionated breast radiotherapy for 1 week versus 3 weeks (FAST-forward): 5-year efficacy and late normal tissue effects results from a multicentre, non-inferiority, randomised, phase 3 trial. Lancet. 2020;395:1613–26.
19. Machiels M, et al. Accelerated adaptation of ultra-hypofractionated radiation therapy for breast cancer at the time of the COVID-19 pandemic. Clin Oncol. 2020;33:e166.
20. Lee JS, Toktas O, Soran A. Role of locoregional treatment in de novo stage IV breast cancer. Clin Med Insights Oncol. 2020;14:1179554920942440.
21. Badwe R, et al. Locoregional treatment versus no treatment of the primary tumour in metastatic breast cancer: an open-label randomised controlled trial. Lancet Oncol. 2015;16:1380–8.
22. Soran A, et al. Randomized trial comparing resection of primary tumor with no surgery in stage IV breast cancer at presentation: protocol MF07-01. Ann Surg Oncol. 2018;25:3141–9.
23. Khan SA, et al. A randomized phase III trial of systemic therapy plus early local therapy versus systemic therapy alone in women with de novo stage IV breast cancer: a trial of the ECOG-ACRIN research group (E2108). J Clin Oncol. 2020;38:LBA2–LBA2.
24. Guckenberger M, et al. Characterisation and classification of oligometastatic disease: a European Society for Radiotherapy and Oncology and European Organisation for Research and Treatment of Cancer consensus recommendation. Lancet Oncol. 2020;21:e18–28.

第 48 章

乳腺癌的遗传综合征与放射治疗

Rinat Bernstein-Molho，Bella Kaufman，Lynda Wyld

48.1 遗传综合征与乳腺癌风险

大多数乳腺癌是由生命过程中获得的非遗传性体细胞突变引起的。然而，一些女性出生时就携带关键抑癌基因的胚系突变。在这些女性中，大多数胚系突变为杂合子突变，只有发生进一步的体细胞突变时，抑癌基因的功能才会下降（Knudson 二次突变假说[1,2]），导致癌变过程的发生。一系列关键的单基因突变与乳腺癌的发生有关[3]，引起约 9% 的乳腺癌的发生[4]。对这些具有可变外显率的单基因突变，根据它们引起的乳腺癌风险增加的水平进行分类（高风险：风险增加>4 倍；中风险：风险增加 2~4 倍）。BRCA1 和 BRCA2 突变共占遗传性乳腺癌总数的 50% 以上[4]，CHEK2 占 11.7%，ATM 占 9.7%，PALB2 占 9.3%[4]（图 48.1）[5]。现在可以通过单基因或多基因套餐对这些基因进行广泛而可靠的检测。还有一系列的低风险基因突变[3]和超过 100 个单核苷酸多态性（SNP）与乳腺癌风险略有增加有关[6]。目前尚未对这些低外显率的基因和 SNP 进行常规检测。理解它们的功能也更具挑战性，因为它们带来的临床效应可能很小。各种 SNP 之间的相互作用使问题进一步复杂化。目前正在开发基于 SNP 特征的累积风险评分，但尚未在临床中应用[7]。

与乳腺癌发生风险相关的关键基因突变特征如表 48.1 所示。对于表中所列的大部分突变，目前已有很好的降低风险的策略，包括从年轻时开始进行影像学监测（年龄分层联合 MRI 或乳腺钼靶检查）；使用药物的一级预防，如使用选择性雌激素受体调节剂（SERMS）（例如，他莫昔芬或雷洛昔芬）或芳香化酶抑制剂[8,9]；或进行降低风险的手术的一级预防[10]。这些方法都是有效的。此外，对于新诊断乳腺癌的女性，这种突变的存在会影响治疗策略。

48.2 遗传综合征与乳腺癌治疗

女性乳腺癌患者携带这些基因对局部区域的影

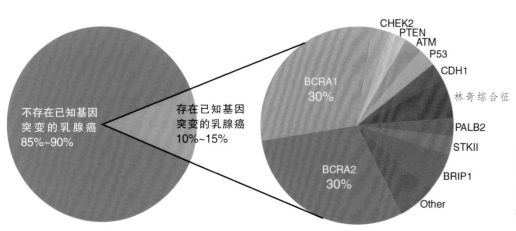

图 48.1 乳腺癌患者中已被识别的基因突变的发生率（Reproduced Peleg Hasson et al.，2020[5]）

表 48.1 与乳腺癌相关的关键基因的突变特征及其与放射治疗相关并发症的关系的证据

基因突变	综合征	人群中的基因突变频率	终身乳腺癌风险	乳腺癌的临床特征	放射治疗并发症风险增加(证据等级)
BRCA1[11]	乳腺癌、卵巢癌、前列腺癌、胰腺癌	1/400~1/800[12]	60%(CI,40~75)[13]	中位年龄为 40-42 岁[13,14] 基底上皮样三阴性亚型约 65%[15,16]	否(高)[17-25]
BRCA2[26]	乳腺癌、卵巢癌、男性乳腺癌、前列腺癌、胰腺癌	1/400~1/800[12]	55%(CI,41~70)[13]	中位年龄 45 岁[13],范围为 55~64 岁[14] 亚型分布与散发性乳腺癌相似[27],但 50 岁以上女性三阴性的可能性略高	否(高)[17-25]
PALB2[28,29]	乳腺癌、胰腺癌和前列腺癌的风险增加,但相关性低于 BRCA 基因。双等位基因突变携带者患有范科尼贫血	约 1/900[30,31]	45%(CI,31~56)[32]	由于数据较少,临床特征的确定性低于 BRCA 1/2,但三阴性可能居多[4,32]	未知(无数据)
CHEK2[33]	与乳腺癌、结肠癌、肾癌、肉瘤和前列腺癌相关	1/160~1/235[30,31]	比值比:约2.5(95%CI,2~3.1)[30,31]	往往与组织学分级更高、肿瘤更大、生存率更低相关 与 ER 阳性肿瘤相关[30,34]	未知(数据非常有限)
ATM[35]	调控 DNA 损伤反应的关键基因。纯合子(Louis-Bar 综合征)具有进行性共济失调、极端放射敏感性、皮肤毛细血管扩张、癌症风险增加(白血病、淋巴瘤和乳腺癌)。杂合子只有癌症风险增加(主要是乳腺癌,也可能是前列腺癌)	1/242~1/338[30,31]	33%(24%~40%)[36]	与 ER 阳性肿瘤相关[30,34]	未知(数据有限且不一致)[25,37-41]
CDH1[42]	细胞间黏附分子 e-钙黏蛋白突变引起的遗传性弥漫性胃癌综合征。与早发性弥漫性胃癌、乳腺癌相关[43]	1/4225~1/5424[30,31]	80 岁时为39%(12%~84%)[44] 42%(23%~68%)[45]	小叶乳腺癌,尤其是双侧乳腺癌 中位年龄 46 岁[46]	未知(无数据)
TP53[47]	Li-Fraumeni 综合征。DNA 修复的关键基因。乳腺癌、脑恶性肿瘤、肾上腺皮质癌、肺癌、肉瘤、淋巴瘤和一系列其他恶性肿瘤的风险增加	1/5000[47]~1/25000[31]	75%(50%~100%),风险增加 6.4 倍(4.3~9.3)[48]	平均年龄 33 岁 Her-2 阳性型肿瘤较多[49] 放射野内再发肿瘤的风险增加(30%)[50] 5%~8%的 30 岁以下乳腺癌患者会出现 Li-Fraumeni 综合征	是(数据有限)[25,51-55]

(待续)

表 48.1(续)

基因突变	综合征	人群中的基因突变频率	终身乳腺癌风险	乳腺癌的临床特征	放射治疗并发症风险增加(证据等级)
STK11[56]	Peutz–Jeghers 综合征：皮肤色素沉着，胃肠道错构瘤，胃肠道、妇科、乳腺恶性肿瘤的风险增加	1/10000~1/150000[31,57]	70 岁时为45%(27%~68%)[57]	确诊乳腺癌的中位年龄为 44 岁[57]	未知(无数据)
PTEN[58]	Cowden 综合征。PI3K–AKT–mTOR 通路中某个抑癌基因突变。综合征包括：大头畸形，黏膜皮肤错构瘤，甲状腺、乳腺、子宫内膜、肾、结直肠的恶性肿瘤	1/8500~1/250 000[31,59]	70 岁时为39%(24%~58%)[60]	发生乳腺癌的中位年龄为 42 岁	未知(数据非常有限)[61]

响主要是第二原发癌的风险增加。虽然与散发性病例相比，BRCA1/2 突变的单侧乳腺癌患者在接受 BCT 后，同侧乳腺复发的风险相似，但对侧乳腺患癌的风险明显增高。据报道，携带突变者 10 年和 15 年的对侧乳腺患癌风险预计分别为 26% 和 39%，而散发者预计分别为 3% 和 7%(HR 10.43, $P<0.0001$)[62]。因此许多医师和患者认为，治疗方法应首选全乳房切除术，并可能建议行预防性对侧乳房切除术。几项研究的数据表明，虽然对未患乳腺癌的携带者行预防性全乳房切除与预期寿命的延长相关[10]，尤其是 BRCA1 携带者，但对患有乳腺癌的携带者行对侧乳房切除，至少在短期或中期内，没有对生存带来任何获益[63]。这是因为第一原发癌对预期寿命有显著影响，在前 3 年复发风险最高。然而，更细致的分析发现，对于患有 DCIS 或预后良好的原发性乳腺癌患者而言，预防性对侧乳房切除可能带来获益[64]。对患第一原发癌后存活 10 年的患者的长期研究发现，预防性对侧乳房切除减少第二原发癌发生的效应越来越强，因而显示出了益处[65]。然而，这种方法应该基于个体进行考虑，除了考虑到第一原发癌的预后外，还应考虑年龄、合并疾病和患者偏好。NCCN 2021 年指南建议，绝经前的 BRCA 突变携带者应考虑采用其他降低风险的策略，需要权衡对侧乳房切除潜在减少第二原发癌风险与第一原发癌出现复发之间的关系[66]。

BCS 序贯放射治疗是标准的治疗方案。许多被诊断为乳腺癌的女性患者，在进行手术前并不知道自己是携带者，她们在接受 BCS 后才得知基因检测的结果。此时，她们可能希望在接受放射治疗前重新考虑自己的手术决定。患者可能并不愿意立即进行全乳房切除(以及在这些年轻患者中日益增多的乳房重建)，特别是考虑到缺乏在短期或中期内的生存获益。然而，如果她们继续完成了 BCS 联合放射治疗，可能会为后续的乳房重建带来困难。尤其是，在已行放射治疗的皮肤上进行 SSM 或 NSM 时，切口和乳头坏死的风险增加，可能导致乳房重建失败，特别是在使用植入物时。同样，如果在已行放射治疗的部位进行植入物重建，重建相关并发症的发病率明显升高[67]。PST 的使用越来越多(主要根据分期和肿瘤生物学行为)，这使得女性患者可以在得知基因检测结果后再选择最合适的手术方案。然而，只有根据术前已知信息判断具有全身治疗指征的患者才有机会进行这种选择。

48.3 遗传综合征患者的放射治疗相关并发症——现有数据和尚待研究的问题

对携带 BRCA1/2 突变的早期乳腺癌患者的放射治疗相关毒性反应的研究发现，与散发性乳腺癌患者相比，没有证据表明放射治疗相关的急性和晚期毒性反应或对侧乳腺癌发生风险会显著增加[17-19]。因此，对于希望保留乳房的突变携带者，如果临床上适合，可以进行 BCT。许多研究评估了 BRCA1/2 突变的女性发生对侧乳腺癌的风险，发现放射治疗与对侧乳腺癌事件的增加无关[20-23]。此外，一项评估对 BRCA1/2 突变的早期乳腺癌患者行预防性对侧乳腺放射治疗的研究发现,在中位随访 58 个月时,对侧乳腺癌发病率显著降低,发病时间延迟,毒性反应没有增加[24]。

对携带 TP53 胚系突变（无法修复放射治疗引起的 DNA 损伤,并有发生严重放射治疗毒性反应的风险）的乳腺癌女性患者,关于放射治疗的临床问题,证据有限。相关建议基于 Heymann 等的一系列病例报道[51]。在 6 例接受术后放射治疗的女性中,发生了 11 例事件,包括 3 例对侧乳腺癌、3 例同侧乳腺癌复发、2 例放射治疗诱发的恶性肿瘤和 3 例新的原发恶性肿瘤;相比之下,在 2 例未接受术后放射治疗的患者中,仅报告了 1 例事件（对侧乳腺癌）。其他病例报道也支持这一观察结果[52-55]。因此,根据专家小组的意见,禁止对 TP53 突变携带者进行全乳房放射治疗,建议采用全乳房切除术[25]。只有在局部区域复发风险显著升高的患者中才考虑行全乳房切除术后放射治疗。

在患有 PTEN-错构瘤肿瘤综合征（包括 Cowden 综合征）或遗传性弥漫性胃癌综合征等罕见高危综合征的女性中,尚无放射治疗相关毒性反应增加的数据。2019 年一例病例报道称,PTEN 胚系突变患者的放射治疗毒性反应增加[61],然而,Cowden 综合征与放射治疗敏感性之间的关系尚不清楚,需要在更大型的 Cowden 综合征患者队列中进行进一步研究。

关于携带中度外显率乳腺癌易感基因（例如,PALB2、ATM 和 CHEK2）患者的毒性反应发生率的数据有限或不一致（尤其是 ATM 突变携带者）。不应将 BRCA1/2 突变相关风险的确切数据推广到这些患者的治疗中。目前缺乏 ATM 胚系突变乳腺癌患者放射治疗风险的高质量数据。由于共济失调毛细血管扩张症（具有 ATM 双等位突变）患者对放射治疗的敏感性增加,临床前数据证实 X 射线照射后皮肤细胞复制能力降低,因此,需要特别关注 ATM 杂合突变携带者的放射治疗风险[37]。有关于 ATM 杂合突变携带者发生放射性皮肤毒性反应的病例报道[38,39],但其发生率是否高于其他乳腺癌人群尚不清楚。关于对侧乳腺癌发生风险的数据也不一致,一些数据显示风险没有增加[40,41],另一个数据则显示风险显著增加[38]。用于诊断目的的电离辐射和常规剂量的放射治疗对杂合子携带者的潜在绝对风险似乎很小[68];然而,还需要更多的研究证明。

一项单中心研究表明,具有某种 RAD50 基因多态性的患者,对侧乳腺受照剂量 ≥1Gy 时,发生对侧乳腺癌的风险是未接受照射者的 4 倍[69]。然而,这一观察结果需要得到更多研究的验证;RAD50 和其他参与 DNA 双链断裂反应的基因的罕见变异和单倍型对于辐射诱导的对侧乳腺癌的作用值得进一步研究。

48.4 当前建议/指南

一个由 52 名成员组成的美国临床肿瘤学会-美国放射肿瘤学会-美国肿瘤外科学会（ASCO-ASTRO-SSO）多学科联合专家小组,在系统回顾现有文献和协商一致的基础上发布了指南[25]。尽管关于局部治疗的临床问题的高质量证据有限,但指南仍对局部治疗和全身治疗提出了一些建议。关于放射治疗的建议总结如下。

1. 没有证据表明,BRCA1/2 突变携带者接受放射治疗后,毒性反应或对侧乳腺癌发生风险会增加。

2. 根据目前可用的数据,不应拒绝对 ATM 突变携带者行放射治疗,对风险-收益比应进行个体化衡量。

3. 对于具有 TP53 胚系突变的患者,建议行全乳房切除术,除了局部区域复发风险显著增高的患者外,禁止放射治疗。

48.5 总结

尽管许多与遗传性乳腺癌相关的中高风险基因都参与 DNA 修复和放射治疗反应途径,但有关治疗性照射引起毒性反应的数据有限或缺乏。考虑到非 BRCA1/BRCA2 相关的遗传性乳腺癌较为罕见,数据可能会继续局限于既往个例经验和回顾性系列研究。由于大多数可用数据来自观察性研究,并且缺乏 RCT 的数据,因此,本文所述的对遗传性早期乳腺癌局部区域治疗的建议大多基于专家组共识。对于接受 BCT 或全乳房切除术的乳腺癌女性患者,如果具有术后放射治疗的指征,则不应该因基因突变状态而拒绝放射治疗,但 TP53 突变的患者除外。对于携带 TP53 胚系突变的乳腺癌患者,禁止行全乳房放射治疗,推荐行全乳房切除术,术后放射治疗仅针对局部区域复发风险显著升高的患者。在 BRCA1/2 突变或中度外显率基因突变的患者中,没有证据表明暴露于射线会显著增加毒性反应和对侧乳腺癌的发生率。

关于 ATM 杂合突变携带者与非携带者的毒性反应的数据有限且不一致，潜在绝对风险似乎很小，但需要更多研究。

（卢诗敏　靳枫　译　谭志博　校）

参考文献

1. Knudson AG Jr. Mutation and cancer: statistical study of retinoblastoma. Proc Natl Acad Sci U S A. 1971;68(4):820–3.
2. Knudson AG. Two genetic hits (more or less) to cancer. Nat Rev Cancer. 2001;1(2):157–62.
3. Apostolou P, Fostira F. Hereditary breast cancer: the era of new susceptibility genes. Biomed Res Int. 2013;2013:747318.
4. Buys SS, Sandbach JF, Gammon A, Patel G, Kidd J, Brown KL, et al. A study of over 35,000 women with breast cancer tested with a 25-gene panel of hereditary cancer genes. Cancer. 2017;123(10):1721–30.
5. Peleg Hasson S, Menes T, Sonnenblick A. Comparison of patient susceptibility genes across breast cancer: implications for prognosis and therapeutic outcomes. Pharmgenomics Pers Med. 2020;13:227–38.
6. Michailidou K, Lindstrom S, Dennis J, Beesley J, Hui S, Kar S, et al. Association analysis identifies 65 new breast cancer risk loci. Nature. 2017;551(7678):92–4.
7. Brentnall AR, van Veen EM, Harkness EF, Rafiq S, Byers H, Astley SM, et al. A case-control evaluation of 143 single nucleotide polymorphisms for breast cancer risk stratification with classical factors and mammographic density. Int J Cancer. 2020;146(8):2122–9.
8. Cuzick J, Sestak I, Bonanni B, Costantino JP, Cummings S, DeCensi A, Dowsett M, Forbes JF, Ford L, LaCroix AZ, Mershon J, Mitlak BH, Powles T, Veronesi U, Vogel V, Wickerham DL, SERM Chemoprevention of Breast Cancer Overview Group. Selective oestrogen receptor modulators in prevention of breast cancer: an updated meta-analysis of individual participant data. Lancet. 2013;381(9880):1827–34.
9. Cuzick J, Sestak I, Forbes JF, Dowsett M, Cawthorn S, Mansel RE, Loibl S, Bonanni B, Evans DG, Howell A, IBIS-II investigators. Use of anastrozole for breast cancer prevention (IBIS-II): long-term results of a randomised controlled trial. Lancet. 2020;395(10218):117–22.
10. Ingham SL, Sperrin M, Baildam A, Ross GL, Clayton R, Lalloo F, et al. Risk-reducing surgery increases survival in BRCA1/2 mutation carriers unaffected at time of family referral. Breast Cancer Res Treat. 2013;142(3):611–8.
11. Miki Y, Swensen J, Shattuck-Eidens D, Futreal PA, Harshman K, Tavtigian S, et al. A strong candidate for the breast and ovarian cancer susceptibility gene BRCA1. Science. 1994;266(5182):66–71.
12. Petrucelli N, Daly MB, Feldman GL. Hereditary breast and ovarian cancer due to mutations in BRCA1 and BRCA2. Genet Med. 2010;12(5):245–59.
13. Mavaddat N, Peock S, Frost D, Ellis S, Platte R, Fineberg E, et al. Cancer risks for BRCA1 and BRCA2 mutation carriers: results from prospective analysis of EMBRACE. J Natl Cancer Inst. 2013;105(11):812–22.
14. Wong-Brown MW, Meldrum CJ, Carpenter JE, Clarke CL, Narod SA, Jakubowska A, et al. Prevalence of BRCA1 and BRCA2 germline mutations in patients with triple-negative breast cancer. Breast Cancer Res Treat. 2015;150(1):71–80.
15. van der Groep P, van der Wall E, van Diest PJ. Pathology of hereditary breast cancer. Cell Oncol (Dordr). 2011;34(2):71–88.
16. Chen H, Wu J, Zhang Z, Tang Y, Li X, Liu S, et al. Association between BRCA status and triple-negative breast cancer: a meta-analysis. Front Pharmacol. 2018;9:909.
17. Park H, Choi DH, Noh JM, Huh SJ, Park W, Nam SJ, et al. Acute skin toxicity in Korean breast cancer patients carrying BRCA mutations. Int J Radiat Biol. 2014;90(1):90–4.
18. Shanley S, McReynolds K, Ardern-Jones A, Ahern R, Fernando I, Yarnold J, et al. Late toxicity is not increased in BRCA1/BRCA2 mutation carriers undergoing breast radiotherapy in the United Kingdom. Clin Cancer Res. 2006;12(23):7025–32.
19. Pierce LJ, Strawderman M, Narod SA, Oliviotto I, Eisen A, Dawson L, et al. Effect of radiotherapy after breast-conserving treatment in women with breast cancer and germline BRCA1/2 mutations. J Clin Oncol. 2000;18(19):3360–9.
20. Bernstein JL, Thomas DC, Shore RE, Robson M, Boice JD Jr, Stovall M, et al. Contralateral breast cancer after radiotherapy among BRCA1 and BRCA2 mutation carriers: a WECARE study report. Eur J Cancer. 2013;49(14):2979–85.
21. Drooger J, Akdeniz D, Pignol JP, Koppert LB, McCool D, Seynaeve CM, et al. Adjuvant radiotherapy for primary breast cancer in BRCA1 and BRCA2 mutation carriers and risk of contralateral breast cancer with special attention to patients irradiated at younger age. Breast Cancer Res Treat. 2015;154(1):171–80.
22. Metcalfe K, Gershman S, Lynch HT, Ghadirian P, Tung N, Kim-Sing C, et al. Predictors of contralateral breast cancer in BRCA1 and BRCA2 mutation carriers. Br J Cancer. 2011;104(9):1384–92.
23. Pierce LJ, Phillips KA, Griffith KA, Buys S, Gaffney DK, Moran MS, et al. Local therapy in BRCA1 and BRCA2 mutation carriers with operable breast cancer: comparison of breast conservation and mastectomy. Breast Cancer Res Treat. 2010;121(2):389–98.
24. Evron E, Ben-David AM, Goldberg H, Fried G, Kaufman B, Catane R, et al. Prophylactic irradiation to the contralateral breast for BRCA mutation carriers with early-stage breast cancer. Ann Oncol. 2019;30(3):412–7.
25. Tung NM, Boughey JC, Pierce LJ, Robson ME, Bedrosian I, Dietz JR, et al. Management of hereditary breast cancer: American Society of Clinical Oncology, American Society for Radiation Oncology, and Society of Surgical Oncology Guideline. J Clin Oncol. 2020;38(18):2080–106.
26. Wooster R, Bignell G, Lancaster J, Swift S, Seal S, Mangion J, et al. Identification of the breast cancer susceptibility gene BRCA2. Nature. 1995;378(6559):789–92.
27. Spurdle AB, Couch FJ, Parsons MT, McGuffog L, Barrowdale D, Bolla MK, et al. Refined histopathological predictors of BRCA1 and BRCA2 mutation status: a large-scale analysis of breast cancer characteristics from the BCAC, CIMBA, and ENIGMA consortia. Breast Cancer Res. 2014;16(6):3419.

28. Xia B, Sheng Q, Nakanishi K, Ohashi A, Wu J, Christ N, et al. Control of BRCA2 cellular and clinical functions by a nuclear partner, PALB2. Mol Cell. 2006;22(6):719–29.

29. Zhang F, Fan Q, Ren K, Andreassen PR. PALB2 functionally connects the breast cancer susceptibility proteins BRCA1 and BRCA2. Mol Cancer Res. 2009;7(7):1110–8.

30. Hu C, Hart SN, Gnanaolivu R, Huang H, Lee KY, Na J, et al. A population-based study of genes previously implicated in breast cancer. N Engl J Med. 2021;384:440.

31. Breast Cancer Association Consortium. Breast cancer risk genes—association analysis in more than 113,000 women. N Engl J Med. 2021;384:428.

32. Zhou J, Wang H, Fu F, Li Z, Feng Q, Wu W, et al. Spectrum of PALB2 germline mutations and characteristics of PALB2-related breast cancer: screening of 16,501 unselected patients with breast cancer and 5890 controls by next-generation sequencing. Cancer. 2020;126(14):3202–8. https://doi.org/10.1002/cncr.32905. Epub 2020 Apr 27

33. Naslund-Koch C, Nordestgaard BG, Bojesen SE. Increased risk for other cancers in addition to breast cancer for CHEK2*1100delC heterozygotes estimated from the Copenhagen general population study. J Clin Oncol. 2016;34(11):1208–16.

34. Bergstrom C, Pence C, Berg J, Partain N, Sadeghi N, Mauer C, et al. Clinicopathological features and outcomes in individuals with breast cancer and ATM, CHEK2, or PALB2 mutations. Ann Surg Oncol. 2020;28:3383.

35. Boder E. Ataxia-telangiectasia: an overview. Kroc Found Ser. 1985;19:1–63.

36. Marabelli M, Cheng SC, Parmigiani G. Penetrance of ATM gene mutations in breast cancer: a meta-analysis of different measures of risk. Genet Epidemiol. 2016;40(5):425–31.

37. Kastan M. Ataxia-telangiectasia--broad implications for a rare disorder. N Engl J Med. 1995;333(10):662–3.

38. Bernstein JL, Haile RW, Stovall M, Boice JD Jr, Shore RE, Langholz B, et al. Radiation exposure, the ATM gene, and contralateral breast cancer in the women's environmental cancer and radiation epidemiology study. J Natl Cancer Inst. 2010;102(7):475–83.

39. Varghese S, Schmidt-Ullrich RK, Dritschilo A, Jung M. Enhanced radiation late effects and cellular radiation sensitivity in an ATM heterozygous breast cancer patient. Radiat Oncol Investig. 1999;7(4):231–7.

40. Broeks A, Braaf LM, Huseinovic A, Nooijen A, Urbanus J, Hogervorst FB, et al. Identification of women with an increased risk of developing radiation-induced breast cancer: a case only study. Breast Cancer Res. 2007;9(2):R26.

41. Su Y, Swift M. Outcomes of adjuvant radiation therapy for breast cancer in women with ataxia-telangiectasia mutations. JAMA. 2001;286(18):2233–4.

42. Guilford P, Hopkins J, Harraway J, McLeod M, McLeod N, Harawira P, et al. E-cadherin germline mutations in familial gastric cancer. Nature. 1998;392(6674):402–5.

43. Blair VR, McLeod M, Carneiro F, Coit DG, D'Addario JL, van Dieren JM, et al. Hereditary diffuse gastric cancer: updated clinical practice guidelines. Lancet Oncol. 2020;21(8):e386–e97.

44. Pharoah PD, Guilford P, Caldas C, International Gastric Cancer Linkage C. Incidence of gastric cancer and breast cancer in CDH1 (E-cadherin) mutation carriers from hereditary diffuse gastric cancer families.

45. Gastroenterology. 2001;121(6):1348–53.

45. Hansford S, Kaurah P, Li-Chang H, Woo M, Senz J, Pinheiro H, et al. Hereditary diffuse gastric cancer syndrome: CDH1 mutations and beyond. JAMA Oncol. 2015;1(1):23–32.

46. Corso G, Intra M, Trentin C, Veronesi P, Galimberti V. CDH1 germline mutations and hereditary lobular breast cancer. Familial Cancer. 2016;15(2):215–9.

47. Malkin D, Li FP, Strong LC, Fraumeni JF Jr, Nelson CE, Kim DH, et al. Germ line p53 mutations in a familial syndrome of breast cancer, sarcomas, and other neoplasms. Science. 1990;250(4985):1233–8.

48. Ruijs MW, Verhoef S, Rookus MA, Pruntel R, van der Hout AH, Hogervorst FB, et al. TP53 germline mutation testing in 180 families suspected of Li-Fraumeni syndrome: mutation detection rate and relative frequency of cancers in different familial phenotypes. J Med Genet. 2010;47(6):421–8.

49. Wilson JR, Bateman AC, Hanson H, An Q, Evans G, Rahman N, et al. A novel HER2-positive breast cancer phenotype arising from germline TP53 mutations. J Med Genet. 2010;47(11):771–4.

50. Bougeard G, Renaux-Petel M, Flaman JM, Charbonnier C, Fermey P, Belotti M, et al. Revisiting Li-Fraumeni syndrome from TP53 mutation carriers. J Clin Oncol. 2015;33(21):2345–52.

51. Heymann S, Delaloge S, Rahal A, Caron O, Frebourg T, Barreau L, et al. Radio-induced malignancies after breast cancer postoperative radiotherapy in patients with Li-Fraumeni syndrome. Radiat Oncol. 2010;5:104.

52. Ferrarini A, Auteri-Kaczmarek A, Pica A, Boesch N, Heinimann K, Schafer SC, et al. Early occurrence of lung adenocarcinoma and breast cancer after radiotherapy of a chest wall sarcoma in a patient with a de novo germline mutation in TP53. Familial Cancer. 2011;10(2):187–92.

53. Henry E, Villalobos V, Million L, Jensen KC, West R, Ganjoo K, et al. Chest wall leiomyosarcoma after breast-conservative therapy for early-stage breast cancer in a young woman with Li-Fraumeni syndrome. J Natl Compr Cancer Netw. 2012;10(8):939–42.

54. Limacher JM, Frebourg T, Natarajan-Ame S, Bergerat JP. Two metachronous tumors in the radiotherapy fields of a patient with Li-Fraumeni syndrome. Int J Cancer. 2001;96(4):238–42.

55. Salmon A, Amikam D, Sodha N, Davidson S, Basel-Vanagaite L, Eeles RA, et al. Rapid development of post-radiotherapy sarcoma and breast cancer in a patient with a novel germline 'de-novo' TP53 mutation. Clin Oncol (R Coll Radiol). 2007;19(7):490–3.

56. Hearle N, Schumacher V, Menko FH, Olschwang S, Boardman LA, Gille JJ, et al. Frequency and spectrum of cancers in the Peutz-Jeghers syndrome. Clin Cancer Res. 2006;12(10):3209–15.

57. Tchekmedyian A, Amos CI, Bale SJ, Zhu D, Arold S, Berrueta J, et al. Findings from the Peutz-Jeghers syndrome registry of Uruguay. PLoS One. 2013;8(11):e79639.

58. Georgescu MM. PTEN tumor suppressor network in PI3K-Akt pathway control. Genes Cancer. 2010;1(12):1170–7.

59. Nelen MR, Kremer H, Konings IB, Schoute F, van Essen AJ, Koch R, et al. Novel PTEN mutations in patients with Cowden disease: absence of clear genotype-phenotype correlations. Eur J Hum Genet. 1999;7(3):267–73.

60. Bubien V, Bonnet F, Brouste V, Hoppe S, Barouk-Simonet E, David A, et al. High cumulative risks of

cancer in patients with PTEN hamartoma tumour syndrome. J Med Genet. 2013;50(4):255–63.

61. Tatebe K, Chmura SJ, Connell PP. Elevated radiation therapy toxicity in the setting of germline PTEN mutation. Pract Radiat Oncol. 2019;9(6):492–5.

62. Pierce LJ, Levin AM, Rebbeck TR, Ben-David MA, Friedman E, Solin LJ, et al. Ten-year multi-institutional results of breast-conserving surgery and radiotherapy in BRCA1/2-associated stage I/II breast cancer. J Clin Oncol. 2006;24(16):2437–43.

63. Carbine NE, Lostumbo L, Wallace J, Ko H. Risk-reducing mastectomy for the prevention of primary breast cancer. Cochrane Database Syst Rev. 2018;4:CD002748.

64. Heemskerk-Gerritsen BA, Rookus MA, Aalfs CM, Ausems MG, Collee JM, Jansen L, et al. Improved overall survival after contralateral risk-reducing mastectomy in BRCA1/2 mutation carriers with a history of unilateral breast cancer: a prospective analysis. Int J Cancer. 2015;136(3):668–77.

65. Metcalfe K, Gershman S, Ghadirian P, Lynch HT, Snyder C, Tung N, et al. Contralateral mastectomy and survival after breast cancer in carriers of BRCA1 and BRCA2 mutations: retrospective analysis. BMJ. 2014;348:g226.

66. National Comprehensive Cancer Network (NCCN) Clinical Practice Guidelines in Oncology https://www.nccn.org/store/login/login.aspx?ReturnURL=https://www.nccn.org/professionals/physician_gls/pdf/breast.pdf

67. Lee KT, Mun GH. Prosthetic breast reconstruction in previously irradiated breasts: a meta-analysis. J Surg Oncol. 2015;112(5):468–75.

68. van Os NJ, Roeleveld N, Weemaes CM, Jongmans MC, Janssens GO, Taylor AM, et al. Health risks for ataxia-telangiectasia mutated heterozygotes: a systematic review, meta-analysis and evidence-based guideline. Clin Genet. 2016;90(2):105–17.

69. Brooks JD, Teraoka SN, Reiner AS, Satagopan JM, Bernstein L, Thomas DC, et al. Variants in activators and downstream targets of ATM, radiation exposure, and contralateral breast cancer risk in the WECARE study. Hum Mutat. 2012;33(1):158–64.

第 49 章

年轻女性乳腺癌

Elzbieta Senkus，Shani Paluch-Shimon

49.1 背景

年轻女性(≤40岁)乳腺癌是一种少见疾病,在发达国家仅占所有乳腺癌患者的一小部分(在美国占新诊断病例的4%),在40岁之前被诊断为乳腺癌的累积风险为0.4%~0.45%[1,2]。在荷兰,15~39岁年龄组的乳腺癌占所有乳腺癌的4.64%(https://iknl.nl/en/ncr)。目前还没有有效的可以早期发现年轻女性乳腺癌的筛查工具,而年轻女性的乳腺密度通常较高,乳腺钼靶的检查效果往往较差,因此,乳腺MRI通常作为诊断检查的一部分。与老年女性相比,年轻女性乳腺癌有较高比例为组织学分级3级、三阴性、HER2过表达、脉管侵犯,以及存在淋巴细胞浸润,基因表达谱中基底样肿瘤或富含HER2的肿瘤比例也较高。年轻女性的预后不如老年女性[3-6],特别是对于Luminal A型乳腺癌,无论诊断的分期如何[7]。

年轻女性乳腺癌更有可能与家族风险增加和遗传性癌症综合征有关,特别是BRCA1和BRCA2胚系突变在年轻女性中更常见(参见第48章)。胚系突变的存在将影响治疗决策和风险降低措施。因此,所有诊断时≤40岁的乳腺癌女性患者都应该接受基因检测。年轻乳腺癌的另一个重要危险因素是25岁前曾接受过胸壁放射治疗——这些女性与BRCA1/2突变携带者一样,在40~45岁时有患乳腺癌的累积风险[8,9]。

罹患乳腺癌的年轻女性,在持续的治疗过程中面临着许多独特的挑战——从因治疗引发的对生育的担忧和风险,到处理遗传性癌症综合征所面临的复杂性,再到因年轻就被诊断为乳腺癌所带来的沉重心理社会压力,以及长期生存需要面对的问题,如治疗导致的过早绝经[10]。

49.2 临床实践中的关键信息

49.2.1 系统治疗中的特殊考量

从既往来看,年轻女性更可能仅因为年龄较轻就接受化学治疗。然而,现已明确,系统治疗的决策应该基于疾病的分期和肿瘤的生物学特征[包括肿瘤大小、淋巴结状态、激素受体(HR)和HER2过表达或扩增、增殖指数和组织学分级等]、患者合并疾病和个人意愿。年轻并不能作为给予更积极治疗的理由。年轻患者的全身治疗应遵循所有年龄乳腺癌患者的治疗指南[11,12]。对于部分具有良好的临床和病理特征(包括基因表达量低)的HR阳性、年轻或非常年轻(诊断时≤35岁)的患者,可以与老年女性一样考虑豁免辅助化学治疗。值得注意的是,利用基因表达特征决定激素受体阳性(HR+)乳腺癌患者是否接辅助化学治疗的回顾性和前瞻性研究,均未充分关注年轻女性这一群体。前瞻性研究的非计划亚组分析表明,考虑到基因组评分和临床特征,50岁以下的乳腺癌女性患者可能会从化学治疗(或化学治疗引起的内分泌变化)中获益,而对于50岁以上的女性患者来说,内分泌治疗就足够了[13]。因此,虽然可以使用化学治疗,但应该谨慎使用。值得注意的是,市面上可及的HR+的早期乳腺癌预后基因组分析,还没有开发出根据基因组风险预测哪种内分泌治疗更合适的方法。对于绝经前HR+

的乳腺癌,内分泌治疗的选择包括他莫西芬,或卵巢功能抑制剂(OFS)联合他莫西芬或芳香化酶抑制剂(AI)[对于绝经前女性,AI 只能与 OFS 联合使用]。在复发风险较高的女性患者中,与单独使用他莫西芬相比,OFS 联合他莫西芬或 AI 可显著改善预后[14,15]。值得注意的是,化学治疗引起的闭经并不总是能反映卵巢功能,因此当考虑使用 AI 时,必须定期使用促性腺激素释放激素(GnRH)类似物 OFS,并应通过定期检测血清激素对卵巢功能进行监测。

49.3　年轻女性的独特问题

49.3.1　生育与妊娠

所有被诊断患有乳腺癌的年轻女性都应被告知治疗对其生育功能的潜在影响,并应向其提供生育力保护[11,16]。应该在化学治疗期间使用 GnRH 类似物作为卵巢保护剂,但不能代替生育力保护[17]。对生育的担忧是年轻女性患者心理痛苦的主要来源和不坚持肿瘤治疗的原因,因此解决年轻女性的生育问题对其成功实施治疗和维持健康至关重要[18,19]。所有回顾性可用数据表明,无论亚型如何,诊断乳腺癌后妊娠对乳腺癌预后没有不利影响[20-24]。目前正等待 POSITIVE 研究的结果,该研究是首个评估 HR+年轻女性乳腺癌患者内分泌治疗中断与妊娠的前瞻性研究。乳腺癌后的妊娠时间应由肿瘤科医师结合疾病初始分期和患者意愿做出决定;并应理解,HR+乳腺癌患者需要在分娩后才能恢复和继续完成内分泌治疗。

妊娠期间发生的乳腺癌并不常见,在大多数情况下不需要终止妊娠,治疗也应遵循现有指南[25,26],并由具有该领域专业知识的多学科团队进行管理。年轻女性还需要了解非激素避孕方案。

49.3.2　生存预后

年轻女性乳腺癌患者面临着许多与长期生存相关的问题——与内分泌治疗相关的众多副作用、过早绝经带来的一系列后果。很大一部分患者会遭受性功能障碍、身体形象、性行为等问题的困扰[27,28]。除此之外,需要面临的其他关键问题包括神经认知症状("肿瘤脑")、对重返工作岗位和就业的不利影响,以及遗传性癌症综合征的相关问题。针对遗传性癌症综合

征,可以进行量身定制的筛查和采取降低风险的措施(例如,预防性输卵管卵巢切除和全乳房切除)[29]。解决以上这些问题对于确保生活质量和治疗依从性至关重要[30]。虽然不是所有的生存问题都可以预防或解决,但许多问题都可以通过早期干预来缓解。

49.4　局部治疗的特殊考量

49.4.1　年轻乳腺癌患者局部区域治疗的预后

年轻女性乳腺癌的局部区域复发风险较高,即使根据分期和肿瘤特征进行了校正。无论是进行 BCT 还是全乳房切除,都存在这种现象[31-33]。

EORTC"对比加量或不加量"的研究发现,年龄是局部控制的唯一独立预后因素($P=0.0001$)(图 49.1),从瘤床局部加量中得到最大绝对获益的人群为年龄≤40 岁的患者[34]。

然而,在过去的 40 年里,局部复发率持续下降,这要归功于诊断方法的改进,以及局部和全身治疗的进展(图 49.2)。在 1980—2012 年期间连续进行的 3 项 BCT 的研究中,10 年局部复发率从"全乳房切除对比保乳治疗"研究(EORTC 10801)的约 20%,下降到 EORTC 加量研究(患者年龄为 40~50 岁)的约 10%,再到荷兰"年轻乳腺癌加量研究"(患者年龄 50 岁以下,其中约 1/4 为 40 岁以下)的约 2%[35]。基于此,在没有局部复发高风险因素的年轻患者中,可以选择性省略针对瘤床的加量放射治疗。

在接受全乳房切除的患者中,年轻与较差的局部区域控制相关[36]。在国际乳腺癌研究小组(IBCSG)的 13 项随机研究中发现,年龄<40 岁、阳性淋巴结≥4 枚和不充分的腋窝手术是导致局部区域复发率高于 15%的关键决定性因素[37]。

重要的是,尽管接受 BCT 的年轻患者有较高的局部区域复发率,但接受全乳房切除的患者的长期结果却与接受 BCT 的患者相似,或反而更差[32,38-40]。通过一项系统性荟萃分析(来自 5 项基于人群的研究,包括 22598 例≤40 岁的患者)和一项对两项临床研究(10898 例 BCT 的患者和 11700 例全乳房切除的患者)的汇总分析发现,在调整肿瘤分期后,接受 BCT 的患者的死亡风险较接受全乳房切除的患者低,但差异不显著(HR 0.9)(图 49.3)[41]。此外,在监测、流行病学和最终

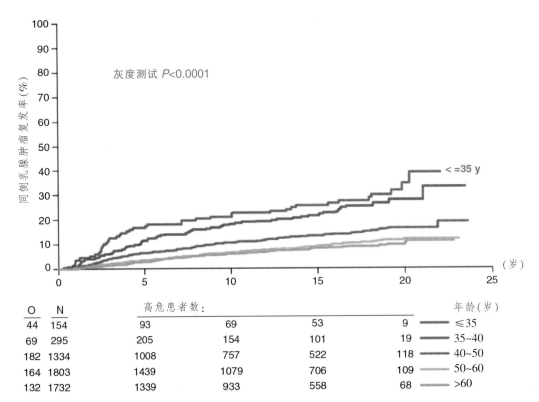

图 49.1　全研究人群中按年龄划分的同侧乳腺肿瘤复发的累积发生率。(Adapted with permission from：Bartelink H,Maingon P, Poortmans P,et al. Whole-breast irradiation with or without a boost for patients treated with breast-conserving surgery for early breast cancer：20-year follow-up of a randomised phase 3 trial. Lancet Oncol. 2015 Jan；16(1)：47–56)

结果(SEER)数据库中观察到，在 20~34 岁的 II B 期患者中，与没有行放射治疗的全乳房切除相比，接受 BCS 联合放射治疗的患者总生存率明显更高[42]。对于上述 BCT 的良好结果，最合理的解释是在该人群中几乎普遍使用了放射治疗。相比之下，在荷兰一项基于人群的大型研究中(共纳入 129 692 例患者)，将 BCT 与全乳房切除进行了比较，在长期随访队列中(1999—2005 年间接受治疗)，除了年龄<40 岁的 T1-2N0-1 这一亚组，BCT 对其他所有亚组都带来了获益[40]。同样，在

该研究的更近时间队列中(2006—2012 年)，接受现代辅助性全身治疗的患者，从 BCT 中获益的人群仅限于年龄>50 岁、T1-2N0-1 患者。

此外，最近的一项回顾性研究报告称，在 BRCA1/2 基因突变的乳腺癌患者中，接受保留皮肤/乳头的全乳房切除而不接受术后放射治疗者，其局部复发率高于接受全乳房切除术联合术后放射治疗或 BCT 的患者，尽管未行全乳房切除术后放射治疗组的肿瘤分期较早。研究者将局部复发率较高的原因归结为保留皮

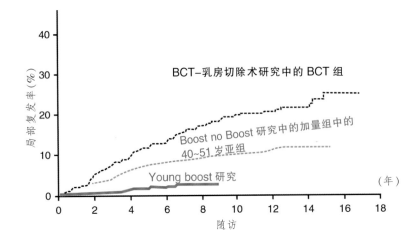

图 49.2　自 1980—2012 年连续进行的 3 项保乳治疗的研究中的局部复发率。(Adapted with permission from：Poortmans PMP, Arenas M, Livi L. Over-irradiation. Breast. 2017 Feb；31：295–302, modified from Poortmans P, Aznar M, Bartelink H. Quality indicators for breast cancer：revisiting historical evidence in the context of technology changes. Semin Radiat Oncol 2012；22：pp. 29–39)

比较接受保乳手术和全乳房切除术的年轻患者(年龄≤40 岁)的生存结果的森林图

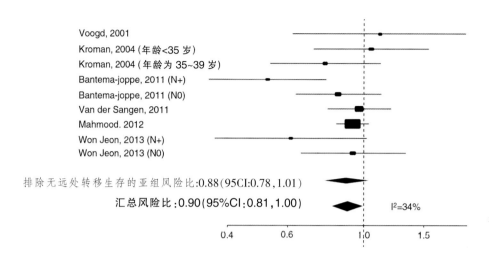

图 49.3　比较接受保乳手术和全乳房切除术的年轻患者的生存结果的森林图。

肤/乳头的全乳房切除术后有残留的乳腺组织和潜在的残留病灶[43]。这些数据强烈支持向所有合适的患者提供 BCT,无论年龄大小。年轻患者局部区域失败的风险较高,但更广泛的手术并不能降低远期失败或死亡的风险。

有趣的是,尽管年轻患者比老年患者更容易发生局部复发,但与老年患者相比,年轻患者局部复发后的预后和总生存似乎更好[44,45]。重要的是,即使在"年轻"患者中,诊断时的年龄也很重要:167 例年龄在 26~45 岁的 T1~2 期乳腺癌患者,接受 BCT,包括局部后装加量,与局部失败风险增加 3 倍相关的因素包括年龄≤35 岁、组织学分级较高、激素受体阴性[46]。

49.4.2　年轻乳腺癌患者中放射治疗的作用和放射治疗技术

年轻乳腺癌患者 BCT 后局部复发的风险增加,这为使用更"积极"的放射治疗方案提供了理由。的确,EORTC"对比加量或不加量"的研究表明,尽管所有年龄组的相对风险降低是相似的,但在<40 岁的患者中,瘤床加量的绝对获益最大[31]。因此,大多数指南一致建议对于 50 岁以下的患者进行瘤床加量[47-49]。由于年轻患者局部复发的风险较高,即使有标准的加量剂量,也有一些研究尝试通过进一步增加加量的剂量来改善预后。在"年轻患者加量"研究中,对≤50 岁患者的最佳瘤床加量剂量进行了研究,将标准加量剂量 16Gy 与 26Gy 进行了比较,初步结果尚在等待中,而增加加量剂量显然会对美容效果带来负面影响[50]。

年轻乳腺癌患者的分割方案应与老年患者的分割方案相同。进一步的数据有待于 FAST-Forward 研究中超大分割在年轻人群中使用的结果[51]。2018 年 ASTRO 在 WBI 的指南中明确指出,没有证据表明中等程度的大分割 WBI 对年轻患者存在有害影响。因此,WBI 的使用决策应该与年龄无关[52]。

年轻乳腺癌患者不仅有较高的复发风险,而且在术后残存的乳腺中也有第二原发肿瘤的风险。因此,通常不建议在该人群中只针对瘤床进行放射治疗(PBI)。根据 GEC-ESTRO 指南和 ASTRO 指南,PBI 仅在>50 岁的年龄组(没有其他明确的危险因素)被认为是合适和安全的,而≤40 岁的女性则明确定义为"不适合"进行 PBI[53,54]。

接受全乳房切除的年轻乳腺癌患者与年龄较大的患者局部区域失败的高危因素是相同的:原发病灶大小、淋巴结分期,以及未行放射治疗和适当的辅助性全身治疗[55]。PMRT 适用于绝大多数淋巴结阳性的年轻患者,一些数据表明,放射治疗也能使某些特定的淋巴结阴性的人群获益。在一项对 502 例接受全乳房切除、T1-2N0 的乳腺癌患者的研究中,中位随访 77 个月后,>40 岁和≤40 岁的患者的局部复发率分别为 1.7%和 7%;其中≤40 岁的乳腺癌患者局部区域复发的预后因素包括肿瘤大小和脉管侵犯[56]。

DCIS 在年轻女性中相对少见,一般为体格检查筛查发现(大多数国家从 50 岁开始提供乳腺钼靶筛查),但如果存在 DCIS,则局部失败的风险增高。1994—2003 年,在加拿大安大略省接受 BCS 和放射治疗的 1607 例乳腺 DCIS 患者中,年龄<45 岁的患者的 10 年累计局部复发率为 27%;年龄每增加 1 岁,局部复发

率降低 4%。在罕见癌症网络的多中心研究中,373 例≤45 岁的 DCIS 患者在中位随访 72 个月后,≤39 岁的患者和 40~45 岁的患者的局部无复发生存率分别为 63% 和 81%。在这项研究中,BCS 后不行术后放射治疗会导致高达 54% 的 10 年局部复发率,这显然让人难以接受。相比于 BCS 后不行放射治疗,BCS 后行全乳腺放射治疗而不行瘤床加量,能降低局部复发率(10 年局部复发率为 28%);如果再联合瘤床加量,将进一步降低局部复发率(10 年局部复发率为 14%,P<0.0001)(图 49.4)[57]。

49.4.3 放射治疗在年轻乳腺癌患者中的应用

尽管局部失败的风险较高,但年轻乳腺癌患者似乎并没能接受最优的局部治疗。在来自美国国家癌症数据库的 317 596 例患者中,在最年轻的年龄组(≤35 岁)中,接受全乳房切除(相对于 61~64 岁的患者)的调整优势比超过 2;在其他"年轻"患者中,接受全乳房切除的比例也较高。值得关注的是,接受 BCS 的年轻乳腺癌患者接受放射治疗的比例较小(≤35 岁患者的优势比为 0.69)。相比之下,年轻患者在全乳房切除术后接受放射治疗的比例则较高,无论有无术后放射治疗指征[58]。

49.4.4 年轻乳腺癌患者放射治疗的并发症

年轻女性治疗后的预期生存较长,因而发生远期毒性反应的风险也更高。事实上,在女性环境、癌症和辐射流行病学(WECARE)研究的参与者中,当<40 岁的乳腺癌女性患者对侧健康乳腺接受>1.0Gy 的照射剂量时,患对侧乳腺癌(CBC)的风险较未接受照射的女性高 2.5 倍;在>40 岁的女性患者中则没有观察到这种风险的增加[59]。在对 SEER 数据库 308 861 例女性的分析中,观察到在接受左侧乳腺癌放射治疗的年轻患者队列中,心血管疾病死亡率有增加的趋势,但差异不显著[60]。现代放射治疗技术的使用,包括深吸气屏气等,可以在很大程度上避免心脏毒性问题。然而,在 EORTC"加量"研究中,唯一没有因加量导致严重纤维化的风险增加的队列是<41 岁的患者队列[34]。

49.5 总结

无论手术类型如何,年轻乳腺癌患者局部区域复发的风险都较高。BCT 后的长期预后至少与全乳房切

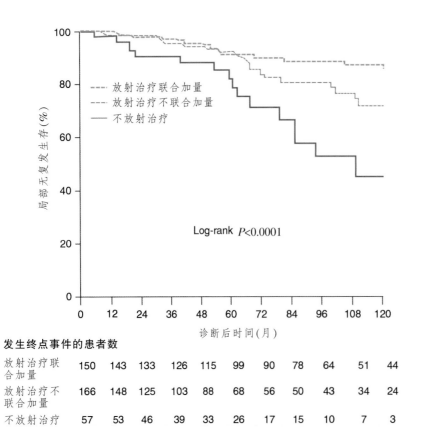

图 49.4 各治疗组的局部无复发生存。(Adapted with permission from:Omlin A, Amichetti M, Azria D, et al. Boost radiotherapy in young women with ductal carcinoma in situ:a multicentre, retrospective study of the Rare Cancer Network. Lancet Oncol. 2006;7(8):652-6)

发生终点事件的患者数

放射治疗联合加量	150	143	133	126	115	99	90	78	64	51	44
放射治疗不联合加量	166	148	125	103	88	68	56	50	43	34	24
不放射治疗	57	53	46	39	33	26	17	15	10	7	3

除相同,并可能优于全乳房切除。这可能与接受全乳房切除的患者较少进行放射治疗有关。年龄作为局部区域失败的危险因素,在决策是否行全乳腺切除术后放射治疗或局部区域放射治疗时,应将此因素考虑在内。然而,鉴于年轻患者的预期寿命较长,放射治疗后远期毒性风险可能会增加,因此,应谨慎使用放射治疗,并应使用最优的放射治疗技术。

(赵玉洁　译　谭志博　校)

参考文献

1. DeSantis CE, Ma J, Gaudet MM, Newman LA, Miller KD, Goding Sauer A, et al. Breast cancer statistics, 2019. CA Cancer J Clin. 2019;69(6):438–51.

2. Bray F, Ferlay J, Soerjomataram I, Siegel RL, Torre LA, Jemal A. Global cancer statistics 2018: GLOBOCAN estimates of incidence and mortality worldwide for 36 cancers in 185 countries. CA Cancer J Clin. 2018;68(6):394–424.

3. Partridge AH, Gelber S, Piccart-Gebhart MJ, Focant F, Scullion M, Holmes E, et al. Effect of age on breast cancer outcomes in women with human epidermal growth factor receptor 2-positive breast cancer: results from a herceptin adjuvant trial. J Clin Oncol. 2013;31(21):2692–8.

4. Partridge AH, Hughes ME, Warner ET, Ottesen RA, Wong YN, Edge SB, et al. Subtype-dependent relationship between young age at diagnosis and breast cancer survival. J Clin Oncol. 2016;34(27):3308–14.

5. Fu J, Zhong C, Wu L, Li D, Xu T, Jiang T, et al. Young patients with hormone receptor-positive breast cancer have a higher long-term risk of breast cancer specific death. J Breast Cancer. 2019;22(1):96–108.

6. Keegan TH, Press DJ, Tao L, DeRouen MC, Kurian AW, Clarke CA, et al. Impact of breast cancer subtypes on 3-year survival among adolescent and young adult women. Breast Cancer Res. 2013;15(5):R95.

7. Zhong W, Tan L, Jiang WG, Chen K, You N, Sanders AJ, et al. Effect of younger age on survival outcomes in T1N0M0 breast cancer: a propensity score matching analysis. J Surg Oncol. 2019;119:1039.

8. Mulder RL, Kremer LC, Hudson MM, Bhatia S, Landier W, Levitt G, et al. Recommendations for breast cancer surveillance for female survivors of childhood, adolescent, and young adult cancer given chest radiation: a report from the International Late Effects of Childhood Cancer Guideline Harmonization Group. Lancet Oncol. 2013;14(13):e621–9.

9. Monticciolo DL, Newell MS, Moy L, Niell B, Monsees B, Sickles EA. Breast cancer screening in women at higher-than-average risk: recommendations from the ACR. J Am Coll Radiol. 2018;15(3 Pt A):408–14.

10. Ruggeri M, Pagan E, Bagnardi V, Bianco N, Gallerani E, Buser K, et al. Fertility concerns, preservation strategies and quality of life in young women with breast cancer: baseline results from an ongoing prospective cohort study in selected European Centers. Breast. 2019;47:85–92.

11. Paluch-Shimon S, Cardoso F, Partridge AH, Abulkhair O, Azim HA Jr, Bianchi-Micheli G, et al. ESO-ESMO 4th international consensus guidelines for breast cancer in young women (BCY4). Ann Oncol. 2020;

12. Cardoso F, Paluch-Shimon S, Senkus E, Curigliano G, Aapro MS, Andre F, et al. 5th ESO-ESMO international consensus guidelines for advanced breast cancer (ABC 5). Ann Oncol. 2020;31(12):1623–49.

13. Sparano JA, Gray RJ, Ravdin PM, Makower DF, Pritchard KI, Albain KS, et al. Clinical and genomic risk to guide the use of adjuvant therapy for breast cancer. N Engl J Med. 2019;380(25):2395–405.

14. Pagani O, Francis PA, Fleming GF, Walley BA, Viale G, Colleoni M, et al. Absolute improvements in freedom from distant recurrence to tailor adjuvant endocrine therapies for premenopausal women: results from TEXT and SOFT. J Clin Oncol. 2019;38:JCO1801967.

15. Francis PA, Pagani O, Fleming GF, Walley BA, Colleoni M, Lang I, et al. Tailoring adjuvant endocrine therapy for premenopausal breast cancer. N Engl J Med. 2018;379(2):122–37.

16. Lambertini M, Peccatori FA, Demeestere I, Amant F, Wyns C, Stukenborg JB, et al. Fertility preservation and post-treatment pregnancies in post-pubertal cancer patients: ESMO clinical practice guidelines(dagger). Ann Oncol. 2020;31(12):1664–78.

17. Lambertini M, Ceppi M, Poggio F, Peccatori FA, Azim HA Jr, Ugolini D, et al. Ovarian suppression using luteinizing hormone-releasing hormone agonists during chemotherapy to preserve ovarian function and fertility of breast cancer patients: a meta-analysis of randomized studies. Ann Oncol. 2015;26(12):2408–19.

18. Wassermann J, Gelber SI, Rosenberg SM, Ruddy KJ, Tamimi RM, Schapira L, et al. Nonadherent behaviors among young women on adjuvant endocrine therapy for breast cancer. Cancer. 2019;125:3266.

19. Ruddy KJ, Gelber SI, Tamimi RM, Ginsburg ES, Schapira L, Come SE, et al. Prospective study of fertility concerns and preservation strategies in young women with breast cancer. J Clin Oncol. 2014;32(11):1151–6.

20. Azim HA Jr, Santoro L, Pavlidis N, Gelber S, Kroman N, Azim H, et al. Safety of pregnancy following breast cancer diagnosis: a meta-analysis of 14 studies. Eur J Cancer. 2011;47(1):74–83.

21. Pagani O, Partridge A, Korde L, Badve S, Bartlett J, Albain K, et al. Pregnancy after breast cancer: if you wish, ma'am. Breast Cancer Res Treat. 2011;129(2):309–17.

22. V DES, Pagani O. Pregnancy after breast cancer: hope after the storm. Minerva Ginecol. 2017;69(6):597–607.

23. Kroman N, Jensen MB, Wohlfahrt J, Ejlertsen B, Danish Breast Cancer Cooperative G. Pregnancy after treatment of breast cancer—a population-based study on behalf of Danish Breast Cancer Cooperative Group. Acta Oncol. 2008;47(4):545–9.

24. Lambertini M, Kroman N, Ameye L, Cordoba O, Pinto A, Benedetti G, et al. Long-term safety of pregnancy following breast cancer according to estrogen receptor status. J Natl Cancer Inst. 2018;110(4):426–9.

25. Loibl S, Schmidt A, Gentilini O, Kaufman B, Kuhl C, Denkert C, et al. Breast cancer diagnosed during pregnancy: adapting recent advances in breast cancer care for pregnant patients. JAMA Oncol. 2015;1(8):1145–53.

26. Amant F (Ed.) Textbook of cancer in pregnancy: https://www.esgo.org/explore/textbooks/textbook-of-cancer-in-pregnancy/

27. Rosenberg SM, Tamimi RM, Gelber S, Ruddy KJ, Bober SL, Kereakoglow S, et al. Treatment-related amenorrhea and sexual functioning in young breast cancer survivors. Cancer. 2014;120(15):2264–71.

28. von Hippel C, Rosenberg SM, Austin SB, Sprunck-Harrild K, Ruddy KJ, Schapira L, et al. Identifying distinct trajectories of change in young breast cancer survivors' sexual functioning. Psycho-Oncology. 2019;28(5):1033–40.

29. Rosenberg SM, Vaz-Luis I, Gong J, Rajagopal PS, Ruddy KJ, Tamimi RM, et al. Employment trends in young women following a breast cancer diagnosis. Breast Cancer Res Treat. 2019;177:207.

30. Rosenberg SM, Partridge AH. New insights into non-adherence with adjuvant endocrine therapy among young women with breast cancer. J Natl Cancer Inst. 2015;107:10.

31. Laurberg T, Alsner J, Tramm T, Jensen V, Lyngholm CD, Christiansen PM, et al. Impact of age, intrinsic subtype and local treatment on long-term local-regional recurrence and breast cancer mortality among low-risk breast cancer patients. Acta Oncol. 2017;56(1):59–67.

32. de Bock GH, van der Hage JA, Putter H, Bonnema J, Bartelink H, van de Velde CJ. Isolated loco-regional recurrence of breast cancer is more common in young patients and following breast conserving therapy: long-term results of European Organisation for Research and Treatment of Cancer studies. Eur J Cancer. 2006;42(3):351–6.

33. Kim SW, Chun M, Han S, Jung YS, Choi JH, Kang SY, et al. Young age is associated with increased locoregional recurrence in node-positive breast cancer with luminal subtypes. Cancer Res Treat. 2017;49(2):484–93.

34. Bartelink H, Maingon P, Poortmans P, Weltens C, Fourquet A, Jager J, et al. Whole-breast irradiation with or without a boost for patients treated with breast-conserving surgery for early breast cancer: 20-year follow-up of a randomised phase 3 trial. Lancet Oncol. 2015;16(1):47–56.

35. Poortmans PMP, Arenas M, Livi L. Over-irradiation. Breast. 2017;31:295–302.

36. Kent C, Horton J, Blitzblau R, Koontz BF. Whose disease will recur after mastectomy for early stage, node-negative breast cancer? A systematic review. Clin Breast Cancer. 2015;15(6):403–12.

37. Karlsson P, Cole BF, Chua BH, Price KN, Lindtner J, Collins JP, et al. Patterns and risk factors for locoregional failures after mastectomy for breast cancer: an International Breast Cancer Study Group report. Ann Oncol. 2012;23(11):2852–8.

38. van der Sangen MJ, van de Wiel FM, Poortmans PM, Tjan-Heijnen VC, Nieuwenhuijzen GA, Roumen RM, et al. Are breast conservation and mastectomy equally effective in the treatment of young women with early breast cancer? Long-term results of a population-based cohort of 1,451 patients aged ≤40 years. Breast Cancer Res Treat. 2011;127(1):207–15.

39. van der Sangen EJ, van den Heuvel ER, de Munck L, de Bock GH, Smit WG, Timmer PR, et al. Impact of primary local treatment on the development of distant metastases or death through locoregional recurrence in young breast cancer patients. Breast Cancer Res Treat. 2013;140(3):577–85.

40. Lagendijk M, van Maaren MC, Saadatmand S, Strobbe LJA, Poortmans PMP, Koppert LB, et al. Breast conserving therapy and mastectomy revisited:

41. breast cancer-specific survival and the influence of prognostic factors in 129,692 patients. Int J Cancer. 2018;142:165–75.

41. Vila J, Gandini S, Gentilini O. Overall survival according to type of surgery in young (≤40 years) early breast cancer patients: a systematic meta-analysis comparing breast-conserving surgery versus mastectomy. Breast. 2015;24(3):175–81.

42. Ye JC, Yan W, Christos PJ, Nori D, Ravi A. Equivalent survival with mastectomy or breast-conserving surgery plus radiation in young women aged < 40 years with early-stage breast cancer: a National Registry-based Stage-by-Stage Comparison. Clin Breast Cancer. 2015;15(5):390–7.

43. Bernstein-Molho R, Laitman Y, Galper S, Jacobson G, Boursi B, Gal-Yam EN, et al. Locoregional treatments and ipsilateral breast cancer recurrence rates in BRCA1/2 mutation carriers. Int J Radiat Oncol Biol Phys. 2020;109:1332.

44. Courdi A, Doyen J, Gal J, Chamorey E. Local recurrence after breast cancer affects specific survival differently according to patient age. Oncology. 2010;79(5–6):349–54.

45. Miles RC, Gullerud RE, Lohse CM, Jakub JW, Degnim AC, Boughey JC. Local recurrence after breast-conserving surgery: multivariable analysis of risk factors and the impact of young age. Ann Surg Oncol. 2012;19(4):1153–9.

46. Guinot JL, Baixauli-Perez C, Soler P, Tortajada MI, Moreno A, Santos MA, et al. High-dose-rate brachytherapy boost effect on local tumor control in young women with breast cancer. Int J Radiat Oncol Biol Phys. 2015;91(1):165–71.

47. Cardoso F, Kyriakides S, Ohno S, Penault-Llorca F, Poortmans P, Rubio IT, et al. Early breast cancer: ESMO clinical practice guidelines for diagnosis, treatment and follow-up. Ann Oncol. 2019;30:1194–220.

48. https://www.nccn.org/professionals/physician_gls/pdf/breast.pdf (accessed 29/Nov/2020).

49. Meattini I, Lambertini M, Desideri I, De Caluwé A, Kaidar-Person O, Livi L. Radiation therapy for young women with early breast cancer: current state of the art. Crit Rev Oncol Hematol. 2019;137:143–53.

50. https://clinicaltrials.gov/ct2/show/NCT00212121 (accessed 19/Oct/2020).

51. Brunt AM, Haviland JS, Wheatley DA, Sydenham MA, Alhasso A, Bloomfield DJ, et al. Hypofractionated breast radiotherapy for 1 week versus 3 weeks (FAST-forward): 5-year efficacy and late normal tissue effects results from a multicentre, non-inferiority, randomised, phase 3 trial. Lancet. 2020;395:1613–26.

52. Smith BD, Bellon JR, Blitzblau R, Freedman G, Haffty B, Hahn C, et al. Radiation therapy for the whole breast: executive summary of an American Society for Radiation Oncology (ASTRO) evidence-based guideline. Pract Radiat Oncol. 2018;8(3):145–52.

53. Polgár C, Van Limbergen E, Pötter R, Kovács G, Polo A, Lyczek J, et al. Patient selection for accelerated partial-breast irradiation (APBI) after breast-conserving surgery: recommendations of the Groupe Européen de Curiethérapie-European Society for Therapeutic Radiology and Oncology (GEC-ESTRO) breast cancer working group based on clinical evidence (2009). Radiother Oncol. 2010;94(3):264–73.

54. Correa C, Harris EE, Leonardi MC, Smith BD, Taghian AG, Thompson AM, et al. Accelerated partial breast irradiation: executive summary for the update

of an ASTRO evidence-based consensus statement. Pract Radiat Oncol. 2017;7(2):73–9.

55. Lammers EJ, Huibers P, van der Sangen MJ, van de Poll-Franse LV, Poortmans PM, Ernst MF, et al. Factors contributing to improved local control after mastectomy in patients with breast cancer aged 40 years or younger. Breast. 2010;19(1):44–9.

56. Yildirim E, Berberoglu U. Can a subgroup of node-negative breast carcinoma patients with T1-2 tumor who may benefit from postmastectomy radiotherapy be identified? Int J Radiat Oncol Biol Phys. 2007;68(4):1024–9.

57. Omlin A, Amichetti M, Azria D, Cole BF, Fourneret P, Poortmans P, et al. Boost radiotherapy in young women with ductal carcinoma in situ: a multi centre, retrospective study of the Rare Cancer Network. Lancet Oncol. 2006;7(8):652–6.

58. Freedman RA, Virgo KS, Labadie J, He Y, Partridge AH, Keating NL. Receipt of locoregional therapy among young women with breast cancer. Breast Cancer Res Treat. 2012;135(3):893–906.

59. Stovall M, Smith SA, Langholz BM, Boice JD Jr, Shore RE, Andersson M, et al. Dose to the contralateral breast from radiotherapy and risk of second primary breast cancer in the WECARE study. Int J Radiat Oncol Biol Phys. 2008;72(4):1021–30.

60. Darby SC, McGale P, Taylor CW, Peto R. Long-term mortality from heart disease and lung cancer after radiotherapy for early breast cancer: prospective cohort study of about 300,000 women in US SEER cancer registries. Lancet Oncol. 2005;6(8):557–65.

第**50**章

寡转移及寡进展病灶

Cynthia Aristei, Melanie Machiels, Laura Torres Royo, Meritxell Arenas Prat

50.1 背景

寡转移(OMD)的概念在 1995 年首次被提出,定义为转移的数量和范围有限、介于局部病变及广泛转移之间的状态[1]。寡转移的定义使得肿瘤规范治疗的模式发生了改变,这基于"如果原发肿瘤得到控制、转移病灶通过特定治疗手段得到消除,则可能可以延长患者的无病生存,甚至治愈肿瘤"的假设[2]。

2020 年初,鉴于 OMD 的概念层出不穷,ES-TRO 和 EORTC 发布了联合文件,明确定义了诱导性 OMD 和真正的 OMD。诱导性 OMD 是指曾有广泛转移的病史,真正的 OMD 被细分为复发性 OMD 和新发 OMD。此外,新发 OMD 又被细分为同时性(与原发肿瘤同时发生)和异时性(确诊至少 3 个月后发生)。寡复发是在未进行积极全身治疗的患者中出现的异时性的、重复的 OMD;寡进展是在进行积极全身治疗的患者中,OMD 病灶发生了影像学上的进展;寡维持是在进行积极全身治疗的患者中,OMD 病灶在影像学上表现为稳定或部分缓解[3](图 50.1)。几个月后,ESTRO-ASTRO 共识定义 OMD 为 1~5 个转移病灶,原发病灶可以是已控的或未控的,但所有的转移灶必须是安全可治疗的[4]。

乳腺癌 OMD 病灶的治疗因 OMD 的类型和病理

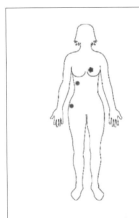 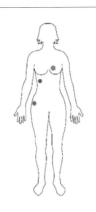 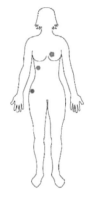 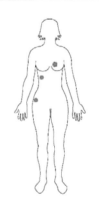

同时性 OMD:与原发肿瘤(粉花)同时发生的转移(粉点)

寡复发:原发肿瘤控制良好(绿花)和异时性转移(粉点)

寡进展:治疗有效的原发肿瘤(绿花)和其他转移(绿点),出现进展的 OMD 病灶(粉点)

寡维持:全身治疗下,影像学上稳定或部分缓解的 OMD 病灶(绿点)

图 50.1 不同的 OMD 病灶,通过图像及其下方的定义展示。

情况而异。近年来,解剖学和功能性成像、手术、电离及非电离消融技术的进步促进了针对转移灶的治疗的发展。局部消融治疗包括诸如手术、放射治疗、射频消融或冷冻消融等局部治疗。立体定向消融放射治疗对有限体积的靶病灶进行大剂量放射治疗,是对 OMD 病灶治疗的有效手段。靶区周围陡峭的剂量梯度可最大限度地减少对周围正常组织的放射治疗毒性。与外科手术相比,立体定向放射治疗的侵入性更小,可应用于不同器官的更多病灶[5-8]。不同国家对 SBRT 的定义不尽相同,有些国家将其定义为 5~8 次的大分割放射治疗,而其他国家根据单次分割剂量、总剂量及治疗目的来定义(例如,消融放射治疗、单次大剂量姑息放射治疗)。

近年来,放射治疗技术的进步使大多数放射治疗中心可以安全地采用 SBRT 针对 OMD 病灶进行治疗(图 50.2)。

本章内容评估了乳腺癌 OMD 治疗的临床实践及应用前景。

50.2　现有文献

转移性乳腺癌有多种全身治疗方案,因此,乳腺癌 OMD 的 SBRT 研究较其他原发肿瘤如肺癌、结直肠癌及前列腺癌的相关研究少。有研究报道,一些剂量、分割方案及控制器官运动的技术(例如,门控、抑制、追踪)可能适合特定部位转移病灶的治疗。通常建议使用适当的设备进行精准放射治疗,并给予较高的生物等效剂量(BED)。少数回顾性研究存在显著的异质性,如不同类型的原发肿瘤、转移数量、大小、位置、放射治疗技术、剂量及分割模式。此外,这些研究通常把入组标准限定在不可手术的这部分患者。所有的这些因素都导致无法得出确切的结论。尽管存在局限性,SBRT 能为大部分患者带来 67%~95% 的长期局部控制[5]。部分单臂研究也报道了 SBRT 在 OMD 中应用的安全性以及可耐受性[8-11]。

SABR-COMET Ⅱ 期随机临床研究的结果令人鼓舞[12]。在这项研究中,纳入了 99 例存在 5 个或以下转移灶的 OMD 患者(SBRT 组仅 13 例乳腺癌患者),随机分为两组,分别接受标准的姑息治疗和标准姑息治疗联合所有转移灶的 SBRT。SBRT 组的中位 OS 相较于对照组从 28 个月提高到 41 个月。NRG-BR002 Ⅱ R/Ⅲ 期临床研究(NCT02364557)的结果在 2022 年 ASCO 年会上进行了报道,这项研究对比了在

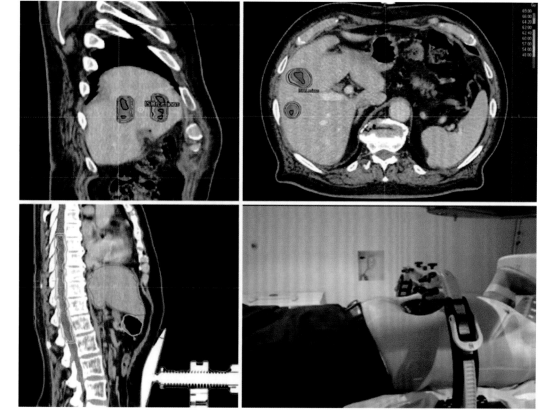

图 50.2　1 例使用 SBRT 治疗肝转移的患者。上一行图像表示剂量分布,下一行图像表示使用腹部压迫技术减少治疗的不确定性(例如,分次间和分次内的器官运动)。

初诊乳腺癌 OMD 患者中,标准的全身治疗联合或不联合 OMD SBRT。经过 35 个月的中位随访显示,OMD 灶行 SBRT 并未提高患者的 PFS,因此,关于 OS 的 Ⅲ 期临床研究将不再开展。NRG-BR002 研究所定义的乳腺癌 OMD 患者,具有较长的 PFS 和 OS;高剂量的 SBRT 是安全的,具有与标准治疗类似的较低的治疗相关不良事件发生率。转移性乳腺癌的局部治疗正在迅速发展;有必要进行特定疾病的和生物学驱动的试验,以研究 OMD 病灶的消融治疗。

数项临床研究正在进行,其中一些研究纳入了一系列原发肿瘤和不同部位的转移病灶,探索 SBRT 联合全身治疗在 OMD 乳腺癌患者中的应用(表 50.1)。

50.3　实践指南

SBRT 计划应遵从放射治疗质量保证指南,根据肿瘤位置、大小及邻近的 OAR 进行设计,而不需要考虑肿瘤的组织学类型。应尽一切努力,使用先进的技术和(或)更小的摆位误差,确保精准地提供足够的放射治疗剂量,且不影响肿瘤的剂量覆盖和正常组织的剂量限制。目前,没有证据对 SBRT 应用的最大转移灶数量、最大肿瘤大小进行限制。唯一的限制是保证 SBRT 治疗的安全实施,这在每个病例中都不尽相同。实际上,SBRT 治疗的主要目标是最大限度地控制肿瘤,并尽量减少近期和远期的毒性反应。对于 SBRT 在乳腺癌中的应用缺乏相关推荐或共识。

在临床实践中,通常需要多学科诊疗团队的介入,考虑包括转移灶治疗及全身治疗等所有的可选方案。OMD 治疗方案的决策必须考虑 OMD 状态及具体的病例。为达到最长的肿瘤控制时间,所有的转移灶都应该被治疗,因为肿瘤进展通常发生在转移部位。当患者具有 SBRT 的指征并且 SBRT 可行时,个体化治疗是我们的目标。风险和获益都必须进行评估,需考虑肿瘤的位置、邻近器官、病灶大小、全身治疗中断时间的长短以及预期的临床获益。

同时性转移及异时性转移患者的预后、治疗方案及隐匿性播散性转移的风险有所不同,无病生存时间对异时性转移患者的预后也有影响[13]。对原发肿瘤的局部区域控制不是强制性的,但在治疗异时性 OMD 时应将其考虑作为一个预后因素。OMD 乳腺癌患者能否从 SBRT 中获益尚需进一步研究,目前尚未有研究评估其在不同组织学类型中的疗效。乳腺癌的分子分型影响其预后,也可能通过限制转移能力而使乳腺癌处于 OMD 这样一个中间状态。众所周知,乳腺癌患者的不同亚型与转移状态相关[14]。HER-2 阳性及三阴性乳腺癌通常容易发生内脏器官的转移,而 Luminal 型乳腺癌容易发生骨转移。所有分型中,除了三阴性,都倾向于发生 OMD,因此可能更能从 SBRT 中获益。另外,激素受体阳性发生转移者相对于激素受体阴性发生转移者有更好的预后[10,15]。激素受体阳性年轻患者的骨或者皮下的 OMD 病灶是 SBRT 的理想指征,但也不能因此排除其他分子分型的患者。SBRT 也应该在 HER2 阳性并接受系统的抗 HER2 治疗以及三阴性乳腺癌患者中应用,特别是这些患者如果正在接受免疫治疗,可以因此提高肿瘤治疗疗效并延长生存。最后,在部分患者中,SBRT 可能可以帮助延迟进行全身治疗。

50.4　尚待研究的问题

尽管 SBRT 的应用在不断增长,仍有许多问题需要被证实,也有许多争议需要被回答。

首先,必须定义"真正的"OMD 状态以及合适的影像学检查及随访方式。实际上,传统的影像学检查(CT、骨扫描)似乎在乳腺癌 OMD 的检测中发挥的作用有限。新的代谢和功能成像检查具有更高的敏感性和特异性[16],但它们所提供的信息并不总是足以诊断出"真正的"OMD 状态。此外,乳腺癌治疗后的随访也存在问题。尽管迫切需要比临床体格检查及每年一次的乳腺钼靶检查更密集的随访,但如何实施仍有待进一步确定。应该充分考虑包括疾病分期、生物病理及其他特征在内的危险因素[17]。

关于 SBRT 与全身治疗联合应用的疗效及毒性反应方面的数据极少[18]。一些正在进行的临床研究探索乳腺癌患者在一些新药例如免疫检查点抑制剂及靶向药物的治疗期间,加入 SBRT 的疗效、安全性及介入的时机,但由于时间关系仍未有确切答案[19]。大多数的肿瘤放射治疗中心不进行全身治疗,因此,放射肿瘤医师与肿瘤内科医师的密切合作至关重要,肿瘤内科医师应该意识到 SBRT 的潜力。SBRT 应该被作为一个有效的治疗手段,而不是仅仅被用于全身治疗无效的患者。

表 50.1 正在进行的探讨 SBRT 联合全身治疗在乳腺癌 OMD 中作用的临床研究

研究/编号/主要研究者/国家/入组时间	研究人群和研究概览	预计样本量/期别	主要终点(P)/次要终点(S)
SABR/SBRT 研究			
ªSABR BC(STEREO-SEIN) NCT02089100 法国 2014—2023 年	SABR 对 无特殊治疗 HHRR +BC ≤5 个转移灶，≤10cm 或≤500mL;肝转移灶≤7cm	280 Ⅲ 期	P:PFS(至少随访 3 年) S:累积 LR 和 OS
SABR for spinal M1 tumours NCT03392233 中国 2017—2027 年	单臂研究 乳腺癌、前列腺癌、非小细胞肺癌 脊柱转移灶 SABR (24Gy/3f 或 30Gy/3f)	100 Ⅱ 期	P:疼痛缓解率(放射治疗后 1 周到 2 年) S:疼痛缓解程度及持续时间;毒性反应
ªSOC ± SABR ± SURGERY M1 BC NCT02374557 美国 2014—2022 年	经医师判断行 SBRT(1-3-5f)或手术对 SOC 不伴其他干预 乳腺癌≤4 个转移灶，≤5cm	402 Ⅱ~Ⅲ 期	P:PFS（最长达 3 年)、OS(最长达 8 年) S:新的转移、副反应发生率、治疗前和治疗后血液 CTC、血浆 ctDNA 水平
SOC ± SABR for M1 CANCER NCT03808337 美国 2019—2022 年	SOC+SABR 对 SOC 三阴性乳腺癌、非小细胞肺癌 1~5 个转移灶 SABR （肺:50Gy/5f,48Gy/4f,54Gy/3f; 其他:27~30Gy/3f;骨:24Gy/1f)	142 Ⅱ 期	P:PFS(最长达 2 年) S:OS
SABR 对 SOC breast and lung M1 NCT03808662 美国 2019—2022 年	SOC+SABR 对 SOC 三阴性乳腺癌、非小细胞肺癌 1~5 个转移灶 SBRT(27/30Gy/3f,50Gy/5f)	160 Ⅱ 期	P:PFS(最长达 52 周) S:OS(最长达 100 个月)
ªSABR for inoperable lung and liver M1 from BC NCT02581670 De rose/意大利 2015—2020 年	单臂研究 乳腺癌肺和肝转移 SBRT<5 个转移灶，<5cm	58 Ⅱ 期	P:毒性反应,LC(2 年) S:PFS、OS、QoL
ªIntervention to liver and pulmonary M1 BC (IMET) NCT02251353 土耳其 2014—2022 年	乳腺癌肺和肝转移 切除±射频消融、经导管动脉化学治疗栓塞、射波刀(CyberKnife)对无干预	300 队列研究	P:OS(3 年) S:PFS(3 年)，不同治疗方式的并发症(6 个月)
Standard treatment ± SABR in solid tumours with BONE M1(STEREO-OS) NCT03143322 法国 2018—2022 年	SOC+SABR 对 SOC±姑息放射治疗 乳腺癌、前列腺癌、肺癌 1~3 个骨转移 SBRT(27Gy/7f, 35Gy/5f)	196 Ⅲ 期	P:PFS （1 年) S:PFS、骨 PFS、局部控制、肿瘤特异性生存、SBRT 毒性、QoL、疼痛和费用(1、2 和 3 年)
Immunological effects of Cyclophophamide in MBC NCT02441270 比利时 2015—2016 年	单臂研究 SABR+环磷酰胺 乳腺癌≥2 个转移灶(皮肤、皮下、淋巴结、浅表病变)	5 Ⅰ 期	P:血液及活检肿瘤组织的免疫反应 S:放射治疗及非放射治疗病灶的临床/影像学反应

（待续）

表 50.1(续)

研究/编号/主要研究者/国家/入组时间	研究人群和研究概览	预计样本量/期别	主要终点(P)/次要终点(S)
SABR+ANTI-PD1 in TNBC M1 NCT03151447 中国 2017—2018 年	PD1 抗体(JS001)+SABR 三阴性乳腺癌至少 1 个转移灶≥1cm (肝、肺、骨、脑或淋巴结)	18 Ⅰ期	P:治疗相关不良事件
SABR+Atezolizumab in advanced TNBC (AZTEC) NCT03464942 澳大利亚 2018—2022 年	SABR+阿替利珠单抗 对 SBRT 三阴性乳腺癌≥1 个可测量病灶 SBRT(20Gy/1f 或 24Gy/3f)	52 Ⅱ期	P:PFS(24 个月) S:最佳客观反应、不良事件发生率、不同治疗方案的 PFR、缓解持续时间、疾病控制率、至治疗失败时间、不同治疗方案的 OS
Vaccination with Fit3L, RT and poly-I-CLC NCT03789097 美国 2019—2023 年	单臂研究 帕博利珠单抗+FIt3L+放射治疗+Poly-ICLC 转移性乳腺癌、非霍奇金淋巴瘤、头颈部鳞状细胞癌	56 Ⅰ~Ⅱ期	P:剂量限制毒性(63 天) S:总体反应率(6 个月)
SABR and oncolytic virus therapy before Pembrolizumab for M1 TNBC and NSCLC NCT03004183 美国 2017—2022 年	单臂研究 ADV/HSV-tk+戊昔洛韦+SBRT+帕博利珠单抗 三阴性乳腺癌、非小细胞肺癌 SABR(30Gy/5f)	57 Ⅱ期	P:客观反应率(最后一次帕博利珠单抗给药后 30 天) S:缓解持续时间、OS、PFS、不良事件、抗肿瘤活性、临床获益率(最后一次帕博利珠单抗给药后 30 天)

单次 SABR(SRS)研究

研究/编号/主要研究者/国家/入组时间	研究人群和研究概览	预计样本量/期别	主要终点(P)/次要终点(S)
[a]SRS in BC with brain M1 NCT04061408 中国 2019—2021 年	单臂研究 HER2 阳性乳腺癌脑转移(1~10 个) SRS(8Gy×3~5f)±抗 HER2 治疗(允许)	170 Ⅱ期	P:颅内 LC(2 年) S:颅内转移率、PFS、OS、不良事件
[a]Local therapy for brain M1 Her2+ BC (local HER-O) NCT02898727 澳大利亚 2017—2020 年	单臂研究 外科手术±SRS 或单纯 SRS(20Gy/1f 至 24Gy/3f)+抗 HER2 治疗 HER2 阳性乳腺癌脑转移(1~5 个)	50 Ⅱ期	P:局部治疗后 12 个月内行 WBRT 率 S:远处进展、LC、颅外进展、首次治疗失败模式、OS 及死亡原因、不良事件、神经认知功能
[a]T-DM1 alone vs T-DM1+TMZ following SRS or surgery brain M1 HER-2+ BC NCT03190967 美国 2018—2022 年	T-DM1 对 T-DM1+替莫唑胺 先前行 SRS、手术或全脑放射治疗 HER2 阳性乳腺癌脑转移	125 Ⅰ~Ⅱ期	P:TMZ 与 T-DM1 联用的 MTD,中位进展时间 S:不良事件、至 WBRT 的时间、中位生存时间
[a]SRS+Pembrolizumab Brain M1 BC NCT03449238 美国 2018—2024 年	单臂研究 帕博利珠单抗+SRS 乳腺癌脑转移(2~10 个,5mm 至 4cm)	41 Ⅰ~Ⅱ期	P:放射治疗后 8 周肿瘤反应、远隔效应、OS S:其他部位的远隔效应

(待续)

表 50.1(续)

研究/编号/主要研究者/国家/入组时间	研究人群和研究概览	预计样本量/期别	主要终点(P)/次要终点(S)
[a]SRS+Atezolizumab Brain M1 TNBC NCT03483012 美国 2018—2021 年	单臂研究 阿替利珠单抗(PD–L1 抗体)+SRS 三阴性乳腺癌脑转移(≤5)	45 Ⅱ期	P:PFS(24 周) S:颅外客观缓解、临床获益、OS、毒性反应、放射性坏死、患者预后、远隔效应发生率
[a]SRS + Nivolumab BRAIN M1 BC NCT03807765 美国 2019—2022 年	单臂研究 纳武利尤单抗+SRS 乳腺癌脑转移(≤10 个,≤4cm)	14 Ⅰ期	P:最长达 8 周的 DLT S:颅内局部/远处脑转移治疗(3、6、12 个月)、PFS(12 个月)、OS(24 个月)

缩略词:P,主要终点;S,次要终点;BC,乳腺癌;ctDNA,循环肿瘤 DNA;CTC,循环肿瘤细胞;DLT,剂量限制毒性;HHRR,激素受体;LC,局部控制;LR,局部复发;MBC,转移性乳腺癌;MTD,最大耐受剂量;M1,转移;OS,总生存;PFS,无疾病进展生存;QoL,生活质量;RT,放射治疗;SABR/SBRT,体部立体定向放射治疗;SOC,标准治疗;TMZ,替莫唑胺;TNBC,三阴性乳腺癌;WBRT,全脑放射治疗。

[a] 仅有乳腺癌 OMD。

为了解决这些问题,研究者们正在尝试了解 SBRT 的免疫调节作用,确定分子生物标志物及成像模式等对乳腺癌 OMD 病灶的治疗效果的预测价值[20]。根据分子亚型和基因谱的不同,单次剂量及总剂量可能也有所不同。这些方法符合精准医学的总体目标,即定义疾病表型,实施个体化治疗,以期治愈每一位患者。大数据挖掘有望为乳腺癌 OMD 的治疗带来新的希望[21,22]。实际上,ESTRO 和 EORTC 联合进行了 Oligo-Care 研究,这是一项实用的观察性篮子研究,以评估OMD 患者根治性治疗后的疗效及预后(NCT03818503)。

50.5 总结

乳腺癌 OMD 影响预后,且通常需要全身治疗,这不可避免地产生一些毒性反应,导致较差的生活质量。SBRT 无论是单独应用还是联合全身治疗,都是一种有效的、安全的选择,它可以控制疾病进展并提高生存和生活质量。本章所探讨的问题和争议都需要进一步研究,以确定最可能从 SBRT 中获益的患者,并确定其在目前乳腺癌 OMD 治疗中的地位。

(陈敏 译　杨梦祺 校)

参考文献

1. Hellman S, Weichselbaum RR. Oligometastases. J Clin Oncol Off J Am Soc Clin Oncol. 1995;13:8–10.
2. Reyes DK, Pienta KJ. The biology and treatment of oligometastatic cancer. Oncotarget. 2015;6:8491–524.
3. Guckenberger M, Lievens Y, Bouma AB, et al. Characterisation and classification of oligometastatic disease: a European Society for Radiotherapy and Oncology and European Organisation for Research and Treatment of Cancer consensus recommendation. Lancet Oncol. 2020;21:e18–28.
4. Lievens Y, Guckenberger M, Gomez D, et al. Defining oligometastatic disease from a radiation oncology perspective: an ESTRO-ASTRO consensus document. Radiother Oncol. 2020;148:157–66.
5. Corbin KS, Hellman S, Weichselbaum RR. Extracranial oligometastases: a subset of metastases curable with stereotactic radiotherapy. J Clin Oncol Off J Am Soc Clin Oncol. 2013;31:1384–90.
6. Milano MT, Katz AW, Schell MC, Philip A, Okunieff P. Descriptive analysis of oligometastatic lesions treated with curative-intent stereotactic body radiotherapy. Int J Radiat Oncol Biol Phys. 2008;72:1516–22.
7. Norihisa Y, Nagata Y, Takayama K, et al. Stereotactic body radiotherapy for oligometastatic lung tumors. Int J Radiat Oncol Biol Phys. 2008;72:398–403.
8. Mercier C, Claessens M, Buys MSc A, et al. Stereotactic ablative radiation therapy to all lesions in patients with oligometastatic cancers: a phase 1 dose-escalation trial. Int J Radiat Oncol Biol Phys. 2020; https://doi.org/10.1016/j.ijrobp.2020.11.066. Online ahead of print. S0360-3016(20)34638-1
9. Salama JK, Kirkpatrick JP, Yin F-F. Stereotactic body

radiotherapy treatment of extracranial metastases. Nat Rev Clin Oncol. 2012;9:654–65.

10. Scorsetti M, Comito T, Clerici E, et al. Phase II trial on SBRT for unresectable liver metastases: long-term outcome and prognostic factors of survival after 5 years of follow-up. Radiat Oncol. 2018;13:234.

11. Trovo M, Furlan C, Polesel J, et al. Radical radiation therapy for oligometastatic breast cancer: results of a prospective phase II trial. Radiother Oncol J Eur Soc Ther Radiol Oncol. 2018;126:177–80.

12. Palma DA, Olson R, Harrow S, et al. Stereotactic ablative radiotherapy for the comprehensive treatment of Oligometastatic cancers: long-term results of the SABR-COMET phase II randomized trial. J Clin Oncol Off J Am Soc Clin Oncol. 2020;38:2830–8.

13. Sutera P, Clump DA, Kalash R, et al. Initial results of a multicenter phase 2 trial of stereotactic ablative radiation therapy for Oligometastatic cancer. Int J Radiat Oncol Biol Phys. 2019;103:116–22.

14. Harbeck N, Gnant M, et al. Lancet (London, England). 2017;389:1134–50.

15. Milano MT, Katz AW, Zhang H, Huggins CF, Aujla KS, Okunieff P. Oligometastatic breast cancer treated with hypofractionated stereotactic radiotherapy: some patients survive longer than a decade. Radiother Oncol J Eur Soc Ther Radiol Oncol. 2019;131:45–51.

16. deSouza NM, Liu Y, Chiti A, et al. Strategies and technical challenges for imaging oligometastatic disease: recommendations from the European Organisation for Research and Treatment of Cancer imaging group. Eur J Cancer. 2018;91:153–63.

17. Moschetti I, Cinquini M, Lambertini M, Levaggi A, Liberati A. Follow-up strategies for women treated for early breast cancer. Cochrane Database Syst Rev. 2016;2016:CD001768.

18. Palma DA, Olson R, Harrow S, et al. Stereotactic ablative radiotherapy versus standard of care palliative treatment in patients with oligometastatic cancers (SABR-COMET): a randomised, phase 2, open-label trial. Lancet (London, England). 2019;393:2051–8.

19. Hammers HJ, Vonmerveldt D, Ahn C, et al. Combination of dual immune checkpoint inhibition (ICI) with stereotactic radiation (SBRT) in metastatic renal cell carcinoma (mRCC) (RADVAX RCC). J Clin Oncol. 2020;38:614.

20. Muraro E, Furlan C, Avanzo M, et al. Local high-dose radiotherapy induces systemic Immunomodulating effects of potential therapeutic relevance in Oligometastatic breast cancer. Front Immunol. 2017;8:1476.

21. Quon H, McNutt T, Lee J, et al. Needs and challenges for radiation oncology in the era of precision medicine. Int J Radiat Oncol Biol Phys. 2019;103:809–17.

22. McNutt TR, Benedict SH, Low DA, et al. Using big data analytics to advance precision radiation oncology. Int J Radiat Oncol Biol Phys. 2018;101:285–91.

第51章

再程放射治疗

Sabine Oldenborg，Jean-Michel Hannoun-Levi

51.1 背景

乳腺癌术后放射治疗对于降低局部复发风险至关重要[1-5]。然而，即使采取了最佳的治疗方案，部分患者仍然可能发生 IBTR 或发生同侧乳房新发肿瘤。较早的研究表明乳腺癌 20 年累积复发率约为 15%，但在过去的 40 年里该数值显著降低[2,5,6]。

对于既往放射治疗部位(例如，霍奇金病、胸部放射治疗、BCT)出现复发或新发乳腺癌，挽救性全乳房切除历来被认为是标准治疗，不存在其他可替代的治疗手段。然而，随着筛查方案、早期检测手段，以及有效的局部区域及全身治疗的不断进展，乳腺癌患者 5 年及 10 年的 LRR 率逐渐降低，OS 时间逐渐延长[6]。生存期的延长也增加了局部复发、局部区域复发和(或)发生同侧第二原发乳腺癌的机会，增加了再次治疗的必要性，包括再程放射治疗，特别是复发的乳腺癌患者中大约一半以上表现为孤立的局部复发或仅局部或局部区域复发。因此，由于放射治疗是保乳治疗的重要组成部分且越来越多地应用于乳腺癌首次全乳房切除术后，近几年，再程放射治疗作为肿瘤局部区域复发的根治性治疗的重要组成部分引起越来越多的关注。

了解再程放射治疗的基本原理对于这些患者的治疗至关重要。本章旨在为临床医师提供诊疗工具以应对不同的局部区域复发情况，但大多数已发表的关于再程放射治疗的数据主要来自动物研究、回顾性队列，只有有限的数据来自较早期的多中心前瞻性临床研究。

51.2 二次保乳手术

既往的 BCT 后同侧乳房肿瘤复发的标准治疗方法是全乳房切除，挽救性全乳房切除术后再次复发率约为 10%[7,8]。在特定病例中，特别是复发病灶局限在乳腺中(包含第二原发癌)或患者拒绝行全乳房切除，可考虑再次行 BCS[8-13]。不推荐行挽救性 BCS 而不联合再程放射治疗的治疗方案，因为这可能导致预后差和死亡率增加，但该治疗方案可用于拒绝行全乳房切除或拒绝接受 BCS 联合再程放射治疗的低风险患者[14]。总体来说，再次保乳手术后未行放射治疗的局部复发率为 10%~50%，大部分研究报道的复发率为 30%~35%[8-13]。挽救性肿块切除术的局部控制率似乎与一些前瞻性临床研究中新诊断的乳腺癌患者接受保乳手术的局部控制率一致[8-13]，局部复发后的再程放射治疗可显著降低挽救性肿块切除术后的治疗失败率，这与初诊患者的治疗类似。因此，再次保乳术后行再程放射治疗是必须的。尽管多年来，放射治疗计划设计及实施的显著改善使治疗得以优化并减少了 OAR 的受照剂量，但尚不清楚在再程放射治疗中应用 3DCRT、DIBH 及粒子治疗能在减少放射治疗相关毒性和增加疗效方面所起到的作用，已发表的文献对此没有具体描述。目前，GEC-ESTRO 乳腺癌工作组进行了有关评估再次 BCT 的最大样本的多中心研究[10,15]，对包含使用组织间近距离治疗进行 APBI 在内的挽救性再次 BCT 进行了评估。此外，RTOG 1014 的 Ⅱ 期临床研究也报道了使用 EBRT 行 PBI 的再次保乳治疗[16]。然而，我们对二次 BCS 及 WBI 知之甚少[17]。由于非转移性局部区域复发的乳腺癌患者经历挽救性全乳房切除术后通常接受再程放射治疗,我们可以据此了解到全乳腺再程放射治疗的OAR毒性[18,19]。因此,有明确保乳意愿的患者可以考虑行挽救性BCS及术后再程放射治疗,最好行PBI以减少潜在毒性。大部分数据来源于GEC-ESTRO乳腺癌工作组的研究成果[10,15]。

51.3 再程放射治疗的挑战和最大累积剂量

仅局部复发或局部区域复发而没有远处转移证据的乳腺癌是潜在可治愈的。因此,在进行治疗决策时,放射治疗的两个关键原则是不能妥协的,即最大限度地控制肿瘤和最大限度地减少放射治疗相关的潜在毒性反应。局部区域复发的治疗方案因国家而异,在一些国家,标准治疗方案为挽救性全乳房切除术联合或不联合再程放射治疗或热疗,而在另一些国家,首选二次BCS和组织间近距离放射治疗。再程放射治疗的OAR可能会根据技术的不同而有所不同(例如,组织间近距离治疗和体外放射治疗),可能包括皮肤、皮下和淋巴引流区、心脏、肺、肋骨、肩关节和臂丛,以及任何其他可能暴露于放射治疗剂量但未被肿瘤累及的组织。根据放射治疗靶区及治疗计划(例如,vIMRT),其他组织器官(例如,肝及甲状腺)也可能被纳入考虑。应尽量减少这些器官的潜在放射治疗剂量并在可能的情况下减少照射体积(例如,采用PBI、近距离放射治疗等方法)。如果DIBH技术能提供OAR的剂量学优势,右侧乳腺癌患者也应该考虑应用DIBH技术。

淋巴管及神经都是缓慢增殖的组织,亚临床损伤的风险更高,因此,应避免腋窝淋巴结区域的再程放射治疗,以免造成臂丛神经损伤和淋巴水肿。晚期骨损伤的α/β值为1.8~2.8Gy,表明骨为晚反应组织[20]。骨的并发症可能表现为骨折,这也与绝经状态、芳香化酶抑制剂等全身治疗和骨质疏松有关。此外,骨坏死可能是由放射治疗或长期的双磷酸盐治疗引起,这也是导致肋骨骨折的主要原因[21]。肋骨骨折在再程放射治疗及热疗后5年的发生率约为7%[18]。肋骨骨折相关的危险因素包括照射剂量高(再程放射治疗时多个照射野叠加导致剂量不均匀,局部区域受照剂量超

过处方剂量140%)、单次剂量大(例如,4Gy/f)、放射治疗体积大,以及早期的二维放射治疗技术[18]。然而,由于这些数据来自挽救性全乳房切除术后的再程放射治疗,体表到胸腔的距离很小,靠近肺和心脏。在二次BCS时,根据具体情况,乳腺组织和胸肌的存在可以减少胸腔附近的剂量。此外,通过目前的TPS和3DCRT计划,再程放射治疗剂量的均匀性大大提高,只有有限的体积会接受超过105%的处方剂量。因此,在这些情况下,PBI及近距离放射治疗具有一定的优势。

关于心脏和(或)肺再程放射治疗的耐受性数据较少,因此应尽可能地限制剂量。表51.1列出了再程PBI的前瞻性Ⅱ期临床研究的正常组织限量。此外,Fattah等[17]关于全乳腺再程放射治疗的研究总结了乳房/胸壁联合或不联合区域淋巴结再程放射治疗的OAR限量,可以作为临床工作的参考。然而,因为缺乏关于再程放射治疗中OAR耐受性的数据,对乳腺/胸壁再程放射治疗的正常组织限量尚未达成共识。患者因既往放射治疗所致的并发症或后遗症可能会导致对再程放射治疗的耐受性下降。在一篇关于乳腺癌再程放射治疗的综述中[19],相关研究的放射治疗累积剂量(EQD2)从小于80Gy到大于130Gy不等,并没有显示出显著的毒性差异。然而,需要强调的是,这些数据都是从小队列研究中总结出来的,这些研究使用了不同的放射治疗方案(单次剂量、每周分割数、总剂量)、靶区体积、放射治疗技术,也未很好地报告毒

表51.1 NRG美国放射肿瘤协作组(NRG/RTOG)的正常组织剂量限制,RTOG 1014前瞻性Ⅱ期临床研究,使用三维体外放射治疗进行部分乳腺再程照射,1.5Gy×30f(每日2次),总剂量为45Gy

正常组织	剂量限制
同侧非靶区内的乳腺	<60%的全乳体积接受≥处方剂量
	<35%的全乳体积接受处方剂量
对侧乳腺	<3%的体积接受处方剂量
同侧肺	<15%的体积接受30%的处方剂量
对侧肺	<15%的体积接受5%的处方剂量
心脏	
右侧放射治疗	<5%的体积接受5%的处方剂量
左侧放射治疗	<5%的体积接受5%的处方剂量
甲状腺	最大点剂量为3%的处方剂量

性反应[22,23]。

51.4　再程放射治疗的一般原则

放射治疗的两个关键原则是最大限度地控制肿瘤,同时最大限度地减少放射治疗相关的潜在毒性反应,因此,应该选择合适的患者进行二次 BCS 和再程放射治疗。患有侵袭性疾病、放射治疗不敏感的肿瘤或正常组织耐受性降低的患者不应考虑二次保乳手术。因此,再程放射治疗应考虑的基本要点如下[24]:

- 全面评估首次放射治疗过程,指导后续放射治疗计划制订;
- 充分考虑再程放射治疗的临床获益;
- 仔细评估其他可能导致再程放射治疗耐受性降低的因素,包括合并疾病和全身治疗;
- 仔细评估目前的疾病,以及减少正常组织受照体积和剂量的可能性, 包括选择性缩小照射体积、使用放射增敏剂,例如化学治疗和(或)热疗来降低放射治疗剂量。

迄今为止,选择再次 BCS 还是挽救性全乳房切除仍有争议,这两种选择都应该与患者充分讨论。GEC-ESTRO 乳腺癌工作组[10,15]分析了 754 例同侧乳腺复发患者,不论是行挽救性全乳房切除(377 例)还是二次 BCT(再程放射治疗采取组织间插植部分乳腺照射)

(377 例), 在对包括第三次 IBTR 在内的任何肿瘤因素的单因素分析中,发现挽救性治疗不是一个预后因素。多因素分析发现,初次手术和挽救性手术的间隔时间(<36 个月)及肿瘤大小(≥30mm)均是远处转移、无病生存、疾病特异性生存、总生存的累积发生率的预后因素(表 51.2)[15]。因此,二次 BCS 对全身的影响大于对局部的影响,无论采取怎样的挽救性局部治疗(挽救性全乳房切除或二次 BCS),早期局部复发(<36 个月)的患者都应该接受术后辅助性全身治疗。

通常,对于 IBTR,首先考虑基于肿瘤特征的相关指南(图 51.1)。如果有全乳房切除指征(无论是原发肿瘤还是同侧复发:肿瘤体积大、多灶/多中心、广泛导管内癌成分),将不考虑二次 BCS。如果挽救性全乳房切除不是必需的,则须仔细评估二次 BCS 的技术可行性。首次手术及放射治疗导致的皮肤或皮下并发症、首次放射治疗总剂量、最终乳房大小及美容效果都必须考虑在内。最后,在对每种挽救性治疗的风险和获益进行全面而详细的解释后,患者的选择仍然至关重要。

表 51.2 对 1:1 匹配后的数据集(754 例患者)进行肿瘤预后相关因素的多因素分析。

选择合适的患者行二次 BCS 及再程放射治疗是非常重要的。图中显示了二次 BCS 与再次 APBI 的具体治疗决策。

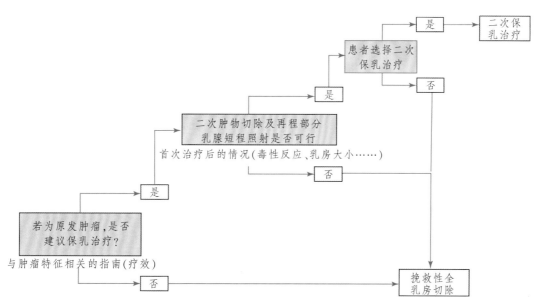

图 51.1　二次手术与再程放射治疗的决策流程。

表 51.2　对匹配(1∶1)的数据集(754 例患者)进行肿瘤预后因素的多因素分析

肿瘤预后	数据	多因素分析		
		风险比	95%CI	P 值
第三次同侧乳腺肿瘤事件的累积发病率	无			
区域复发的累积发病率	无			
远处转移的累积发病率	初次手术和挽救性手术之间的时间间隔(<36 个月)	1.78	(1.02~3.08)	0.035
	挽救性手术的时间	1	–	–
	≤31.12.2001	0.58	(0.34~0.94)	0.026
	≥01.01.2002/≤31.12.2009	0.35	(0.17~0.68)	0.001
	≥01.01.2010	2.89	(1.70~4.87)	<0.001
	肿瘤大小(≥30mm)			
无病生存	初次手术和挽救性手术之间的时间间隔(<36 个月)	1.92	(1.23~3.00)	0.003
	挽救性手术时间	1	–	–
	≤31.12.2001	0.61	(0.40~0.91)	0.014
	≥01.01.2002/≤31.12.2009	0.42	(0.24~0.71)	0.001
	≥01.01.2010	1.89	(1.16~3.06)	0.008
	肿瘤大小(≥30mm)			
特异性生存	年龄(<48 岁)	1.78	(1.08~2.93)	0.019
	初次手术和挽救性手术之间的时间间隔(<36 个月)	1.71	(0.94~3.10)	0.050
	肿瘤大小(≥30mm)	2.09	(1.14~3.82)	0.014
	肿瘤组织学分级	1	–	–
	1	2.22	(1.06~4.64)	0.029
	2	2.51	(1.20~5.29)	0.012
	3			
总生存	初次手术和挽救性手术之间的时间间隔(<36 个月)	2.01	(1.23~3.28)	0.004
	肿瘤大小(≥30mm)	1.67	(0.96~2.90)	0.048

51.5　二次 BCS 后再程放射治疗方案

51.5.1　部分乳腺照射

目前,尚无直接对比部分乳腺照射和全乳照射这两种治疗方案的Ⅲ期临床研究。然而,GEC-ESTRO 乳腺癌工作组和 RTOG 1104 研究进行二次 BCS 后部分乳腺再程放射治疗,在肿瘤控制和美容效果方面取得了令人鼓舞的结果[10,15,16]。GEC-ESTRO 乳腺癌工作组的最初研究[10]报道了 217 例患者,中位随访时间 3.9 年,估算的 5 年和 10 年二次局部区域复发率分别为 5.6% 和 7.2%,远处转移率分别为 9.6% 和 19.1%,总生存率分别为 88.7% 和 76.4%。在多因素分析中,组织学分级是二次局部复发(P=0.008)和总生存(P=0.02)的预后因素,而肿瘤大小是远处转移的预后因素(P=0.03)。3~4 级并发症发生率为 11%,85% 的患者获得了良好的美容效果[10]。GEC-ESTRO 乳腺癌工作组最近发表的一篇文献报道了 1327 例进行挽救性全乳房切除、BCS 联合近距离放射治疗之间的配对分析结果。数据来自 7 个欧洲国家的 15 个中心。在 1327 例患者中(全乳房切除 945 例,保乳治疗 382 例),754 例患者进行了倾向性匹配(全乳房切除 377 例,二次 BCS 377 例)。分析包含了无皮肤侵犯及远处转移、无对侧乳腺癌病史、肿瘤分期为 T1~2、初次手术和挽救性手术之间至少间隔 12 个月的所有年龄的患者。全乳房切除组和二次 BCS 组的中位随访时间分别为 75.4 个月(95%CI,65.4~83.3)和 73.8 个月(95%CI,

67.5~80.8）。在倾向性匹配分析中，全乳房切除组和保乳治疗组的 5 年总生存率无显著差异［分别为 88%（95%CI,83.0~90.8）和 87%（95% CI,82.1~90.2），P=0.6］，5 年第三次乳腺事件累积发生率也无显著差异［分别为 2.3%（95% CI,0.7~3.9）和 2.8%（95% CI,0.8~4.7），P=0.4］。二次 BCS 患者的 5 年累积全乳房切除发生率为 3.1%（95% CI,1.0~5.1）。

RTOG 1014 Ⅱ期临床研究[16]最近公布了二次 BCS 后使用体外放射治疗行部分乳腺再程照射的短期结果。入组标准为首次 BCT 至少 1 年后复发、单灶、乳腺内复发病灶小于 3cm 的患者。再程放射治疗的方案为每次 1.5Gy，每日 2 次，共 30 次，持续 15 天，总剂量达 45Gy。该研究一共入组 65 例患者，但只有 58 例患者被纳入已发表的数据分析。实际纳入的患者均为低风险人群，仅包含 60% 浸润性癌，超过 90% 的患者肿瘤病灶小于 2cm，多为 ER 阳性的患者。5 年累积局部复发率为 5%（95% CI,1%~13%）。7 例患者接受了同侧全乳房切除，5 年累积复发率为 10%（95% CI,4%~20%）[16]。

因此，符合上述筛选标准的患者，可以将保乳治疗作为挽救性治疗的选择之一[15]。

近年来，新的再程放射治疗技术，如 3DCRT（表 51.3）、球囊近距离放射治疗及 IORT（表 51.4），与挽救性肿块切除术联合应用，类似于首次保乳治疗的方法。最常用的和被详细记录的再程放射治疗技术主要是通过多通道组织间近距离治疗进行 APBI（表 51.5）[24]。由于新的再程放射治疗技术逐渐被广泛应用，且这些技术相对于多通道近距离治疗对专业知识的要求较低，我们建议进行前瞻性的临床研究并密切随访，以便在这些技术被广泛应用之前得以仔细评估。

51.5.2 全乳腺再程放射治疗

对于不适合进行部分乳腺再照射的患者，全乳房切除是推荐的治疗方法。然而，对于一些既往接受全乳腺放射治疗但未接受全剂量照射和（或）既往放射治疗靶区未包括整个乳房（例如，霍奇金淋巴瘤）的患者，通常可以安全地对全乳腺进行再程放射治疗，并可以达到与其他乳腺癌患者同等的放射治疗剂量。此

表 51.3　使用体外放射治疗进行再程部分乳腺照射[11]

作者	患者数	中位随访时间（月）	放射治疗技术	剂量（Gy）		第三次同侧乳腺肿瘤事件发生率(%)	5 年总生存率(%)	3 级或以上毒性反应发生率(%)
				总剂量	分次剂量			
Mullen 等[12]	17	75	钴+电子线	50	2	–	–	–
Deutsch 等[13]	39	51.5	电子线	50	2	–	–	–
Janssen 等[14]	83	35	3DCRT	45	1.8	14.5ᵃ	76	0
Thorpe 等[10]	50	12.7	质子	45~76	–	–	97	16
Arthur 等[6]	58	12	3DCRT	45	1.5（每日两次）	–	–	2

ᵃ21 个月时。

表 51.4　使用 IORT 进行部分乳房再程照射[11]

作者	患者数（Gy）	中位随访时间（月）	放射治疗技术	中位剂量（Gy）	无第三次同侧乳腺肿瘤事件发生的生存率(%)	5 年总生存率(%)	3 级或以上毒性反应发生率(%)
Kraus-Tiefen-bacher 等[15]	17	26	50kV–X 线	20	100	–	–
Chin 等[16]	12	14	50kV–X 线	20	100	–	0
Thangarajah 等[17]	41	58	50kV–X 线	20	89.7	82	0
Blandino 等[18]	30	47	电子线	18	92.3	91.2	21

表 51.5　部分乳腺的近距离放射治疗[11]

作者	患者数	中位随访时间(月)	放射治疗技术	剂量(Gy) 总剂量	分次剂量	无第三次同侧乳腺肿瘤事件发生的生存率(%)	第三次同侧乳腺肿瘤事件发生率(%)	总生存 时间点	(%)	3 级或以上毒性反应发生率(%)
Maulard 等[19]	38	48	MIB LDR	30	-	-	21	5 年	55	8
Resch 等[20]	17	50	MIB PDR	12.5	0.5~1	-	24	4 年	70	0
			EBRT	30						
Hannoun-Levi 等[21]	69	50	MIB LDR	30~50	-	77.4	-	5 年	91.8	10.2
Niehoff 等[22]	19	19	MIB HDR	28	2.5	62.5	375	1.5 年	68.7	3
			PDR	30	1					
			EBRT	58	2					
Chadha 等[23]	15	36	MIB LDR	30~45	-	89	-	3 年	100	0
Guix 等[24]	36	89	MIB HDR	30	2.5	89.4	-	10 年	96.7	0
Hannoun-Levi 等[25]	42	21	MIB HDR	34	3.4	97	-	-	3	17
Kauer-Dormer 等[26]	39	57	MIB PDR	50.1	0.6~1	93	-	5 年	87	
GEC-ESTRO[5]	217	47	MIB LDR	46		94.4	-	5 年	88.7	11
			PDR	50.4				10 年	76.4	
			HDR	32	4					
Trombetta 等[27]	18	40	球囊 HDR	34	3.4	88.9	-	-	-	8
Smanyko 等[28]	39	59	MIB HDR	22	4.4	94	-	5 年	69	8
Montagne 等[29]	159	71	MIB HDR	28~34	-	97.4	-	6 年	91.2	-
Forster 等[30]	19	65	LDR	30~55		100	-	5 年	100	0
			MIB PDR	49.8~50.4	0.5-0.7					
			HDR	34.2~3.8	3.4-3.8					
GEC-ESTRO[7]	377	74	LDR/PDR/HDR	46/50.4/32	-/-/4	97.2	-	5 年	87	9.5

缩略词：MIB，多通道组织间近距离治疗；LDR，低剂量率；PDR，脉冲剂量率；HDR，高剂量率；EBRT，体外放射治疗。

Modified from：Montagne L, Hannoun A, Hannoun-Levi JM. Second conservative treatment for second ipsilateral breast tumour event：A systematic review of the different reirradiation techniques. Breast. 2020;49:274–280

外,如果患者拒绝全乳房切除,并且由于复发风险高而不适合 PBI,向患者充分说明全乳腺再程放射治疗缺乏数据支持以及可能的长期毒性反应后,可考虑对整个乳房进行再照射。关于全乳腺再程放射治疗的文献很少,患者数量也有限,毒性反应的数据主要来自胸壁的再程放射治疗[17,22,24]。最近梅奥诊所的一个研究组发表了一篇文章[17],报告了他们对局部区域复发或第二原发乳腺癌再程放射治疗的经验。该研究纳入了 72 例接受二次 BCS 或全乳房切除的患者。两次放射治疗的中位间隔时间为 73 个月,中位累积剂量为 103.54Gy (EQD2)。61%的患者接受了根治性放射治疗,47%的患者在再程放射治疗时还有肿瘤残留。52 例患者(72%)接受了光子线混合/不混合电子线的治疗,20 例患者(28%)接受质子治疗。最常见的急性毒性反应是放射性皮炎,根据CTCAE,1 级占 60%,2 级占 31%,3 级占 8%。另外,有 1 例患者在治疗期间出现 3 级皮肤坏死。然而,作者指出该患者有广泛的皮肤淋巴管侵犯,并认为这可能是导致急性毒性反应的一个原因,因此尚不明确这是疾病进展引起还是放射治疗所致。再程放射治疗的靶区范围(仅乳腺/胸壁,或乳腺/胸壁联合局部淋巴引流区)和同步卡培他滨是与急性 3 级不良事件显著相关的特有的两个因素。晚期 1 级毒性反应包括 1 例臂丛神经病变、1 例骨坏死、2 例(3%)软组织坏死、10%的肩关节活动受限、15%的胸壁和软组织纤维化,以及 18%的肺纤维化。第二前肋骨坏死发生在一例首次放射治疗及再程放射治疗都使用光子线的患者,照射靶区完全重叠,两次放射治疗间隔 46 个月,累积剂量 100.4Gy(初次放射治疗针对乳房给予 50Gy,再程放射治疗针对胸壁及淋巴结给予 50.4Gy)。晚期 2 级毒性反应包括 3%的臂丛神经病变、3%的淋巴水肿、3%的软组织坏死、4%的伤口并发症、6%的肩关节活动受限、8%的皮肤感染、13%的胸壁和软组织肿胀及 13%的毛细血管扩张。然而,2 例臂丛神经病变的患者均未行腋窝再程治疗,臂丛神经病变可能是腋窝淋巴结复发导致神经丛受累所致。重要的是,研究人员表示,首次放射治疗与再程放射治疗之间的时间间隔与任何时候发生的毒性反应都密切相关。总体而言,有 13%的患者在任何时候都发生了 3 级毒性反应(10%的急性皮肤毒性反应及 3%的晚期皮肤坏死),没有患者出现 4 级或 5 级毒性反应。在根治性治疗后无肿瘤大体残留的患者中,2 年局部区域无复发生存率为 93.1%,总生存率为 76.8%[17]。

如果计划进行全乳腺再程放射治疗,我们建议制订周密且剂量分布均匀的放射治疗计划,尽量减少超过 100%的处方剂量的体积,并减少肋骨和肋软骨交界处的剂量。尽可能地减少 OAR 的受照剂量。采用这种治疗方法的患者需要密切随访以评估和记录任何放射治疗相关的毒性。新的放射治疗技术在全乳腺(联合或不联合区域淋巴结)再程放射治疗中的应用及预后需要前瞻性数据及更多的病例数据验证。日常临床实践中对放射治疗相关毒性的记录和报告将在其他章节中讨论。

51.5.3 多通道图像引导近距离放射治疗的技术考虑(图 51.2)

GEC-ESTRO 发布了乳腺癌患者多通道后装近距离治疗的实践指南[25,26]。在肿块切除术中或术后,可植入塑料管或较少应用的刚性针。每种方法都有其优缺点[27]。无论植入时机如何,都必须根据巴黎系统的正方形/三角形几何规则来构建。在植入过程中,一旦插植针进入近端皮肤的入口处,就必须以最高的精度瞄准预期的皮肤出口处,并以一个(或两个)手势尽可能笔直地推动插植针。目的是提供至少两个放射治疗计划(避免单个计划,除非是位于很少的乳腺组织中的非常薄的靶区),需要注意的是,在植入插植针并行 CT 扫描后,替换一根不能恰当覆盖靶区的插植针比额外再植入一根插植针更简单。放射治疗计划必须基于三维图像分析(CT 扫描)。CTV 的勾画方式根据手术类型的不同(切开或腔镜)而不同,GEC-ESTRO 乳腺癌工作小组已对此进行了详细描述[25,28]。CTV 必须考虑安全缘,即"现有的手术切缘范围"加上"附加安全缘的范围"[25,28]。在乳房肿瘤切缘放置 4~6 个标记夹是近距离治疗的先决条件,但必须与那些在原发肿瘤切除时植入的标记夹区分开来。再程 APBI 的处方剂量与 APBI 的处方剂量相同:34Gy/10f(每日 2 次)、32Gy/8f、30.1Gy/7f [25,29]。剂量分布的优化必须遵循植入物、CTV 及 OAR(同侧非靶区内的乳腺、皮肤、肋骨、心脏和同侧肺)的推荐剂量-体积限制(表 51.5)[25]。必须在每一个断面上(冠状面、矢状面及横断面)仔细查看剂量分布以避免 $V_{200}>1cm$ 以及两个 V_{200} 的等剂量线发生重叠。

在日常的治疗期间,在每次放射治疗前检查是很

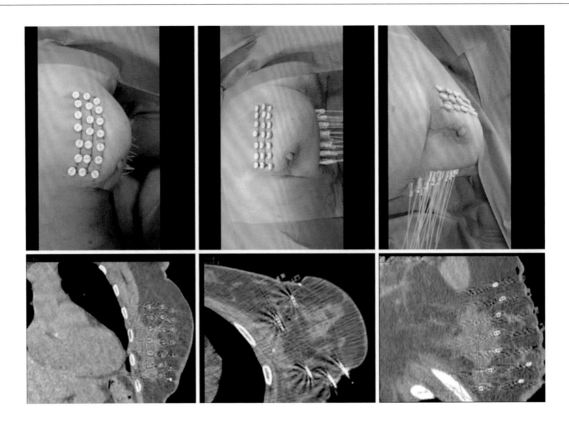

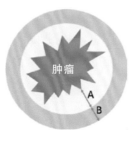

A：手术切缘
B：放射治疗边界
最终边界=A+B+2cm

图 51.2 多通道图像引导近距离放射治疗示例。

重要的。

– 皮肤外观：感染、出血、颜色、潜在血肿的变形（必须每日对穿刺点周围进行消毒）。

–通过验证导管远端部分仍与皮肤接触来确定插植针的位置。若插植针严重移位，应重新植入。

治疗结束时（最后一次放射治疗后），所有插植针可以在没有麻醉的情况下取出。无须全身应用抗生素。

51.6 总结

对于同侧乳腺癌复发或既往照射区域的新发乳腺癌，挽救性全乳房切除联合/不联合再程放射治疗或热疗一直被认为是标准的局部区域治疗方法。然而，最新的数据表明，在某些情况下，可以为有保留乳房意愿的患者提供二次 BCS 和再程放射治疗。需要多学科讨论和共同决策，并告知患者每种治疗方案的利弊。鉴于潜在的长期无病生存，需要仔细勾画靶区及选择最合适的放射治疗技术以降低毒性反应风险。如有复发，在采取这些治疗方法作为主要治疗方案前，必须对数据进行详细记录并建立长期随访机制。

（陈敏 译 杨梦祺 校）

参考文献

1. Fisher B, Dignam J, Wolmark N, et al. Lumpectomy and radiation therapy for the treatment of intraductal breast cancer: findings from National Surgical Adjuvant Breast and bowel project B-17. J Clin Oncol. 1998;16:441–52.

2. Veronesi U, Cascinelli N, Mariani L, et al. Twenty-year follow-up of a randomized study comparing breast-conserving surgery with radical mastectomy for early breast cancer. N Engl J Med. 2002;347:1227–32.

3. Leonardi MC, Maisonneuve P, Mastropasqua MG, et al. Accelerated partial breast irradiation with intra-operative electrons: using GEC-ESTRO recommendations as guidance for patient selection. Radiother Oncol. 2013;106:21–7.

4. Fastner G, Gaisberger C, Kaiser J, et al. ESTRO IORT task force/ACROP recommendations for intra-operative radiation therapy with electrons (IOERT) in breast cancer. Radiother Oncol. 2020;149:150–7.

5. Fisher B, Anderson S, Bryant J, et al. Twenty-year follow-up of a randomized trial comparing total mastectomy, lumpectomy, and lumpectomy plus irradiation for the treatment of invasive breast cancer. N Engl J Med. 2002;347:1233–41.

6. Poortmans PM, Arenas M, Livi L. Over-irradiation. Breast. 2016;31:295–302.

7. Abner AL, Recht A, Eberlein T, et al. Prognosis following salvage mastectomy for recurrence in the breast after conservative surgery and radiation therapy for early-stage breast cancer. J Clin Oncol. 1993;11:44–8.

8. Alpert TE, Kuerer HM, Arthur DW, et al. Ipsilateral breast tumor recurrence after breast conservation therapy: outcomes of salvage mastectomy vs. salvage breast-conserving surgery and prognostic factors for salvage breast preservation. Int J Radiat Oncol Biol Phys. 2005;63:845–51.

9. Hannoun-Levi JM, Ihrai T, Courdi A. Local treatment options for ipsilateral breast tumour recurrence. Cancer Treat Rev. 2013;39:737–41.

10. Hannoun-Levi JM, Resch A, Gal J, et al. Accelerated partial breast irradiation with interstitial brachytherapy as second conservative treatment for ipsilateral breast tumour recurrence: multicentric study of the GEC-ESTRO breast cancer working group. Radiother Oncol. 2013;108:226–31.

11. Kurtz JM, Jacquemier J, Amalric R, et al. Is breast conservation after local recurrence feasible? Eur J Cancer. 1991;27:240–4.

12. Salvadori B, Marubini E, Miceli R, et al. Reoperation for locally recurrent breast cancer in patients previously treated with conservative surgery. Br J Surg. 1999;86:84–7.

13. Aebi S, Gelber S, Anderson SJ, et al. Chemotherapy for isolated locoregional recurrence of breast cancer (CALOR): a randomised trial. Lancet Oncol. 2014;15:156–63.

14. Su Y, Guo R, Xue J, et al. Increased mortality with repeat lumpectomy alone after ipsilateral breast tumor recurrence. Oncologist. 2019;24:e818–27.

15. Hannoun-Levi JM, Gal J, Van Limbergen E, et al. Salvage mastectomy versus second conservative treatment for second ipsilateral breast tumor event: a propensity score-matched cohort analysis of the GEC-ESTRO breast cancer working group database. Int J Radiat Oncol Biol Phys. 2020;110(2):452–61.

16. Arthur DW, Winter KA, Kuerer HM, et al. Effectiveness of breast-conserving surgery and 3-dimensional conformal partial breast Reirradiation for recurrence of breast cancer in the ipsilateral breast: the NRG oncology/RTOG 1014 phase 2 clinical trial.

JAMA Oncol. 2019;6:75–82.

17. Fattahi S, Ahmed SK, Park SS, et al. Reirradiation for Locoregional recurrent breast cancer. Adv Radiat Oncol. 2021;6:100640.

18. Oldenborg S, Valk C, van Os R, et al. Rib fractures after reirradiation plus hyperthermia for recurrent breast cancer: predictive factors. Strahlenther Onkol. 2016;192:240–7.

19. Kaidar-Person O, Oldenborg S, Poortmans P. Re-irradiation and hyperthermia in breast cancer. Clin Oncol (R Coll Radiol). 2018;30:73–84.

20. Overgaard M. Spontaneous radiation-induced rib fractures in breast cancer patients treated with post-mastectomy irradiation. A clinical radiobiological analysis of the influence of fraction size and dose-response relationships on late bone damage. Acta Oncol. 1988;27:117–22.

21. Harris SR. Differentiating the causes of spontaneous rib fracture after breast cancer. Clin Breast Cancer. 2016;16:431 6.

22. Harkenrider MM, Wilson MR, Dragun AE. Reirradiation as a component of the multidisciplinary management of locally recurrent breast cancer. Clin Breast Cancer. 2011;11:171–6.

23. Wagman R, Katz M. Re-irradiation of the chest wall for recurrent breast cancer. Int J Radiat Oncol Biol Phys. 2002;54:237–8.

24. Binkley MS, Hiniker SM, Chaudhuri A, et al. Dosimetric factors and toxicity in highly conformal thoracic Reirradiation. Int J Radiat Oncol Biol Phys. 2016;94:808–15.

25. Montagne L, Hannoun A, Hannoun-Levi JM. Second conservative treatment for second ipsilateral breast tumor event: a systematic review of the different re-irradiation techniques. Breast. 2020;49:274–80.

26. Strnad V, Major T, Polgar C, et al. ESTRO-ACROP guideline: interstitial multi-catheter breast brachytherapy as accelerated partial breast irradiation alone or as boost - GEC-ESTRO breast cancer working group practical recommendations. Radiother Oncol. 2018;128:411–20.

27. Polgar C, Van Limbergen E, Potter R, et al. Patient selection for accelerated partial-breast irradiation (APBI) after breast-conserving surgery: recommendations of the Groupe Europeen de Curietherapie-European Society for Therapeutic Radiology and Oncology (GEC-ESTRO) breast cancer working group based on clinical evidence (2009). Radiother Oncol. 2010;94:264–73.

28. Sumodhee S, Strnad V, Hannoun-Levi JM. Multicatheter interstitial brachytherapy for breast cancer. Cancer Radiother. 2018;22:341–4.

29. Major T, Gutierrez C, Guix B, et al. Recommendations from GEC ESTRO Breast Cancer Working Group (II): target definition and target delineation for accelerated or boost partial breast irradiation using multicatheter interstitial brachytherapy after breast conserving open cavity surgery. Radiother Oncol. 2016;118:199–204.

30. Strnad V, Ott OJ, Hildebrandt G, et al. 5-year results of accelerated partial breast irradiation using sole interstitial multicatheter brachytherapy versus whole-breast irradiation with boost after breast-conserving surgery for low-risk invasive and in-situ carcinoma of the female breast: a randomised, phase 3, non-inferiority trial. Lancet. 2016;387:229–38.

第 52 章

再程放射治疗联合热疗

Sabine Oldenborg，Jean-Michel Hannoun-Levi

52.1 背景

热疗的生物作用机制显示其与放射治疗和(或)化学治疗是相互增效、具有协同作用的，因此，热疗作为这两种治疗后的辅助治疗具有充分的生物学基础和临床依据。热疗(41~45℃)通过诱导蛋白质变性导致细胞毒性。这一过程是有限的，主要发生在对放射治疗和化学治疗不敏感的乏氧、酸性和营养缺乏的肿瘤细胞中[1,2]。相反，正常组织因为有正常的血管结构和血流灌注而不受影响。热疗的效果十分有限，因而不能作为一种单一的治疗方式。然而，热疗也被证明可以影响 DNA 的修复机制[3,4]、增强肿瘤血流灌注和肿瘤组织的再氧合[2,5-11]。因此，热疗与放射治疗和(或)化学治疗联合应用时可增强放射治疗和(或)化学治疗的疗效。联合应用时，较低剂量的放射治疗/化学治疗就可以达到相同的细胞毒性作用，同时能减少再程治疗的毒性反应。

52.1.1 适应证

再程放射治疗联合热疗的适应证:结合德国放射肿瘤协会乳腺癌专家小组(DEGRO)指南[12]和荷兰医疗保健改善研究所指南[13]:

1. 辅助治疗
• 既往放射治疗区域出现 LRR/第二原发肿瘤，存在一个或多个危险因素。
• 如果可能,应在挽救性消融/切除术±全身治疗后给予。
• 以根治为目的的 M0 或 M1 期 OMD。

• 腋窝复发而无局部复发:存在淋巴结复发,淋巴结切除后或选择性淋巴引流区再程放射治疗后。

在为患者提供咨询时，需要考虑以下危险因素:脉管侵犯、肿瘤组织学分级 3 级、年龄≤40 岁、三阴性乳腺癌、肿瘤>3cm、切缘阳性(近切缘、R1 切除、R2 切除)、多灶性、肿瘤弥漫性生长、≥1 次 LRR、淋巴结受累、远处转移、仍有可选的全身治疗方案和对全身治疗有反应。未完全切除的高级别 DCIS 也应该考虑接受辅助治疗。

2. 姑息治疗(参见第 47 章)
• 既往照射区域局部复发且不可手术(±新辅助全身治疗)。

• 基于根治目的或姑息目的所做的个体决定

如果与既往照射野重叠≤50%,应考虑仅行再程放射治疗,不联合热疗。

52.1.2 临床结果

综合分析 5 项Ⅲ期临床研究的结果表明,既往照射区域局部复发且不可切除的乳腺癌患者再程放射治疗时联合热疗,对比单纯放射治疗可显著提高 26% 的临床完全缓解率，并将 3 年局部控制率提高 20%,使其达到 43%[14]。联合热疗并不增加毒性反应。Datta 等[15]近期发表的一项荟萃分析证实了这一 1966 年发表的对 5 项Ⅲ期临床研究综合分析的结果[14]。在 16 项研究中(799 例患者来自单臂研究,83 例患者来自双臂研究)仅再程放射治疗的完全缓解率为 38%,联合热疗可提高至 66.6%。外照射再程放射治疗的平均剂量为 36.7Gy(29.4~50.5Gy),单次平均剂量为 2.7Gy(2~4Gy)。在 5 项随机临床试验的结果发布不久,荷兰国家指南采用了再程放射治疗联合热疗作为在既往放射治疗区域出现复发的乳腺癌的标准治疗方案,在这之前优先推荐进行手术治疗[13]。因此,在荷兰,越来越多的局部区域复发的乳腺癌患者开始接受再程放射治疗联合热疗。为了更深入地明确联合治疗的长期结果及影响预后的因素,我们收集了荷兰的两个热疗研究所 1988—2006 年的数据,它们使用相同的热疗设备。在一个研究所,患者接受的放射治疗剂量为 4Gy×8 次,每周 2 次,总剂量 32Gy,使用光子线和电子线布野;而另外一个研究所的患者接受的放射治疗剂量为 3Gy×12 次,每周 4 次,总剂量 36Gy,使用单个电子线野或多个电子线组合野。根据肿瘤大小,583 例患者的临床完全缓解率为 30%~58%[16-18]。对比前瞻性研究的结果,这些比例低于预期。前瞻性临床研究中纳入小的、单一的、容易治疗的病变,而日常实践中有些患者的肿瘤甚至覆盖了整个胸壁。这些患者的治疗目的是减少局部肿瘤负荷,他们没有其他可选的治疗方案。

术后接受再程放射治疗联合热疗的患者,5 年局部控制率为 70%。影响局部控制持续时间的最重要的因素是复发间隔时间。随机临床研究中晚期毒性反应报告和分析受到不同的评价标准、数据缺乏及随访时间的限制。在回顾性分析中,所有日常诊疗的患者都被纳入,包括前期治疗导致的皮肤红斑依然存在的患者,这导致了 ≥3 级的毒性反应(33%)高于预期。然而,再程放射治疗的不同方案及技术对肿瘤控制没有影响,但显著影响晚期毒性反应。4Gy×8 次的大野、光子/电子线衔接野治疗后,患者 3 年 ≥3 级的晚期毒性反应增加了一倍[19,20]。再程放射治疗的计划及纳入标准已经根据这些结果进行了调整。但在术前行放射治疗联合热疗的情况尚不明确。

52.1.3　技术层面:再程放射治疗联合热疗

对于以辅助治疗为目的的患者,核心靶区包括全乳房切除区域的高危部分(在复发切除后有再程放射治疗指征的患者)或者再次切除的区域(在既往全乳房切除术后胸壁复发切除后的患者)。CTV 包含这些区域并且有充分的外扩,通常在皮肤和皮下到后方肌肉或胸壁之间形成一个 3cm 左右的圆形。如果可能的话,可以根据患者的解剖结构、肿瘤大小和切缘来个性化定义靶区边界。如果治疗目的是缓解症状,CTV 包括胸壁复发区域,在皮肤和皮下至肌肉或胸壁之间

外扩大约 3cm 的圆形边界。在荷兰,放射治疗剂量为 2Gy×23 次,每周 5 次,总剂量为 46Gy,除非因身体状况需要采用不同的方案。每周联合一次热疗。放射治疗技术取决于靶区大小和形状。OAR 的剂量限制根据靶区的大小和位置,以及与早期放射治疗重叠区域的位置和范围来个体化制订。DEGRO 指南建议再程放射治疗总剂量为 45~50Gy,累积剂量不应该超过 100~110Gy(2Gy 等效剂量),首次放射治疗及再程放射治疗之间的时间间隔必须超过 1 年。首次放射治疗后严重晚期放射性皮炎的患者不考虑行再程放射治疗。

国际质量保证指南规范了热疗的应用和对加热设备的技术要求[21,22]。局部热疗,又称浅表热疗,适用于浅表的靶区,因此常用于治疗乳腺癌的局部区域复发。虽然设备不尽相同,常用的设备为连接于 434MHz 的电机的接触式柔性微条带施加器(CFMA)。为了使肿瘤组织达到最大的治疗效果,并减少对正常组织的影响,最好在再程放射治疗前或后 1 小时内进行热疗。再程放射治疗期间每周进行一次热疗。为了能够在治疗过程中监测温度,将在治疗部位的皮肤上放置温度计。应特别注意容易出现热点或者冷点的位置,如瘢痕处或肋骨凹凸处。对于深度>1cm 的目标区域,使用封闭式 Tefon 导管进行有创测温。首先安装测温仪,随后放置 CFMA,使其固有的水垫与皮肤表面的不规则轮廓相匹配,从而使电磁能量能够有效地进入人体(图 52.1)。治疗的最低目标是整个再程放射治疗部位 ≥41℃,持续 60 分钟,必须避免 43~44℃持续 60 分钟的治疗,这可能导致皮肤出现水泡。即使充分利用了目前可用的工具(水膜温度计、功率、隔离材料),但在减少局部热点和(或)疼痛的同时保持治疗温度仍充满挑战。

52.1.4　具体的临床情况和禁忌证

尽管通过温度限制可以避免局部过热,但似乎每个患者出现水疱的温度范围和时间间隔都不同,并且难以预测。这可能与治疗前患者的个体特征相关,如皮肤敏感性、既往放射治疗、化学治疗和(或)手术所致的红斑。这些因素可能涉及既往的手术范围、瘢痕裂开的情况、术后有无感染、年龄、吸烟史、糖尿病病史、既往治疗到本次再程放射治疗的间隔时间等因素。皮瓣和瘢痕不是热疗的禁忌证,但由于这些区域生理功能紊乱,需要额外的监测[23-25]。如果在治疗范围

接触式柔性微条带施加器(CFMA)3H 在弯曲位置时的热量穿透深度 434MHz

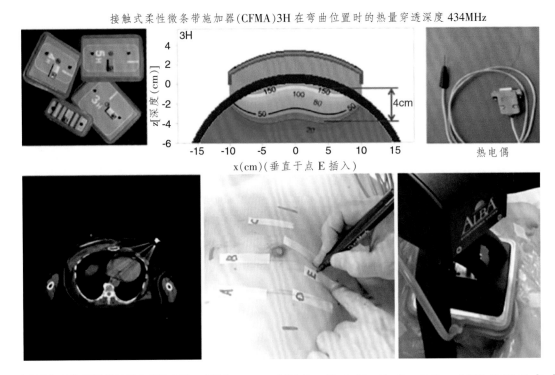

图 52.1　治疗设备安装所需的材料和安装方法。(With courtesy of P.J. Zum Vörde Sive Vording, P. Pavoni, MD ALBA Medical System)

内存在血清肿,那么有必要在腔内和沿腔壁进行侵入性测温,因为液体的电磁加热会导致广泛的温度升高。由于存在感染风险,每次治疗后都需要取出导管,并在开始新的治疗前更换导管(表 52.1)。

52.1.5　进展

放射治疗和热疗的特征可能有助于长期控制肿瘤及毒性反应。一项研究比较了两种不同的再程放射治疗方案:一种是 4Gy×8 次,每周 2 次(其中 1 次联合热疗),采用电子线、光子线衔接野;另一种是 3Gy×12 次,每周 4 次(其中 2 次联合热疗),采用单个或多个电子线照射野。在放射治疗后 1 小时内使用相同的热疗系统将肿瘤区域加热至 41~43℃。尽管 5 年的照射野内局部控制相当,但 3Gy×12 次方案相比于采用较小的电子线野的 4Gy×8 次方案,其 5 年生存率低 13%,≥3 级的毒性反应增加了 2 倍以上。

除了不断改进放射治疗技术,热疗设备也在不断调整和更新。例如,正在建立多元件系统,以允许进行精细的二维操控。通过这种方式,热量可以避开热点的位置,同时维持目标区域的温度。此外,正在开发热疗治疗计划系统,将不同组织的介电特性与灌注参数相结合。在未来,这将有助于提前预测热点,并决定如

表 52.1　热疗的绝对禁忌证和相对禁忌证	
绝对禁忌证	**相对禁忌证**
1. 妊娠 2. 起搏器(PM)/植入型心律转复除颤器(ICD)在热疗场中可能受到电磁场的干扰。应咨询心脏病学专家患者对 PM/ICD 的依赖程度,与不联合热疗的放射治疗情况类似。如果是非依赖性的,PM/ICD 可以在治疗前关闭,并在治疗后重新启动。如果患者依赖 PM/ICD,则应要求心脏病学专家/心脏起搏器技术人员在场或备有急救措施	1. 热疗区有硅胶植入物。发生泄漏、热点或长期变形的风险尚不清楚 2. 热疗区内存在生理盐水植入物。发生泄漏、热点或长期变形的风险尚不清楚 3. 热疗区内存在填充生理盐水的组织扩张器。热疗需要患者和外科医师移除组织扩张器 4. 手术中放置支架和(或)标记夹可能导致热疗区内出现热点和过热。这取决于它们的大小、方向,以及是否处于加热装置的区域 5. 热疗区内存在其他假体或植入物 ** 对于所有的假体,是否存在禁忌取决于位置和深度

何获得最均匀的加热模式。这样将不再需要侵入式测温。此外,该系统将被开发用于实时校正的自适应计划(图52.2)。

除了欧洲、亚洲和美国的高质量的热疗机构,很多私人诊所会提供高昂(无论是经济上还是伦理上)的"另类热疗"。这些私人诊所不符合由欧洲肿瘤热疗协会(ESHO)制定的国际临床和技术指南。因此,对于患者和肿瘤学专业人员来说,获得遵守ESHO指南的热疗机构所在的位置指引是十分必要的。患者和专业人员都可以找到最近的可靠的热疗中心,并获得正确的信息和建议。遗憾的是,这样的指引目前尚不存在,也没有审核信息。ESHO的成员们在他们的网站上发布新的临床研究中心的名单,作为替代选择。这里提供另一个选择,即联系这些参考文献中列出的研究机构。

52.2 总结

再程放射治疗联合热疗可改善临床预后。虽然从机制上不产生毒性反应,但热疗与再程放射治疗联用可导致≥3级的毒性反应的累加,特别是对于既往治疗中出现皮肤反应的患者。因此,需要细致地选择患者、技术和剂量,最好是根据个体化情况制订治疗策略。生物学研究有望在未来实现这一过程。然而,临床数据也应该持续更新,明确当前和新的治疗方案。尽管热疗已经在临床前及临床研究中证实了它的价值,但仍未得到广泛的应用。

治疗前情况:肿瘤为红色区域;正确放置接触式柔性微条带施加器(CMFA),水膜紧贴于皮肤

CFMA

水膜

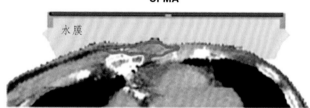
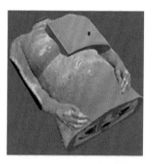

加热阶段:模拟皮肤上的温度分布和深度

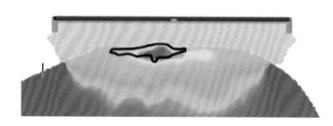

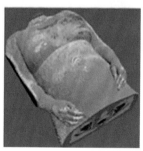

- 44°C
- 42°C
- 40°C
- 38°
- 靶区

图52.2 HT治疗计划系统的简要示例:PLAN2HEAT。(With courtesy of P. Pavoni, MD ALBA Medical System)

(雷玲 译 杨梦祺 校)

参考文献

1. Horsman MR, Overgaard J. Hyperthermia: a potent enhancer of radiotherapy. Clin Oncol (R Coll Radiol). 2007;19:418–26.
2. Kampinga HH. Cell biological effects of hyperthermia alone or combined with radiation or drugs: a short introduction to newcomers in the field. Int J Hyperth. 2006;22:191–6.
3. Kampinga HH, Dynlacht JR, Dikomey E. Mechanism of radiosensitization by hyperthermia (> or = 43 degrees C) as derived from studies with DNA repair defective mutant cell lines. Int J Hyperth. 2004;20:131–9.
4. Krawczyk PM, Eppink B, Essers J, et al. Mild hyperthermia inhibits homologous recombination, induces BRCA2 degradation, and sensitizes cancer cells to poly (ADP-ribose) polymerase-1 inhibition. Proc Natl Acad Sci U S A. 2011;108:9851–6.
5. Jones EL, Prosnitz LR, Dewhirst MW, et al. Thermochemoradiotherapy improves oxygenation in locally advanced breast cancer. Clin Cancer Res. 2004;10:4287–93.
6. Overgaard J. The heat is (still) on the past and future

of hyperthermic radiation oncology. Radiother Oncol. 2013;109:185–7.

7. Sun X, Xing L, Ling CC, et al. The effect of mild temperature hyperthermia on tumour hypoxia and blood perfusion: relevance for radiotherapy, vascular targeting and imaging. Int J Hyperth. 2010;26:224–31.

8. Vujaskovic Z, Song CW. Physiological mechanisms underlying heat-induced radiosensitization. Int J Hyperth. 2004;20:163–74.

9. Winslow TB, Eranki A, Ullas S, et al. A pilot study of the effects of mild systemic heating on human head and neck tumour xenografts: analysis of tumour perfusion, interstitial fluid pressure, hypoxia and efficacy of radiation therapy. Int J Hyperth. 2015;31:693–701.

10. Hildebrandt B, Wust P. Interactions between hyperthermia and cytotoxic drugs. Cancer Treat Res. 2007;134:185–93.

11. Urano M, Kuroda M, Nishimura Y. For the clinical application of thermochemotherapy given at mild temperatures. Int J Hyperth. 1999;15:79–107.

12. Harms W, Budach W, Dunst J, et al. Breast cancer expert panel of the German Society of Radiation Oncology (DEGRO). Radiother Oncol. 2013;109:185–7.

13. Rutgers EJ, Nortier JW, Tuut MK, et al. Dutch Institute for Healthcare Improvement guideline, "treatment of breast cancer". Ned Tijdschr Geneeskd. 2002;146:2144–51.

14. Vernon CC, Hand JW, Field SB, et al. Radiotherapy with or without hyperthermia in the treatment of superficial localized breast cancer: results from five randomized controlled trials. International collaborative hyperthermia group. Int J Radiat Oncol Biol Phys. 1996;35(4):731–44.

15. Datta NR, Puric E, Klingbiel D, et al. Hyperthermia and radiation therapy in Locoregional recurrent breast cancers: a systematic review and meta-analysis. Int J Radiat Oncol Biol Phys. 2016;94(5):1073–87.

16. Oldenborg S, Rasch CRN, van Os R, et al.

17. Oldenborg S, Griesdoorn V, van Os R, et al. Reirradiation and hyperthermia for irresectable locoregional recurrent breast cancer in previously irradiated area: size matters. Radiother Oncol. 2015;117(2):223–8.

18. Kaidar-Person O, Oldenborg S, Poortmans P. Re-irradiation and hyperthermia in breast cancer. Clin Oncol (R Coll Radiol). 2018;30:73–84. https://doi.org/10.1016/j.clon.2017.11.004.

19. Oldenborg S, Valk C, van Os R, et al. Rib fractures after reirradiation plus hyperthermia for recurrent breast cancer: predictive factors. Strahlenther Onkol. 2016;192:240–7.

20. Oldenborg S, van Os R, Oei SB, et al. Impact of technique and schedule of reirradiation plus hyperthermia on outcome after surgery for patients with recurrent breast cancer. Cancers. 2019;11(6):782.

21. Trefna HD, Crezee H, Schmidt M, et al. Quality assurance guidelines for superficial hyperthermia clinical trials: I. clinical requirements. Int J Hyperth. 2017;33(4):471–82.

22. Trefna HD, Crezee H, Schmidt M, et al. Quality assurance guidelines for superficial hyperthermia clinical trials II. Technical requirements for heating devices. Strahlenther Onkol. 2017;193:351–66.

23. Linthorst M, van Geel AN, Baaijens M, et al. Re-irradiation and hyperthermia after surgery for recurrent breast cancer. Radiother Oncol. 2013;109:188–93.

24. Linthorst M, Baaijens M, Wiggenraad R, et al. Local control rate after the combination of re-irradiation and hyperthermia for unresectable recurrent breast cancer: results in 248 patients. Radiother Oncol. 2015;117:217–22.

25. Linthorst M, van Rhoon GC, van Geel AN, et al. The tolerance of reirradiation and hyperthermia in breast cancer patients with reconstructions. Int J Hyperth. 2012;28:267–77.

Reirradiation + hyperthermia for recurrent breast cancer en cuirasse. Strahlenther Onkol. 2018;3:206–14.

第 53 章

放射治疗同步全身治疗用于辅助治疗或转移性乳腺癌的治疗

Ivica Ratosa, Luca Visani

53.1 放射治疗同步化学治疗(氟尿嘧啶、蒽环类、紫杉类)

53.1.1 研究背景

早期乳腺癌术后辅助治疗的标准方案是在化学治疗后加入放射治疗。目前,同步放化疗无论是在乳腺癌辅助治疗中还是在晚期乳腺癌治疗中都是备受关注的热点,但仍存在争议。因此,在一些国际指南中,仍建议避免同时进行化学治疗和放射治疗。

53.1.1.1 氟嘧啶类

早期乳腺癌

- 氟嘧啶类药物是以氟尿苷、5-氟尿嘧啶(5-FU)及卡培他滨为代表的抗代谢类抗肿瘤药物[1]。

- 卡培他滨强化治疗(6~8 个周期,每 3 周 1 次)是初始治疗未达到病理学完全缓解的三阴性乳腺癌的标准治疗方案。CREATE-X Ⅲ期临床研究证实其对 OS 和 DFS 均有获益[2]。

- 然而,放射治疗同步卡培他滨的安全性一直是主要的争议点,因为在既往研究中,为避免毒性累积,二者是序贯进行的[2],且大多数国际指南建议在放射治疗完成后再给予卡培他滨辅助治疗[3]。

- 最近发表的一项回顾性分析,共纳入 64 例术前使用蒽环类药物和紫杉类药物进行化学治疗后未达到 R0 切除的三阴性乳腺癌患者,其中包括 16 例接受卡培他滨同步放射治疗和 48 例单独接受放射治疗的患者,两组之间放射性皮炎的发生率没有显著差异,但卡培他滨同步放射治疗组出现放射治疗方案更改及中断的概率更高[4]。

- 另一项回顾性研究表明,在综合临床样本、病理分期和脉管侵犯情况后,卡培他滨同期放射治疗组较对照组 OS 无明显获益[5]。

局部晚期和转移性乳腺癌

- 小型 Ⅰ/Ⅱ 期临床研究已经证实,基于 5-FU 的同步放化疗方案可改善部分局部晚期乳腺癌的病理学完全缓解率和局部控制率,且并未增加额外毒性[6,7]。

- 在一项单中心的 Ⅱ 期前瞻性临床研究中,在化学治疗后不可切除、根治性术后残余淋巴结阳性、既往乳腺切除术后淋巴结复发、无法切除的胸壁病灶或发生 OMD 的患者中,卡培他滨同步放射治疗组 3 级以上非皮炎毒性反应(胃肠道和手、足皮肤反应)的发生率为 53.9%,≥3 级治疗相关皮肤毒性的发生率为 50%。在中位随访 12.9 个月后,32 例患者中有 19 例(73%)经评估有部分或完全缓解[8]。且与非三阴性表型相比,三阴性患者的中位 OS(分别为 22.8 个月和 5.1 个月,$P=0.001$)和 1 年局部区域无复发生存(分别为 63% 和 20%,$P=0.007$)均较差[8]。

53.1.1.2 蒽环类

早期乳腺癌

- 由于乳腺术后同步放化疗的临床研究有限,且考虑到蒽环类药物和放射治疗同步治疗的毒性,其结论仍存在争议[9]。

- 一项基于 400 例患者在全乳房切除术后或 BCS 后接受蒽环类药物或 5-FU(CMF)联合同步放射治疗作为辅助性治疗的单中心回顾性队列研究表明,蒽环类药物联合同步放射治疗可减少乳腺癌复发,对于接受 1 个周期及以上治疗的患者,可显著改善局部无复发生存(LRFS)、无事件生存(EFS)和 OS,但会增加血液学和非血液学毒性[9]。

- 67 例接受 BCS 的患者同时接受了 3DCRT 及基于蒽环类药物的化学治疗,在依从性和急性毒性方面与化学治疗后序贯放射治疗的患者的发生人数一致。与序贯组相比,同步组 ≥2 级的急性皮肤毒性反应显著更高,但 3 级脱皮的发生情况两者没有差异。同步组的平均放射治疗疗程时间较长;同步组 3~4 级中性粒细胞减少的发生率较高,血液学毒性是放射治疗中断的主要原因[10]。

- 一项评估 600 例接受同步放化疗的乳腺癌患者长期心血管毒性的研究发现,同时接受左侧放射治疗和阿霉素 ≥250mg/m² 时,患者出现心血管事件的风险进一步增加[11]。

- SECRAB 研究是一项Ⅲ期随机对照临床研究,在 2297 例早期乳腺癌患者中对比了同步放化疗和化学治疗序贯放射治疗的临床获益。大多数患者(54.2%)接受甲氨蝶呤、环磷酰胺和 CMF 治疗,序贯蒽环类药物治疗(45.3%)。3/4(75.5%)的患者接受了大分割放射治疗(40~42.5Gy/15~16f)。中位随访 10.7 年后,10 年局部复发率分别为 4.6% 和 7.1%(HR 0.62,P=0.012),其中蒽环类药物-CMF 组的获益最大。OS 和中位 DFS 无显著差异。在毒性方面,与序贯放射治疗组相比,同步治疗组患者中度/重度急性皮肤反应(分别为 24% 和 15%,P<0.0001)和毛细血管扩张(分别为 3% 和 1.7%,P=0.03)的发生率更高[12]。

局部晚期和转移性乳腺癌

- 20 世纪 90 年代初期,人们深入探索了蒽环类药物和放射治疗同步的治疗方案。一项纳入了 107 例

接受表柔比星-异环磷酰胺联合放射治疗的晚期乳腺癌临床研究发现,治疗后患者胃肠道毒性反应为中度,但所有病例都出现十分明显的骨髓抑制[13]。

53.1.1.3 紫杉类

早期乳腺癌

- 在紫杉类药物用于辅助治疗后,在 2000—2006 年间有较多研究探讨紫杉类药物同步放射治疗在术后或局部晚期乳腺癌中运用的可行性(表 53.1)[14-22]。

- 虽然仅有少量轻度皮肤事件,但紫杉类药物的同步放化疗可诱导严重的肺毒性,例如肺炎,特别是紫杉醇单周 60mg/m² 或 3 周 175mg/m² 方案时[23]。

- 在临床实践中,术后放射治疗通常在紫杉类药物治疗后 3~4 周进行,这种序贯治疗并未显示出肺毒性的增加。

局部晚期和转移性乳腺癌

- 在一项纳入 51 例乳腺癌的单中心研究中,单周紫杉醇同步放射治疗(共 60Gy、2Gy/次)方案的毒副作用是可接受的。另一项针对局部复发、不可手术乳腺癌的类似研究表明,同步紫杉类药物和放射治疗,尤其是使用紫杉醇,在治疗过程中以放射性皮炎为最突出的毒性反应,并且经常伴有黏膜炎和吞咽困难。没有患者出现 3 级放射性肺炎,只有 2% 的患者出现 2 级放射性肺炎[24,25]。

- 放射治疗同步紫杉类药物在转移性乳腺癌中的应用仅有一些个案报道,显示出可接受的毒性特征[26]。

- 在临床实践中,建议在紫杉类化学治疗前后的较短时间间隔内,给予用于转移病灶的放射治疗方案(2~3 周,取决于靶区大小、放射治疗总剂量和分割方式)。

53.2 放射治疗同步新药物

临床实践中,将放射治疗与新的全身性治疗药物联合具有挑战性,因为往往缺乏联合治疗关键的随机对照研究数据。在精准医学时代,放射治疗同步新的(靶向)药物还需要适应药物对肿瘤生物学的特殊影响,同时重新调整放射治疗的处方剂量、分次、靶区范围和 OAR 的剂量。放射肿瘤学的技术创新,允许给予一个小的解剖区域高剂量和高精度的放射治疗,这可

表 53.1　紫杉类药物与放射治疗联合应用于术后或局部晚期乳腺癌的临床研究

研究	患者数 (n)	紫杉类		放射治疗剂量 (Gy)	毒性 (%)
		剂量 (mg/m²)	周期		
Elmongy 等, 1999[14]	32	175~225	每 3 周	50.4~63	3 级皮肤毒性 (28)
Bellon 等, 2000[15]	8	20~35	每 3 周	46.8~50.40 联合加量	因急性皮肤毒性需要延
	9	135~175	每 3 周		迟超过 5 天 (35)
Taghian 等, 2001[16]	7	175	每 3 周	40~46 联合加量 6~20	肺炎 (14)
	14	60~100	每周		
Hanna 等, 2002[17]	20	175	每 3 周	BCS:45 联合加量 16	3 级皮肤毒性 (35)
				全乳房切除术:50.4 联合加量 10	肺炎 (25)
Formenti 等, 2003[18]	44	30	每周 2 次	45~46	3 级皮肤毒性 (10)
Kao 等, 2005[19]	16	20~30	每 2 周	60	3 级或更高级别的皮肤
	17	80	每周		毒性 (24)
Burstein 等, 2006[20]	16	60	每周	全乳房切除术:45 联合加量 4~10	肺炎 (19)
	24	135~175	每 3 周	BCS:45 联合加量 10~16	
Chakravarthy 等, 2006[21]	38	30	每周 2 次	45 联合加量 14	皮肤毒性 (3)
Chen 等, 2010[22]	44	175	每 3 周	39.60 联合加量 14	3 级皮肤毒性 (5)

能有助于促进未来治疗的改进。

53.2.1　细胞周期蛋白依赖性激酶 4/6 抑制剂

细胞周期蛋白依赖性激酶 4/6 抑制剂(帕博西利、瑞博西利、阿贝西利的中位半衰期分别为 29 小时、32 小时和 55 小时),是 ER 阳性、HER2 阴性晚期乳腺癌的标准治疗方案[27]。选择性细胞周期蛋白依赖性激酶 4/6 抑制剂通过干扰细胞周期的 G1 期向 S 期过渡来影响细胞周期,减少视网膜母细胞瘤蛋白磷酸化并诱导 G1 期细胞停滞[28]。正常细胞受到照射后,其在细胞周期的 G1、S 和 G2 期中的进程将减缓[29]。细胞在 G0、G1 早期和 S 后期对放射治疗最不敏感。相反,在 G1 晚期、G2 期和 M 期对放射治疗敏感性最高[30]。同时使用细胞周期蛋白依赖性激酶 4/6 抑制剂和放射治疗可导致 G2/M 期细胞的比例增加、凋亡细胞比例增加及 S2 期细胞比例降低[31]。

● 关于细胞周期蛋白依赖性激酶 4/6 抑制剂同步放射治疗的疗效和毒性的信息很少。有限的回顾性研究数据(表 53.2)表明,同时给予细胞周期蛋白依赖性激酶 4/6 抑制剂和放射治疗,耐受性良好,3 级以上不良事件略有增加,其中血液学毒性最常见。然而据报道,帕博西利和放射治疗同时使用会出现 2~3 级食管

炎(吞咽困难、吞咽疼痛)、放射性皮炎[32-34],以及肺毒性和 3 级小肠结肠炎[35-37]。在二维放射治疗和靶区范围较大时毒性显著增加。在特定的针对转移灶的小靶区治疗的病例中,放射治疗的毒性可能较低,无须停止全身治疗(取决于邻近的 OAR,尤其是胃肠道)[32,38-44]。

● 在临床实践中,放射治疗通常在"用药间歇期"(对于帕博西利和瑞博西利而言)进行,或在放射治疗前 1~3 天至放射治疗后 1~3 天停用细胞周期蛋白依赖性激酶 4/6 抑制剂。

53.3　放射治疗联合抗 HER-2 治疗

53.3.1　单克隆抗体类(帕妥珠单抗、曲妥珠单抗)

帕妥珠单抗和曲妥珠单抗是人源化重组单克隆抗体,与化学治疗联合用于 HER2 过表达的早期[45,46]和晚期乳腺癌[27]。曲妥珠单抗联合或不联合帕妥珠单抗也可用于 HER2 阳性乳腺癌为期 1 年的维持治疗[47]。由于有低至中等发生充血性心力衰竭或左心室射血分数(LVEF)下降的风险,接受曲妥珠单抗治疗

表 53.2 同步放射治疗和细胞周期蛋白依赖性激酶 4/6 抑制剂的相关回顾性研究

研究	CDK4/6I 类型(%)	放射治疗部位(%)	放射治疗技术	放射治疗总剂量中位值(范围)	患者数(治疗部位数)	放射治疗时机(%)	≥3 级毒性
Hans 等，2018[38]	帕博西利(100)	骨(80)	3DCRT，SBRT	20Gy 和 60Gy	5(5)	同步(100)	中性粒细胞减少症(40) 贫血(20) 血小板减少症(40)
Meattini 等，2018[39]	瑞博西利(100)	骨(100)	VMAT，3DCRT	20Gy(20~30)	5(5)	同步(100)	中性粒细胞减少症(20) 呕吐和腹泻(20)
Figura 等，2019[40]	帕博西利(67) 阿贝西利(33)	脑(100)	SRS	21Gy(18~30)	15(42)	先放射治疗或同步(43)	无≥3 级毒性 放射性坏死(2 个病变)
Ippolito 等，2019[41]	帕博西利(79.2) 瑞博西利(20.8)	骨(91.6)	VMAT，IMRT，3DCRT	30Gy(8~36)	16(21)	同步(>80)	中性粒细胞减少症(31.3)
Chowdhary 等，2019[42]	帕博西利(100)	骨(78.2)	3DCRT，SBRT，IMRT	30Gy(18~37.5)	16(16)	放射治疗前、后或同步(31.3)	无≥3 级毒性
Beddok 等，2020[32]	帕博西利(100)	骨(75)	HT，VMAT，SRS	计划:20Gy/5f，30Gy/10f,8Gy/1f,18Gy/1f	30(35)	同步(100)	中性粒细胞减少(3)
Guerini 等，2020[43]	帕博西利(50) 瑞博西利(33.3) 阿贝西利(16.7)	骨(100)	3DCRT，HT,VMAT	计划:20Gy/5f，30Gy/10f,8Gy/1f,30Gy/3f	18(32)	同步(100)	回肠炎(5) 放射治疗后 3 个月内出现中性粒细胞减少(61)
Ratosa 等，2020[44]	帕博西利(65.2) 瑞博西利(32.6) 阿贝西利(2.2)	骨(80.7)	3DCRT，SBRT,HT	20(8~63)Gy	46(62)	放射治疗前、后或同步(34.8)	在放射治疗开始之前(6.5) 放射治疗期间(4.3) 放射治疗完成后 2 周(15.2) 放射治疗完成后 6 周(23.9)

缩略词:CDK4/6I,细胞周期蛋白依赖性激酶 4/6 抑制剂;3DCRT,三维适形放射治疗;SBRT,体部立体定向放射治疗;VMAT,容积旋转调强放射治疗;IMRT,调强放射治疗;SRS,立体定向放射外科;HT,螺旋断层放射治疗。

的患者在治疗期间需要常规接受心脏监测。

早期乳腺癌

- 曲妥珠单抗同步乳腺放射治疗的辅助治疗方

案并未显示出会有任何心脏或皮肤毒性的增加[48]。使用现代基于 CT 的治疗计划和保护心脏的放射治疗技术可能会进一步降低风险。

进展期乳腺癌

- 目前非常有限的小型回顾性研究数据显示,针对转移灶的姑息性放射治疗、SBRT、SRT 或全脑放射治疗联合同步使用曲妥珠单抗或帕妥珠单抗并未增加毒性[49,50]。

53.3.2 双靶点酪氨酸激酶抑制剂(拉帕替尼)

- 拉帕替尼是一种半衰期为 24 小时的小分子酪氨酸激酶抑制剂,通过作用于酪氨酸激酶胞内结构域可逆性的抑制 HER1 和 HER2[49],用于治疗 HER2 阳性晚期乳腺癌[27]。临床前数据表明,拉帕替尼联合放射治疗可以通过增加放射治疗诱导的细胞凋亡和衰老来增强放射治疗诱导的细胞死亡[51]。

- 小型回顾性研究显示同步拉帕替尼和 SRS 具有有效性和安全性。有两项研究表明, 与单独接受 SRS 的患者相比,同时接受拉帕替尼和 SRS 的患者在 SRS 后的局部控制率有所改善,而放射性坏死的风险没有增加(分别为 1%~1.3% 和 3.5%~6.3%)[52,53]。

53.3.3 恩美曲妥珠单抗(T-DM1)

抗体-药物偶联物 T-DM1 使用曲妥珠单抗抗体将细胞毒性药物微管抑制剂(DM1)递送给表达 HER2 的肿瘤。小分子微管抑制剂通过干扰分裂细胞中的微管来诱导细胞凋亡[54]。T-DM1 可改善 HER2 阳性患者初始治疗失败后的 DFS[55],同时可改善以曲妥珠单抗为基础一线治疗后复发的 HER2 阳性晚期乳腺癌患者的 OS[27]。

早期乳腺癌

- 随着 KATHERINE 研究结果的披露,在术后全身治疗中,放射治疗与 T-DM1 开始同时进行[55],且 T-DM1 同步放射治疗显示出较好的安全性。对比辅助治疗中接受曲妥珠单抗治疗与 T-DM1 治疗的患者,发生 2 级(分别为 9.9% 和 10.8%)和 3 级(分别为 1.0% 和 1.4%)放射性皮肤损伤的比例相当。接受曲妥珠单抗治疗的患者发生放射性肺炎(任何级别)的比例为 0.7%,而 T-DM1 组为 1.5%[55]。

进展期乳腺癌

- 目前仍缺乏关于 T-DM1 和姑息性放射治疗的前瞻性数据。在 EMILIA Ⅲ 期研究中,随机分组后 14 天内接受放射治疗的患者被排除[56],但纳入了同步或序贯使用 T-DM1 和 SRS 的患者。结果显示:T-DM1

同步放射治疗对比序贯放射治疗(SRS 前中断 T-DM1 ≥1 周),放射性坏死(分别为 50%~57% 和 28.6%)、脱发(分别为 25% 和 14.3%)及脑水肿(分别为 25% 和 28.6%)的风险增加。有病例显示在接受 T-DM1 治疗期间发生颅内出血伴脑实质转移,但其与放射治疗之间的关系尚不明确,似乎也与给药时机无关[57-59]。

- 小型研究显示:接受骨转移治疗的 HER2 阳性晚期乳腺癌患者, 同时接受 T-DM1 和姑息性放射治疗,其治疗的毒性并未增加[60]。

53.4　放射治疗联合聚腺苷二磷酸核糖酶抑制剂

53.4.1 奥拉帕利、他拉唑帕尼

聚腺苷二磷酸核糖酶(PARP)抑制剂,如奥拉帕利和他拉唑帕尼是三阴性乳腺癌和存在 BRCA 胚系突变患者的首选治疗[27]。奥拉帕利和他拉唑帕尼干扰多种蛋白质的翻译后修饰,涉及复杂的细胞生物学机制,特别是 DNA 损伤修复。因此,这些药物是潜在的放射治疗增敏剂,能够积聚未修复的 DNA 损伤[61]。

- 联合姑息性放射治疗可能导致不良事件(AE)的发生率增加,特别是血液学毒性,尤其是进行盆腔放射治疗或较大范围的脊髓放射治疗时[62]。

- 在一项单中心剂量递增 Ⅰ 期研究中,研究者评估了局部晚期或转移性三阴性乳腺癌患者在 50Gy/25f 的乳房和胸壁放射治疗中联合奥拉帕利的效果,结果显示 8.3% 的患者出现 3 级放射性皮炎,45.8% 的患者出现 3 级以上的淋巴细胞减少症[63]。而在另一项同时使用维利帕尼和术后放射治疗的 Ⅰ 期研究中,任何 3 级 AE 的绝对发生率在 1 年时为 10%, 在 3 年时为 46.7%。最常见的 AE 是皮肤纤维化、硬化和淋巴水肿[64]。

53.5　放射治疗联合磷脂酰肌醇 3-激酶-AKT(PI3K)和哺乳动物西罗莫司靶标(mTOR)通路相关药物

53.5.1 依维莫司

依维莫司(与依西美坦联合使用)可作为部分 ER 阳性/HER2 阴性晚期乳腺癌患者一线治疗外的替代

药物[27]。依维莫司属于抑制 mTOR 的药物,已被证明是一种有效的放射增敏药物[65]。

• 依维莫司是一种口服药物,通常耐受性良好,但也可能会伴有严重的 AE。依维莫司和放射治疗同步可能会增加 AE 的发生,尤其是肺毒性,可引起 3 级或 4 级间质性肺炎和肺纤维化[66,67]。

• 也有病例报道使用依维莫司时,患者数月前行放射治疗的区域发生炎症反应(放射治疗回忆现象),并导致放射性皮炎或结肠炎加重[68,69]。

53.5.2　阿培利司

阿培利司的半衰期为 7.6 小时,是磷脂酰肌醇-4,5-二磷酸 3-激酶,催化 α 亚基(PIK3CA)的口服抑制剂。它与氟维司群联合用于 ER 阳性/HER2 阴性、PIK3CA 突变的乳腺癌患者,并显示出无进展生存的获益[27,70]。

• 阿培利司单药会引起相应的毒性反应。典型的 AE 包括高血糖、斑丘疹、乏力和胃肠道症状(即恶心、黏膜炎和腹泻),这导致大多数患者(约 70%)药物减量、中断或停药[27,70]。但由于这些 AE 是可逆的,可通过适当的监测和支持性药物治疗进行缓解[71]。

• 目前仍缺乏关于阿培利司和放射治疗同步的有效性和安全性数据。初步数据表明,同时使用阿培利司和放射治疗可能会使毒性明显增加[72]。建议所有接受姑息性放射治疗的患者使用高度适形的放射治疗技术,以尽量减少 OAR 暴露于放射治疗中。在获得更多数据支持之前,结合药物的半衰期,为避免毒性增加,在放射治疗前后几天停药是合理的选择。

53.5.3　甲磺酸艾日布林

甲磺酸艾日布林是一种细胞微管动力抑制剂,可用于转移性乳腺癌[27]。艾日布林≥3 级的 AE 包括中性粒细胞减少(54.2%)、脱发(34.6%)、白细胞减少(31.4%)、全身性周围神经病变(27.4%)、恶心(22.2%)和贫血(19.1%)[73]。

• 评估艾日布林同步放射治疗的毒性数据极为有限。然而,少量小型研究报道该疗法的毒性可接受,以 3 级或 4 级的中性粒细胞减少(22.4%~53.1%)和贫血(35.4%)为最常见的 AE[74,75]。

53.5.4　放射治疗同步免疫治疗

免疫检查点抑制剂[抗程序性细胞死亡蛋白 1(PD-1):帕博利珠单抗、纳武利尤单抗或抗程序性死亡配体(PD-L1):阿替利珠单抗、阿维鲁单抗、度伐利尤单抗]和放射治疗的联合使用是早期或晚期乳腺癌当前的新兴治疗策略。目前已有大量证据表明,放射治疗可作为一种有效的免疫应答调节剂,让高免疫原性的肿瘤在特定情况下,尤其是与全身性免疫调节剂联合使用时引发全身应答[76]。由于缺乏对作用机理的研究,因而对优势患者的选择、理想的剂量和分割、最佳治疗次序(同步、序贯)至今仍无定论[76]。在不久的将来,放射治疗和免疫治疗联合应用的安全性和有效性的临床研究将重新审视剂量和分割模式(包括剂量降级和非消融性的个体化剂量)、减少靶区范围、尽可能保护淋巴结和肠道(免疫细胞、优化肠道微生物组)等 OAR、重新定义剂量-体积直方图、尽量减少同步放化疗、基于影像组学(通过对肿瘤微环境进行纵向、无创监测)、明确粒子放射治疗的治疗价值[77]。

早期乳腺癌

• KEYNOTE 522 III 期临床研究发现,接受帕博利珠单抗治疗的 II 期或 III 期三阴性乳腺癌患者中,联合标准新辅助化学治疗的患者 pCR 率显著更高(分别为 64% 和 51.2%,P<0.001)。术后患者接受放射治疗,并接受每 3 周 1 次的帕博利珠单抗或安慰剂,最多持续 9 个周期。帕博利珠单抗-化学治疗组治疗相关 3 级或更高不良事件的发生率为 78.0%,而安慰剂-化学治疗组为 73.0%。未发现与术后放射治疗特别相关的 AE[78]。

进展期乳腺癌

• 基于目前 III 期临床研究的数据,化学治疗和免疫检查点抑制剂联合疗法已成为 PD-L1 阳性(≥1%)转移性三阴性乳腺癌患者的一线治疗[27]。

• 在 Impassion130 III 期临床研究中,902 例未经治疗的转移性三阴性乳腺癌患者被 1:1 随机分配至阿替利珠单抗联合白蛋白结合型紫杉醇组或安慰剂联合白蛋白结合型紫杉醇组。结果显示:阿替利珠单抗组的中位 OS 时间为 21.0 个月,安慰剂组为 18.7 个月(P=0.078)。在 PD-L1 阳性的患者 (占所有患者的

41%)中,阿替利珠单抗联合白蛋白结合型紫杉醇组的 OS 明显获益,中位 OS 时间为 25 个月,而安慰剂组为 18 个月。此外,阿替利珠单抗联合白蛋白结合型紫杉醇组和安慰剂组中分别有 32 例患者(7.1%)和 24 例患者(5.3%)接受了姑息性放射治疗。姑息性放射治疗期间不使用阿替利珠单抗或安慰剂,白蛋白结合型紫杉醇也根据各机构的政策/治疗标准而被中断使用。阿替利珠单抗组中最常见的 3 级或更高级别的不良反应是中性粒细胞减少(8%)、周围神经病变(6%)、中性粒细胞绝对值减少(5%)和疲乏(4%),未观测到接受姑息性放射治疗(包括颅脑放射治疗)后 3 级或更高级别的不良反应的发生明显增加[79,80]。

- 在一项评估帕博利珠单抗联合放射治疗在转移性三阴性乳腺癌患者中的有效性与安全性的 Ⅱ 期临床研究中(n=17,未评估 PD-L1 表达情况),患者接受 3DCRT(30Gy/5f/5~7d)。帕博利珠单抗在第一次放射治疗后 1~3 天给药,此后每 3 周给药 1 次,直至疾病进展或出现不可耐受的毒性反应。放射治疗部位为淋巴结、骨、乳腺、胸壁或肺。结果显示,整个队列的总体缓解率为 17.6%。最常见的 3 级或更高级别的不良反应是淋巴细胞减少(12%)、软组织感染(6%)和疲乏(6%)。尚无患者因治疗相关不良事件而停止治疗[81]。

- 免疫检查点抑制剂联合颅脑 SRS 安全有效,同步治疗和序贯治疗的 1 年 OS 率分别为 64.6% 和 51.6%(P<0.001),放射性坏死的总体发生率为 5.3%[82]。

53.5.5 同步放射治疗与内分泌治疗

目前放射治疗与内分泌治疗之间的相关性尚不清楚,在缺乏数据并可能潜在诱发毒性增加(皮炎、肺炎、皮肤和肺纤维化)的情况下,放射治疗与内分泌治疗之间的关系仍存在争议,放射治疗和内分泌治疗联合运用时,放射治疗敏感性可能出现增高和(或)降低[83,84]。

- 回顾性研究和系统荟萃分析的数据表明,他莫昔芬或芳香化酶抑制剂与术后放射治疗同步或序贯的治疗方案都是合理的选择,在 10 年局部控制率、OS 和 RFS 方面,两种方案没有统计学意义上的差异[84-86]。

- 他莫昔芬可以通过诱导转化生长因子(TGF-β)信号通路,加剧放射治疗后皮肤和肺部的组织紧缩及纤维化。无论他莫昔芬联合放射治疗的治疗顺序或分割方案如何,只要他莫昔芬和放射治疗共同使用,肺纤维化的发生率就会轻度增加[84]。

- 没有证据表明同时使用芳香化酶抑制剂和放射治疗会增加治疗相关毒性(放射性皮炎或肺毒性)[84]。

- 氟维司群常作为单药或更常见的是与新药(即细胞周期蛋白依赖性激酶 4/6 抑制剂或阿培利司)联合用于晚期乳腺癌的一线或二线治疗,而与放射治疗联合使用时未被证实会增加 AE[87]。

- 在临床实践中,同期的或序贯的内分泌治疗-放射治疗方案都是可行的,通常基于当地的临床实践模式。

53.6 总结

技术的革新,包括基于三维技术的乳腺癌术后放射治疗、IMRT/VMAT 在复杂靶区中的应用,SBRT/SRS 用于转移病灶,以及 IGRT 的使用,使得我们能基于解剖进行高精度的放射治疗,并能减少靶区外组织的受照剂量。此外,乳腺癌辅助性全身治疗方案和晚期全身治疗方案也在日益更新,但其与放射治疗联合的安全性和实用性的数据仍稍显匮乏。因此,我们建议各中心要预先建立实践操作方案和专用数据库,以评估这些新方案的毒性和有效性。

(农巧红 译　周凤睿 校)

参考文献

1. NCI Dictionary of Cancer Terms. https://www.cancer.gov/publications/dictionaries/cancer-terms.
2. Masuda N, Lee SJ, Ohtani S, Im YH, Lee ES, Yokota I, Kuroi K, Im SA, Park BW, Kim SB, Yanagita Y, Ohno S, Takao S, Aogi K, Iwata H, Jeong J, Kim A, Park KH, Sasano H, Ohashi Y, Toi M. Adjuvant Capecitabine for breast cancer after preoperative chemotherapy. N Engl J Med. 2017;376:2147–59. https://doi.org/10.1056/NEJMoa1612645.
3. NCCN breast cancer guidelines, v4.2020. https://www.nccn.org/guidelines/category_1.
4. Sherry AD, Mayer IA, Ayala-Peacock DN, Abramson VG, Rexer BN, Chakravarthy AB. Combining adjuvant radiotherapy with Capecitabine in chemotherapy-resistant breast cancer: feasibility, safety, and toxicity. Clin Breast Cancer. 2020 Aug;20(4):344–52. https://doi.org/10.1016/j.clbc.2020.02.010.
5. Liu YL, Chin C, Catanese B, Lee SM, Zhan S, Kalinsky K, Connolly EP. Concurrent use of capecitabine with radiation therapy and survival in breast cancer (BC) after neoadjuvant chemotherapy. Clin Transl Oncol. 2018;20(10):1280–8. https://doi.org/10.1007/s12094-018-1859-7.
6. Bollet MA, Sigal-Zafrani B, Gambotti L, Extra JM, Meunier M, Nos C, Dendale R, Campana F, Kirova

YM, Diéras V, Fourquet A, on behalf of the Institut Curie Breast Cancer Study Group. Pathological response to preoperative concurrent chemo-radiotherapy for breast cancer: results of a phase II study. Eur J Cancer. 2006;42:2286–95.

7. Kosma L, Koukourakis M, Skarlatos J, Zambatis C, Ardavanis A, Beroukas K, Yannakakis D. Hypofractionated radiotherapy with 5-fluorouracil radiosensitization for locally "far advanced" breast cancer. Am J Clin Oncol. 1997;20:562–6. https://doi.org/10.1097/00000421-199712000-00005.

8. Woodward WA, Fang P, Arriaga L, Gao H, Cohen EN, Reuben JM, Valero V, Le-Petross H, Middleton LP, Babiera GV, Strom EA, Tereffe W, Hoffman K, Smith BD, Buchholz TA, Perkins GH. A phase II study of preoperative Capecitabine and concomitant radiation in women with advanced breast cancer. Int J Radiat Oncol Biol Phys. 2017;99(4):777–83. https://doi.org/10.1016/j.ijrobp.2017.04.030.

9. Ismaili N, Elmajjaoui S, Lalya I, Lamia Boulaamane L, Belbaraka R, Abahssain H, Aassab R, Benjaafar N, El Guddari BEK, El Mesbahi O, Sbitti Y, Ismaili M, Errihani H. Anthracycline and concurrent radiotherapy as adjuvant treatment of operable breast cancer: a retrospective cohort study in a single institution. BMC Res Notes. 2010;3:247. https://doi.org/10.1186/1756-0500-3-247.

10. Leonardi MC, Morra A, Santoro L, Balduzzi A, Ivaldi GB, Vischioni B, Ferrari A, Fodor C, Dell'Acqua V, Cardinale DM, Cipolla C, Luini A, Colleoni M, Jereczek-Fossa BA, Orecchia R. Nonrandomized comparison between concomitant and sequential chemoradiotherapy with anthracyclines in breast cancer. Tumori. 2015;101(1):64–71. https://doi.org/10.5301/tj.5000218.

11. Kim DY, Youn JC, Park MS, Lee S, Choi SW, Ryu KH, Kim LS, Shim MS, Lee JJ, Han S. Cardiovascular outcome of breast cancer patients with concomitant radiotherapy and chemotherapy: a 10-year multicenter cohort study. J Cardiol. 2019 Aug;74(2):175–81. https://doi.org/10.1016/j.jjcc.2019.02.001.

12. Fernando IN, Bowden SJ, Herring K, et al. Synchronous versus sequential chemo-radiotherapy in patients with early stage breast cancer (SECRAB): a randomised, phase III, trial. Radiother Oncol. 2020;142:52–61. https://doi.org/10.1016/j.radonc.2019.10.014.

13. Lange OF, Scheef W, Haase KD, Heckmann M, Leyendecker R, Urban G, Zegners G. Palliative chemo-radiotherapy with ifosamide and epirubicin as first-line treatment for high-risk metastatic breast cancer. Results of a prospective multicenter trial. Cancer Chemother Pharmacol. 1990;26(Suppl):S74–7. https://doi.org/10.1007/BF00685427.

14. Elmongy M, Stolier A, Linares L, Seiler M. Concurrent use of paclitaxel and radiation therapy for the adjuvant treatment of cancer of the breast [abstract]. Breast Cancer Res Treat. 1999;57:57.

15. Bellon JR, Lindsley KL, Ellis GK, Gralow JR, Livingston RB, Austin Seymour MM. Concurrent radiation therapy and paclitaxel or docetaxel chemotherapy in high-risk breast cancer. Int J Radiat Oncol Biol Phys. 2000;48:393–7. https://doi.org/10.1016/S0360-3016(00)00636-2.

16. Taghian AG, Assaad SI, Niemierko A, et al. Risk of pneumonitis in breast cancer patients treated with radiation therapy and combination chemotherapy with paclitaxel. J Natl Cancer Inst. 2001;93:1806–11. https://doi.org/10.1093/jnci/93.23.1806.

17. Hanna YM, Baglan KL, Stromberg JS, Vicini FA, Decker A, D. Acute and subacute toxicity associated with concurrent adjuvant radiation therapy and paclitaxel in primary breast cancer therapy. Breast J. 2002;8:149–53. https://doi.org/10.1046/j.1524-4741.2002.08306.x.

18. Formenti SC, Volm M, Skinner KA, et al. Preoperative twice-weekly paclitaxel with concurrent radiation therapy followed by surgery and postoperative doxorubicin-based chemotherapy in locally advanced breast cancer: a phase i/ii trial. J Clin Oncol. 2003;21:864–70. https://doi.org/10.1200/JCO.2003.06.132.

19. Kao J, Conzen SD, Jaskowiak NT, et al. Concomitant radiation therapy and paclitaxel for unresectable locally advanced breast cancer: results from two consecutive phase i/ii trials. Int J Radiat Oncol Biol Phys. 2005;61:1045–53. https://doi.org/10.1016/j.ijrobp.2004.07.714.

20. Burstein HJ, Bellon JR, Galper S, et al. Prospective evaluation of concurrent paclitaxel and radiation therapy after adjuvant doxorubicin and cyclophosphamide chemotherapy for stage ii or iii breast cancer. Int J Radiat Oncol Biol Phys. 2006;64:496–504. https://doi.org/10.1016/j.ijrobp.2005.07.975.

21. Chakravarthy AB, Kelley MC, McLaren B, et al. Neoadjuvant concurrent paclitaxel and radiation in stage ii/iii breast cancer. Clin Cancer Res. 2006;12:1570–6. https://doi.org/10.1158/1078-0432.CCR-05-2304.

22. Chen WC, Kim J, Kim E, et al. A phase ii study of radiotherapy and concurrent paclitaxel chemotherapy in breast-conserving treatment for node-positive breast cancer. Int J Radiat Oncol Biol Phys. 2012;82:14–20. https://doi.org/10.1016/j.ijrobp.2010.08.051.

23. Ellerbroek N, Martino S, Mautner B, Tao ML, Rose C, Botnick L. Breast-conserving therapy with adjuvant paclitaxel and radiation therapy: feasibility of concurrent treatment. Breast J. 2003;9:74–8. https://doi.org/10.1046/j.1524-4741.2003.09203.x.

24. Cai G, Cao L, Kirova YM, Feng Y, Chen JY. Prospective results of concurrent radiation therapy and weekly paclitaxel as salvage therapy for unre sectable locoregionally recurrent breast cancer. Radiat Oncol. 2019;14:115. https://doi.org/10.1186/s13014-019-1321-1.

25. Semrau S, Gerber B, Reimer T, Klautke G, Fietkau R. Concurrent radiotherapy and Taxane chemotherapy in patients with Locoregional recurrence of breast cancer. Strahlenther Onkol. 2006;182(10)):596–603. https://doi.org/10.1007/s00066-006-1549-1.

26. Kokufu I, Tanei T, Taniguchi H, Kimura F, Fukuda K, Yamamoto M, Yano T, Yamada K, Tamaoka K, Hosono M. Two cases of effective weekly paclitaxel administration and concurrent radiation for metastatic breast cancer. Gan To Kagaku Ryoho. 2003 Jan;30(1):111–4.

27. Cardoso F, Paluch-Shimon S, Senkus E, Curigliano G, Aapro MS, André F, et al. 5th ESO-ESMO international consensus guidelines for advanced breast cancer (ABC 5)†. Ann Oncol. 2020;31(12):1623–49. https://doi.org/10.1016/j.annonc.2020.09.010.

28. Xu H, Yu S, Liu Q, Yuan X, Mani S, Pestell RG, et al. Recent advances of highly selective CDK4/6 inhibitors in breast cancer. J Hematol Oncol. 2017;10 https://doi.org/10.1186/s13045-017-0467-2.

29. Bernhard EJ, Maity A, Muschel RJ, McKenna WG. Effects of ionizing radiation on cell cycle

progression - a review. Radiat Environ Biophys. 1995;34:79–83. https://doi.org/10.1007/BF01275210.

30. Sharda N, Yang C-R, Kinsella T, Boothman D. Radiation Resistance. Encycl Cancer. 2002:1–11. https://doi.org/10.1016/b0-12-227555-1/00519-0.

31. Hashizume R, Zhang A, Mueller S, Prados MD, Lulla RR, Goldman S, et al. Inhibition of DNA damage repair by the CDK4/6 inhibitor palbociclib delays irradiated intracranial atypical teratoid rhabdoid tumor and glioblastoma xenograft regrowth. Neuro-Oncology. 2016;18:1519–28. https://doi.org/10.1093/neuonc/now106.

32. Beddok A, Xu HP, Henry AA, Porte B, Fourquet A, Cottu P, et al. Concurrent use of palbociclib and radiation therapy: single-Centre experience and review of the literature. Br J Cancer. 2020;123:905–8. https://doi.org/10.1038/s41416-020-0957-9.

33. Messer JA, Ekinci E, Patel TA, Teh BS. Enhanced dermatologic toxicity following concurrent treatment with palbociclib and radiation therapy: a case report. Reports Pract Oncol Radiother. 2019;24:276–80. https://doi.org/10.1016/j.rpor.2019.03.001.

34. Nasir UM, Mozeika AM, Sayan M, Jan I, Kowal N, Haffty B, et al. Severe gastrointestinal mucositis following concurrent palbociclib and palliative radiation therapy. Anticancer Res. 2020;40:5291–4. https://doi.org/10.21873/anticanres.14534.

35. Kawamoto T, Shikama N, Sasai K. Severe acute radiation-induced enterocolitis after combined palbociclib and palliative radiotherapy treatment. Radiother Oncol. 2019;131:240–1. https://doi.org/10.1016/j.radonc.2018.09.020.

36. Dasgupta A, Sahgal A, Warner E, Czarnota GJ. Safety of palbociclib concurrent with palliative pelvic radiotherapy: discussion of a case of increased toxicity and brief review of literature. J Med Radiat Sci. 2020:1–7. https://doi.org/10.1002/jmrs.435.

37. Kalash R, Iarrobino NA, Beriwal S, Sun M, Glaser SM, Champ CE. Palbociclib enhances pulmonary fibrosis in patients undergoing thoracic radiation therapy: a case series and review of the literature. Int J Radiat Oncol. 2018;102:e610. https://doi.org/10.1016/j.ijrobp.2018.07.1673.

38. Hans S, Cottu P, Kirova YM. Preliminary results of the association of Palbociclib and radiotherapy in metastatic breast cancer patients. Radiother Oncol. 2018;126:181. https://doi.org/10.1016/j.radonc.2017.09.010.

39. Meattini I, Desideri I, Scotti V, Simontacchi G, Livi L. Ribociclib plus letrozole and concomitant palliative radiotherapy for metastatic breast cancer. Breast. 2018;42:1–2. https://doi.org/10.1016/j.breast.2018.08.096.

40. Figura NB, Potluri TK, Mohammadi H, Oliver DE, Arrington JA, Robinson TJ, et al. CDK 4/6 inhibitors and stereotactic radiation in the management of hormone receptor positive breast cancer brain metastases. J Neuro-Oncol. 2019;144:583–9. https://doi.org/10.1007/s11060-019-03260-6.

41. Ippolito E, Greco C, Silipigni S, Dell'Aquila E, Petrianni GM, Tonini G, et al. Concurrent radiotherapy with palbociclib or ribociclib for metastatic breast cancer patients: preliminary assessment of toxicity. Breast. 2019;46:70–4. https://doi.org/10.1016/j.breast.2019.05.001.

42. Chowdhary M, Sen N, Chowdhary A, Usha L, Cobleigh MA, Wang D, et al. Safety and efficacy of Palbociclib and radiation therapy in patients with metastatic breast cancer: initial results of a novel combi-

nation. Adv Radiat Oncol. 2019;4:453–7. https://doi.org/10.1016/j.adro.2019.03.011.

43. Guerini AE, Pedretti S, Salah E, Simoncini EL, Maddalo M, Pegurri L, et al. A single-center retrospective safety analysis of cyclin-dependent kinase 4/6 inhibitors concurrent with radiation therapy in metastatic breast cancer patients. Sci Rep. 2020;10 https://doi.org/10.1038/s41598-020-70430-2.

44. Ratosa I, Orazem M, Scoccimarro E, Steinacher M, Dominici L, Aquilano M, et al. Cyclin-dependent kinase 4/6 inhibitors combined with radiotherapy for patients with metastatic breast cancer. Clin Breast Cancer. 2020; https://doi.org/10.1016/j.clbc.2020.05.013.

45. Moja L, Tagliabue L, Balduzzi S, Parmelli E, Pistotti V, Guarneri V, D'Amico R. Trastuzumab containing regimens for early breast cancer. Cochrane Database Syst Rev. 2012;4:CD006243. https://doi.org/10.1002/14651858.

46. Denduluri N, Chavez-MacGregor M, Telli ML, Eisen A, Graff SL, Hassett MJ, et al. Selection of optimal adjuvant chemotherapy and targeted therapy for early breast cancer: ASCO clinical practice guideline focused update. J Clin Oncol. 2018;36(23):2433–43. https://doi.org/10.1200/JCO.2018.78.8604.

47. Piccart-Gebhart MJ, Procter M, Leyland-Jones B, Goldhirsch A, Untch M, Smith I, et al. Herceptin adjuvant (HERA) trial study team. Trastuzumab after adjuvant chemotherapy in HER2-positive breast cancer. N Engl J Med. 2005;353(16):1659–72. https://doi.org/10.1056/NEJMoa052306.

48. Mignot F, Ajgal Z, Xu H, Geraud A, Chen JY, Mégnin-Chanet F, Kirova Y. Concurrent administration of anti-HER2 therapy and radiotherapy: systematic review. Radiother Oncol. 2017;124(2):190–9. https://doi.org/10.1016/j.radonc.2017.07.006.

49. Segovia-Mendoza M, González-González ME, Barrera D, Díaz L, García-Becerra R. Efficacy and mechanism of action of the tyrosine kinase inhibitors gefitinib, lapatinib and neratinib in the treatment of HER2-positive breast cancer: preclinical and clinical evidence. Am J Cancer Res. 2015;5(9):2531–61.

50. Kroeze SG, Fritz C, Hoyer M, Lo SS, Ricardi U, Sahgal A, et al. Toxicity of concurrent stereotactic radiotherapy and targeted therapy or immunotherapy: a systematic review. Cancer Treat Rev. 2017;53:25–37. https://doi.org/10.1016/j.ctrv.2016.11.013.

51. Yu T, Cho BJ, Choi EJ, Park JM, Kim DH, Kim IA. Radiosensitizing effect of lapatinib in human epidermal growth factor receptor 2-positive breast cancer cells. Oncotarget. 2016;7(48):79089–100. https://doi.org/10.18632/oncotarget.12597.

52. Parsai S, Miller JA, Juloori A, Chao ST, Kotecha R, Mohammadi AM, et al. Stereotactic radiosurgery with concurrent lapatinib is associated with improved local control for HER2-positive breast cancer brain metastases. J Neurosurg. 2019;132(2):503–11. https://doi.org/10.3171/2018.10.JNS182340.

53. Kim JM, Miller JA, Kotecha R, Chao ST, Ahluwalia MS, Peereboom DM, et al. Stereotactic radiosurgery with concurrent HER2-directed therapy is associated with improved objective response for breast cancer brain metastasis. Neuro-Oncology. 2019;21(5):659–68. https://doi.org/10.1093/neuonc/noz006.

54. Lewis Phillips GD, Li G, Dugger DL, Crocker LM, Parsons KL, Mai E, et al. Targeting HER2-positive breast cancer with trastuzumab-DM1, an antibody-cytotoxic drug conjugate. Cancer Res. 2008;68:9280–90. https://doi.org/10.1158/0008-5472.CAN-08-1776.

55. von Minckwitz G, Huang C-S, Mano MS, Loibl S, Mamounas EP, Untch M, et al. Trastuzumab Emtansine for residual invasive HER2-positive breast cancer. N Engl J Med. 2019;380:617–28. https://doi.org/10.1056/nejmoa1814017.

56. Diéras V, Miles D, Verma S, Pegram M, Welslau M, Baselga J, et al. Trastuzumab emtansine versus capecitabine plus lapatinib in patients with previously treated HER2-positive advanced breast cancer (EMILIA): a descriptive analysis of final overall survival results from a randomised, open-label, phase 3 trial. Lancet Oncol. 2017;18:732–42. https://doi.org/10.1016/S1470-2045(17)30312-1.

57. Stumpf PK, DiM C, Robin TP, Carlson JA, Stuhr KA, Contreras-Zarate MJ, et al. Combination of trastuzumab emtansine and stereotactic radiosurgery results in high rates of clinically significant radionecrosis and dysregulation of aquaporin-4. Clin Cancer Res. 2019;25:3946–53. https://doi.org/10.1158/1078-0432.CCR-18-2851.

58. Carlson JA, Nooruddin Z, Rusthoven C, Elias A, Borges VF, Diamond JR, et al. Trastuzumab emtansine and stereotactic radiosurgery: an unexpected increase in clinically significant brain edema. Neuro-Oncology. 2014;16:1006–9. https://doi.org/10.1093/neuonc/not329.

59. Geraud A, Xu HP, Beuzeboc P, Kirova YM. Preliminary experience of the concurrent use of radiosurgery and T-DM1 for brain metastases in HER2-positive metastatic breast cancer. J Neuro-Oncol. 2017;131:69–72. https://doi.org/10.1007/s11060-016-2265-z.

60. Géraud A, Xu HP, Beuzeboc P, Kirova YM. Preliminary results of the concurrent use of radiotherapy for bone metastases and trastuzumab emtansine in patients with HER2-positive metastatic breast cancer. Cancer/Radiotherapie. 2016;20:312–3. https://doi.org/10.1016/j.canrad.2016.03.010.

61. Dulaney C, Marcrom S, Stanley J, Yang ES. Poly(ADP-ribose) polymerase activity and inhibition in cancer. Semin Cell Dev Biol. 2017;63:144–53. https://doi.org/10.1016/j.semcdb.2017.01.007.

62. Césaire M, Thariat J, Candéias SM, Stefan D, Saintigny Y, Chevalier F. Combining PARP inhibition, radiation, and immunotherapy: a possible strategy to improve the treatment of cancer? Int J Mol Sci. 2018;19 https://doi.org/10.3390/ijms19123793.

63. Loap P, Loirat D, Berger F, Ricci F, Vincent-Salomon A, Ezzili C, et al. Combination of Olaparib and radiation therapy for triple negative breast cancer: preliminary results of the RADIOPARP phase 1 trial. Int J Radiat Oncol Biol Phys. 2021;109(2):436–40. https://doi.org/10.1016/j.ijrobp.2020.09.032.

64. Jagsi R, Griffith KA, Bellon JR, Woodward WA, Horton JK, Ho A, et al. Concurrent veliparib with chest wall and nodal radiotherapy in patients with inflammatory or locoregionally recurrent breast cancer: the TBCRC 024 phase I multicenter study. J Clin Oncol. 2018;36:1317–22. https://doi.org/10.1200/JCO.2017.77.2665.

65. Manegold PC, Paringer C, Kulka U, Krimmel K, Eichhorn ME, Wilkowski R, et al. Antiangiogenic therapy with mammalian target of rapamycin inhibitor RAD001 (Everolimus) increases radiosensitivity in solid cancer. Clin Cancer Res. 2008;14(3):892–900. https://doi.org/10.1158/1078-0432.CCR-07-0955.

66. Deutsch E, Le Péchoux C, Faivre L, Rivera S, Tao Y, Pignon JP, et al. Phase I trial of everolimus in combination with thoracic radiotherapy in non-small-cell lung cancer. Ann Oncol. 2015;26(6):1223–9. https://

67. Willemsen AE, Grutters JC, Gerritsen WR, van Erp NP, van Herpen CM, Tol J. mTOR inhibitor-induced interstitial lung disease in cancer patients: comprehensive review and a practical management algorithm. Int J Cancer. 2016;138(10):2312–21. https://doi.org/10.1002/ijc.29887.

68. Bourgier C, Massard C, Moldovan C, Soria JC, Deutsch E. Total recall of radiotherapy with mTOR inhibitors: a novel and potentially frequent side-effect? Ann Oncol. 2011;22(2):485–6. https://doi.org/10.1093/annonc/mdq741.

69. Ioannidis G, Gkogkou P, Charalampous P, Diamandi M, Ioannou R. Radiation-recall dermatitis with the everolimus/exemestane combination ten years after adjuvant whole-breast radiotherapy. Radiother Oncol. 2014;112(3):449–50. https://doi.org/10.1016/j.radonc.2014.08.030.

70. André F, Ciruelos E, Rubovszky G, Campone M, Loibl S, Rugo HS, et al. SOLAR-1 study group. Alpelisib for PIK3CA-mutated, hormone receptor-positive advanced breast cancer. N Engl J Med. 2019;380(20):1929–40. https://doi.org/10.1056/NEJMoa1813904.

71. Rugo HS, André F, Yamashita T, Cerda H, Toledano I, Stemmer SM, et al. Time course and management of key adverse events during the randomized phase III SOLAR-1 study of PI3K inhibitor alpelisib plus fulvestrant in patients with HR-positive advanced breast cancer. Ann Oncol. 2020;31(8):1001–10. https://doi.org/10.1016/j.annonc.2020.05.001.

72. Day D, Prawira A, Spreafico A, Waldron J, Karithanam R, Giuliani M, et al. Phase I trial of alpelisib in combination with concurrent cisplatin-based chemoradiotherapy in patients with locoregionally advanced squamous cell carcinoma of the head and neck. Oral Oncol. 2020;108:104753. https://doi.org/10.1016/j.oraloncology.2020.104753.

73. Kaufman PA, Awada A, Twelves C, Yelle L, Perez EA, Velikova G, et al. Phase III open-label randomized study of eribulin mesylate versus capecitabine in patients with locally advanced or metastatic breast cancer previously treated with an anthracycline and a taxane. J Clin Oncol. 2015;33(6):594–601. https://doi.org/10.1200/JCO.2013.52.4892.

74. Meattini I, Desideri I, Di Cataldo V, Francolini G, De Luca CC, Scotti V, et al. Safety of eribulin mesylate and concomitant radiotherapy for metastatic breast cancer: a single-center experience. Future Oncol. 2016;12(9):1117–24. https://doi.org/10.2217/fon-2015-0059.

75. de Bono JS, Molife LR, Sonpavde G, Maroto JP, Calvo E, Cartwright TH, et al. Phase II study of eribulin mesylate (E7389) in patients with metastatic castration-resistant prostate cancer stratified by prior taxane therapy. Ann Oncol. 2012;23(5):1241–9. https://doi.org/10.1093/annonc/mdr380.

76. Chargari C, Levy A, Paoletti X, Soria JC, Massard C, Weichselbaum RR, et al. Methodological development of combination drug and radiotherapy in basic and clinical research. Clin Cancer Res. 2020;26(18):4723–36. https://doi.org/10.1158/1078-0432.CCR-19-4155.

77. Deutsch E, Chargari C, Galluzzi L, Kroemer G. Optimising efficacy and reducing toxicity of anticancer radioimmunotherapy. Lancet Oncol. 2019;20(8):e452–63. https://doi.org/10.1016/S1470-2045(19)30171-8.

78. Schmid P, Cortes J, Pusztai L, McArthur H, Kümmel

S, Bergh J, et al. KEYNOTE-522 investigators. Pembrolizumab for early triple-negative breast cancer. N Engl J Med. 2020;382(9):810–21. https://doi.org/10.1056/NEJMoa1910549.

79. Schmid P, Adams S, Rugo HS, Schneeweiss A, Barrios CH, Iwata H. IMpassion130 trial investigators. Atezolizumab and nab-paclitaxel in advanced triple-negative breast cancer. N Engl J Med. 2018;379(22):2108–21. https://doi.org/10.1056/NEJMoa1809615.

80. Schmid P, Rugo HS, Adams S, Schneeweiss A, Barrios CH, Iwata H. IMpassion130 investigators. Atezolizumab plus nab-paclitaxel as first-line treatment for unresectable, locally advanced or metastatic triple-negative breast cancer (IMpassion130): updated efficacy results from a randomised, double-blind, placebo-controlled, phase 3 trial. Lancet Oncol. 2020;21(1):44–59. https://doi.org/10.1016/S1470-2045(19)30689-8.

81. Ho AY, Barker CA, Arnold BB, Powell SN, Hu ZI, Gucalp A, et al. A phase 2 clinical trial assessing the efficacy and safety of pembrolizumab and radiotherapy in patients with metastatic triple-negative breast cancer. Cancer. 2020;126(4):850–60. https://doi.org/10.1002/cncr.32599.

82. Lehrer EJ, Peterson J, Brown PD, Sheehan JP, Quiñones-Hinojosa A, Zaorsky NG, et al. Treatment of brain metastases with stereotactic radiosurgery and immune checkpoint inhibitors: an international meta-analysis of individual patient data. Radiother Oncol. 2019;130:104–12. https://doi.org/10.1016/j.radonc.2018.08.025.

83. Chargari C, Toillon RA, Macdermed D, Castadot P, Magné N. Concurrent hormone and radiation therapy in patients with breast cancer: what is the rationale? Lancet Oncol. 2009;10(1):53–60. https://doi.org/10.1016/S1470-2045(08)70333-4.

84. McGee SF, Mazzarello S, Caudrelier JM, Lima MAG, Hutton B, Sienkiewicz M, et al. Optimal sequence of adjuvant endocrine and radiation therapy in early-stage breast cancer - a systematic review. Cancer Treat Rev. 2018;69:132–42. https://doi.org/10.1016/j.ctrv.2018.06.015.

85. Harris EE, Christensen VJ, Hwang WT, Fox K, Solin LJ. Impact of concurrent versus sequential tamoxifen with radiation therapy in early-stage breast cancer patients undergoing breast conservation treatment. J Clin Oncol. 2005;23(1):11–6. https://doi.org/10.1200/JCO.2005.09.056.

86. Pierce LJ, Hutchins LF, Green SR, Lew DL, Gralow JR, Livingston RB, et al. Sequencing of tamoxifen and radiotherapy after breast-conserving surgery in early-stage breast cancer. J Clin Oncol. 2005;23(1):24–9. https://doi.org/10.1200/JCO.2005.01.198.

87. Ding J, Guo Y, Jiang X, Li K, Fu W, Cao Y. Concomitant fulvestrant with reirradiation for unresectable locoregional recurrent estrogen receptor positive (ER+) breast cancer: a case report and narrative review. Medicine (Baltimore). 2020;99(30):e21344. https://doi.org/10.1097/MD.0000000000021344.

第 10 部分

风险评估和放射治疗质量保证

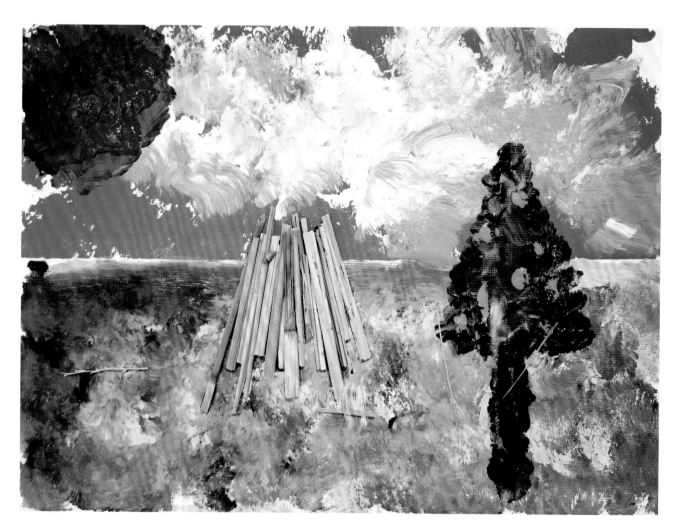

治疗后的每一天，都是充满希望的一天！——模仿洛德·莫奈的作品《干草垛》

（绘画者：陈若瑜　女　3岁）

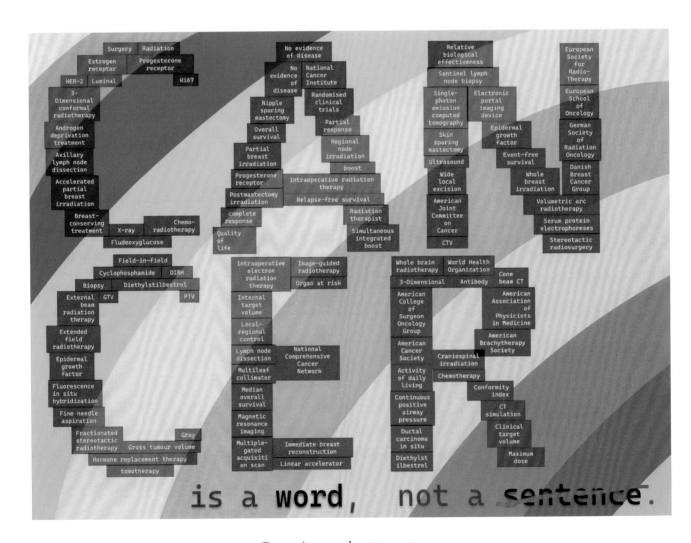

Cancer is a word, not a sentence.

(绘画者:郭灵玲 女)

第 54 章

放射治疗的风险评估和质量管理

Gustavo Nader Marta，Wellington F. P. Neves-Junior，Núria Jornet

54.1 背景

在过去的几十年中，质量管理在构建现代放射肿瘤科的架构中至关重要。质量管理方案设定了与人员、设备、程序和政策有关的基准，是放射肿瘤科正常和安全运行的宝贵指南[1]。风险管理是任何质量管理项目的核心部分，包括在实施任何新技术之前或在对流程、事件报告和事件学习系统、风险缓解策略进行修改之前的预期风险评估。2013 年 12 月 5 日颁布的欧洲原子能共同体理事会指令 2013/59[2]规定了基本安全标准，以预防因暴露于电离辐射中而可能产生的危险，并认同在使用任何新技术或新设备之前必须进行前瞻性风险评估。

54.2 风险评估

放射治疗的流程复杂，不同的专家，如放射肿瘤医师、医学物理师、放射治疗师和（或）护士应为准备或执行放射治疗进行紧密合作。放射治疗的安全实施是一项复杂的任务，由于过去数年来技术和工艺的进步以及在全世界放射肿瘤科的迅速应用，使得确保放射治疗安全实施这一任务变得更加艰巨。在法国[3,4]和美国[5-9]发生的一系列事故，使放射治疗的安全性这一话题登上了媒体头条。因此，在 2010 年初，在这些事故被媒体报道后，以及随后美国医学研究所（IOM）发表"犯错的是人"的报道后[10]，我们观察到人们对事故学习的兴趣越来越浓厚，并将对事故的学习作为确保放射治疗的安全和质量的关键措施。有 40 多篇关于

事故学习系统(ILS)的文章。国际机构发布了几份关于肿瘤放射治疗的 ILS 的报告[11-15]，强调了对事故和"未遂事件"进行报告的重要性。事故被定义为在正常的系统行为中发生的意外情况并对人员或设备带来了不利影响，"未遂事件"（或"发现得好"）被定义为可能导致事故、伤害或疾病，但由于偶然或及时干预而未发生的事件。

在美国，每年约有 20 000 例患者因质量欠佳的放射治疗流程而受到某种程度的伤害[16]。尽管很难估计与肿瘤放射治疗相关的错误率，但 Eric Ford 等认为管理不良的比例为 0.2%[17]，即使这一比例可能被低估。根据美国核管理委员会的数据，60% 以上的肿瘤放射治疗事故是由人为错误造成的[18,19]。个人的行为和错误是问题的核心，但根本原因和行为在很大程度上受到工作环境和更宽泛的结构化程序的影响和控制。最严重的放射治疗错误通常涉及几个人，并由多种广泛的因素共同作用导致[20]。

预期风险评估与 ILS 在时间设置上有所不同。事实上，预期风险评估的目的是在任何事故发生之前，前瞻性地寻找可能的错误途径，以预防肿瘤放射治疗中发生事故。即使有多种不同的方法来进行前瞻性风险分析，但所有方法在对潜在不良事件（起始事件）的定义上都是一致的，并结合事件发生概率、被检测到的概率（合适的安全屏障）和后果严重程度对风险进行评分，后果严重程度从无关紧要的事件或造成麻烦的事件到灾难性事件（包括患者死亡）。

根据英国放射学会、医学物理与工程研究所、国家患者安全局、放射技师协会和学院以及英国皇家放射医师学院的共识，任何结构性错误都可以被预判；

尽管如此,通过了解它们发生的原因,有可能降低它们的发生率,并在伤害发生之前增加检测[12]。

风险评估和质量管理平台的目的是保护患者免受事故的伤害,认识导致事件的因素,并制订管理和减轻错误的策略。另请参见第 6 章。

54.3 评估和减轻风险的工具

传统上,在肿瘤放射治疗中,质量改进主要通过技术进步来实现。因此,QA 主要是遵循基于科学协会发布的设备测试、容差和检测频率的指南。这种方法通常被称为"规定性"QA,许多文件规定了各种测试的不同周期。一个例子是 AAPM 142 号任务组关于医用直线加速器质量保证的建议[21],该任务组建议进行常规测试,包括每日、每月和年度测试,以及相关的容差水平测试。在过去几年中,142 号任务组的建议很难跟上新技术的步伐,因此早期使用者在面临着实施新技术挑战的同时,也面临着制订 QA 指南的挑战。为了顺利进行新技术的 QA,不仅要前瞻性地对技术进行风险分析,还要对最可能因其实施而受影响的整个过程进行风险评估。这将有助于从质量和安全角度确定我们应该关注的问题。当只专注于对规定的设备进行 QA 时,许多资源都用于对能够长期保持稳定的部分进行检测,而几乎不在解决不适当的工艺设计、信息流程、培训缺乏、文件管理、沟通错误、误解和人为错误上做任何努力。这与 ILS 的经验教训形成鲜明对比,表明大多数事故不是由于设备故障,而是由于过程本身。

因此,需要改变质量管理的模式。采用前瞻性的风险分析方法可以更好地"思考系统",设计更高效、更有效的资源分配,加强质量和安全。风险评估的一个转折点是 AAPM100 号任务组报告的发布[22],该报告提出了一种基于失败模式和影响分析(FMEA)的结构化方法,用于分析临床过程、识别风险并对其影响排序,以制订优先行动来缓解风险。FMEA 必须由多学科团队进行,从描述每个步骤或每个流程或工作流程的流程图开始。分析的第一部分是可能性练习,其中每一步都需要识别尽可能多的潜在失败模式。接下来,对于这些模式中的每一种,还将识别可能导致失败的一个或多个潜在原因,并且对于该任务,事故学习系统可能是有用的,需要记住的是每种失败模式可

能并且通常有哪几个原因。没有单一的原因/责任人,应该有一个安全圈来防止医疗错误(在不同的层面),以阻止错误发生,并在错误发生之前识别错误("良好的捕获")。最后,对于每种失败模式,确定假设其发生时对过程结果的潜在影响或冲击。

FMEA 的第二部分包括对故障模式、原因和影响进行评分,考虑影响流程结果的可能性及其影响。多学科团队必须对以下 3 个参数进行评分(从 1 到 10)[1]。

1. "O"(发生):某一失败的特定原因发生的可能性。

2. "D"(缺乏可检测性):无法及时检测到失败的可能性。

3. "S"(严重性):失败的影响有多严重。

虽然以往的机构经验或研究可能有助于确定如上 3 个参数的数值,但数值在很大程度上取决于专家意见。建议使用 100 号任务组制定的针对放射治疗结局和观察指标的 O、S、D 参数的量表和术语[1]。最后,将这 3 个参数相乘,得到一个称为风险优先级(PRN,RPN=O×D×S)的单一指标。然后,该指标用于对每一次失败进行排序,并将质量管理的资源优先分配给风险优先级较高或失败风险较高的项目。

基于同样的思路,伊比利亚–美洲辐射和核管理机构论坛根据风险矩阵制定了一种前瞻性风险评估方法[22]。他们开发了一种软件(SEVRRA)[23],目的是便于评估放射肿瘤科的风险水平。不同的潜在失败模式可以被分为四类:极高风险、高风险、中风险、低风险。

虽然可以设计新的质量控制测试来应对在处理设备故障中遇到的特定过程失败,但有效的质量管理方案也应能够处理与人为错误相关的失败。为了最大限度地降低发生概率和提高可检测性,可以采取不同的措施[13]。

1. 自动化:可能有助于减少人为错误,也可以用于 QA。

2. 同行审议:对临床决策、靶区勾画、治疗计划、影像检查等进行双重核查。

3. 清单:对实践、程序的标准化和确保合规性至关重要。有助于防止工作人员在执行多项任务时仅依赖记忆。

4. 审核:关键过程或新技术实施的独立评估。

5. 员工培训和能力:操作和安全流程的继续教育。

6. 政策和程序:仔细、清晰的处方和文件,每个人

都可以随时使用,以确保标准化和合规性。明确工作组之间的任务和责任分配。

7. 沟通:团队之间的沟通渠道清晰,信息客观完整,能够完成任务。标记非标准情况或非标准行为警告的方法。

8. 事件学习系统:一个正规化的系统、方法或组织,用于记录、报告和评估事故和未遂事件。确保所有团队都能访问,并由委员会定期重新评估。

9. 将学习系统收集的数据转换为对政策、部门程序、培训、检查清单的改变。

所有这些流程都应被团队成员知晓/传达,并成为放射治疗部门日常工作的一部分。人会犯错,机器也会发生故障,但我们有责任学习、预防并做出适当的修改,以防止下一次事故的发生。人们倾向于将责任归咎于一个问题或一个人,然而,这样的行为将导致额外的错误和问题,并且这样做不是安全和质量管理的一部分。此外,不应追究责任,因为错误不会由一个人或一个环节引起。应该通过团队的努力,创造一个友好的和安全的氛围,对错误或"有惊无险"的事件进

行报告。这些应该成为安全和卓越文化的一部分。

54.4 总结

放射治疗部门应根据国家(如有)和国际 QA 计划采取质量控制措施,但也应根据部门工作流程进行质量控制测试。更改放射治疗方案/技术时应特别注意,并建议进行适当的培训。针对已发生事故和未遂事件的报告和学习系统对于风险评估和质量管理至关重要。对员工进行定期反馈将改善部门的质量文化,这是质量管理方案成功的关键。我们的目标应该是采取策略来改善患者的治疗,减少可能导致不良事件的任何不遵守规章的情况。医疗失误会影响患者及其亲属的生活,也会影响涉及其中的医护人员,并可能威胁到患者对医疗系统的信任。作为一个团队,我们需要具备包括患者安全在内的质量文化,从而不仅提供高质量的治疗,而且提供安全的治疗。

图 54.1 说明了过程控制的基本内容。

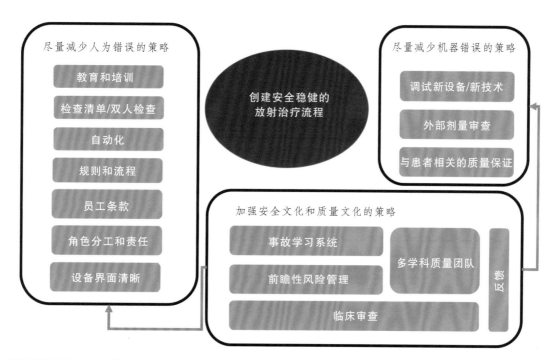

图 54.1 强调保持适度工作量的重要性;这需要一个良好的人员配置,明确规定角色和责任。设备界面必须清晰,最好使用本国语言;将警报严格控制在必要的范围内,并对警报的严重程度进行明确的编码。

(李大明 译 张哲 校)

参考文献

1. Huq MS, Fraass BA, Dunscombe PB, Gibbons JP Jr, Ibbott GS, Mundt AJ, et al. The report of Task Group 100 of the AAPM: Application of risk analysis methods to radiation therapy quality management. Med Phys. 2016;43:4209.

2. Official Journal of the European Union. European Council Directive 2013/59/Euratom on basic safety standards for protection against the dangers arising from exposure to ionising radiation and repealing directives 89/618/Euratom, 90/641/Euratom, 96/29/Euratom, 97/43 Euratom and 2003/122/Euratom. OJ of the EU. 2014;L13(57):1–73. Available at https://eur-lex.europa.eu/LexUriServ/LexUriServ.do?uri=OJ:L:2014:013:0001:0073:EN:PDF

3. Peiffert D, Simon JM, Eschwege F. L'accident d'Epinal: passé, présent, avenir [Epinal radiotherapy accident: passed, present, future]. Cancer Radiother. 2007;11(6–7):309–12. https://doi.org/10.1016/j.canrad.2007.09.004. Epub 2007 Oct 24

4. Borius PY, Debono B, Latorzeff I, Lotterie JA, Plas JY, Cassol E, Bousquet P, Loubes F, Duthil P, Durand A, Caire F, Redon A, Berry I, Sabatier J, Lazorthes Y. Traitement des métastases cérébrales par radiochirurgie stéréotaxique : étude de 33 cas liés à un accident de "surexposition" [Dosimetric stereotactic radiosurgical accident: Study of 33 patients treated for brain metastases]. Neurochirurgie. 2010;56(5):368–73. https://doi.org/10.1016/j.neuchi.2010.07.002. Epub 2010 Aug 12

5. Bogdanich W. Radiation offers new cures, and ways to do harm. New York, NY: New York Times; 2010. p. 1.

6. Bogdanich W. As technology surges, radiation safeguards lag. New York, NY: New York Times; 2010. p. A1.

7. Bogdanich W, Rebelo K. A pinpoint beam strays invisibly, harming instead of healing. New York, NY: New York Times; 2010.

8. Bogdanich W, Ruiz RR. Radiation errors reported in Missouri. New York, NY: New York Times; 2010. p. A17.

9. Oved MC. Radiotherapy error could affect thundreds. USA Today. 2007. Health & Behavior.

10. Kohn LT, Corrigan JM, Donaldson MS, editors. To Err is Human: Build-ing a Safer Health System. Washington DC: 2000 by the NationalAcademy of Sciences; 2000.

11. Donaldson L. Radiotherapy Risk Profile: Technical Manual. Geneva: World Health Organization; 2008.

12. Donaldson L. Towards safer radiotherapy. London: British Institute of Radiology, Institute of Physics and Engineering in Medicine, National Patient Safety Agency, Society and College of Radiographers, The Royal College of Radiologists; 2007. https://www.rcr.ac.uk/system/files/publication/field_publication_files/Towards_saferRT_final.pdf

13. American Society for Radiation Oncology. Safety is no accident - A framework for quality radiation oncology care 2019. https://www.astro.org/ASTRO/media/ASTRO/PatientCare and Research/PDFs/Safety_is_No_Accident.pdf. Accessed 28 Aug 2020.

14. Ortiz LP, Cossett JM, Dunscombe P, et al. ICRP Report No. 112: pre- venting accidental exposures from new external beam radiation therapy technologies. ICRP; 2009. p. 112.

15. European Commission. Radiation Protection. General guidelines on risk management in external beam radiotherapy. https://ec.europa.eu/energy/sites/ener/files/documents/RP181web.pdf. Accessed 25 Sept 2020.

16. Dunscombe P, Evans S, Williamson J, et al. Introduction to quality. In: Thomadsen B, editor. Quality and safety in radiotherapy. Madison, WI: Medical Physics Publishing; 2013. p. 1–30.

17. Ford EC, Terezakis S. How safe is safe? Risk in radiotherapy. Int J Radiat Oncol Biol Phys. 2010;78:321–2.

18. World Health Organization. International agency for research on cancer. Globocan; 2012.

19. Duffey RB, Saull JW. Know the risk: Learning from errors and accidents: Safety and risk in today's technology. Waltham, MA: Butterworth-Heinemann Publications; 2003.

20. Marks LB, Rose CM, Hayman JA, Williams TR. The need for physician leadership in creating a culture of safety. Int J Radiat Oncol Biol Phys. 2011;79:1287–9.

21. Klein EE, Hanley J, Bayouth J, Yin F-F, Simon W, Dresser S, et al. Task Group 142 report: Quality assurance of medical accelerators. Med Phys. 2009;36(9):4197.

22. APLICACIÓN DEL MÉTODO DE LA MATRIZ DE RIESGO A LA RADIOTERAPIA OIEA, VIENA, 2012 IAEA-TECDOC-1685/S ISBN 978-92-0-332510-3 ISSN 1011-4289 © OIEA, 2012

23. https://www.foroiberam.org/sevrra

第 **55** 章

治疗相关的质量保证

Angelo Filippo Monti，Maria Grazia Brambilla

55.1 背景

乳腺癌放射治疗中与治疗相关的质量保证较为复杂，需要充分了解所有步骤才能最终得到临床可接受的治疗计划。这些步骤不仅以剂量学和放射治疗计划为基础，还必须考虑到模拟定位的影响和与边界条件相互作用的影响，例如患者的个体解剖、辅助设备、可能影响治疗计划的执行或效果的因素。本章重点介绍治疗相关的质量保证中的一些关键要素，以便概述可能影响治疗准备和实施的主要因素。本章对处方、技术、剂量计算和放射治疗实施等方面的程序进行明确说明，并给出实用建议。

55.2 治疗相关的质量保证的方法

命名 强烈建议在勾画时对靶区和 OAR 进行标准化命名（系统命名法）；这将有助于避免临床医师之间发现混淆，并促进治疗计划的质量控制。众所周知，一致的语言和术语会对工作流程的管理产生影响，并减少错误[1,2]，例如双侧乳腺照射时需要留意，以避免在治疗过程中产生严重误解。此外，鼓励使用全球协作小组建议的统一命名，这有利于在国内或国际组织间实现报告、汇集或数据采集的自动化[2]。对于乳腺癌，推荐遵循 ESTRO 的勾画指南对 CTV 进行命名[3]。

结构 应该评估和防止不同勾画者和同一勾画者自身在靶区勾画方面的差异，或至少将其降至最低。CTV 和邻近的 OAR 的正确的形状和位置，是确保最佳计划以将放射治疗副作用降至最低的重要参

数[4,5]。自动轮廓勾画系统可以帮助在临床实践中减少变异性和提高一致性，是非常有效的辅助工具。但临床医师必须认真接受训练，清楚自动勾画系统的功能，以避免不可预测的错误[6]。

患者的体位固定也是一个值得关注的问题，它应该是对治疗有帮助的和舒适的，患者可以耐受，并在整个治疗过程中保持稳定，因此应该始终评估和控制其变化性（参见第 17 章）[7,8]。

有几种技术可以帮助减少 OAR 的照射（参见第 38 章）。这些技术包括 DIBH[9]、门控技术、持续 CPAP[10] 或四维 CT[11]，从而在左侧乳腺放射治疗时减少心脏剂量，以及在右侧内乳淋巴结放射治疗时减少任何一侧的肺剂量和心脏剂量。然而，这些技术需要患者和工作人员接受培训和共同合作才能成功应用于临床，因此也应该建立 QA 计划[12,13]。

当考虑体型变化的问题，需要关注呼吸运动。在基于切线野的 IMRT 中，射束紧密地贴合到靶区，通常的做法是将光子通量扩展到身体轮廓之外，以考虑由于呼吸或潜在的乳房水肿而引起的 CTV 的形状和位置的变化。然而，与通常所声称的情况相反，这种情况在 VMAT 中并不是问题，这要归功于射束的旋转，从而不会在固定的区域脱靶。此外，除了 T4b、T4c、T4d 期疾病，皮肤本身不是靶区的一部分，在引入适度的和现代的超大剂量分割后，疗程正变得更短。然而，TPS 中有多种策略，包括自动将射束通量扩展到身体轮廓之外，以避免靶区移出身体边界的部分剂量不足，并引起相关问题[14-16]。

技术和治疗计划系统 不同的放射治疗技术均

可用于乳腺癌放射治疗，如传统的楔形板切线野、野中野、IMRT、VMAT、螺旋断层放射治疗，以及例如将切线野与 VMAT 相结合的几种混合技术[17]。即使对同一病例进行计划设计，每一种技术也可能提供不同的剂量分布。其中，IMRT 技术由于其优越的剂量塑形和均匀性，或者在例如 SIB 时期望得到不均匀的剂量分布[15,18]，IMRT 正运用得越来越多。无论使用哪种技术，放射治疗计划设计过程中的质量保证对于确保算法能够正确地反映所照射的剂量是必不可少的[19,20]。独立的剂量审查发现，特别是在使用复杂的技术时，TPS 很有可能发生剂量计算错误，这突显了在 TPS 中细致地进行射束建模的必要性[21]。用于重新计算跳数的独立软件可以帮助识别 TPS 中存在的错误[22]。但是，单纯的重新计算并不能完全作为剂量照射的质量保证。特别是在具有大量 MLC 分段的复杂的调强计划中，第二次剂量计算检查不能防止由直线加速器故障而导致的剂量照射的不准确。应在治疗机上测量绝对剂量，最好是测量不只一个点；可以使用专用剂量测量模体或机载电子射野影像系统（EPID）进行治疗前剂量测量（图 55.1），或进行实体剂量测量[23,24]。无论何时引进一项新技术，都应提前对每位患者进行治疗前验证；一旦技术达到稳定并有可接受的置信度，就可以对参考计划实施每周或每月的 QA[20]。

关于 TPS 的另一个问题是在非均匀组织例如肺中的剂量预测，一些过时的基于笔形束的 TPS 被认为是失败的。在 TPS 的算法适度考虑了光子散射和电子传输的变化后，计算的剂量得到了改进。为此，剂量计算应尽可能首选现代 b 型（即塌陷锥形束算法）或蒙

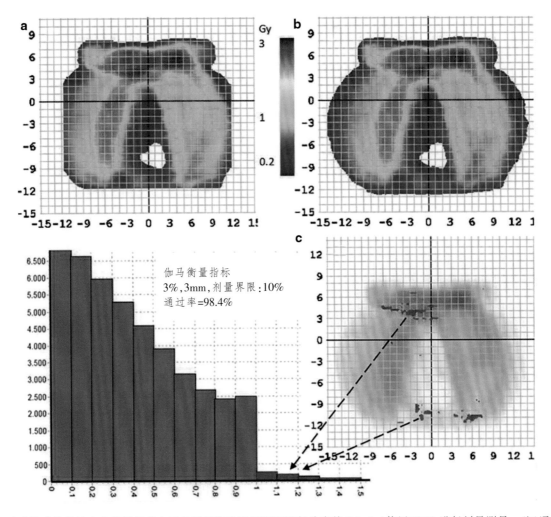

图 55.1　在乳腺癌放射治疗中使用机载电子射野影像系统（EPID）进行治疗前 QA：(a)使用 EPID 进行剂量测量。(b)通过 TPS 对 EPID 表面剂量进行预测。(c)与剂量差为 3%、可接受距离为 3mm 和剂量界限为 10%的伽马衡量指标进行比较。结果汇总在直方图中：满足伽马要求的点的百分比（绿色）为 98.4%，虚线突出显示存在差异的区域。

特卡罗算法[25-27]。这一建议也适用于对浅层和剂量建成区的剂量预测,在这些区域,已证明 a 型和快速混合算法［例如,各向异性分析算法（AAA）］是不准确的。当使用某一算法进行剂量计算时,为了尽可能减少 TPS 中各计算点间与剂量插值相关的剂量不准确性,应使用较小的剂量网格（≤2mm）[28]。

其他值得考虑的事项　当在乳腺癌放射治疗中使用如下所示的其他设备时,应引起注意。

组织补偿物广泛用于 PMRT 或有意将皮肤作为靶区的一部分时（见第 21 章）。使用组织补偿物的主要目的是将其作为"组织等效"物,使此处成为剂量建成区,以克服兆伏级光子射束的"皮肤剂量空白",从而允许足够的和均匀的剂量覆盖到皮下和皮肤（如果皮肤是 CTV 的一部分）。尽管组织补偿物可以改善体表的 PTV 的剂量覆盖（如果有意这样做的话）,并且可能使剂量分布均匀,但必须注意组织补偿物与胸壁贴合准确。应该在每次治疗时验证这一点,因为组织补偿物和皮肤之间的不经意的空气间隙可能会减少照射剂量,从而影响靶区覆盖,尤其对于有皮肤受累的高危患者（例如,ESTRO 建议仅在 T4b、T4c、T4d 期时,将皮肤作为 CTV 的一部分）[29]。

心脏植入式电子设备（CIED）在乳腺癌治疗中是一个特别令人担忧的问题,因为它们通常位于靶区附近。如果 CIED 可能直接或间接地受到照射,则应在治疗前估计其累积受照剂量。由于文献中设备型号的多样性,有一些设备在 0.15Gy 剂量下即受到伤害,而另一些设备能够耐受 20Gy 以上的剂量。因此,制造商应公布其设备的最大允许剂量。现代 CIED,特别是在成像过程中,对累积剂量不那么敏感,而且更安全。无论如何,国际协议同意将累积剂量保持在低于 5Gy 的水平[30]。即使远离了主射束,也需要考虑到 CIED 可能暴露在磁场和射频场中或中子中。在产生中子的治疗过程中（15~18MV 光子或质子治疗）,已发现在每个疗程中 CIED 设备故障的风险为 12%~29%。为降低这种风险,最好避免使用质子,并将使用的光子能量限制在小于（或等于）10MV。

假体或组织扩张器的存在通常并不影响对放射治疗技术的选择,因为它们接近于等效组织。植入的材料严格来说并不应作为 CTV 的一部分,因此本身不应该受到照射。无论如何,假体或组织扩张器对 60Gy 以下的剂量缺乏放射治疗敏感性[31]。如果假体中

含有金属或高密度材料,则应格外小心。在这些情况下,应对其伪影进行处理,以避免剂量计算错误,这可以通过为伪影本身分配体积密度或调整 TPS 内的电子密度来实现[32]。包膜挛缩在放射治疗后发生率增加,可能影响表面剂量和随后的乳房重建,可以通过降低植入物周围的非靶区组织（例如,胸肌和胸壁）的剂量减少包膜挛缩的发生[33]。

55.3　总结

乳腺癌放射治疗是一个复杂的过程,它需要高度专业化的设备、训练有素的专业人员及特定的方案。与治疗相关的质量保证需要对与治疗过程相关的技术部分,包括所有运行装置和步骤进行严格的控制和测量,并应始终追求持续的改进。

（杨鹏飞 译　张哲 校）

参考文献

1. Mayo CS, et al. American Association of Physicists in Medicine task group 263: standardizing nomenclatures in radiation oncology. Int J Radiat Oncol Biol Phys. 2018;100(4):1057–66. https://doi.org/10.1016/j.ijrobp.2017.12.013.
2. Mir R, et al. Organ at risk delineation for radiation therapy clinical trials: global harmonization group consensus guidelines. Radiother Oncol. 2020;150:30–9. https://doi.org/10.1016/j.radonc.2020.05.038.
3. Offersen BV, et al. ESTRO consensus guideline on target volume delineation for elective radiation therapy of early stage breast cancer. Radiother Oncol. 2015;114:3–10. https://doi.org/10.1016/j.radonc.2014.11.030.
4. Winfield E, et al. Survey of UK breast radiotherapy techniques: background prior to the introduction of the quality assurance Programme for the START (standardisation of radiotherapy) trial in breast cancer. Clin Oncol. 2002;14(4):267–71. https://doi.org/10.1053/clon.2002.0053.
5. Pitkänen MA, et al. Quality assurance in radiotherapy of breast cancer variability in planning target volume delineation. Acta Oncol. 2001;40(1) https://doi.org/10.1080/028418601750071055.
6. Chen X, et al. CNN-based quality assurance for automatic segmentation of breast cancer in radiotherapy. Front Oncol. 2020;10(524) https://doi.org/10.3389/fonc.2020.00524.
7. Xiang Q, et al. Which technique of positioning and immobilization is better for breast cancer patients in postmastectomy IMRT, single-pole or double-pole immobilization? J Appl Clin Med Phys. 2019;20(1):168–74. https://doi.org/10.1002/acm2.12506.
8. Haffty BG. Supine or prone breast radiation:

upsides and downsides. Int J Radiat Oncol Biol Phys. 2018;101(3):510–2. https://doi.org/10.1016/j.ijrobp.2018.03.023.

9. Mast ME, et al. Left-sided breast cancer radiotherapy with and without breath-hold: does IMRT reduce the cardiac dose even further? Radiother Oncol. 2013;108(2):248–53. https://doi.org/10.1016/j.radonc.2013.07.017.

10. Reckhow J, et al. Continuous positive airway pressure with deep inspiration breath hold in left-sided breast radiation therapy. Med Dosim. 2020;20:30133. https://doi.org/10.1016/j.meddos.2020.09.006.

11. Yan Y, et al. Dosimetric comparison between three- and four-dimensional computerised tomography radiotherapy for breast cancer. Oncol Lett. 2019;2:1800–14. https://doi.org/10.3892/ol.2019.10467. Epub 2019 Jun 12

12. Jiang SB, et al. Quality assurance challenges for motion-adaptive radiation therapy: gating, breath holding, and four-dimensional computed tomography. Int J Radiat Oncol Biol Phys. 2007;71(1):103–7. https://doi.org/10.1016/j.ijrobp.2007.07.2386.

13. Doebricha M, et al. Continuous breath-hold assessment during breast radiotherapy using portal imaging. phiRO. 2018;5:64–8. https://doi.org/10.1016/j.phro.2018.02.006.

14. Nicolini G, et al. Planning strategies in volumetric modulated are therapy for breast. Med Phys. 2011;38(7):4025–31. https://doi.org/10.1118/1.3598442.

15. Virén T, et al. Tangential volumetric modulated arc therapy technique for left-sided breast cancer radiotherapy. Radiat Oncol. 2015;8 https://doi.org/10.1186/s13014-015-0392-x.

16. Tyran M, et al. Safety and benefit of using a virtual bolus during treatment planning for breast cancer treated with arc therapy. J Appl Clin Med Phys. 2018;19(5):463–72. https://doi.org/10.1002/acm2.12398.

17. Kaidar-Person O, et al. Postmastectomy radiation therapy planning after immediate implant-based reconstruction using the European Society for Radiotherapy and Oncology-Advisory Committee in radiation oncology practice consensus guidelines for target volume delineation. Clin Oncol (R Coll Radiol). 2021;33(1):20–9. https://doi.org/10.1016/j.clon.2020.09.004.

18. Jin GH, et al. A comparative dosimetric study for treating left-sided breast cancer for small breast size usingfive different radiotherapy techniques: conventional tangential field, filed-in-filed, Tangential IMRT, Multi-beam IMRT and VMAT. Radiat Oncol. 2013;15 https://doi.org/10.1186/1748-717x-8-89.

19. Commissioning of Radiotherapy Treatment Planning Systems: Testing for Typical External Beam Treatment Techniques *IAEA TECDOC 1583*, 2008. http://www-pub.iaea.org/MTCD/Publications/PDF/te_1583_web.pdf

20. Ezzell GA, et al. IMRT commissioning: multiple institution planning and dosimetry comparisons, a report from AAPM task group 119.

Med Phys. 2009;36(11):5359–73. https://doi.org/10.1118/1.3238104.

21. Kerns JR, et al. Treatment planning system calculation errors are present in Most imaging and radiation oncology Core-Houston phantom failures. Int J Radiat Oncol Biol Phys. 2017;98(5):1197–203. https://doi.org/10.1016/j.ijrobp.2017.03.049.

22. Al Amria I, et al. Radiotherapy pre-treatment dose validation: A second verification of monitor units (MU) with a commercial software. J Med Phys. 2012;37(4):235–9. https://doi.org/10.4103/0971-6203.103610.

23. Vazquez Quino LA, et al. Patient specific pre-treatment QA verification using an EPID approach. Technol Cancer Res Treat. 2014;13(1) https://doi.org/10.7785/tcrt.2012.500351.

24. Koo M, et al. Retrospective analysis of portal dosimetry pre-treatment quality assurance of hybrid IMRT breast treatment plans. J Radioth Pract. 2020:1–8. https://doi.org/10.1017/S1460396920000072.

25. Krieger T, et al. Monte Carlo- versus pencil-beam/collapsed-cone dose calculation in a heterogeneous multi-layer phantom. Phys Med Biol. 2005;50(5):859–68. https://doi.org/10.1088/0031-9155/50/5/010.

26. Fogliata A, et al. Critical appraisal of treatment techniques based on conventional photon beams, intensity modulated photon beams and proton beams for therapy of intact breast. Radiother Oncol. 2002;621(2):137–45. https://doi.org/10.1016/s0167-8140(01)00476-5.

27. T. Knöös at al. Comparison of dose calculation algorithms for treatment planning in external photon beam therapy for clinical situations. Phys Med Biol. 2006;51(22):5785–807. https://doi.org/10.1088/0031-9155/51/22/005.

28. Akino Y, et al. Evaluation of superficial dosimetry between treatment planning system and measurement for several breast cancer treatment techniques. Med Phys. 2013;40(1) https://doi.org/10.1118/1.4770285.

29. Robar JL, et al. Intrapatient study comparing 3D printed bolus versus standard vinyl gel sheet bolus for postmastectomy chest wall radiation therapy. Pract Radiat Oncol. 2018;8(4):221–9. https://doi.org/10.1016/j.prro.2017.12.008.

30. Miften M, et al. Management of radiotherapy patients with implanted cardiac pacemakers and defibrillators: a report of the AAPM TG-203. Med Phys. 2019;46(12):757–88. https://doi.org/10.1002/mp.13838.

31. Bachour Y, et al. The influence of radiotherapy on the mechanical properties of silicone breast implants. Plast Reconstr Surg Glob Open. 6(7):2018. https://doi.org/10.1097/GOX.0000000000001772.

32. Yoon J. Modeling of the metallic port in breast tissue expanders for photon radiotherapy. J Appl Clin Med Phys. 2018;19(3):205–14. https://doi.org/10.1002/acm2.12320.

33. Sithole ME. Depth dose enhancement in the presence of silicone gel breast prosthesis. Int. J. Radiat. Research. 2019;17(3):439–46. http://ijrr.com/article-1-2599-en.html

第 56 章

针对患者的质量保证

Enrico Clementel，Coreen Corning

56.1 引言

质量保证在放射治疗中的重要性不容忽视。事实上，在大多数现代部门，质量和安全活动伴随着从接诊患者到治疗的整个过程。这些活动的目的有两个：将发生事故的风险降到最低，并提供最佳的治疗质量（参见第 6 章）。

针对患者的 QA 是宏大的科室风险管理战略的一部分，必须涵盖结构/系统性错误和人为错误及其相互作用[1]。针对患者的 QA 涉及治疗路径（图 56.1）上的一些要素，这些要素在很大程度上取决于肿瘤的具体特性，例如，靶区和器官的勾画、射束布置、处方剂量和对 OAR 的剂量限制。针对患者的 QA 应深入整个治疗链，有两个目的：避免将人为和系统性的错误继续复制到患者的治疗中，同时确保最佳的治疗质量，即最大限度地提高治疗比。从风险管理的角度来看，针对患者的质量保证是减少错误的最后一道屏障，也是一种重要的质量改进工具。本章重点讨论针对患者的 QA 中的关键因素，特别是同行审议、QA 的执行和 IGRT 方案。

56.2 针对患者的质量保证的方法

同行审议是由一个或多个放射肿瘤医师、医学物理师、剂量师/放射治疗师组成的多学科团队对治疗计划的过程进行重新评估。根据对同行审议的文献的分析发现，经同行审议的计划中，10% 进行了修改，2.5%

进行了重大修改。该数据为不同部位的疾病的平均值。这项研究表明，同行审议是一种有价值的工具，但针对不同部位的疾病，数据可能不同[2]。此外，据观察，不符合现行临床方案的计划会导致患者预后更差[3]。

如果科室资源不允许对所有计划进行同行审议，同行审议的频率应根据疾病谱、解剖部位、剂量分割方式、所选的治疗技术进行适当安排。

同行审议首先是一个减少临床实践者之间差异的工具；因此，对患者计划的重新评价不仅是"另一种意见"，而且是基于预定方案的系统评价。评价方案应确保能够根据科室的诊疗方案对特定类别的患者计划进行打分。例如，乳腺癌患者局部区域治疗的同行审议应包括对靶区和 OAR 的勾画和剂量覆盖的评估；要意识到，由于在剂量限制方面可能有所不同（例如，对于心脏），对左乳和右乳放射治疗的评分可能存在差异。在同行审议方案中，应该列出计划中的哪些内容需要被评估，由哪些工作人员评估，以及根据哪些标准评估。表 56.1 列出了示例。

衡量计划在模体上的执行情况或执行质量保证，可被视为同行审议过程的一部分。质量保证的执行可以通过各种技术进行，详细的列举超出了本章的范围。然而，重要的是对输出的剂量分布进行取样，最好是在几个点上，并与治疗计划上的剂量分布进行比较，例如通过伽马分析。对剂量分布进行单纯的重新计算只能检查射束模型的质量，所以必须与绝对的输出测量结果结合起来，以执行一个完整的端到端的质量保证。

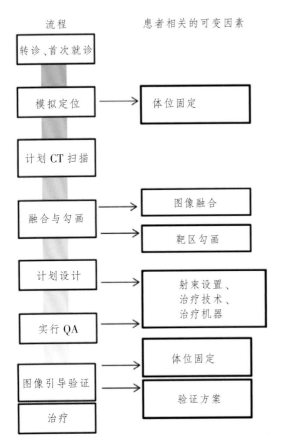

图 56.1 整个治疗链中患者间的差异和错误的来源。

在电子数据库或电子表格中,最好由评审人员直接输入。如果使用纸质记录,建议在电子表格中进行双重数据输入,即由两个不同的人员独立输入数据,并对一致性进行简单的自动核查,以尽量减少发生输入错误的风险。

为了信息记录更准确,强烈建议建立特定的同行审议结果分类法,并对结构和剂量-体积参数使用标准术语。这种标准化的工作极大地促进了回顾性研究和科室间的数据共享。推荐使用全球协作小组建议的术语对同行审议结果进行分类,即:遵循方案(绿灯)、可接受的变异(黄灯)、不可接受的变异(红灯,重做计划)[4],使用 AAPM TG 263 来命名结构和剂量-体积参数[5],以及使用全球协作小组 OAR 共识指导 OAR 的勾画[4]。

更重要的是,记录同行审议的反馈信息可以观察科室内部和科室之间的历史趋势,这是质量管理的一个重要工具。可以促使对在同行审议中经常表现不佳的计划要素采取纠正措施,并解决评审人员间的内部偏倚,以提高整个科室同行审议过程的一致性。科室质量管理员应经常对同行审议的综合记录进行报告,并与多学科小组讨论。

56.3 记录同行审议的结果

记录同行审议的结果与进行同行审议同样重要。可以使用湿墨签名的纸质进行记录或数字签名的电子健康档案进行记录。所有的同行审议参数都应记录

56.4 图像引导放射治疗的方法

IGRT 是为乳腺癌患者提供更高质量放射治疗的一个重要步骤。IGRT 可以验证靶区的剂量执行情况,这已被证明可以提高总生存[6,7],同时,还可以对靶区

表 56.1 同行审议方案的模板示例

患者分类–特定检查清单–模板	可接受的	可接受的变异	不可接受的变异
图像配准(如适用)			
靶区勾画(边距、外扩、解剖界限。如果需要,请将每个条目分开列举)			
靶区覆盖(处方、统一性、可接受的折中方案。如果需要,请将每个条目分开列举)			
OAR 勾画(外扩、PRV 边界)			
OAR 剂量限制(如果有多个,为所有处方剂量提供优先值和阈值)			
总体结果			
日期和签名			

粗体部分由放射肿瘤医师填写,斜体内容由医学物理师填写。应报告患者所属类别的实际临床方案的详细信息,包括勾画、外扩和剂量-体积阈值的指导。

边界进行适应性修改/个体化调整,以减少正常组织的毒性反应。IGRT 通过二维或三维成像和(或)体表引导进行。所使用的图像引导类型取决于科室的可用设备,而频率和时间(在线或离线)则由所选择的治疗技术、剂量/分割模式、本科室的自适应放射治疗方法、靶区和正常组织运动及受照剂量可能对其产生的不利影响所决定[8]。由于存在差异性,由国家级指南,或在缺乏国家级指南的情况下由科室自行对此做出严格的规定。

56.5 总结

针对患者的 QA 对于确保高质量的治疗标准是必要的,并应根据预先设定的方案进行。它的好处不仅是使单个患者获益,而且如果进行得当,也会使整个患者群体获益。结果应作为科室长期质量改进战略的一部分加以记录。

(张哲 张定 译 刘晓岭 校)

参考文献

1. Scalliet P. Risk, society and system failure. Radiother Oncol. 2006;80(3):275–81. https://doi.org/10.1016/j. radonc.2006.07.003.
2. Brunskill K, et al. Does peer review of radiation plans affect clinical care? A systematic review of the literature. Int J Radiat Oncol Biol Phys. 2017;97(1):27–34. https://doi.org/10.1016/j.ijrobp.2016.09.015.
3. Peters LJ, et al. Critical impact of radiotherapy protocol compliance and quality in the treatment of advanced head and neck cancer: results from TROG 02.02. J Clin Oncol. 2010;28(18):2996–3001. https://doi.org/10.1200/JCO.2009.27.4498.
4. Mir R, et al. Organ at risk delineation for radiation therapy clinical trials: global harmonization group consensus guidelines. Radiother Oncol. 2020; https://doi.org/10.1016/j.radonc.2020.05.038.
5. Mayo CS, et al. American Association of Physicists in Medicine task group 263: standardizing nomenclatures in radiation oncology. Int J Radiat Oncol Biol Phys. 2018;100(4):1057–66. https://doi.org/10.1016/j.ijrobp.2017.12.013.
6. Johnson-Hart CN, Price GJ, Faivre-Finn C, Aznar MC, van Herk M. Residual setup errors towards the heart after image guidance linked with poorer survival in lung cancer patients: do we need stricter IGRT protocols? Int J Radiat Oncol Biol Phys. 2018;102(2):434–42. https://doi.org/10.1016/j.ijrobp.2018.05.052.
7. FitzGerald TJ, et al. Processes for quality improvements in radiation oncology clinical trials. Int J Radiat Oncol Biol Phys. 2008;71(1 SUPPL):76–9. https://doi.org/10.1016/j.ijrobp.2007.07.2387.
8. https://www.acr.org/-/media/ACR/Files/Practice-Parameters/IGRT-RO.pdf?la=en.